药源性疾病 与防治

主编 韩瑞兰 孙建军

编委（按姓氏拼音排序）

曹俊彦 内蒙古自治区中医医院

崔宏伟 北京大学肿瘤医院内蒙古医院/
内蒙古医科大学附属肿瘤医院

高 峰 内蒙古医科大学

韩瑞兰 内蒙古医科大学

李 丹 内蒙古医科大学

苏 虹 通用技术航天医科内蒙古包钢医院

孙建军 内蒙古医科大学附属医院

肖志彬 内蒙古医科大学

于 蕾 内蒙古自治区中医医院

张亚男 内蒙古自治区人民医院

赵 雪 内蒙古医科大学

科学出版社

北 京

内 容 简 介

全书共 16 章，第一章为总论；第二章主要介绍了我国药品不良反应的监测制度及药物警戒制度；第三至十四章，以疾病为纲，分别介绍了药源性肝损伤、药源性肾损伤、药源性皮肤病、药源性心血管疾病、药源性血液系统疾病、药源性呼吸系统疾病、药源性胃肠道疾病、药源性内分泌系统疾病、药源性神经系统疾病、药源性肌病和骨关节病、药物变态反应、药源性精神障碍性疾病的致病药物及其所引起疾病的临床表现、致病机制、防治措施、治疗原则等。第十五章介绍了抗菌药物相关性药源性疾病；第十六章介绍了中药药源性疾病。

全书每章均配以临床常见的典型案例，设置学习导引、案例及分析、课后习题、小结等模块，强化学习内容，培养学生理论联系实际、解决问题、分析问题的能力，增强教材的实用性和可读性。书中还插入生动形象的图表、知识链接和知识拓展等内容，加深学生对知识点的理解。本书可供医药院校师生教学使用，也可供临床医学及临床药学工作人员参考。

图书在版编目（CIP）数据

药源性疾病与防治 / 韩瑞兰，孙建军主编. —北京：科学出版社，2023.6

ISBN 978-7-03-074564-4

Ⅰ.①药… Ⅱ.①韩… ②孙… Ⅲ.①药源性疾病－防治 Ⅳ.① R595.3

中国国家版本馆 CIP 数据核字（2023）第 006855 号

责任编辑：周 园 / 责任校对：宁辉彩
责任印制：赵 博 / 封面设计：陈 敬

科学出版社 出版

北京东黄城根北街 16 号
邮政编码：100717
http://www.sciencep.com

北京凌奇印刷有限责任公司印刷
科学出版社发行 各地新华书店经销

*

2023 年 6 月第 一 版 开本：787×1092 1/16
2024 年 11 月第三次印刷 印张：18 1/4
字数：462 000

定价：128.00 元
（如有印装质量问题，我社负责调换）

前　言

随着新药的大量涌现，合并用药、大剂量用药及长程用药的增多，药源性疾病呈显著上升趋势，据文献报道，药源性疾病已成为主要致死性疾病之一，仅次于心脏病、癌症、慢性肺病和脑卒中，严重威胁人类的健康，已成为全球性的公共卫生安全问题。大量临床观察和资料研究证实，引起药源性疾病的药物不仅包括化学合成药、生物制品等，也涉及植物药、中成药，而且很多是临床治疗常用药物，如抗菌药物、解热镇痛药、皮质激素类药物、心血管疾病用药、抗肿瘤药等。各种药物可引起的疾病和损伤涉及机体各个器官，严重时给患者器官造成不可逆性器质性损害，甚至危及生命。因此，用药安全问题成为全球共同关注的焦点。为了使广大医务人员及医药院校的师生充分认识并重视药源性疾病，提高大家合理用药的意识，为人民健康保驾护航，我们组织专家精心编写了这本《药源性疾病与防治》。本书根据教学、临床药学实践中的经验及国内外相关文献资料撰写而成，供医药院校师生、临床医学及临床药学工作人员参考。

本书充分贯彻党的二十大报告中关于教育、科技、人才是全面建设社会主义现代化国家的基础性、战略性支撑思想，引入大量真实、典型案例，并对案例进行分析，强化理论与实践结合，特别适合案例教学和基于问题的学习。书中的案例在文献报道及医院医疗实践中的案例基础上，根据需要剪接整理而成，仅供参考，具体在临床实践中要严格按照说明书用药。

全书共 16 章，第一章主要介绍了药源性疾病的概念、诱发因素、危害及防治的重要性；第二章主要介绍了我国药品不良反应的监测制度、方法及药物警戒制度；第三至十四章，以疾病为纲，分别介绍了致病药物引起疾病的机制、防治措施、治疗原则等；第十五章介绍了抗菌药物相关性药源性疾病；第十六章介绍了中药药源性疾病产生的原因、防治措施，以及中药不良反应监测的措施。由于一种药物可引起数方面的临床表现，而某种疾病又可由数种药物所致，因此在讲述上很难避免药物与疾病的重复。另外，在某一系统疾病或组织损害中所述及的药物，只是依其对这一系统或组织的致病频率或程度而大体地划分，并非指这一药物只损害这一系统或组织。

本书在编写过程中得到内蒙古医科大学教务处及药学院领导的大力支持和鼓励，各位编委在工作中付出了辛苦劳动，在此一并表示感谢。

由于编者的理论和临床实践水平有限，书中难免有不妥之处，恳请各位专家和广大读者批评指正，以期再版时修订、完善。

编　者

2022 年 9 月 30 日

目　录

第一章　总论 ………………………………………………………………………… 1

第一节　药源性疾病的概述 ………………………………………………… 1

第二节　药源性疾病的诱发因素 …………………………………………… 5

第三节　药源性疾病的分类、发病机制及临床基本分型 ………………… 10

第四节　药源性疾病的诊断和治疗原则 …………………………………… 13

第二章　药品不良反应监测与药物警戒 ……………………………………… 17

第一节　药品不良反应概述 ………………………………………………… 17

第二节　药品不良反应监测与报告 ………………………………………… 21

第三节　药物警戒 …………………………………………………………… 25

第三章　药物性肝损伤 ………………………………………………………… 30

第一节　药物性肝损伤的流行病学 ………………………………………… 30

第二节　药物性肝损伤的发生机制 ………………………………………… 31

第三节　影响药物性肝损伤的相关因素 …………………………………… 35

第四节　药物性肝损伤的病理变化、临床表现及分型 …………………… 38

第五节　药物性肝损伤的诊断和鉴别诊断 ………………………………… 41

第六节　药物性肝损伤的治疗与预防 ……………………………………… 44

第七节　药源性黄疸 ………………………………………………………… 46

第八节　各类药物所致肝损伤 ……………………………………………… 48

第四章　药源性肾病 …………………………………………………………… 57

第一节　概述 ………………………………………………………………… 57

第二节　肾脏对药物毒性敏感性机制 ……………………………………… 58

第三节　药源性肾病的预防原则 …………………………………………… 63

第四节　药源性肾病的分类、各类介绍及治疗 …………………………… 64

第五章　药源性皮肤病 ………………………………………………………… 74

第一节　概述 ………………………………………………………………… 74

第二节　常见药源性皮肤病的临床表现 …………………………………… 75

第三节　药源性皮肤病的诊断 ·· 84

第四节　药源性皮肤病的预防与治疗 ··· 86

第六章　药源性心血管疾病 ·· 89

第一节　概述 ·· 89

第二节　药源性心律失常 ··· 92

第三节　药源性心力衰竭 ··· 98

第四节　药源性心肌梗死 ··· 104

第五节　药源性心绞痛 ·· 108

第六节　药源性高血压 ·· 112

第七节　药源性低血压 ·· 117

第七章　药源性血液系统疾病 ·· 122

第一节　药源性溶血性贫血 ·· 122

第二节　药源性再生障碍性贫血 ·· 126

第三节　药源性粒细胞减少或缺乏症 ·· 128

第四节　药源性血小板减少症 ··· 130

第五节　药源性高铁血红蛋白血症 ··· 131

第六节　药源性白血病 ·· 132

第八章　药源性呼吸系统疾病 ·· 135

第一节　呼吸系统概述 ·· 135

第二节　药源性支气管哮喘 ·· 139

第三节　药源性肺水肿 ·· 145

第四节　药源性呼吸抑制 ··· 149

第五节　药源性肺炎 ·· 150

第六节　其他药源性肺病 ··· 153

第七节　药源性肺疾病的防治和预后 ·· 156

第九章　药源性胃肠道疾病 ·· 159

第一节　药源性消化道出血及溃疡 ··· 159

第二节　药源性肠梗阻 ·· 163

第三节　药源性腹泻 ·· 165

第十章　药源性内分泌系统疾病 ··· 171

第一节　概述 ··· 171

第二节　药源性肾上腺疾病 ·· 173

第三节　药源性高血糖症 ··· 176

第四节　药源性低血糖症 ··· 179

第五节　药源性甲状腺疾病 ·· 182

第六节　药源性性激素分泌紊乱 ··· 186

第十一章　药源性神经系统疾病 ·· **190**
　　第一节　药源性癫痫 ··· 190
　　第二节　药源性锥体外系综合征 ··· 193
　　第三节　药源性头痛 ··· 195
　　第四节　药源性颅内高压 ··· 196
　　第五节　药源性昏迷 ··· 197
　　第六节　药源性精神障碍 ··· 200

第十二章　药源性肌病、骨关节病 ··· **203**
　　第一节　药源性肌痛和肌肉痉挛 ··· 203
　　第二节　药源性横纹肌溶解 ··· 205
　　第三节　药源性骨质疏松症 ··· 207
　　第四节　药源性骨坏死 ·· 211
　　第五节　药源性骨软化症和佝偻病 ·· 213

第十三章　药物变态反应 ··· **216**
　　第一节　药物变态反应概述 ··· 216
　　第二节　药物变态反应的发生机制 ·· 218
　　第三节　药物变态反应的诱发因素 ·· 220
　　第四节　药物变态反应的临床表现 ·· 221
　　第五节　药物变态反应的诊断和治疗 ··· 222

第十四章　药源性精神障碍性疾病 ··· **226**
　　第一节　药源性抑郁 ··· 226
　　第二节　药源性精神病 ·· 228
　　第三节　药源性躁狂症 ·· 229
　　第四节　药源性精神错乱和谵妄 ··· 230
　　第五节　药源性 5- 羟色胺综合征 ··· 234
　　第六节　抗精神病药物恶性综合征 ·· 236

第十五章　抗菌药物相关性药源性疾病 ·· **241**
　　第一节　毒性反应 ·· 241
　　第二节　变态反应 ·· 248
　　第三节　二重感染 ·· 251

第十六章　中药药源性疾病 ·· **254**
　　第一节　概述 ·· 254
　　第二节　中药药源性疾病的基本类型和发病机制 ····································· 254

第三节　中药药源性疾病产生的原因 ································· 259

第四节　中药药源性疾病的防治原则和方法 ······················· 265

第五节　我国中药不良反应监测及预防中药药源性疾病的举措 ······· 268

第六节　临床中药学的发展 ······································· 270

参考文献 ··· **272**

参考答案 ··· **273**

第一章 总 论

知识要求

1. 掌握：药源性疾病的概念、分类及诱发因素。
2. 熟悉：药源性疾病的诊断、治疗原则及产生机制。
3. 了解：药源性疾病的危害。

能力要求

1. 具备判断药源性疾病的能力。
2. 熟练掌握药源性疾病的治疗原则。

第一节 药源性疾病的概述

案例 1-1

患儿，14岁。因流涕、咳嗽，在某院静脉滴注10%葡萄糖注射液100mL加阿昔洛韦500mg，静脉滴注10min左右时（大约滴完60mL），患儿突然恶心，全身震颤，以双上肢为主，停用阿昔洛韦，换用10%葡萄糖注射液分别加用维生素B_6及葡萄糖酸钙静脉滴注，恶心及震颤消失。次日仍用阿昔洛韦500mg加250mL10%葡萄糖注射液静脉滴注，未再发生上述症状。

问题： 1. 请考虑患儿上述表现产生的原因。

2. 是否属于药品不良反应？

一、药源性疾病基本概念

药源性疾病（drug-induced disease，DID）又称药物诱发性疾病，是指人们在预防、诊断、治疗疾病或调节生理功能过程中，由于所用药物本身原因、药物相互作用及药物使用而导致机体组织器官发生功能性或器质性损害而出现各种临床症状与体征的疾病，是医源性疾病的主要组成部分。它不仅包括合格药品在正常用法用量情况下所产生的不良反应，而且包括超量、误服、错用及不恰当使用药物所引起的疾病。药源性疾病一般不包括药物过量所致的急性中毒。

（一）药源性疾病与药品不良反应

药源性疾病与药品不良反应（adverse drug reaction，ADR）既有密切联系，又有区别。药品不良反应是指合格的药品在正常的用法用量下出现的与用药目的无关的反应，包括药物的副作用、毒性作用、后遗效应、过敏反应、特异质反应、继发性反应、依赖性、致畸作用、致癌作用、致突变作用等。药品不良反应的概念排除了由于药物质量原因、超剂量用药、滥用药物、不依从用药等引起的反应以及假劣药给患者造成的伤害事件。事实上，药源性疾病就是药品不良反应在一定条件下产生的后果。药源性疾病与药品不良反应的区别与联系见表1-1。

表 1-1　药品不良反应与药源性疾病的区别与联系

特性	药品不良反应（ADR）	药源性疾病（DID）
反应程度	可轻可重	较重
持续时间	可长可短	较长
发生条件	合格药品、正常用量、正常用法	合格药品、正常用量、超量、误服、错服
关系	是 DID 的起因	是 ADR 的结果

（二）药源性疾病与药品不良事件

根据《临床安全数据的管理:快速报告的定义和标准》（ICH E2A），药品不良事件（adverse drug event）是指任何发生在患者或药物临床研究受试者的不利医学事件。不良事件并不一定同药物治疗有因果关系。它可以是一种不利的、非期望的征象（也包括异常的实验室检查等）、症状或疾病，与药物使用有时间相关性，不考虑是否同药物有因果关系。

药源性疾病一定是由药物诱发产生的，与使用药物有因果关系。可诱发药源性疾病的药物种类很多，不仅有化学合成药、生物制品等，也涉及植物药、中成药，很多是临床治疗常用药物，如抗菌药物、解热镇痛药、皮质激素类药物、心血管疾病用药、抗肿瘤药等。各种药物可引起的疾病和损伤涉及机体各个器官，严重时对患者器官造成不可逆的损害，甚至引起死亡。

二、药源性疾病的危害

众所周知，药物是临床治疗疾病常用且重要的手段。但药物具有二重性，既可以"治病"，也可"致病"，如果使用得当，能预防、治疗、诊断疾病，如果使用不当，则可能对身体造成伤害，甚至致残、致死。《国家药品不良反应监测年度报告（2021 年）》显示，2021 年全国药品不良反应监测网络收到《药品不良反应 / 事件报告表》196.2 万份，新的和严重药品不良反应 / 事件报告 59.7 万份，新的和严重药品不良反应 / 事件报告占同期报告总数的 30.4%。1999~2021 年，全国药品不良反应监测网络累计收到《药品不良反应 / 事件报告表》1883 万份，不良反应 / 事件报告数量呈逐年递增趋势（图 1-1）。据文献报道，药源性疾病已成为主要致死性疾病之一，仅次于心脏病、癌症、慢性肺病和脑卒中，严重威胁人类的健康，已成为全球性的公共卫生安全问题。

人们对药源性疾病的认识经历了一个漫长的过程。早在 1847 年，苏格兰妇产科医生辛普森（Simpson）就开始将氯仿用于妇女分娩止痛，但随着分娩及外科手术麻醉的广泛使用，逐渐有一些使用氯仿麻醉导致死亡的案例发生，于是，1870~1890 年皇家医学和外科学会成立委员会调查氯仿麻醉造成猝死的原因，发现是其增强心肌对儿茶酚胺敏感性，造成心律不齐所致。100 年前，美国埃利希（Ehrlich）第一次在医学文献中报告了治疗梅毒的"新灵丹妙药"——Salvarsan 606（有机砷化合物，砷凡纳明），开创了"化疗时代"的先河，后来随着用药时间的延长，不良反应也不断被报道，如肾衰竭、视神经炎、抽搐、发热、皮疹等，且 Salvarsan 606 对梅毒晚期并发症，尤其是神经梅毒无效。20 世纪 40 年代，随着青霉素的发现，砷剂治疗梅毒的地位逐渐被取代，随后，世界卫生组织禁止使用 Salvarsan 606。1937 年，美国一家公司的主任药师为使小儿服用方便，用二甘醇代替乙醇做溶媒，配制色、香、味俱全的口服液体制剂，称为磺胺酏剂，在美国田纳西州的马森吉尔药厂投产后，全部进入市场，用于治疗感染性疾病，造成 358 人中毒，107 人死亡（其中大多数为儿童），此事件促进了美国食品药品监督管理局（FDA）对新药审批和药品上市后的管理。20 世纪 40 年代以青霉素

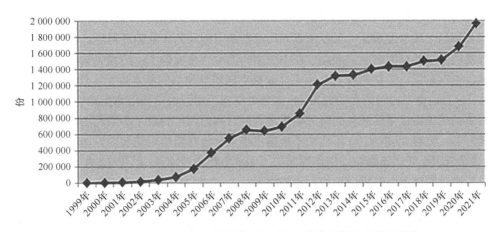

图 1-1 1999~2021 年全国药品不良反应 / 事件报告数量增长趋势

为代表的多种抗生素研制成功并被广泛应用后，服药人群中出现过敏性休克、第 8 对脑神经损害、肾损害和骨髓抑制等现象。60 年代后肾上腺皮质激素在临床上被广泛应用，药源性疾病又进一步发展扩大，特别是 50 年代末 60 年代初的反应停（沙利度胺）事件，在欧洲发生了 8000 多例"海豹肢畸形新生儿"的"药害"灾难。70 年代普萘洛尔（心得宁）上市 4 年左右，发现它能引起奇特而严重的皮肤黏膜眼综合征，有的患者失明，有的因腹膜纤维化导致肠梗阻而死亡。除国外报道的众多药害事件外，国内近几十年也发生了一些药害事件，如亮菌甲素注射液造成多人急性肾衰竭事件；欣弗注射液导致 11 人死亡事件。以上种种，都说明药源性疾病对人类健康造成的威胁，是一个全球性问题，应引起世界各国的高度重视和广泛关注。表 1-2 列出了部分国内外著名药害事件。

表 1-2 部分国内外著名药害事件

年代	地区	药物	用途	毒性表现	受害人数 / 发生率
1930~1960 年	全球	醋酸铊	儿童头癣	脱发、呕吐、痉挛、昏迷	50%
1939~1950 年	美国	黄体酮	保胎	女性外生殖器男性化	600 多人
1956~1961 年	欧洲国家、南美洲国家、日本	沙利度胺	妊娠反应	海豹肢畸形新生儿	1 万余人，死亡约 5000 人
1966~1969 年	美国	己烯雌酚	保胎	阴道腺癌（女）	8 人
1955~1971 年	日本	氯碘喹啉	肠炎	亚急性脊髓视神经病（SMON）	7665 人，死亡近 1/2
1992 年	美国	替马沙星	抗菌	急性肾衰竭、肝损伤等	318 人
1997~2001 年	全球	西立伐他汀	降胆固醇	横纹肌溶解	死亡 52 人
20 世纪 70~80 年代	中国	四咪唑	驱肠虫	迟发性脑病	2 万余人
2006 年	中国	克林霉素	抗菌	胸闷、心悸、肝肾功能损害	100 余人，死亡 11 人

随着世界绿色革命浪潮的兴起，中药作为祖国医学治疗疾病的主要武器，由于属于天然药物范畴，不良反应相对较小，在民众中形成了"有病治病，无病防病"的观点，使得中药不按中医药理论指导使用的现象越来越普遍，也使中药引发的药品不良反应日趋增多。如滥用补药人参引起机体出现异常，称为"人参滥用综合征"。表现为血压升高、心律失常、消化系统功能紊乱等症。中医中药是中华优秀传统文化的重要组成部分，它与西医是完全不同

的另一种医学科学体系。中医药学历来强调辨证求因、审因论治、以法统方。但临床辨证失误、用药不当，或未经辨证，仅仅依靠西医诊断病名用药的现象随处可见，这也是引起中药药源性疾病的重要原因之一。因此，在中医中药的现代化问题上，应首先认清中医中药的科学内涵，也就是说，中医药现代化绝不能脱离中医辨证论治的基本理论。20世纪70年代初期，为了早日取得中西医结合的成果，日本学者探索了用西医诊断病名指导中药用药的道路，其中对小柴胡汤治疗慢性肝炎的研究规模最大，日本的药厂制成了小柴胡汤颗粒制剂用于治疗慢性肝炎。但自20世纪90年代初不断爆出小柴胡汤有副作用的新闻，1994年1月~1999年12月报道因小柴胡汤颗粒的副作用发生了188例间质性肺炎，其中22人死亡，究其原因，主要是应用时脱离了中医辨证论治理论的指导。

我国幅员辽阔，物种繁多，由于历史和现实及地方使用习惯导致偏差等诸多原因，往往一味中药有多个名字，容易造成名称混乱，如使用不当容易导致药性差异，甚至严重影响处方的疗效。例如，1993年，比利时公开披露了该国一些妇女因服含广防己的减肥丸导致肾病的不幸事件，其原因就是误将马兜铃科的广防己替代了原处方中防己科的汉防己所致。有文献报道，大约10 000名服该药的妇女中至少有110人罹患晚期肾衰竭，其中66人进行了肾移植，部分患者还发现了尿道癌。2003~2008年药源性肝损害调查结果显示，中药引起的肝损害占所有药源性肝损害的20.97%，以中成药常见。单一药物以雷公藤、三七、何首乌、黄药子报道较多。中成药、中药注射剂、中草药引起泌尿系统不良反应的发生率分别为9.9%、1.6%、5.1%。中药及其制剂所致肾损害的报道有逐年增加趋势。

从国内外药源性疾病案例中，我们清楚地认识到，避免或减少药源性疾病的发生，应该从药物的研发、生产、经营、储存、运输、使用、管理等多方面入手，制定并遵守相关的法律、规范、规定等，保证药品的安全性、有效性和质量的可控性。《中华人民共和国药品管理法》（以下简称《药品管理法》）明确规定，从事药品研制活动，应当遵守《药物临床前研究质量管理规范》（GLP）和《药物临床试验质量管理规范》（GCP），提供全面、详细、规范、科学的完整资料；《药品管理法》要求药品上市许可持有人应当开展药品上市后药品不良反应监测，主动收集、跟踪分析疑似药品不良反应信息，对已识别出风险的药品及时采取风险控制措施。国家还制定了《药品不良反应报告和监测管理办法》，2019年12月1日起施行的新修订版《药品管理法》明确指出：国家建立药物警戒制度，对药品不良反应及其他与用药有关的有害反应进行监测、识别、评估和控制。

临床药学高等教育已逐渐发展，从事临床药学工作的临床药师已开始走向临床，走向患者，与医生、护士合作，对临床合理用药、减少药源性疾病的发生，促进人民健康将发挥越来越重要的作用。

案例 1-1 解析

1. 阿昔洛韦说明书明确要求：500mg阿昔洛韦溶解在100mL溶媒中，不得少于1h滴完，而案例中却在10min内就滴完了60%，显然，单位时间内进入体内的浓度超量；另外，当停用并对症治疗后，症状减轻，再给予同样的药物，浓度减小就没有再出现不良症状，说明案例中患儿突然恶心，全身震颤等是由于阿昔洛韦滴注太快导致超量引起。

2. 不良反应是指合格药品在正常用法用量下产生的与治疗目的无关的反应，显然，案例1-1不属于此种情况。

第二节　药源性疾病的诱发因素

引发药源性疾病的原因有很多。既有患者本身的特异体质、年龄、性别、饮食习惯等，也有药物质量方面的问题，但主要原因还是不合理用药包括滥用错用药物或不按医嘱自服、乱用药等。

一、患者因素

案例 1-2

患者，男，73 岁，因流涕、咳嗽 3 日，加重伴呼吸困难 1 日入院。查体患者呈桶状胸，双肺布满哮鸣音，呼气时相延长。P:86 次 / 分，R:22 次 / 分，BP:135/68mmHg（1mmHg=0.133kpa）。

既往有慢性咳嗽、咳痰病史 7 年。诊断为慢性阻塞性肺气肿、肺部感染、支气管哮喘。给予抗炎治疗及 5% 葡萄糖注射液 250mL 加氨茶碱 0.25g 静脉滴注 2 次 / 日。次日上午查房，患者呼吸平稳，无明显发绀，呼吸困难明显减轻。但于晚上 10 点左右在静脉滴注氨茶碱时，突然出现烦躁不安、情绪激动（排除肺性脑病）。

问题：1. 试分析可能的原因。

　　　2. 应采取什么措施?

（一）年龄因素

老年人随着年龄的增加，药物代谢的过程减慢，肝肾功能减弱，免疫功能逐渐降低，易发生变态反应，引起药物过敏和中毒。另外，随着老年人体内的水分和肌肉组织逐渐减少，脂肪所占比例相对增加，使一些亲脂性药物容易在脂肪内蓄积。因此，老年人更易发生药源性疾病。图 1-2 为老年人与年轻人使用同剂量的普萘洛尔血浆中药物浓度。至于儿童，对药物反应不同于成年人，其剂量应按体重或体表面积计算，用药期间应加强观察。例如，湿疹外用硼酸可造成新生儿中毒，甚至死亡。2020 年 4 月，为进一步保障公众用药安全，国家药品监督管理局发布了关于修订含硼酸及硼酸盐药品说明书的公告，其中关于禁忌证一项增加了"婴儿禁用"。

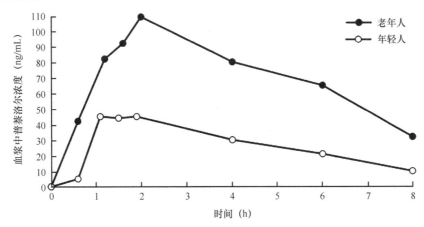

图 1-2　老年人与年轻人使用同剂量的普萘洛尔血浆中药物浓度

（二）性别因素

女性比男性更易发生药源性疾病，如保泰松等引起粒细胞缺乏症，女性发生率比男性多 3 倍；而氯霉素引起的再生障碍性贫血，女性发生率比男性多 2 倍。女性药源性红斑狼疮发生率也明显高于男性。

（三）遗传因素

不同种族的人群和同一种族的不同个体对同一种药物的反应是不一样的，即药物反应存在明显的种族差异和个体差异。例如，日本人和因纽特人中有不少人是快乙酰化者，使用异烟肼易产生肝损害；而英国人和犹太人中慢乙酰化者达 60%~70%，这些人使用异烟肼易产生周围神经炎。口服奥美拉唑后快代谢型（EM）和慢代谢型（PM）患者的血浆药物浓度的差异非常大（图1-3）。

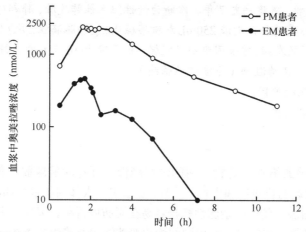

图1-3　口服奥美拉唑后快代谢和慢代谢患者的血浆药物浓度

PM. 慢代谢型；EM. 快代谢型

（四）疾病因素

疾病既可以改变药物的药效学也能影响药物的药动学。例如，肝硬化患者使用利多卡因，可引起严重中枢神经系统疾病。

案例 1-2 解析

1. 氨茶碱具有松弛支气管平滑肌，强心利尿，兴奋中枢作用，但其安全范围较小，短期高浓度应用能促进儿茶酚胺类物质释放，尤其是静脉注射速度太快易引起心律失常、血压骤降、兴奋不安甚至惊厥。老年人对中枢兴奋作用更为敏感。因此，本案例很可能是短期高浓度应用氨茶碱或老年人对氨茶碱高度敏感所致的药物反应。

2. 立即停输氨茶碱组液体，并静脉给予中枢抑制药和抗惊厥药予以治疗。

二、药物因素

案例 1-3

患者，男，54 岁。因慢性阻塞性肺疾病伴肺部感染入院。心电图（ECG）示窦性心律。既往静脉滴注氨茶碱无不良反应。入院后予静脉滴注环丙沙星和氨茶碱 0.5g/d 治疗，4 日后静脉滴注氨茶碱时，患者突感心慌，ECG 示阵发性室上性心动过速，经停药、刺激咽喉迷走神经后好转，次日再次用药时，又发生阵发性室上性心动过速，经静脉注射维拉帕米后恢复窦性心律。此后，改头孢唑林合用氨茶碱未出现不良反应。

问题：请解释产生不良反应的原因。

（一）药物的化学结构和理化性质

药物的化学结构决定了某些不良反应，部分化学结构相似的药物可能会出现相似的不良反应，如β-内酰胺类药物都可能会引起变态反应；氨基糖苷类药物可能会引起耳聋等。此外，大多数口服药物的生物利用度会影响药品不良反应的发生，口服药物脂溶性越强，越容易吸收，也越容易出现不良反应或药源性疾病，如美托洛尔的强脂溶性导致其神经系统不良反应发生率较高。

（二）药物制剂因素

制剂的安全性与药物主要成分及其主要成分的分解产物、副产物，以及制剂中的溶剂、稳定剂、色素等赋形剂有关。例如，青霉素生产、发酵过程中产生的微量青霉烯酸、青霉噻唑酸是引起过敏反应的主要因素；胶囊剂中的色素可引起固定型药疹；亮菌甲素注射液事件、磺胺酏剂事件是由于用二甘醇代替丙二醇、乙醇作溶剂引起。另外，药物制剂中的污染物和异物也可致药源性疾病的发生。由污染物引起的药源性疾病如血液制品引起的艾滋病、乙型肝炎和丙型肝炎等不容忽视。

（三）药物相互作用

1. 药物配伍变化 主要指患者用药前，药物与药物、药物与溶剂发生的物理化学变化，从而使药效发生变化甚至引起不良反应。一般常发生于静脉输液给药。曾有报道，某医院一位值班医生在静脉滴注磷霉素钠 5% 葡萄糖注射液 500mL 中加入多巴胺 60mg，10min 后液体变为棕色，渐变为暗褐色（似酱油色），且时间越长颜色越深，患者使用后因休克死亡。

2. 体内药物的相互作用 是指两种或两种以上的药物同时或先后应用时，药物在体内药动学和药效学方面因彼此影响所产生的药物疗效变化或药品不良反应。药物相互作用是引起药源性疾病的重要因素。例如，利尿药（氢氯噻嗪、呋塞米）与洋地黄合用，可使体内失钾而增加洋地黄的毒性；呋塞米或依他尼酸与氨基糖苷类药物合用，易发生耳聋；奎尼丁与洋地黄合用，洋地黄宜减量，否则血浆中洋地黄浓度增加，毒性增加。合并用药种类越多，则药源性疾病的发生概率越高，且可能出现致死性药物相互作用。

3. 药物-食物相互作用 一般食物可通过减慢胃排空，延迟或减少许多药物的吸收，但食物中的某些成分也可与药物产生相互作用从而引发严重不良反应。例如，第一代非选择性单胺氧化酶抑制剂与发酵的食物及奶酪中的酪胺之间发生相互作用，酪胺代谢被抑制可能导致高血压危象，称为乳酪效应。富含脂肪的食物能够增强机体对脂溶性药物的吸收，可使药物很快达到一个较高的血药浓度。而长时间的营养不良或低蛋白饮食会引起高蛋白结合型药物在血中的游离药物浓度增加，易引起不良反应。食物中的盐、蛋白质或维生素等也可能影响药物经肾排泄的过程。

案例 1-3 解析

案例 3 中患者出现阵发性室上性心动过速是在静脉滴注环丙沙星和氨茶碱之后，停用后好转，再使用又出现，说明此不良反应可能与静脉滴注环丙沙星和氨茶碱有关。但当改为头孢唑林合用氨茶碱后未出现，说明很可能是环丙沙星增强了氨茶碱的作用，查文献发现：有报道环丙沙星可使氨茶碱的消除率减少 20%~30%，血药浓度显著升高，氨茶碱过量有引起心律失常的不良反应。因此，判断案例中出现阵发性室上性心动过速的原因就是环丙沙星与氨茶碱相互作用使氨茶碱消除率降低，血药浓度升高引起的心脏毒性反应。

三、药物使用因素

案例 1-4

患者，女，35 岁，人类免疫缺陷病毒（HIV）携带者，于 2011 年 7 月 29 日 15 时行子宫下段剖宫产术加输卵管结扎术，16 时 19 分取一活婴。术后体温正常，切口换药无红肿渗出，无异味，8 月 3 日复查血常规：WBC 7.44×10^9/L，N 0.705，提示基本正常。

用药情况：术后 2h 给予氯化钠注射液 250mL 加五水头孢唑林钠 2g，静脉滴注，每日 2 次，给药 10 日。

问题： 1. 给药是否正确？

2. 如不正确，请说出原因。

目前多数药源性疾病的发生与临床滥用、错用药物，不按医嘱服用，剂量过大，疗程过长，滴注速度过快，用药途径错误，配伍不当，重复使用，忽视药物注意事项和禁忌证等不合理用药现象有关，这已成为我国药源性疾病高发的主要原因。常见的使用不当形式如下。

（一）无适应证用药或用药适应证不符

无适应证用药或用药适应证不符多数情况属于选用药物不当，用药适应证不明确。如上呼吸道感染患者使用糖皮质激素，病毒性感冒患者使用抗菌药物等。

（二）剂量不适当

剂量不适当是指用药剂量不足或用药剂量过大等。剂量偏低，达不到有效治疗剂量，会延误治疗时间或导致疾病反复发作。如某些细菌感染性疾病，由于抗生素剂量使用不足，感染得不到控制，更为严重的是，抗生素使用不足诱导了细菌耐药性，使耐药变异菌在人体内聚集，给以后的感染治疗带来困难。剂量过大又会导致中毒，如地高辛过量引起心律失常。

（三）用药时间间隔或滴速控制不当

用药时间间隔或滴速控制不当，不仅会贻误、影响疗效，也会带来损害，甚至使患者付出生命的代价。临床上滴注速度不当是抗菌药物出现不良反应的一个重要因素。例如，说明书规定林可霉素静脉滴注时，要求 0.6g 溶于 100~200mL 溶媒中，滴注 1~2h，如果浓度过高且滴注时间缩短可导致心搏骤停。临床曾出现因剂量大且滴注速度过快而导致心搏骤停的死亡案例。因此，应根据不同药物的作用特性，选择恰当的给药时间间隔、静脉滴注药液浓度及滴注速度。

（四）给药疗程不合理

疗程是指针对病情经用药多长时间后所达到何种程度，然后再决定新的治疗方案。在这段时间之内，治疗方案是固定不变的。疗程的长短是根据临床经验确定的，疗程过长或过短，都会影响治疗效果。例如，抗菌药物使用时间太短会导致抑菌或杀菌不彻底，使感染复发；广谱抗菌药物使用时间过长会引起二重感染；使用雌激素治疗前列腺癌时间过长会引起男性乳腺癌；女性更年期综合征患者长期使用雌激素导致子宫内膜癌变等。

（五）给药途径不合理

临床上根据患者病情选择不同的药物制剂品种，采用不同的给药途径。在现实临床医疗中过度使用输液或注射剂的问题比较突出，过度输液带来的危害是缓慢而长期的，不过这种情况正在改观。2016 年，首部中国输液安全专家共识《守护针尖上的安全——中国输液安全与防护研究蓝皮书》正式发布，其后全国大多数省份都出台了门诊输液的限制性措施。

（六）重复用药

在药物治疗中，同类药物或相同作用的药物重复给同一患者使用而造成损害的案例时有发生，特别是在多专科就诊或原有疾病治疗期间出现新的病症及自我进行药物选择时，重复用药情况更容易发生。例如，钙通道阻滞剂是治疗心血管系统疾病常用药物，此类药物临床使用品种较多，同一患者重复使用此类药物易造成不良后果；另外，日常使用的治疗感冒药物大多为复方制剂，其中都含有解热镇痛药、缩血管药、抗组胺药等，当感冒患者同时服用含相同成分的多种抗感冒药品时，可由于重复用药使剂量增大而导致不良隐患。

（七）联合用药

联合用药（drug combination）是指为了达到治疗目的而将两种或两种以上药物同时或先后应用。其目的主要是增强药物疗效或减轻药物的不良反应，但有时也可能产生相反的结果。所以合理的联合用药，应以提高疗效和（或）降低不良反应为基本原则。例如，西咪替丁与香豆素类药物、茶碱、苯妥英钠、苯巴比妥、卡马西平、普萘洛尔、维拉帕米等联合用药时，由于酶抑制作用，影响这些药物的代谢，导致血药浓度增高而引起中毒的危险。此外，用药品种增多会使药物相互作用的发生率提高，影响药物疗效或使毒性增加。据报道，两种药物合用，其不良反应发生率为 3.4%；三种药物合用，其不良反应发生率为 9.8%；随着联合用药的种类增多，不良反应的发生率也呈逐渐上升趋势。因此在给患者用药时，应小心谨慎，尽量减少用药种类，减少药物相互作用引起的药品不良反应。

案例 1-4 解析

1. 药物使用不合理。

2. 剖宫产手术属于Ⅱ类（清洁-污染）切口手术，预防用药时机，一般应在钳夹脐带后立即静脉滴注抗菌药物，手术结束后不必再用。若有感染高危因素者，术后 24h 内可再用 1~3 次，特殊情况可延长至术后 48h。该患者术后 2h 才开始使用头孢唑林，属预防用药时机明显滞后。患者虽属感染高危因素者，术后预防用药时间可酌情延长，但其术后头孢唑林预防用药长达 10 日，属术后预防用药时间过长。

四、生活方式

患者某些生活习惯可影响药物的作用，尤以烟酒的影响最大。乙醇和咖啡因的摄入可影响药物的药动学和药效学过程，导致严重的药源性疾病。过量乙醇摄入可引起苯二氮䓬类药物、吩噻嗪类药物、三环类抗抑郁药、镇静剂和抗组胺药等对中枢神经系统抑制作用过度增强，而咖啡因具有协同增加麻黄碱兴奋作用的潜在风险。

五、药源性疾病的预防

（一）提高临床安全用药水平

由于科学的发展、技术的进步，新药新剂型不断涌现，药物品种更新速度迅速增加，使不合理用药导致的事故频发。熟悉现代药学及药理学知识的临床药师加入到临床药物治疗的队伍中，为临床医生合理用药提供指导、帮助，是减少药源性疾病发生的重要举措。

（二）严格药品质量的监督和管理

解决药源性疾病最根本的措施就是要加强药物安全性研究；创新药物安全性评价模式；建立药品不良反应快速响应机制；加快完善我国药品不良反应监测体系和制度，确保药品不良反应早预防、早发现和早治疗。

（三）完善药品不良反应监测制度

完善我国药品不良反应监测体系和制度，应明确医师和临床药师的责任与义务，提高医师和临床药师对药品不良反应监测与报告工作的重视程度；不良反应监测机构应及时总结分析上报信息，明确风险信号，并加强信息反馈，及时发布药品不良反应预警，从而有效阻止药源性疾病的发生。

（四）开展药学监护实践

药学监护是以患者为中心的药学服务，药师的工作地点要转移到患者身边，思考的问题要围绕个体患者，充分体现以患者为中心的理念。美国麻省总医院的一项研究发现，药师参与重症监护病房的调查，降低了 66% 的可预防药品不良事件的发生率。

（五）完善和制定药源性疾病的诊断标准和方法，提高临床诊断率

目前针对药源性疾病已经形成了较为完备的临床处置方法和原则，早发现、早处置可有效降低药源性疾病的损害。但是药源性疾病的临床误诊率和漏诊率仍然较高，导致多数药源性疾病进展到严重阶段仍然难以确诊，其原因一方面是多数药物特别是中成药制剂的不良反应尚不明确，导致临床安全用药认识能力不足，难以有效防控药源性疾病的发生；另一方面临床缺乏有效的药源性疾病诊断方法和标准，导致诊断不及时，甚至漏诊误诊现象频发，这也加重了药源性疾病的危害。

第三节　药源性疾病的分类、发病机制及临床基本分型

一、药源性疾病的分类

药源性疾病目前尚无统一的分类标准，常见有以下分类方法。

（一）按病因学分类

根据引起药源性疾病的不良反应类型，将其分为与剂量相关性药源性疾病（A 型 ADR）和与剂量不相关的药源性疾病（B 型 ADR）。近年来，有专家把一些潜伏期长、用药与出现反应时间关系尚不明确，有待于进一步研究和探讨的不良反应列为 C 型 ADR。A 型 ADR 程度随剂量增加而加重，一般容易预测，发生率高，死亡率较低；B 型 ADR 一般与剂量无关，发生率较低，但死亡率较高；C 型 ADR 一般在长期用药后出现，特点是发生率高，用药史复杂，难以用实验重复。

（二）按病理改变分类

按药源性疾病的病理学特点，将其分为功能性改变的药源性疾病和器质性改变的药源性疾病。功能性改变指药物仅引起人体器官或组织功能的改变，这种变化多数为暂时的、可逆的，无病理组织变化。例如，抗胆碱药松弛胃肠平滑肌引起的肌无力性肠梗阻；血管紧张素转化酶抑制剂引起的干咳等。器质性改变是指药物引起的机体某一器官或某一组织结构发生病理性改变，使受累器官功能减退或丧失。这种对器官或组织系统的病理性改变往往是不可逆转的。器质性病变包括炎症型、增生型、血管型、血管栓塞型、赘生型等。

（三）按发病的快慢和病程分类

按发病的快慢和病程，将其分为急性药源性疾病和慢性药源性疾病。

（四）按给药剂量及用药方法分类

按给药剂量及用药方法可将药源性疾病分为三类，分别是与剂量有关的反应、与剂量无关的反应和与用药方法有关的反应。与剂量有关的反应常与药物毒性和用药剂量有关，一般可以预测和逆转，其发生与药物制剂的差异如不同厂家的药物因附加剂不同所致生物利用度改变而致药源性疾病有关，也与药动学差异和药效学差异有关；与剂量无关的反应一般难以预测和逆转，包括过敏反应、免疫学反应和药物遗传学的影响；与用药方法有关的反应包括长期用药后骤然停药所致反跳现象，联合用药时停用或改用具有酶促、酶抑、蛋白结合率高及药理作用强烈的药物；给药途径不当如泛影葡胺用于椎管造影可引起死亡，应缓慢静脉注射的药物若静脉注射过快常可致药源性急症或死亡等。

（五）按受损器官系统分类

按照药物引起受损器官系统不同进行分类，如药源性肝损伤、药源性肾病、药源性呼吸系统疾病等。药源性疾病除了发生在肝、肾、心、肺、胃等重要器官外，还可引起血液病、药疹、神经损害、致畸等损害。本书后续将按此分类介绍。

二、药源性疾病的发病机制及临床基本分型

（一）药源性疾病的发病机制

引发药源性疾病的原因很多，主要有患者因素、药物因素及药物不合理使用等。但就引起药源性疾病的病因学而言，主要可分为两类，一类是由于药理作用增强引起的 A 型 ADR，另一类是与药理作用无关的异常反应（B 型 ADR）。A 型 ADR 产生的机制主要是以药动学为基础，在单位时间内药物浓度异常升高，引起药理作用增强所致。但有些 A 型 ADR 产生的原因是靶器官的敏感性增强或两种原因综合结果使药理作用增强；B 型 ADR 主要是由药

物的异常性及患者的异常性引起。药物异常性是指药物在制备过程中的各种添加剂、化学合成过程中产生的杂质、保管储存过程中产生的分解产物等不符合标准，有些药物的分解产物是有毒的，服用这样的药物可能引起 B 型 ADR，甚至死亡。患者的异常性主要与患者的特异性遗传素质有关，例如，6-磷酸葡萄糖脱氢酶缺乏患者使用伯氨喹等具有氧化作用的药物时易导致溶血；高铁血红蛋白还原酶缺乏者使用硝酸甘油易导致高铁血红蛋白血症。

（二）药源性疾病的临床基本分型

药源性疾病的致病药物种类虽然有很多，但按临床表现将药源性疾病大致分为以下基本类型。

1. 中毒型 有些药物对细胞有毒性作用或对酶有抑制作用，过量或蓄积会使细胞的正常生长、代谢受到影响。如紫杉醇抑制微管解聚，从而使纺锤体失去正常功能，抑制细胞分裂；甲氨蝶呤抑制二氢叶酸还原酶，导致 DNA 生物合成受阻。

2. 炎症型 药物引起正常组织产生炎症，最常见的是药物引起皮肤黏膜炎症反应。

3. 胚胎型（发育型） 妊娠三个月内孕妇使用一些对胚胎有损害的药物，就可能引起胎儿畸形或某些脏器发育不全，如沙利度胺所致的海豹肢畸形新生儿。

4. 增生型 细胞有丝分裂活跃而致组织或器官内细胞数目增多的现象，称为增生。有生理性增生和病理性增生两种。因适应生理需要而发生，且其程度未超过正常限度者，称为生理性增生。如皮肤经受摩擦，上皮和结缔组织变厚；人体一部分组织损害后，其余部分的代偿性增生也属生理性增生。由病理原因引起的，超过正常范围的增生称为病理性增生，如苯妥英钠引起牙龈增生。

5. 萎缩型 是因患病或受到其他因素作用，正常发育的组织、器官发生物质代谢障碍所引起的体积缩小及功能减退现象。如注射皮质激素后，可使局部皮肤发生萎缩，表皮乳突消失，表皮变薄。

6. 赘生物型和癌变 赘生物型是因疾病或受到其他因素影响，机体或器官内、外在病理过程中形成的各种突出物的总称。按其性质可分为非肿瘤性和肿瘤性两种。前者如细菌性心内膜炎时心内膜上的赘生物。后者多由肿瘤突出而形成。具体情况分两种：第一种为恶变，指良性肿瘤细胞转化为恶性肿瘤细胞的过程；第二种为癌变，指良性上皮肿瘤细胞转化为癌细胞的过程。绝经期或绝经后的妇女长期使用雌激素有诱发子宫内膜癌的潜在风险。

7. 变性和浸润型 细胞、组织受到损伤发生物质代谢障碍，在一些细胞内或细胞间质内，表现为某些物质沉积，从而导致其形态结构、功能变化，称为变性。浸润是指人体组织内侵入了异常细胞或出现了正常情况下不应出现的机体细胞，以及某些病变组织向周围扩展的现象。如青霉胺引起天疱疮样皮炎，组织学显示表皮有嗜酸性粒细胞坏死及多形核细胞浸润。

8. 血管水肿型 多见于药物变态反应时发生的血管神经性水肿。血管性水肿的病变累及皮肤深层（包括皮下组织），多发生在皮肤组织疏松处，发生局限性水肿。

9. 血管栓塞型 是指血管造影剂引起的血管栓塞。

10. 功能型 是药物引起功能紊乱时产生的临床症状。这样的例子有很多，如抗胆碱药引发肌无力性肠梗阻。

药源性疾病的临床基本类型无特异性，一般与非药源性疾病无病理性质上的差异，为鉴别诊断带来一定困难。

第四节 药源性疾病的诊断和治疗原则

一、药源性疾病的诊断

药源性疾病是在一种或多种原发疾病应用药物治疗的基础上发生的，由于继发性及临床表现、病理组织改变及实验室检查等方面很少有特异性等因素，使得诊断变得复杂且困难，而正确的诊断是对药源性疾病处理的关键。

（一）判断药源性疾病的依据

1. 不良反应与所疑药物应用是否具有时间逻辑性。药源性疾病发生于用药之后，这对诊断药源性疾病有重要意义。用药开始时间与发病时间的间隔称为发病潜伏期。A 型 ADR 的潜伏期取决于致病药物的药理作用；B 型 ADR 如果属于变态反应，其潜伏期取决于该种药物的变态反应性特点；如果反应与遗传因素有关，应根据这种药物的药物遗传学来判断该药物的潜伏期。患者的用药史及对药物的不良反应史（包括个人和家庭成员）对 B 型 ADR 诊断有重要参考价值。

2. 鉴别诊断的主要目的是准确地排除药物以外的其他因素所造成的假象。下列六个方面应加以注意。

（1）询问病史时，要防止遗漏致病药物的用药史。

（2）疾病表现是单种药物所引起，抑或是数种药物相互作用的结果。

（3）患者原有的基础疾病引起的可能性。

（4）原先手术或诊断可能造成的后果及其他诊断方法或治疗方法的可能影响。

（5）安慰剂反应的可能性。

（6）上述某几项因素综合作用的可能性。

3. 从多种用药中找出致病药物，主要包括如下几方面。

（1）对所疑药物的体内浓度进行分析，判定其是否达到了最低中毒浓度，本法特别适用于药物过量病例。

（2）患者以前用同一药物或类似药物是否有相同的反应。

（3）不良反应是否与可疑药物在动物实验或临床研究和应用中肯定的不良反应一致。

（4）临床病理类型的引证，一种（或某一类）药物具有其特殊的临床病理类型。如氯丙嗪引起的肝细胞胆管型肝病，血清氨基转移酶浓度升高不明显，但碱性磷酸酶（ALP）浓度高度上升，胆固醇增高；使用四氯化碳引起中心性肝小叶坏死，中心窦状隙扩张、充血，肝细胞呈空泡形，中心网织纤维崩解和凝聚，库普弗细胞高度萎缩，并含有脂褐质和含铁血黄素。这是中心性肝小叶改变的典型表现，很多肝毒素性药物（包括碳氢化合物）均可引起。

（5）排除法，根据"发病日程表"制作"治疗进程图"进行分析，排除无关的因素或药物。

（6）"除激发"与"再激发"，利用停用可疑药物可使药源性疾病停止发展，再次用药又可使疾病再发的方法确定。但再激发可能给患者带来危险，应十分谨慎使用。

对于一些过去未发现有严重不良反应的药物，首次确定为致病药物时，应慎重。

（二）药品不良反应因果关系评定方法

药品不良反应（ADR）因果关系评定是 ADR 监测中关键而复杂的问题，目前用于评价 ADR 因果关系的方法有 30 余种，至今尚无国际公认的方法。ADR 因果关系评价与分析实际上包括了个体评价和群体评价，而个体 ADR 因果关系判断是群体 ADR 因果关系评价分析的前提。群体评价是在大样本数据汇集基础上，运用流行病学研究方法验证某一人群中药品不良事件与药物之间因果关系的假说，常用于国家或部分基础数据完善的 ADR 监测中心，本书不加赘述。下面重点介绍个体 ADR 因果关系的评价方法。

1. 总体内省法 也称专家判断法、全局评价法，是一种主要依据评估者的临床经验，对所有可能引起 ADR 的因素进行重要性权衡后得出结论的方法。在 ADR 监测起步初期的 20 世纪 60~70 年代，本法成为 ADR 因果关系判断的唯一方法。

2. 标准化法 多以问卷形式提出一系列特定的问题，将因果关系的可能性进行分级评定，是目前 ADR 因果关系评价的主流方法。1977 年卡奇（Karch）和拉萨尼亚（Lasagna）提出了第一个标准方法，将因果关系划分为肯定、很可能、可能、条件、可疑 5 级，为其他评价方法提供了基础（表 1-3）。

表 1-3 Karch 和 Lasagna 不良反应因果关系评定法

级别	条件
肯定	ADR 与所疑药物应用有合理的时间顺序；与已知 ADR 相符合；停药后反应停止、迅速减轻、好转；激发试验阳性
很可能	ADR 与所疑药物应用有合理的时间顺序；与已知药物不良反应符合；停药后反应停止、迅速减轻、好转；无法用患者疾病合理解释
可能	ADR 与所疑药物应用有合理的时间顺序；与已知 ADR 相符合；但原发疾病或其他治疗也可造成这样的结果
条件	ADR 与所疑药物应用有合理的时间顺序；与已知药物不良反应仅有一定的相符性；无法用患者疾病合理解释
可疑	不符合上述各项标准

另一常用方法为计分推算法（Naranjo 法）。此方法是 1981 年由纳兰霍（Naranjo）等学者根据 10 条细目评分总和，将结果分为肯定、很可能、可能、可疑 4 个等级，用来描述不良反应因果关系的程度（表 1-4）。

表 1-4 计分推算法（Naranjo 法）评定因果关系等级

项目	是	否	不知道
1. 该反应以前是否已有报告	+1	0	0
2. 不良反应是否在使用可疑药物后出现	+2	−1	0
3. 当所疑药物停用后，使用特异性拮抗剂后不良反应是否改善	+1	0	0
4. 再次使用所疑药物，不良反应是否再次出现	+2	−1	0
5. 是否有其他药物之外的原因引起反应	−1	+2	0
6. 给安慰剂后，这种反应是否再次出现	−1	+1	0
7. 血液或体液中药物浓度是否为已知的中毒浓度	+1	0	0
8. 增大药物剂量反应是否加重；减少剂量反应是否减轻	+1	0	0
9. 患者曾用过相同或类似的药物是否也有相同或相似的反应	+1	0	0
10. 该不良反应是否有客观检查予以确认	+1	0	0

注：总分 ≥ 9，肯定有关；总分 5~8 分，很可能有关；总分 1~4 分，可能有关；总分 ≤ 0 分，可疑。

世界卫生组织乌普萨拉监测中心（WHO Uppsala Monitoring Center）参照 Karch 和 Lasagna 评定法的因果关系判断原则，制定了用于个体 ADR 报告的因果关系评价标准和方法，简称 WHO-UMC 评定法。

WHO-UMC 评定法重视临床事件与可疑药物使用的时间关系，还考虑了临床药理学方面的信息。此法将 ADR 因果关系按照 5 条标准划分为 6 个类别，分别是肯定（certain）、很可能（probable /likely）、可能（possible）、可能无关（unlikely）、待评价（conditional /

unclassified）和无法评价（unassessable /unclassifiable）。我国现行的 ADR 因果关系评价标准也是据此制定的。

其他方法还包括 Kramer 的 Yale 评分法、Venule 评分法及 Begaud 评分法（法国评分法）等。

3. 贝叶斯（Bayes）不良反应评定法　也称概率法。通过计算可疑药物引起 ADR 的概率相对于其他因素引起的概率的大小，定量判断因果关系的可能性。此方法具有相对较好的重现性，结果较为准确可靠，被视作"金标准"。但其计算方法繁复、难于掌握，且相较于其他评价方法需要更多的专家判断，时间耗费也更长，因此在常规工作中难以被推广使用。

二、药源性疾病的治疗原则

药源性疾病应以预防为主，最大限度地降低其发生率。一旦发生则需要准确诊断，及时处理，以保证患者的安全。具体的治疗原则主要包括如下几方面。

（一）及时停药，去除病因

怀疑或发现出现的病症是由药物引起的，临床治疗允许时，首先停止应用所有药物。这样做既能及时终止药物对身体的继续损害，又能有助于诊断。停药后临床症状减轻或缓解，提示可考虑疾病为药源性的。此后，根据病情采取治疗对策并找出致病药物。

（二）加强排泄，延缓吸收

对于一些与剂量相关的药源性疾病或已停用引起药源性疾病的药物，由于体内残留的致病药物仍在起作用，为了排出这部分药物可以采用输液、利尿、导泻、洗胃、催吐、吸附、血液透析等办法，加速残留药物的排出，清除病因。

（三）根据病情采取治疗对策

多数药源性疾病有自限性，停药后无须特殊处理。症状严重时，要采取对症治疗，如果引起药源性疾病的药物已被确认，可选用特异性拮抗剂。如肝素过量引起出血，可用鱼精蛋白拮抗。如果是由于药物变态反应引起，要告知患者禁止使用该药物。

课 后 习 题

一、名词解释

1. 药品不良事件

2. 药源性疾病

二、单选题

1. 关于药品不良反应诱发因素中的药物因素叙述不正确的是（　　　）

　　A. 药物本身的作用可引起药品不良反应

　　B. 在生产过程中产生的杂质、辅料和添加剂不会出现药品不良反应

　　C. 药物储存过程中分解的有毒物质会引起药品不良反应

　　D. 药物制剂之间的差异可引起药品不良反应

2. 不合格药品引起的对身体的伤害属于（　　　）

　　A. 副作用　　　　　　B. 药品不良反应　　　　C. 药源性疾病　　　　D. 毒性反应

3. 某药厂假药"亮菌甲素"罪魁祸首是（　　　）

　　A. 主要成分亮菌甲素　　　　　　　　B. 亮菌甲素的代谢产物

　　C. 制剂中将二甘醇代替原方中的丙二醇　　D. 稳定剂、赋型剂及色素

4. 药品不良反应的两大诱发因素为（　　）

  A. 抗体作用和药理作用　　　　　　B. 药物因素和非药物因素

  C. 化学作用和物理作用　　　　　　D. 医生因素和患者因素

5. 我国现行的 ADR 因果关系评价标准是根据（　　）制定的

  A. Karch 和 Lasagna 不良反应因果关系评定法

  B. 计分推算法　　　C. Bayes 法　　　D. WHO-UMC 评定法

6. 属于药品不良反应的是（　　）

  A. 对乙酰氨基酚过量引起肝损伤　　B. 输注青霉素引起休克

  C. 胰岛素过量引起低血糖　　　　　D. 服用硝苯地平片降压诱发心绞痛

三、配伍选择题

  A. 甲氨蝶呤引起巨幼红细胞贫血

  B. 利福平引起剥脱性皮炎

  C. 沙利度胺导致海豹肢畸形新生儿

  D. 苯妥英钠引起齿龈增生

1. 属于中毒型药源性疾病的是（　　）

2. 属于增生型药源性疾病的是（　　）

3. 属于炎症型药源性疾病的是（　　）

4. 属于胚胎型药源性疾病的是（　　）

四、请按照 Karch 和 Lasagna 不良反应因果关系评定法，对下面案例中不良反应的因果关系进行评价

患儿，男，17 岁。因体检发现胆红素升高而就诊。有高血压病史 2 年余，无肝病史，无输血史。2 年来一直口服硝苯地平片（广州某制药股份有限公司）10mg，3 次 / 日。查体：体型肥胖，全身皮肤轻中度黄染，巩膜轻度黄染，肝脾不大，无其他阳性体征。腹部 B 超提示轻度脂肪肝，肝功能：ALT 40U/L，总胆红素 32.8U/L，直接胆红素 20.1U/L。白蛋白 / 球蛋白比例正常，停硝苯地平片，改服珍菊降压片，2 个月后复查肝功能各项指标均正常，且血压控制在 120~130 /70~80mmHg。

五、简答题

1. 简述药源性疾病的治疗原则。

2. 哪些药物使用不当方式可能导致药源性疾病的发生？

本 章 小 结

本章主要介绍了药源性疾病的概念、内涵，与不良反应的区别与联系；介绍了国内外发生的药害事件，使大家认识到药源性疾病的危害；介绍了药源性疾病的分类、诱发因素及药源性疾病产生的机制、诊断与治疗的一般原则等内容。

药源性疾病不仅包括合格药品在正常用法用量情况下所产生的不良反应，而且包括超量、误服、错用等不恰当使用药物所引起的疾病。药源性疾病已成为主要致死性疾病之一。其诱发因素包括患者因素、药物因素和药物不合理使用等，其中药物不合理使用是临床引起药源性疾病的主要因素。药源性疾病分类方式多样，基本表现类型有中毒型、炎症型、胚胎型、增生型、萎缩型等。因果关系判断有总体内省法、标准化法和贝叶斯（Bayes）不良反应评定法。治疗原则包括及时停药、去除病因，加强排泄、延缓吸收和根据病情采取治疗对策。

（韩瑞兰）

第二章 药品不良反应监测与药物警戒

···· 学习导引 ····

知识要求

1. 掌握：药品不良反应概念、分类、监测，掌握药物警戒的概念及药物警戒与不良反应监测的区别。

2. 熟悉：引起药品不良反应的原因。

3. 了解：我国药品不良反应报告情况。

能力要求

1. 具有准确填写不良反应报告表的能力。

2. 能够判断药品不良反应的类型，分析产生药品不良反应的原因。

药品是与人类健康息息相关的特殊商品，其在预防、治疗、诊断疾病的过程中，也会使人体产生不良反应，进而引发多种药源性疾病。随着药品种类日益增多，药品不良反应（ADR）的发生率也逐年增加，用药安全问题成为全球共同关注的焦点。1972 年 WHO 明确了 ADR 的定义，并对国际药物监测合作计划成员国提出按各自国情监测上报 ADR。我国 ADR 监测工作起步较晚，1988 年，卫生部药政局和医政司先后在北京、上海、广东、湖北等地 14 个医疗机构进行了药品不良反应报告试点工作，1989 年，国家药品不良反应监测中心成立，1998 年 3 月，我国正式成为 WHO 国际药物监测合作中心的第 68 位成员国。2011 年，卫生部发布了《药品不良反应报告和监测管理办法》（卫生部令第 81 号）。

第一节 药品不良反应概述

我国《药品不良反应报告和监测管理办法》中，关于 ADR 的定义是指合格药品在正常用法用量下出现的与用药目的无关的有害反应。它排除了药物质量原因、超剂量用药、滥用药物、不依从用药等引起的反应及假劣药给患者造成的伤害事件。

案例 2-1

患者，男，51 岁，入院初步诊断为：①高血压 3 级；②高脂血症；③轻度脂肪肝。入院第 1~4 日，以 5% 葡萄糖注射液 250mL 加盐酸倍他司汀注射液 5mg，静脉滴注，1 次 / 日，改善循环；口服培哚普利氨氯地平片（Ⅲ）（15mg，1 次 / 日）加苯磺酸氨氯地平片 5mg，口服，每日 16：00 给药 1 次降血压；每晚口服阿托伐他汀钙片（20mg）降脂。入院第 4 日，患者因心电图异常行冠状动脉造影，显示单支病变累及前降支，术中及术后均未诉不适。入院第 5 日 9：04，患者使用 0.9% 氯化钠注射液 250mL 加烟酸注射液（80mg，静脉滴注）以扩张血管、改善循环，约 5min 后突发头晕、头涨、黑矇、恶心、欲吐，立即停止输注烟酸注射液并更换输液器，静脉注射醋酸地塞米松注射液 5mg，测得血压 59/45mmHg，主诉头昏、胸闷、腹部不适、伴便意，立即静脉注射盐酸肾上腺素注射液 1mg，同时静脉滴注 0.9% 氯化钠注射液 500mL 加快补液。9：20，患者症状逐渐好转。

问题：1. 请分析上述表现产生的可能原因。

2. 此不良反应属于哪种类型？

一、药品不良反应的分类

ADR 有多种分类方法，常用的是传统分类方法，即 ABC 法。另外，还有根据不良反应的性质分类及其他新的分类法。

（一）药品不良反应的传统分类（ABC 法）

1. A 型 ADR（量变型异常） 指由于药物的药理作用增强或与其他药物发生相互作用而引起的不良反应。其程度与用药剂量相关，随剂量的增加而加重。一般容易预测，发生率较高而死亡率较低，如镇静催眠药对中枢神经系统的抑制作用。A 型 ADR 可通过调整给药剂量而得到控制，如肝、肾功能障碍的患者使用经肝肾代谢的药物时，可根据患者的肝、肾功能调整给药方案，能够避免 A 型 ADR 的发生。

2. B 型 ADR（质变型异常） 指与药物常规药理作用无关的异常反应，通常难以预测。一般与用药剂量无关，发生率较低，但死亡率较高。B 型 ADR 又分为遗传药理学不良反应和药物变态反应。前者又称特异质反应（idiosyncratic reaction），专指由于遗传原因而造成的药物不良代谢，是药物遗传学的重要内容；后者指机体再次接触某相同抗原或半抗原所发生的组织损伤和机体紊乱的免疫反应，是外来的抗原性物质（包括药物，药物有效成分的降解产物，药物中的杂质，以及制剂中添加的脱色剂、增溶剂、稳定剂、赋形剂、防腐剂等）与体内抗体间所发生的一种对机体不利的病理性免疫反应。如某些药物引起的血细胞减少症和一些自体免疫病（急性肾小球肾炎、红斑狼疮等）。

3. C 型 ADR 是指与药物本身药理作用无关的异常反应。一般在长期用药后出现，其潜伏期较长，药物和不良反应之间没有明确时间关系。特点是发生率高，用药史复杂，难以用试验重复，其发生机制不清，有待于进一步研究和探讨。如非那西丁和引发间质性肾炎两者之间、抗疟药和引发视觉毒性两者之间很难确定相关性。

（二）根据不良反应的性质分类

1. 副作用（side effect） 是指药品按正常用法用量使用时所出现的与药品的药理活性相关，但与用药目的无关的作用。一般都较轻微，多为一过性可逆性功能变化，伴随治疗作用同时出现。副作用是药物固有的药理作用，是由于药物对器官选择作用低所产生的，即作用广泛的药物副作用可能会多。副作用与治疗作用由于用药目的不同可以相互转换，例如，阿托品作为麻醉前给药其治疗作用是抑制腺体分泌，松弛平滑肌引起手术后肠胀气、尿潴留为副作用。而当阿托品用于解除胆道痉挛时，其治疗作用是松弛平滑肌，抑制腺体分泌所致口干、便秘成为副作用。

2. 毒效应（toxic effect） 是指药物剂量过大、用药时间过长或药物在体内蓄积过多时，对用药者靶组织（器官）产生的危害性反应。一般是增强药理作用。临床常见的是由于患者的个体差异，病理状态或合用其他药物引起敏感性增加，在治疗量时造成某种功能或器质性损害。如氨基糖苷类抗生素链霉素、庆大霉素等引起的耳毒性。

3. 后遗效应（residual effect） 是指停药后血药浓度已降至最低有效浓度以下时残存的生物效应。遗留时间可长可短、危害轻重不一。例如，服用巴比妥类催眠药后次晨的宿醉现象。

4. 首剂效应（first dose response） 系指一些患者在初服某种药物时，由于机体对药物作用尚未适应而引起不可耐受的强烈反应。例如，哌唑嗪等按常规剂量首次用药常可致血压骤降。

5. 继发反应（secondary reaction） 是由于药物的治疗作用所引起的不良后果，又称治疗矛盾。它不是药物本身的效应，而是药物主要作用的间接结果。如长期应用广谱抗生素可改变正常肠道菌群平衡导致二重感染。

6. 变态反应（allergic reaction）　是药物或药物在体内的代谢产物作为抗原刺激机体而发生的不正常免疫反应，也称过敏反应。这种反应的发生与药物剂量无关或关系甚少，极小量时亦可发生。临床主要表现为皮疹、血管神经性水肿、过敏性休克、血清病综合征、哮喘等。

7. 特异质反应（idiosyncratic reaction）　是因先天性遗传异常，少数患者用药后发生与药物本身药理作用无关的有害反应，多数是由于机体缺乏某种酶，药物在体内代谢受阻所致。特异质反应与遗传因素有关，如假性胆碱酯酶缺乏者，应用琥珀胆碱后，由于延长了肌肉松弛作用，从而出现呼吸暂停反应。

8. 依赖性（dependence）　药物依赖性是反复性（周期性或连续性）用药所引起的人体心理上或生理上或两者兼有的对药物的依赖状态，表现出一种强迫性的连续或定期用药的行为和其他反应。分为生理依赖性和精神依赖性。

（1）生理依赖性（physical dependence）：指反复应用某种药物造成机体对所用药物的适应状态。在这种特殊身体状态下，一旦突然停用或减少用药剂量，导致机体已经形成的适应状态发生改变，用药者会相继出现一系列以中枢神经系统反应为主的严重症状和体征，呈现极为痛苦的感受及明显的生理功能紊乱，甚至可能危及生命的戒断症状。在出现戒断症状的同时，都伴有渴求再次用药的心理体验和觅药行为。药物戒断症状的临床表现，随药品的类别不同而有差异。生理依赖性是一种药理学反应。可以产生生理依赖性的药物有阿片类药物（如阿片、吗啡、海洛因等）、镇静催眠药（巴比妥类药物、苯二氮䓬类药物和乙醇等）。

（2）精神依赖性（psychic dependence）：指服用药物后使服用者产生特殊精神感受如愉悦、幻觉和满足感，为体验或追求这种虚幻的欣快情绪和精神感受，避免停用药物所致严重的精神不适，服用者通常表现出强烈的心理渴求和周期性、强迫性觅药行为。与生理依赖性不同，精神依赖性一旦产生即很难祛除。

有些药物的滥用仅引起精神依赖性，停药后并不出现药物戒断症状。有些药物滥用既可产生精神依赖性又可引发生理依赖性。一般精神依赖性先于生理依赖性发生。药物所致精神依赖性和生理依赖性是导致药物滥用的生物学基础，药物依赖性的发生，导致药物滥用者的意志衰退和人格缺陷，被视为精神活性药物所具有的特殊精神神经毒性。

9. 戒断综合征（withdrawal syndrome）　是指一些药物在长期应用后，机体对这些药物产生了适应性，若突然停药或减量过快，则易使机体的调节功能失调而发生功能紊乱，导致病情或临床症状上的一系列反跳回升现象和疾病加重等。如停用抗高血压药出现血压反跳及心悸、出汗等症状。

10. 致癌、致畸和致突变　三者合称"三致"反应，均为药物影响遗传物质及在细胞的表达的结果。由于这些特殊作用延迟发生，在早期不易发现，且由于其表现可能与非药源性疾病相似，很难将它与药物联系起来，因此应特别引起注意。

（1）致癌作用（carcinogenesis）：某些药物长期使用后，引起机体某些器官、组织、细胞的过度增殖，形成良性或恶性肿瘤称为致癌作用。致癌因子可分为遗传因子和环境因子，有人认为90%以上的致癌作用是由环境因子所致，如放射线、病毒感染和化学物质等。另外某些化学因素、物理因素和生物因子也可以使 DNA 产生突变和染色体异常，突变与癌变关系密切。在已知的突变物中，90% 有致癌性。

（2）致畸作用（teratogenesis）：孕妇使用某些药物后对胎儿产生影响，引起婴儿的先天畸形称为致畸作用。药物致畸作用最终的结果是导致胎儿死亡或出现功能、结构异常。一般致畸作用主要发生于妊娠初期的三个月，即胚胎发育最活跃的器官形成期。但实际上，药物对胎儿的影响不仅限于这个时期，整个妊娠期用药都需要十分谨慎。

大多数有胚胎毒性的药物可使分娩出的新生儿出现结构与功能异常，如全身发育异常、内分泌和免疫系统功能异常、大脑和器官功能异常等。已证实或高度怀疑有致畸作用的药物有甲氨蝶呤、雄激素类药物、白消安、苯丁酸氮芥、秋水仙碱、环磷酰胺、己烯雌酚、异维A酸、巯嘌呤、丙酸苯汞、苯妥英钠、丙卡巴肼、孕酮类药物、沙利度胺、丙戊酸等。

（3）致突变作用（mutagenecity）：药物可能引起细胞的遗传物质异常，从而使遗传结构发生永久性改变（突变）。如果突变发生在精子或卵子等生殖细胞，即可导致遗传性缺损，这种缺损可以出现在第一代子代，也可能仅仅成为隐性性状，两个具有由药物引起的突变个体结婚后的子代才有明显表现。因此，药物的致突变作用不是几个月或几年可以发现的。间隔期越长，越难找到致病药物，故应特别警惕。如果突变发生在体细胞（即非生殖细胞），则可使这些组织细胞产生变异而发生恶性肿瘤，如骨髓微环境中支持血液发育的某些DNA突变可以驱动周围造血干细胞形成白血病。已确认有致突变作用的药物有抗癌药烷化剂、咖啡因等。

案 例 2-1 解 析

1. 烟酸注射液导致过敏性休克的可能性最大。原因：①烟酸注射液为当日输注的第1组药品，患者输注约5min后出现不适症状，时间关系合理；②烟酸注射液上市后ADR监测数据提示其存在罕见的过敏反应致休克的报道；③ADR发生后，临床停用烟酸注射液并予升压、补液、护胃等处理后，患者症状逐渐好转。

2. 烟酸注射液引发的过敏性休克较罕见，但有报道。本例患者是首次使用烟酸注射液即出现过敏性休克，也可能是因为既往接触过化学结构类似的物质，体内已产生可以与之特异结合的抗体，再次接受相同抗原时引发了过敏性休克。属于B型不良反应。

二、药品不良反应发生的原因

药品不良反应是在药物与机体相互作用下出现的，其发生受许多因素影响。

（一）药物方面的因素

1. 药物的选择性　由于许多药物缺乏高度的选择性，在实现治疗目的的过程中，对某些无关的系统、脏器和功能也产生影响，有的甚至有毒害作用。例如，抗恶性肿瘤药物，杀死肿瘤细胞的同时，也杀伤宿主功能活跃的正常细胞。

2. 药物作用延伸　很多药物应用一段时间后，由于其药理作用导致一些不良反应，例如，长期大剂量使用糖皮质激素，能使毛细血管出血，皮肤、黏膜出现红斑、瘀点，出现肾上腺皮质功能亢进。

3. 药物的附加剂　指药物生产过程中加入的稳定剂、赋形剂、着色剂。与附加剂同时混入的微量高分子杂质通常也可引起不良反应。例如，胶囊染料常会引起固定性皮疹。

4. 药物的剂量、剂型　药物只有在一定的剂量下才发挥其特定的疗效，剂量过大可能使其不良反应发生率也增大。同样，相同的药物生产成不同的剂型其生物利用度不同，不良反应发生率也不同。

5. 药物的质量　同一种药物，因生产厂家不同，制剂技术有差别，杂质去除率不同，其不良反应的发生率也不同，如氯贝丁酯中的对氯苯酚是发生皮炎的原因，氨苄西林中的蛋白质是发生药疹的原因。

6. 服药时间 一般情况下，连续服药时间越长，发生 ADR 的可能性越大。

（二）机体方面的因素

1. 种族差别 一些药物的不良反应在不同种族或民族的用药者之间存在区别。例如，抗结核药异烟肼在 N-乙酰转移酶作用下发生乙酰化反应生成乙酰化代谢物。白种人多数体内 N-乙酰转移酶活性较低，属于异烟肼慢灭活者，而黄种人多为异烟肼快灭活者，所以异烟肼在白种人中由于蓄积导致体内维生素 B_6 缺乏易诱发神经炎，而在黄种人中则由于代谢产物蓄积易引起肝损害。

2. 性别 一般女性较男性易发生不良反应，但也有男性发生率高于女性的，如药物性皮炎。

3. 年龄 婴幼儿的脏器发育不全，对药物的敏感性高，药物代谢速度慢、肾脏排泄功能差，药物易通过血脑屏障，所以不良反应发生率较高，尤其是中枢抑制药、影响水盐代谢及酸碱平衡的药物。老年人由于脏器功能退化、药物代谢速度较慢、血浆蛋白含量降低，较成年人更易发生不良反应。

4. 个体差异 不同个体对同一剂量的相同药物有不同的反应，这种因人而异的药物反应性称为个体差异。药物代谢酶的遗传多态性是造成个体差异的一个重要原因。

5. 病理状况 用药者的病理状况影响药品不良反应，如一般人对阿司匹林的过敏反应不多见，但慢性支气管炎患者对阿司匹林的过敏反应发生率却高出很多。

6. 其他 患者生活环境、生活习性、饮食习惯等可影响药物的作用，尤以嗜好烟酒最为突出，应引起广泛重视。

（三）其他因素

其他因素包括给药途径、联合用药、用药时间和医师药师的职业道德问题等。给药途径不同，关系到药物作用的快慢、强弱和持续时间。联合用药种类越多，不良反应的发生率越大。作用机制相似的药物联用疗效不一定比单用好，反而增加药物的毒性反应。有的药物对胃刺激性强，应于餐后服，胰岛素应在餐前注射，给药间隔一般以药物的半衰期为参考依据。但存在抗菌后效应的药物，给药间隔可适当延长。

综上所述，药品不良反应的影响因素有很多，有不可避免的因素，也有值得我们改进并加以防治的因素。

第二节　药品不良反应监测与报告

一、我国药品不良反应监测情况

《中华人民共和国药品管理法》最早于 1984 年颁布，明确了对药品不良反应监测工作的具体要求。1999 年出台的《药品不良反应监测管理办法（试行）》标志着我国药品不良反应报告制度的正式实施。2011 年 7 月 1 日，由卫生部发布的《药品不良反应报告和监测管理办法》正式施行，不但提供了宏观层面的法规依据，还对药品不良反应监测工作做出了明确规定，是目前各级行政部门和技术机构开展监测工作的重要依据。国家药品不良反应监测系统于 2012 年正式投入使用，网络直报平台全面升级。

（一）药品不良反应监测方法

科学地开展药品不良反应监测工作，首先必须掌握药品不良反应监测方法。常见的药品不良反应监测方法如下。

1. 自发呈报监测系统 是目前许多国家进行 ADR 监测的基本方法，也是药物上市后进行不良反应监测的最简单、最常用的形式。在治疗过程中，如果怀疑某种临床症状与某种药物有关，临床医务工作者应填写 ADR 报告。ADR 相关信息资料经国家药物监测中心收集、整理、核实、评价，报送各医疗单位、国家药物管理机关，供广大医务人员参考。本方法监测范围广，参与人员多，不受时间与空间的制约，是 ADR 信息的主要来源。自发呈报监测系统的不足之处是漏报较多，且因不良反应报告的随意性导致偏差较大，因此应与医院全面监测系统互相配合进行工作。

2. 医院全面监测系统 集中力量在一定时间内对某一医院或某一地区的药物使用情况及 ADR 进行全面监测，从而探索 ADR 的发生规律。这种监测方法以若干医院或病房为单位，有医师、护士、临床药理学家、临床药师共同协作，利用三个月、半年或一年时间对 ADR 进行集中监测。优点：监测到的结果准确可靠，资料丰富。缺点：数据缺乏连续性，费用较高。

3. 队列研究 首先选定研究人群，根据是否用过被监测的药物将研究人群分为两个队列，比较两组人群中发生一种或多种 ADR 的频率。队列研究可以是前瞻性或回顾性的，也可以兼而有之。近年来队列研究广泛应用于新药上市后监测。优点：得到的资料详尽，可以估计不良反应的发生率。缺点：当不良反应发生率很低时，必须扩大研究人群，研究成本较高。

4. 病例对照研究 是流行病学的基本研究方法之一。原理是以发生某种 ADR 的患者作为病例，以未发生该反应但有可比性的患者作为对照，比较两组间的差异。经统计学分析，若两组间的差异有统计学意义，则可认为此不良反应与所怀疑药物之间存在关联。麦克布赖德（McBride）和伦兹（LenZ）就是采用本方法发现了妊娠期服用沙利度胺和产下海豹肢畸形新生儿之间的关系。病例对照研究是一种回顾性研究。优点：同一次调查，可对某种疾病（或 ADR）的多种危险因素进行研究；所需研究对象较少，研究可快速进行，特别适用于罕见和潜伏期很长的 ADR 研究；可利用已有资料，方法简便、快速、费用低。缺点：寻找相匹配的合适对照比较困难，可能受到记忆偏差的影响。另外，因为是回顾性收集资料，有些资料容易遗漏。

（二）药品不良反应监测报告系统

1. 自愿呈报系统 是一种自愿而有组织的报告系统。医务人员在医疗实践中发现 ADR 后，填表报告监测机构或通过医药学文献杂志进行报道，监测机构将报表加工整理后反馈，以提高临床合理用药水平。该系统是 WHO 国际药物监测合作计划大多数成员国采用的基本方法。自愿呈报系统监测范围广、时间长，药物上市后就自然地加入到被监测行列，没有时间限制，可以及早形成假说，使 ADR 得到早期警告。报告者得到反馈后可以调整处方，加强合理用药，从而在 ADR 监测中占有极其重要的位置。

自愿呈报系统分为正式自愿呈报和非正式自愿呈报两种形式，前者主要由专门的国家药物监测机构组织法定的 ADR 呈报，后者主要是指通过医药学期刊杂志的报道。

自愿呈报系统有漏报率高、无法计算发生率、医生难以识别以前未知的不良反应等缺陷，但它仍是最经济、最容易实现的制度。因此，到目前为止，自愿呈报系统仍然是各国药物管理部门监测 ADR 的基本方法。自愿呈报制度以医生报告行医中遇到的可疑药品不良事件为基础，报告的数量取决于医生认识不良事件并把不良事件与所用药物联系起来的能力。

自愿呈报系统对新上市药物特别有用，因为它不需要任何准备工作。新药一旦上市，马上就能进行监测并持续到永远，而且覆盖所有的用药人群。

2. 集中监测系统 是指在一定时间、一定范围内根据研究目的不同进行病源性和药源性监测。病源性监测以患者为线索，对患者用药和不良反应情况进行调查了解。药源性监测以药物为线索，对一种或几种药物的不良反应情况进行监测。集中监测一般采取重点医院监测和重点药物监测相结合来进行。

（1）重点医院监测：指定医院系统地报告和监测 ADR。这种方法覆盖面较小，但针对性强，准确度高。

（2）重点药物监测：主要是对一部分上市新药加强监测，以利于及时发现一些未知的或非预期的不良反应，并作为这类药物的早期预警系统。哪些新药需要重点监测通常由 ADR 专家咨询委员会决定。专家咨询委员会根据该药是否为新型药物，其相关药物是否有严重不良反应，并估计该药是否会被广泛应用而决定其能否进入重点药物监测目录。

集中监测系统通过对资料的收集整理，可对 ADR 有整体的了解，如 ADR 的缓急、轻重程度、出现部位、持续时间、是否因不良反应而停药、是否延长住院期限，各种不良反应发生率和转归等。

3. 记录联结 是通过一定方式将各种信息联结起来，可能会发现与药物有关的事件。通过分析，提示药物与疾病之间和其他异常行为之间的关系，从而发现某类药物的不良反应。例如，通过研究镇静安眠药与交通事故之间的相关性证实这类药物有嗜睡、精力不集中的不良反应，建议驾驶员、高空作业者、机械操作者慎用。

记录联结能监测大量人群，可能发现罕见的 ADR，是 ADR 监测的一种较好的方法。计算机系统的应用有利于这种方法的实施。通过记录联结系统，可以计算不良反应发生率，避免回顾性调查时的主观偏差。可用于病例的对照研究，为队列调查提供方便，能发现延迟性不良反应。缺点：需要专门建立研究系统，所需费用昂贵。

4. 记录应用 是在一定范围通过记录使用药物的每个患者的所有相关资料，提供没有偏性的抽样人群，从而了解 ADR 在不同人群（老年人、妊娠期妇女和儿童等）的发生情况，计算不良反应发生率，寻找易发因素。根据研究内容不同，规模大小也不一，有些国家将记录应用设计为药物上市后监测系统的一部分，作为常用监测系统的补充。

二、药品不良反应报告

（一）药品不良反应报告程序

药品不良反应实行逐级、定期报告制度，必要时可以越级报告，具体程序如图 2-1 所示。药品生产、经营企业和医疗卫生机构必须指定专（兼）职人员负责本单位生产、经营、使用药品的不良反应报告和监测工作，发现可能与用药有关的不良反应应详细记录、调查、分析、评价处理，并填写《药品不良反应／事件报告表》，每季度集中向所在地的省、自治区、直辖市药品不良反应监测中心报告，其中新的或严重的药品不良反应应于发现之日起 15 日内报告，死亡病例须及时报告。《药品不良反应／事件报告表》的填报内容应真实、完整、准确。

药品生产、经营企业和医疗卫生机构发现群体不良反应，应立即向所在地的省、自治区、直辖市药品监督管理局、卫生健康委员会及药品不良反应监测中心报告。省、自治区、直辖市药品监督管理局应立即会同同级卫生健康委员会组织调查核实，并向国家药品监督管理局、国家卫生健康委员会和国家药品不良反应监测中心报告。

个人发现药品引起的新的或严重的不良反应，可直接向所在地的省、自治区、直辖市药品不良反应监测中心或药品监督管理局报告。

省、自治区、直辖市药品不良反应监测中心，应每季度向国家药品不良反应监测中心报告所收集的一般不良反应报告；对新的或严重的不良反应报告应当进行核实，并于接到报告之日起 3 日内报告，同时抄报本省、自治区、直辖市药品监督管理局和卫生健康委员会；每年向国家药品不良反应监测中心报告所收集的定期汇总报告。

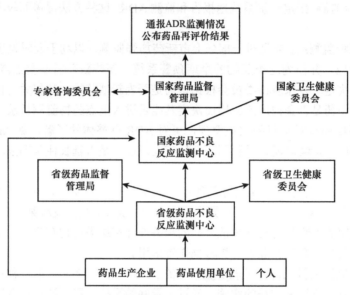

图 2-1 我国药品不良反应报告程序图

（二）药品不良反应的报告范围

我国《药品不良反应报告和监测管理办法》要求药物生产、经营企业和医疗卫生机构对处于新药监测期的药物报告该药物引起的所有不良反应；对新药监测期已满的药物报告该药品引起的新的和严重的不良反应；而对进口药物发生不良反应的报告，根据首次获准进口的时间以 5 年为界计算，按照新药监测期报告范围的规定执行。

药物生产企业还应以定期汇总表的形式进行年度汇总后，向所在地的省、自治区、直辖市 ADR 监测中心报告。对新药监测期内的药物，每年汇总报告一次；对新药监测期已满的药物，在首次药物批准证明文件有效期届满当年汇总报告一次，以后每 5 年汇总报告一次。此外，对进口药物发生的不良反应也应进行年度汇总报告，进口药物自首次获准进口之日起 5 年内，每年汇总报告一次；满 5 年的，每 5 年汇总报告一次。进口药物在其他国家和地区发生新的或严重的不良反应，代理经营该进口药物的单位应于不良反应发现之日起一个月内报告国家 ADR 监测中心。

（三）ADR 报告表的填写

《药品不良反应 / 事件报告表》是药物安全性监测工作的重要档案资料，需要永久保存，务必要用钢笔填写.填写的内容和字迹要清楚、整洁；不用不规范的符号、代号；不用草体签名。报告表中选择项划 "√"，叙述项应准确，简明。

每一个患者填写一张报告表。个人报告建议由专业人员填写，可以是诊治医务人员、生产企业、经营企业专（兼）职人员及专业监测机构人员。尽可能详细填写所有项目，无法获得的项目，填写"不详"，空间不够时可附页，注明"附件"。所有附件应按顺序标明页码，并指出所描述的项目的名称。

如果是补充报告，请填写与原始报告相同的编号并在报告左上方注明"补充报告"。与原始报告重复的部分可不必再填写。补充报告也可不填写报告表，只需要对补充部分附纸说明即可。

第三节　药物警戒

案例 2-2

患者，男，57 岁，以"诊断右肺腺癌 1 月余，胸闷 1 日"为主诉入院。患者及其家属选择参加"一项比较度伐利尤单抗治疗与标准治疗（含铂化疗）用于 PD-L1 高表达晚期非小细胞肺癌患者一线治疗的Ⅲ期随机、开放、多中心研究"，第 1 次药物治疗方案为：度伐利尤单抗 1340mg，每日静脉滴注 1 次。患者输注期间未出现明显不适。8 日后，患者诉胸闷、喘憋不适，伴乏力、纳差、恶心、咳嗽，咳白色泡沫痰，患者再次就诊该院。经查，患者纤维蛋白原降低为危急值，且患者凝血酶原时间（PT）延长，临床药师和医师根据患者入院肝功能检查结果，并结合其他临床资料，考虑该患者在使用抗 PD-L1 药物度伐利尤单抗治疗后出现肝功能明显异常，诊断为免疫性肝炎，常见不良反应事件评价标准（CTCAE）4 级。

问题：此事件属于不良反应监测范畴吗？为什么？

一、药物警戒概述

1974 年，法国人首先创造了"药物警戒"（pharmacovigilance，PV）的概念。尽管法国开展药物安全监测比最早建立药物监测体系的其他欧美国家晚了 10 余年，但法国人却通过这个概念赋予药物安全以新的内涵。药物警戒可以理解为监视、守卫，时刻准备应付可能来自药物的危害。

中国作为国际药物监测合作计划的成员国致力于引进这一先进理念和方式，加强国际交流。中国于 2007 年 11 月 29 日在北京隆重召开第一届中国药物警戒研讨会。2017~2018 年国家药品监督管理局先后加入人用药品注册技术要求国际协调会（ICH）及其管委会，并承诺在中国转化实施 ICH 的指导原则，其中包括实施药物警戒系列指导原则，对制药企业提出了与国际接轨的药物警戒要求。2018 年国家药品监督管理局发布了《关于药品上市许可持有人直接报告不良反应事宜的公告》，进一步提高企业开展药物警戒工作的要求，明确"持有人是药品安全的责任主体"，指导企业建立健全不良反应监测体系，要求监管部门强化监督检查。这些举措为企业更好地适应国际规则和药物警戒制度落地中国奠定了基础。2019 年药物警戒正式以制度形式确立于修订的《中华人民共和国药品管理法》中，2021 年 5 月 13 日国家药品监督管理局发布了《药物警戒质量管理规范》。

（一）药物警戒的定义

WHO 关于药物警戒的定义是：药物警戒是与发现、评价、理解和预防不良反应或其他任何可能与药物有关问题的科学研究与活动。药物警戒不仅涉及药物的不良反应，还涉及与药物相关的其他问题，如不合格药品、药物治疗错误、缺乏有效性的报告、对没有充分科学根据而不被认可的适应证的用药、急慢性中毒的病例报告、与药物相关的病死率的评价、药物的滥用与错用、药物与其他药物和食品的不良相互作用。这一定义说明药物警戒应贯穿于药物发展的始终，即从药物的研究设计就开始着手。根据 WHO 的指南性文件，药物警戒涉及的范围扩展到传统药物、辅助用药、血液制品、生物制品、医疗器械及疫苗等。

（二）药物警戒的目的

1. 评估药物的效益、危害、有效性及风险，以促进安全、合理及有效地应用药物。
2. 防范与用药相关的安全问题，增进患者在用药、治疗及辅助医疗方面的安全性。
3. 教育、告知患者药物相关的安全问题，增进用药的公众健康与安全性。

药物警戒的最终目标为合理、安全地使用药品，对已上市药品进行风险 / 效益评价和交流，对患者进行培训、教育，并及时反馈相关信息。

（三）药物警戒的主要工作内容

药物警戒从用药者安全出发，发现、评估、预防药品不良反应，要求有疑点就上报，不论药品的质量、用法、用量正常与否，更多地重视以综合分析方法探讨因果关系。药物警戒的主要工作内容如下。

1. 早期发现未知药品的不良反应及其增长趋势。
2. 发现已知药品的不良反应的风险因素和可能的机制。
3. 分析药品不良反应相互作用。
4. 对风险 / 效益评价进行定量分析，发布相关信息，促进药品监督管理和指导临床用药。

（四）药物警戒的意义

从宏观上来说，药物警戒对我国药品监管法律法规体制的完善具有重要的意义，这是仅仅进行药品不良反应监测工作所不能达到的。开展药品不良反应监测工作对安全、经济、有效地使用药品是必需的，但药品不良反应监测工作的更加深入和更有成效离不开药物警戒的引导。药物警戒工作既可以节约资源，又能挽救生命，这对处于社会主义初级阶段的我国来说具有重要的意义。

二、药物警戒与药品不良反应监测

药物警戒与药品不良反应（ADR）监测有很多相似之处。二者最主要的目的都是保障公众用药安全，提高临床合理用药的水平，改善公众健康状况，提高公众生活质量。但药物警戒与 ADR 监测工作也有很大的区别。主要在于以下几方面。

1. 监测对象不同　根据 ADR 定义，ADR 仅监测质量合格药品在正常用法、用量情况下产生的对机体不利的反应。药物警戒不仅涉及药物的不良反应，还涉及与药物相关的其他问题。显然，药物警戒所监测的对象更广泛。

我国实际在实施 ADR 监测过程中，本着"可疑即报"的原则，因药品质量、使用等问题导致的不良事件也都报告至国家药品不良反应监测中心。国家药品不良反应监测中心还专门建立了药品风险预警系统，该系统所预警的也主要是因药品质量问题导致的聚集性药品不良事件。因此，我国的 ADR 监测范围已经超出了法规所界定的不良反应。

2. 监测的时间范围不同　药物警戒包含了上市前研发阶段的临床风险监测和评估。欧盟制度层面的药物警戒从审批环节就已经开始,而我国的 ADR 监测工作仅局限于药品上市以后,上市前和审批环节均未纳入 ADR 监测体系。但对于一个药品而言,上市前的安全性问题很可能带到上市后,上市前的安全性研究证据可以为上市后风险评估提供支持。

3. 监测的工作本质不同 ADR 监测工作集中在 ADR 的收集、分析与监测等方面,以 ADR 的自发报告为主,是一种相对被动的手段。药物警戒则是积极主动地开展药物安全性相关的各项评价工作。药物警戒提出之前,ADR 监测起着药物警戒的作用。药物警戒是人们开展 ADR 监测之后,对药物安全日益认识和重视,进而提出的比 ADR 监测更系统、更全面、更科学的定义。

我国在 2011 年修订的《药品不良反应报告和监测管理办法》中,药品重点监测被引入了法规,这是我国探索主动监测的一项重要尝试,已经逐步由生产企业开展起来。2019 年修订的《中华人民共和国药品管理法》确立了我国建立药物警戒制度,与药物警戒相关的配套文件《药物警戒质量管理规范》在 2021 年 5 月 13 日由国家药品监督管理局发布,对构建药物警戒制度体系、规范药物警戒活动、引导我国制药企业逐步建立与国际接轨的药物警戒质量管理体系、提高药物警戒管理的能力和水平、保障公众用药安全,都具有重要意义。

案 例 2-2 解 析

> 本案例中药物导致的肝损伤是在药物进行Ⅲ期临床研究时发现的,ADR 监测对象是上市合格药品在正常用法、用量情况下产生的,上市前的反应不属于 ADR 范畴。药物警戒包含了上市前研发阶段的临床风险监测和评估,因此,本例出现的不良事件不属于 ADR 监测范畴,属于药物警戒范畴。

附:药品不良反应 / 事件报告表

药 品 不 良 反 应 / 事 件 报 告 表

首次报告□   跟踪报告□   编码:＿＿＿＿＿＿＿＿＿

报告类型:新的□ 严重□ 一般□

报告单位类别:医疗机构□ 经营企业□ 生产企业□ 个人□ 其他□ ＿＿＿＿

患者姓名:	性别: 男□ 女□	出生日期: 或年龄:		民族:	体重（kg）:		联系方式:	
原患疾病:		医院名称: 病历号/门诊号:		既往药品不良反应 / 事件:有□＿＿＿＿ 无□ 不详□ 家族药品不良反应 / 事件:有□＿＿＿＿ 无□ 不详□				
相关重要信息:吸烟史□ 饮酒史□ 妊娠期□ 肝病史□ 肾病史□ 过敏史□＿＿＿＿ 其他□＿＿＿＿								
药品	批准文号	商品名称	通用名称 （含剂型）	生产厂家	生产批号	用法用量 （次剂量、途径、 日次数）	用药起止 时间	用药原因
怀疑 药品								

续表

并用药品								

不良反应/事件名称：	不良反应/事件发生时间：

不良反应/事件过程描述（包括症状、体征、临床检验等）及处理情况（可附页）：

不良反应/事件的结果：痊愈□　　好转□　　未好转□　　不详□　　有后遗症□　表现：_____
　　　　　　　　　　死亡□　　直接死因：_____　死亡时间：_____年___月___日

停药或减量后，反应/事件是否消失或减轻？　　　　是□　　否□　　不明□　　未停药或未减量□
再次使用可疑药品后是否再次出现同样的反应/事件？　是□　　否□　　不明□　　未再使用□

对原患疾病的影响：不明显□　　病程延长□　　病情加重□　　导致后遗症□　　导致死亡□

关联性评价	报告人评价：　肯定□　很可能□　可能□　可能无关□　待评价□　无法评价□　签名： 报告单位评价：肯定□　很可能□　可能□　可能无关□　待评价□　无法评价□　签名：
报告人信息	联系电话：　　　　　　　　　　　　　　　　　　　　　职业：医生□　药师□　护士□ 　　　　　　　　　　　　　　　　　　　　　　　　　　其他□_____
	电子邮箱：　　　　　　　　　　　　　　　　　　　　　签名：
报告单位信息	单位名称：　　　　　联系人：　　　　　　　电话：　　报告日期：
生产企业请填写信息来源	医疗机构□　　经营企业□　　个人□　　文献报道□　　上市后研究□ 其他□_____
备　　注	

课 后 习 题

一、名词解释

1. 药物警戒

2. 药品不良反应

二、单选题

1. 属于 B 型药品不良反应的是（　　　）

A. 地高辛引起室性心律失常

B. 长期服用地西泮产生依赖

C. 长期使用普萘洛尔突然停药导致反跳现象发生

D. 服用伯氨喹引起溶血性贫血

2. 我国药品不良反应监测的主要方法不包括（　　　）

A. 自发呈报监测　　B. 医院全面监测　　C. 队列研究　　　　D. 记录链接

3. 我国药品不良反应报告程序主要采取（　　　）

A. 逐级、定期报告制度，必要时可以越级报告

B. 主要由生产企业负责报告

C. 主要由医疗企业负责报告

    D. 主要由患者主动上报

4. 药品不良反应报告的范围（　　　）

    A. 新药监测期的药物　　　　　　　　B. 监测期已满的药物

    C. 首次获准进口药物　　　　　　　　D. 以上全包括

5. 药物警戒的目的包括（　　　）

    A. 评估药物的效益、危害、有效性及风险

    B. 防范与用药相关的安全问题

    C. 教育、告知患者药物相关的安全问题，增进用药的公众健康与安全性

    D. 以上全包括

三、简答题

1. 简述药物警戒的主要工作内容。

2. 简述药物警戒与药品不良反应的关系。

本 章 小 结

    本章重点介绍了我国药品不良反应与药物警戒两方面内容，在药品不良反应部分，重点介绍了药品不良反应的概念、分类，引起药品不良反应的原因；介绍了我国药品不良反应监测现状、监测制度、监测方法、监测报告系统及药品不良反应报告的程序、范围、药品不良反应/事件报告表的填写。在药物警戒部分，主要介绍了药物警戒的概念、内涵及我国药物警戒制度的确立；介绍了药物警戒的目的、工作内容、意义，并介绍了药物警戒与药品不良反应在监测的对象、范围及工作本质方面的不同，便于更深入地了解药物警戒的重要性和必要性。

（韩瑞兰）

第三章　药物性肝损伤

知识要求

1. 掌握：引起肝损伤的常见药物，以及药物引起肝损伤的生理学与形态学基础。

2. 熟悉：药物引起肝损伤的类型及其机制；药物性肝损伤的治疗与预防。

3. 了解：影响药物性肝损伤的相关因素。

能力要求

1. 具备判断药物与肝损伤相关性的能力。

2. 熟练掌握临床常见肝损伤药物的药学监护技能。

肝脏是药物在体内代谢的重要器官，但药物及其代谢产物又可影响肝脏的结构和功能，造成肝损伤。药源性肝脏疾病是指在治疗过程中，肝脏受药物本身、代谢产物损害或发生免疫反应所致的药源性疾病。引发的危害包括肝脏血管损伤、诱导肝癌和促使肝硬化等。

第一节　药物性肝损伤的流行病学

案例 3-1

患者，男，24 岁，因"肤黄、眼黄、尿黄 5 日余"入院，入院诊断为"急性肝损伤"。入院后，依据既往检查和用药史，考虑可能是患者服用润燥止痒胶囊导致的严重药物性肝损伤。该药由何首乌、制何首乌、生地黄、桑叶、苦参和红活麻六味中药组成。

问题： 润燥止痒胶囊因何导致药物性肝损伤的发生？

一、发生状况

近年来，随着用药种类的增加，特别是不按中医理论指导使用中药现象的增加，药物性肝损伤（drug-induced liver injury，DILI）已成为临床常见的易产生严重后果的药源性疾病。据报道，患者男女比例相当，以中老年人居多。携带乙型肝炎病毒（hepatitis B virus，HBV）或既往患有肝病的人群会增加发生 DILI 的可能性。DILI 患者中 7.71% 有基础肝病史，以感染性疾病和肿瘤疾病多见，其中，有感染史者占 22.96%，在有感染史的 DILI 患者中，结核病占 14.8%。

药物性肝损伤以肝细胞损伤居多，临床表现以消化系统疾病多见，部分患者可仅有肝功能异常。治愈及好转率为 92.31%，患者大多预后良好。及时发现并停用可疑药物，给予保肝抗炎等综合治疗是 DILI 的主要治疗方式。

案例 3-1 解析

以往研究显示较小剂量的何首乌即可引起肝损伤，表明何首乌引起的肝损伤具有特异质性，与机体的免疫应激状态有关。上述案例中润燥止痒胶囊引起肝损伤的不良反应与制剂中的何首乌有关，与剂量、疗程并无明显的依赖关系，具有明显的特异质属性。

药物性肝损伤中只有少部分是由有剂量依赖性的药物造成，绝大多数药物造成的肝损伤是特异性反应，机制不明确，难以预测，可能与环境和遗传因素有关，诊断和治疗难度较高。

二、病　因　学

目前已发现有 600 种以上的药物可造成肝损伤，其中包括医学处方药物及人们因治疗、营养等目的使用的非处方药物，包括中草药。在欧洲和北美国家，非甾体抗炎药（nonsteroidal anti-inflammatory drug，NSAID）、抗感染药物、中草药和膳食补充剂是 DILI 的常见病因，其中对乙酰氨基酚是导致 DILI 的主要原因。以往我国致 DILI 第 1 位原因为抗结核药，其次为中药。近年来在我国引起 DILI 的药物种类发生了改变，中药已成为引起 DILI 的主要原因。传统观念认为中药为纯天然制品，与化学合成药物相比，不良反应较少，但随着补益类中药的应用增多及不正确的服用方法，中药致 DILI 的报道增多，另外中药非处方药和民间验方的应用十分普遍，亦是中药导致 DILI 的原因。

第二节　药物性肝损伤的发生机制

案例 3-2

> 患儿，7 岁，诊断为急性肝损伤（肝细胞型、重度），否认既往肝病病史，检查结果排除各型肝炎及自身免疫性肝病，症状出现前 2 周曾静脉使用阿奇霉素 6 日。随即予以保肝、利胆、退黄等治疗。治疗 8 日后，患儿症状消失；随访 3 个月，患儿肝功能正常，无临床症状。
>
> **问题：**1. 阿奇霉素引发药物性肝损伤的机制是什么？
> 　　　　2. 阿奇霉素引起药物性肝损伤的原因是什么？

一、药物性肝损伤的基本原理

肝脏具有丰富的代谢酶系统，是药物在体内最重要的代谢场所。绝大多数药物在肝脏经过生物转化而被清除；而且从胃肠道途径摄入的药物，均需经过肝脏的首过效应。肝脏具有解毒功能，能将有毒物质代谢为无毒物质；也具有增毒作用，若干无毒的母体药物经肝脏代谢后，成为有毒的反应性中间代谢产物，损伤肝脏。药物所致的肝病，一方面可能是因为药物本身具有肝毒性，或是因为肝脏增毒作用的结果；另一方面，也可能是药物造成其他因素间接损伤肝脏的结果。

二、药物在肝脏的生物转化

药物大多为非极性大分子物质，具有亲脂性，很容易透过生理屏障；在血浆中它们常与脂蛋白结合，不易从肾小球滤过，即使滤过后，由于其亲脂性，极易被肾小管重吸收，而不经过肾脏排泄。非极性物质在肝内进行代谢（即生物转化）后，由非极性物质变为极性物质，由脂溶性变为水溶性，经肾脏或胆汁排泄。一般来说，药物在肝脏经过生物转化后，其极性是增加的，这便于药物从体内清除。

药物在体内经生物转化后，其代谢物活性变化较为复杂，如多数药物经代谢转化后其活性降低甚至失活，如西地那非的 N- 去甲基代谢物也具有活性，但其活性仅为原药的 50%；比索洛尔和阿糖胞苷在体内代谢后失活。有些药物经生物转化后的代谢物仍具有药理活性，其活性与原药相当甚至比原药还强，如普鲁卡因胺与其活性代谢物乙酰普鲁卡因胺抗心律失常活性相当，而氯雷他定的代谢物去羧乙氧基氯雷他定的抗组胺活性强于原药。有些药物本身并无毒性，但经生物转化后可形成毒性代谢物，如吗啡在肝脏代谢为吗啡酮，可与生物大分子形成共价结合导致肝脏毒性。由此可见药物在肝内生物转化的重要意义。

三、药物代谢酶系统

药物在肝脏内的生物转化，主要是在药物代谢酶系统（简称药酶系统）催化下进行。药酶系统存在于微粒体内，含有多种成分，又称微粒体混合功能氧化酶（mixed functional oxidase，MFO）系统。该系统包括以下内容。

1. 细胞色素 P450 是 MFO 最重要的功能部分，能与氧结合，催化底物的单氧加合作用。

2. 辅酶Ⅰ（NAD）细胞色素还原酶及辅酶Ⅱ（NADP）细胞色素还原酶 总称 P450 还原酶，在单氧加合作用中作为氢的载体，起电子传递作用。

3. 辅因子 即内质网中磷脂酰胆碱，在生物转化中起加速电子传递作用。

上述三种成分总称为 CYP450 酶系统。CYP450 酶系统所催化的代谢反应常常是药物从体内代谢消除的限速步骤，一方面，CYP450 酶的含量和活性的变化可以使药物在体内许多重要的药动学参数如消除半衰期、清除率等发生改变；另一方面，CYP450 酶的含量和活性可以受到体内外诸多因素的影响而发生变化，因此需要了解 CYP450 酶的生物学特性，更好地掌握药物在体内生物转化的规律。

◆ 知识链接 ◆

CYP450 酶是一种以铁卟啉为辅基的蛋白质，它是由多种酶共同组成的一个庞大的混合功能酶系，具有以下几方面的生物学特性：首先，不同种属的 CYP450 同工酶的组成不同，因此药物在不同种属的动物和人体内的代谢途径、代谢产物可能是不同的。其次，CYP450 酶具有多型性，它是一个由多种亚型 CYP450 酶组成的庞大的酶系，目前已知每种哺乳动物至少有 30 种 CYP450 酶，由此可见，CYP450 酶系统是由多种类型的 CYP450 酶所组成的一个庞大家族。最后，CYP450 酶具有多态性，即同种属的不同个体间某一 CYP450 酶的表达可存在明显的差异，导致其活性在不同个体间存在较大差异，可将个体按代谢速度的快慢分为快代谢型和慢代谢型。

由于 CYP450 酶系统的遗传多态性，造成药物代谢的个体差异，可能影响药物的药效、不良反应和致癌易感性。一些药物和食物可诱导或抑制 CYP450 酶系统使其药效增强或减弱，如苯巴比妥和利福平有诱导 CYP450 酶的作用。年龄、性别、妊娠、营养状态等均可影响 CYP450 酶系统的作用。人肝脏微粒体中参与药物代谢的 CYP450 酶主要有 CYP1A 酶、CYP2C 酶、CYP2D 酶、CYP2E 酶和 CYP3A 酶五大类，相应种类及含量见表 3-1。药物在 CYP450 酶系统的催化下，遵循Ⅰ相反应与Ⅱ相反应途径进行代谢。

表 3-1　人肝脏微粒体内参与药物代谢的主要 CYP450 酶的含量

CYP450 酶	CYP3A4	CYP2D6	CYP2C9/8/19	CYP1A2	CYP2E1	CYP2A6	CYP2B6	CYP1A1
含量（%）	52	30	11	<4	2	<1	<1	<1

四、药物在肝脏的代谢途径

（一）Ⅰ相反应（phase Ⅰ reaction）

通过氧化还原或水解反应途径，给母体分子引入某种极性基团，如羟基（—OH）、羧基（—COOH）、氨基（—NH$_2$）或巯基（—SH）等，改变药物的结构，从而增加母体分子的极性或水溶性，为Ⅱ相反应提供药酶作用的合适底物。

（二）Ⅱ相反应（phase Ⅱ reaction）

以Ⅰ相反应生成的代谢产物为底物，在转移酶类的作用下，底物的极性基团分别与葡糖醛酸、甘氨酸、硫酸及谷氨酰胺等结合，形成水溶性更强的最终排泄物。

肝脏内含有丰富的药物Ⅰ相和Ⅱ相代谢所需的各种代谢酶，如Ⅰ相代谢酶 CYP450 酶、环氧化物水合酶、水解酶、黄素单加氧酶及醇和醛脱氢酶等；Ⅱ相代谢酶葡糖醛酸转移酶、硫酸转移酶、乙酰转移酶、甲基转移酶和谷胱甘肽 S- 转移酶等。在肝脏中参与药物代谢的Ⅰ相和Ⅱ相代谢酶中以 CYP450 酶最为重要。药物在Ⅰ相反应与Ⅱ相反应代谢过程中生成的反应性代谢产物，常可造成肝损伤。在正常情况下，反应性代谢物的生成速率与清除速率处于动态平衡状态，如果生成速率增加或清除速率减慢，则可在肝内蓄积，达到一定程度时，即可造成肝损伤。

五、药物性肝损伤的发病机制

肝脏常能适应低水平的肝毒性，当药物代谢过程中形成的毒性代谢产物超过其安全排泄的速率时就会发生肝损伤。关于药物性肝损伤的机制，大体可分为肝细胞毒性作用和特异体质性反应两方面，后者又可分为药物过敏反应和药物代谢异常两方面。肝细胞毒性作用，是指某些药物本身具有原浆毒性质，通过干扰肝细胞正常代谢，或抑制酶的活性，或阻滞胆汁分泌，损害肝脏。其肝损害严重程度与用药量有关，且潜伏期短，发病率高。特异体质性反应，包括药物过敏反应引起的肝损害和机体对药物异常代谢引起的肝损害，其病变程度与用药量无关，潜伏期长，发病率低。下面按肝损伤的不同类型，分别阐明其机制。

（一）肝坏死

坏死（necrosis）是指一个或多个细胞或组织器官的一部分由于不可逆的损害引起的病理性死亡。许多肝脏毒物能引起肝坏死，根据其范围及严重程度可分为局部性和弥漫性，局部性较多见，其中多数引起肝小叶中心区坏死，如对乙酰氨基酚。体质依赖性肝脏毒物一般引起多灶性弥漫性肝坏死，如半乳糖胺中毒。

关于肝坏死的机制，主要有自由基形成学说、活性氧形成学说和共价结合学说等。如四氯化碳、无机磷及一些重金属盐类，会损伤肝细胞的细胞结构，直接导致肝损伤，先后影响内质网、线粒体和溶酶体等细胞器。某些药物在肝内 CYP450 酶作用下可转化为毒性代谢产物，产生亲电子基和氧自由基，引起肝内谷胱甘肽（GSH）耗竭，并与蛋白质、核酸和脂质等大分子物质共价结合，引起脂质过氧化，破坏线粒体、细胞骨架、微管、内质网及细胞核功能，结果导致肝细胞变性、坏死、凋亡，以及对非实质细胞产生的细胞因子及炎症介质的敏感性增高等。

案例 3-2 解析

1. 阿奇霉素引起药物性肝损伤的机制主要是肝细胞损伤。

2. 由于阿奇霉素血浆半衰期长达 35~40h，而肝脏是主要的代谢器官，因此易发生肝细胞损害。据有关研究证实，阿奇霉素在肝脏中的浓度可超过血浆浓度的 25~200 倍，用药时间较长时，肝脏、胆汁内均可见高浓度的阿奇霉素，故易导致药物在肝脏中蓄积，加重对肝脏的毒性，导致肝功能受损。

（二）脂肪肝

肝脏中脂质含量超过肝脏重量的 5% 称为脂肪肝。非脂肪细胞发生胞质内三酰甘油蓄积的现象称为脂肪变或脂肪变性。不论急性或慢性肝损伤，均可表现出脂肪变性。如四环素等急性作用可引起脂肪变性，而乙醇和甲氨蝶呤引起的脂肪变性则属于慢性作用。

在正常情况下，肝脏中的三酰甘油是在外源性供给、内源性脂肪酸合成或氧化、形成结构脂质和形成脂蛋白输出之间产生平衡。当其中某一环节发生障碍时，便会导致肝细胞的脂肪变性。

1. 脂肪酸供应过多 某些肝脏毒物如尼古丁、肼类药物，甚至高血压时，会刺激垂体 - 肾上腺内分泌系统，促使儿茶酚胺大量释放，导致脂肪组织释放游离脂肪酸入肝过多，最终形成脂肪肝。

2. 三酰甘油合成增加 异丙醇、巴比妥类药物可使肝内三酰甘油合成增加，导致脂肪肝。

3. 脂蛋白合成障碍 由于合成脂蛋白的原料如磷脂或组成磷脂的胆碱等物质缺乏或由于肝脏毒物（如乙醇、四氯化碳或霉菌毒素）破坏内质网结构或抑制某些酶的活性，使脂蛋白及组成脂蛋白的磷脂、蛋白质合成发生障碍，以致不能将脂肪运输出去，造成脂肪在肝细胞内堆积。

4. 脂肪酸氧化减少 机体摄入大量乙醇后，损害线粒体，使线粒体肿胀，氧化磷酸化解偶联，腺苷三磷酸（ATP）含量下降，脂肪酸氧化能力下降，脂肪在肝细胞内沉积。

（三）胆汁淤积

药物及其代谢产物可引起肝窦底侧膜的摄取障碍、肝细胞分泌胆汁功能破坏及毛细胆管膜上的转运器的功能障碍，导致药物性胆汁淤积。引发药物性胆汁淤积的常见药物主要有红霉素、氯丙嗪、口服避孕药、类固醇激素等。

（四）肝脏血管损伤

某些药物能够干扰肝细胞的血液供应从而发生肝损伤。药物引发的肝细胞血液供应减少可能通过以下途径造成：①原发性或继发性的肝损伤均可伴有肝血管闭塞；②局部的（如肝硬化）或全身的（心力衰竭、休克）因素，均可能导致非阻塞性血供不足；③缺氧特别好发于小叶中央区，因为小叶中央区的肝细胞最后从血供中获取氧及其他营养物质；④某些治疗药物（如普萘洛尔）具有干扰血流的副作用，在已有肝血流受损的患者中，应用此类药物应慎重；⑤降低心肌收缩力的药物，可因加重充血性心力衰竭而导致肝静脉淤血。因此，已有充血性心力衰竭的患者，应避免应用此类药物。

（五）纤维化及肝硬化

慢性或反复肝损伤可导致纤维组织增生，引起成纤维细胞聚积，产生过量胶原蛋白，胶原蛋白沉积导致纤维化。由于纤维化时胶原性中隔几乎遍布整个肝脏，肝细胞索被这些纤维分隔成为小结节（假小叶），引起肝脏结构紊乱，最后导致肝硬化。

异烟肼、甲基多巴等药物因引起肝细胞坏死而最终形成肝硬化，其坏死表现与亚急性重型肝炎相似或表现得像慢性坏死性炎性损伤。乙醇引起肝硬化的特点是早期出现脂肪变性和肝大，然后随着病理过程的发展，肝脏逐渐缩小。各种原因引起的肝细胞坏死和胆汁淤积性肝损伤都可发展为肝硬化，如睾酮或氯丙嗪可通过长期胆汁淤积性肝损伤造成肝硬化。曾用过的无机砷药物和甲氨蝶呤等药物也可导致肝硬化。

尽管肝纤维化的形成机制尚未完全了解，但大多数情况下，肝硬化似乎起源于单个细胞的坏死，伴有修复功能缺陷，引起成纤维细胞活化和瘢痕形成，其中肝供血不足可能是一个促进因素。

（六）慢性坏死性肝炎

反应性代谢产物可通过改变肝细胞表面的蛋白质形成新抗原，以半抗原复合物形式获得抗原性，诱导自身抗体的产生等启动细胞免疫和（或）体液免疫反应，造成免疫介导的肝损伤。这种肝损伤往往由药物引起，被认为是药物过敏所致，不同患者之间个体差异较大。麻醉剂氟烷、左旋多巴、异烟肼、磺胺药、氯丙嗪、呋喃妥因等可引起慢性坏死性肝炎，最后常导致肝硬化，这类肝损伤的特征符合体质依赖性肝脏毒物引起肝损伤的特点：不能在动物中证明（复制）；反应与剂量无关；潜伏期长短不一；仅在少数敏感者才有毒性。

第三节　影响药物性肝损伤的相关因素

案例 3-3

> 患儿，男，年龄 3 个月，因"反复喉鸣 1 月余，反应差 2 日"入院。入院诊断：重症肺炎，低钠血症，休克，颅骨凹陷性骨折（陈旧性）。静脉滴注头孢哌酮钠舒巴坦钠 0.15g，每日 2 次抗感染治疗，用药 7 日后调整剂量为 0.18g，每日 2 次，用药 14 日后出现氨基转移酶升高：AST 78U/L ，ALT 269U/L，γ-GT 112U/L。考虑头孢哌酮钠舒巴坦钠相关肝损伤，停药后给予还原型谷胱甘肽治疗，氨基转移酶指标逐渐恢复正常。
>
> **问题**：分析头孢哌酮钠舒巴坦钠与药物性肝损伤的相关性。

一、药物因素

有些药物本身就具有肝脏毒性，可直接或间接地造成肝脏损伤。例如，四氯化碳、对乙酰氨基酚等药物作为原浆毒，广泛地损伤包括肝脏在内的多个器官。药物经代谢产生亲电基、自由基和氧基等毒性产物，干扰或破坏肝细胞的正常代谢或正常结构，导致肝细胞变性坏死或胆汁淤积。这些药物不仅引起肝脏损害，还可使胃肠、肾、胰等多种脏器受损。还有些药物，如四环素可影响肝脏脂肪代谢过程而导致肝脏脂肪变性；甲氨蝶呤、巯嘌呤等选择性地干扰肝实质细胞代谢的某一环节，影响肝脏蛋白质的合成；西咪替丁和普萘洛尔可使肝脏血流减少，引起肝脏解毒功能障碍；利福平和新生霉素干扰胆红素向胆小管排泌或由血中摄取，进而引起淤胆型肝炎。这些药物均可通过不同途径间接造成肝损伤。

某些药物还可诱导 CYP450 酶的活性，例如，乙醇诱导 CYP2E1 酶，能增加四氯化碳、对乙酰氨基酚反应性代谢产物的生成速率，进而增加其毒性。另有些药物如氯霉素、异烟肼、甲苯磺丁脲等，具有肝药酶抑制作用，可使这些药物在体内的半衰期延长，反应性代谢产物不能及时清除，以致长期服用时引起肝损伤。

二、个体因素

遗传特异性体质或遗传因子的变异均可使机体对一些药物的敏感性增加。遗传变异是造成药物在不同种属和不同个体间体内过程出现差异的主要原因。大多数药物在体内通过各种代谢酶如肝 CYP450 酶、葡糖醛酸结合酶、甲基转移酶和乙酰基转移酶等的代谢转化而消除。遗传变异可以使这些酶的含量或活性在不同种属和同一种属的不同个体间表现出明显的差异，因而对药物的代谢转化产生影响。

目前已知某些 CYP450 同工酶的活性在同一种属的不同个体间存在明显的差异，即所谓的多态性。如人体肝脏 CYP450 酶中的 CYP2D6、CYP2C19、CYP3A3~4、CYP2E1、CYP2C8~9 和 CYP1A1~3 酶等就会表现出非常显著的个体差异，使得其在不同个体间的代谢发生改变，而出现不同的遗传表型。将代谢能力降低者称为慢代谢者或弱代谢者，将代谢能力增强者称为快代谢者或强代谢者，前者使药物的代谢消除或减慢，导致血药浓度和药时曲线下面积（AUC）显著升高，半衰期明显延长，后者则正好与此相反。遗传多态性差异导致药物在某些个体中代谢的特异性，使药物变成有毒物质而引起肝脏损害，这种个体差异可能与常染色体隐性基因有关。例如，异烟肼在肝内经乙酰化后分解为异烟酸和乙酰肼，乙酰肼与肝内大分子共价结合可造成肝细胞坏死。由于个体乙酰化酶数量和活性的差别，快代谢个体乙酰肼产生过多、过快，而使肝毒性增大。

药物或其他代谢物亦可作为半抗原，与肝特异蛋白结合成为抗原引发变态反应性炎症损伤。因此，过敏性体质或有药物过敏史的患者，更易发生药物性肝损伤。

三、原发病的影响

原有慢性肝病、肾功能不全、免疫功能紊乱和营养不良的患者均可增加机体对药物肝毒性的易感性，例如，乙肝表面抗原（HBsAg）阳性的结核病患者，在应用抗结核药治疗时发生肝损伤的概率比无 HBV 感染者高 3 倍以上；肾功能损害时会增加患者对四环素、别嘌醇的肝损伤易感性；风湿热及类风湿关节炎会增加机体对阿司匹林的肝损伤易感性；获得性免疫缺陷综合征（AIDS）会增加磺胺甲噁唑的肝损伤易感性；甲状腺功能亢进症（简称甲亢）会增加患者对四氯化碳的肝损伤易感性。

肝脏是药物代谢的主要器官，因此当肝功能严重不足（如肝硬化）时，可使 CYP450 酶的含量和活性降低，必然会对主要经肝脏生物转化的药物产生非常显著的影响。如安普那韦在肝功能受损者体内的消除半衰期明显延长，且 AUC 和血药峰浓度（C_{max}）显著增加，清除率明显降低。当肝功能严重不足时，经肝脏代谢激活的药物，如可的松、泼尼松等的代谢激活作用被减弱，其疗效也被减弱；而主要经肝脏代谢失活的药物如甲苯磺丁脲、氯霉素等的代谢减弱，作用则被加强。除了肝药酶活力的改变外，肝脏的一些其他指标变化也可能对药物的肝代谢产生影响，如肝血流量、肝细胞对药物的摄取、排泄和血浆蛋白浓度等。某些疾病如心脏病可使肝血流量减少而使肝血流限制性清除的药物如普萘洛尔、利多卡因等的代谢速率减慢。因此在病理状态下，如肝功能受损时应相应地调整药物的给药剂量。

四、性别和年龄的影响

（一）性别

人体内只有为数不多的药物表现出明显的性别差异，如利多卡因在女性体内的半衰期比男性长，阿司匹林和利福平在女性体内的血药浓度高于男性，普萘洛尔、氯氮䓬和地西泮在女性体内的清除率低。人体内的药动学性别差异可能主要是由于女性在月经周期、妊娠和哺乳期的激素水平的变化对药物的吸收、分布和消除等体内过程产生影响，使药物代谢表现出明显的性别差异。但药物在人体内的药动学性别差异的临床意义，尚有待临床进一步研究证实。

女性患者更易出现甲基多巴、呋喃妥因、氟烷、双氯芬酸和右旋丙氧芬引起的肝毒性，而男性易于出现硫唑嘌呤和阿莫西林 - 克拉维酸钾诱导的肝损伤。

此外，妊娠可加重肝脏的负担，在妊娠期使用某些药物可诱发肝脏脂肪变性。

（二）年龄

由于机体的许多生理功能如肝、肾功能等均与年龄有关。儿童正处于机体的生长发育期，其肝脏尚未发育完全，因此肝药酶的含量和活性较低，如新生儿肝脏中的 CYP450 酶含量仅为成年人的 28%，其 N- 乙酰转移酶和葡糖醛酸结合酶等的活性偏低，药物在体内的代谢消除和解毒能力较差，常使药物的血药浓度升高，消除半衰期延长，易引起蓄积性中毒，以致出现严重的不良反应。例如，新生儿肝脏中葡糖醛酸结合酶活性偏低，可使氯霉素消除缓慢，摄入氯霉素后，血浆中游离型氯霉素显著增加，即可导致灰婴综合征的发生。随着年龄的增长，机体的各组织器官如心、肝、肾、中枢神经系统等功能逐渐衰退，老年人肝药酶的含量和活性明显降低，对药物的代谢能力和解毒能力下降，可使血药浓度明显升高或消除半衰期延长，使药物作用持续时间过久而出现不良反应甚至毒性。如美罗培南在青年人和老年人体内的药动学特征就存在显著的差异，青年人和老年人分别静脉滴注 0.5g 美罗培南后，与青年人相比，老年人的药物半衰期（$t_{1/2}$）明显延长，清除率明显下降，同时血浆暴露明显增加。因此应针对老年人的特点制订相应的给药方案，以确保老年人用药安全。

五、疗程、剂量、给药方式及联合用药的影响

一般对肝细胞有直接毒性的药物与应用剂量有关。剂量越大，疗程越长，肝损伤也越重。例如，摄入常规剂量的对乙酰氨基酚后，它大部分在肝内与硫酸及葡糖醛酸结合后自尿中排泄，仅 10% 的对乙酰氨基酚在 CYP2E1 酶的作用下，生成 N- 乙酰对位苯醌亚胺（NAPQ I），后与 GSH 结合，生成硫醚氨酸自尿中排泄。如对乙酰氨基酚使用过量，超过了硫酸及葡糖醛酸的结合能力时，便快速生成大量的 NAPQ I，在耗竭细胞内的 GSH 以后，再与细胞巨分子蛋白质的巯基结合，引起肝细胞死亡。中药黄药子造成肝损伤的潜伏期及病情的轻重与药物的剂量相关，剂量越大，潜伏期越短，病情越重。多数患者在服用黄药子总量达 500~1500g 后发病。甲氨蝶呤累积使用总剂量 > 1.5g 时，发生肝硬化的危险性较大。肾移植术后大剂量免疫抑制剂如环孢素、硫唑嘌呤、泼尼松的长期应用，导致药物性肝损伤成为肾移植术后常见的并发症。

一些药物在联合应用时，其肝毒性增大。许多临床常用的药物本身就是 CYP450 酶的诱导剂或抑制剂，因此当两种或两种以上的药物合用时就有可能出现药物间代谢的相互作用，使用不当就有可能导致严重的不良反应，所以药物间的代谢相互作用已经成为药物相互作用的一个重要因素，并日益为人们所关注。肝药酶诱导剂是指可使肝药酶的活性增加的化学异物或药物，许多临床常用的药物如苯巴比妥、卡马西平、苯妥英钠、利福平、地塞米松等均具有肝药酶诱导作用，它们可以加速其他药物的代谢而使其药效减弱。如苯巴比妥与口服抗凝药合用时，可使抗凝药的代谢加速而失效；而利福平与口服避孕药合用时，可使避孕药的代谢加速而导致意外怀孕。肝药酶抑制剂是指可使肝药酶活性减弱的化学异物或药物，许多临床常用的药物如氯霉素、别嘌醇、异烟肼、酮康唑、西咪替丁和保泰松等均具有肝药酶抑制作用，可使其他药物的代谢减慢而药效增强。如氯霉素与抗凝药物双香豆素合用时，可使双香豆素的代谢受阻而引发出血；酮康唑可以抑制盐酸坦索罗辛的代谢，导致盐酸坦索罗辛的暴露大幅增加。故药物间的代谢抑制一般被认为是一种潜在危险，应尽量加以避免。近年来，有许多药物由于药物间的相互作用，尤其是代谢相互作用而被黑框警告或撤市（表 3-2）。

因此，了解联合用药时药物间的潜在代谢相互作用具有十分重要的临床意义。如利福平、异烟肼联合用药较单一用药时的肝毒性增大；口服避孕药与三乙酰夹竹桃霉素合用可增加胆汁淤积的发生率。给药方式可能对药物性肝损伤的发生产生一定的影响，给药方式为口服的患者，一般药物损伤发生于用药第11~30日，且药物性肝损伤发生比例较高。

表 3-2　因药物相互作用而被黑框警告或撤市的药物

药物	类别	黑框警告或撤市原因	处置意见
特非那定	抗组胺药	与酮康唑 DDI	撤市
他汀类药物	降血脂药	与 HIV 蛋白酶抑制剂 DDI	黑框警告
质子泵抑制剂	抗消化性溃疡	与甲氨蝶呤 DDI	黑框警告
氯吡格雷	抗血小板聚集药	与奥美拉唑 DDI	黑框警告
布洛芬	NSAID	与阿司匹林 DDI	黑框警告

DDI：药物 - 药物相互作用

案例 3-3 解析

引起患儿 DILI 的可疑药物是头孢哌酮钠舒巴坦钠，停药后予还原型谷胱甘肽进行保肝降酶治疗，氨基转移酶指标逐渐恢复正常，不良反应的发生与药品之间存在合理的时间顺序。

研究发现肝脏代谢率越高的药物其发生肝损伤的概率越大。注射用头孢哌酮钠舒巴坦钠中约 75% 的头孢哌酮钠通过肝脏代谢，约 25% 的头孢哌酮钠和约 84% 的舒巴坦钠通过肾脏代谢，因此推测头孢哌酮钠舒巴坦钠诱导的肝损伤可能主要与头孢哌酮钠相关。

六、饮食习惯和营养状况的影响

饮酒可造成酒精性肝损伤，导致 GSH 耗竭过多或合成不足，进而不能有效地清除体内的反应性代谢物，亦可引起肝药酶系统功能降低，增加对乙酰氨基酚、甲氨蝶呤、异烟肼、磺胺等药物的肝毒性。

营养缺乏，尤其是蛋白质缺乏，可使肝内具有保护作用的分子，如 GSH 减少，增加机体对药物肝毒性的易感性。肥胖者对氟烷、对乙酰氨基酚、他莫昔芬、甲氨蝶呤的肝毒性易感性也相应增加。

第四节　药物性肝损伤的病理变化、临床表现及分型

一、病理变化

药物性肝损伤的组织学表现缺乏特异性，但若能排除其他病因则提示药源性，并可判断其损害程度。根据应用药物的种类、剂量、持续时间，病理活检的时间关系，以及个体反应性的不同，组织学表现类型和程度会有很大差异，药物性肝损伤常以某一种组织学类型为突出表现。

（一）肝炎

1. 急性肝炎　病变较轻时，镜下见散在嗜酸小体、点状坏死和轻度炎症细胞浸润。病变较重时类似病毒性肝炎。药物损伤常导致门静脉区有较多嗜酸性粒细胞浸润或肉芽肿、胆管损害，特别是小叶内肝细胞坏死显著。重度肝细胞损伤时会造成融合坏死，坏死呈特有的带状分布，有时伴有桥接坏死，甚至波及全小叶。坏死区出现库普弗细胞和其他单核细胞的

集簇，但通常门静脉区炎症反应较轻。

2. 慢性肝炎　主要是长期应用肝损伤药物所致，多呈慢性活动性肝炎表现，即肝小叶界板碎屑坏死，门静脉区周围发生纤维化改变，形成纤维性间隔。

（二）胆汁淤积

轻度时仅为单纯毛细胆管性胆汁淤积，镜下特征为多核肝细胞出现。胆汁淤积于小叶中心到中间带部位，重度时可累及全小叶。发生淤胆型肝炎时，肝细胞呈气球样肿大，呈现灶状坏死和门静脉区轻中度的单核细胞浸润。慢性胆汁淤积时镜下可见 Mallory 小体，即肝细胞内出现红染玻璃样物质，是由中间丝的前角蛋白堆积而形成。门静脉区及周围出现纤维化改变，甚至小叶间胆管进行性破坏或消失，表现为肝动脉支旁或门静脉区内失去伴行胆管。一般胆管数目减少 50% 时，可认为胆管减少。

（三）脂肪变性

根据脂滴大小可分为大泡型和微泡型两种，前者镜下呈现单一脂滴充满肝细胞质，细胞核挤在边缘。脂肪变性通常由乙醇导致，在进行全肠外营养支持治疗的患者肝脏中也可见到。镜下肝细胞肿大，Mallory 小体和炎症细胞浸润，出现各种程度的中心静脉周围性、细胞周围性和门静脉区局限性纤维化。

（四）肉芽肿

多数药物可引起肝肉芽肿，代表药物有别嘌醇和卡马西平等。药源性肉芽肿为非干酪性，存在于门静脉区或小叶内，形态多样，伴有嗜酸性粒细胞浸润。

（五）纤维化和肝硬化

纤维化是药物性肝损伤的共同特征，发展成肝硬化的病例多数从慢性活动性肝炎、慢性胆汁淤积和脂肪肝发展而来。

（六）血管病变

药物损伤肝脏血管，如引发肝静脉闭塞病时，组织学表现为终末肝静脉支发生纤维性闭塞和静脉流出路闭塞，初呈急性，后呈慢性变化特征。主要是由使用有毒性的吡咯啶生物碱植物药、免疫抑制剂和抗肿瘤药所引起。发生肝紫癜症时，以肝窦明显扩张，血液充满，肝细胞束萎缩为特征，呈血管瘤样病变。

二、临床表现及分型

案例 3-4

患者，男，27 岁，因"反复活动后胸闷气喘 7 年，加重 2 日"入院。入院诊断：重度肺动脉高压，心功能Ⅳ级，肺部感染。给予波生坦片 62.5mg，每日 2 次降肺动脉压力，治疗 15 日后检查示 ALT 142U/L，AST 153U/L，总胆红素 92.1μmol/L。临床排查肝功能异常，肝药酶及胆红素升高的原因为波生坦片所致，换用安立生坦片，并加用熊去氧胆酸片保肝治疗。治疗 9 日，患者好转后出院，检查示 AST 38U/L，ALT 25U/L，总胆红素 23.2μmol/L。

问题： 波生坦片引发的肝损伤属于哪种临床分型？

（一）临床表现

急性 DILI 的临床表现通常无特异性，潜伏期差异大，短至 1 日至数日或长达数月。多数患者可无明显症状，仅有血清丙氨酸转氨酶（ALT）、天冬氨酸转氨酶（AST）及 ALP、γ-谷氨酰转肽酶（γ-GGT）等肝脏生化指标不同程度地升高。部分患者可有乏力、食欲减退、厌油、肝区胀痛及上腹不适等消化道症状。胆汁淤积明显者可有全身皮肤黄染、大便颜色变浅和瘙痒等。少数患者可有发热、皮疹、嗜酸性粒细胞增多甚至关节酸痛等过敏表现，还可能伴有其他肝外器官损伤的表现。病情严重者可出现急性肝衰竭（acute liver failure，ALF）或亚急性肝衰竭（subacute liver failure，SALF）。

慢性 DILI 在临床上可表现为慢性肝炎、肝纤维化、代偿性和失代偿性肝硬化、自身免疫性肝炎（autoimmune hepatitis，AIH）样 DILI、慢性肝内胆汁淤积和胆管消失综合征等。少数患者还可出现肝窦阻塞综合征（hepatic sinusoidal obstruction syndrome，SOS）/ 肝小静脉闭塞病（hepatic veno occlusive disease，VOD）及肝脏肿瘤等。SOS/VOD 可呈急性，并有腹水、黄疸、肝大等表现。

（二）分型

1. 固有型和特异质型 是基于发病机制的分型。固有型 DILI 具有可预测性，与药物剂量密切相关，潜伏期短，个体差异不显著。而特异质型 DILI 具有不可预测性，临床上较为常见，个体差异显著，与药物剂量常无相关性，且动物实验难以复制，临床表现多样化，多种药物均可引起。

特异质型 DILI 又可分为免疫特异质性 DILI 和遗传特异质性 DILI。免疫特异质性 DILI 有两种表现：①超敏型，通常起病较快（用药后 1~6 周），临床表现为发热、皮疹、嗜酸性粒细胞增多等，再次用药可快速导致肝损伤；②药物诱发的自身免疫性损伤，发生缓慢，体内可能出现多种自身抗体，可表现为 AIH 或类似原发性胆汁性胆管炎和原发性硬化性胆管炎等自身免疫性肝病，多无发热、皮疹、嗜酸性粒细胞增多等表现。遗传特异质性 DILI 通常无免疫反应特征，起病缓慢（最长可达 1 年左右），再次用药未必快速导致肝损伤。

2. 急性 DILI 和慢性 DILI 是基于病程的分型。慢性 DILI 定义为：DILI 发生 6 个月后，血清 ALT、AST、ALP 及总胆红素（TBIL）仍持续异常，或存在门静脉高压或慢性肝损伤的影像学和组织学证据。临床上一般急性 DILI 占绝大多数，其中 6%~20% 可发展为慢性 DILI。有研究显示，急性 DILI 发病 3 个月后约 42% 的患者仍存在肝脏生化指标异常，随访 1 年约 17% 的患者仍存在肝脏生化指标异常。胆汁淤积型 DILI 相对易于进展为慢性 DILI。

3. 肝细胞损伤型、胆汁淤积型、混合型和肝血管损伤型 是基于受损靶细胞类型的分类。肝细胞损伤型、胆汁淤积型、混合型 DILI 的判断标准为：①肝细胞损伤型：ALT $\geqslant$ 3ULN，且 $R \geqslant 5$；②胆汁淤积型：ALP $\geqslant$ 2ULN，且 $R \leqslant 2$；③混合型：ALT $\geqslant$ 3ULN，ALP $\geqslant$ 2ULN，且 $2 < R < 5$。若 ALT 和 ALP 达不到上述标准，则称为"肝脏生化学检查异常"。其中 $R=$（ALT 实测值 /ALT ULN）/（ALP 实测值 /ALP ULN），ULN 是指正常值上限。在病程中的不同时机计算 R 值，有助于更准确地判断 DILI 的临床类型及其演变。

肝血管损伤型 DILI 相对少见，发病机制尚不清楚，靶细胞可为肝窦、肝小静脉和肝静脉主干及门静脉等的内皮细胞，临床类型包括 SOS/VOD、肝紫癜症（PH）、巴德 - 基亚里综合征（BCS）等。致病药物包括含吡咯双烷类生物碱的草药、某些化疗药、同化激素、避孕药、免疫抑制剂等，其靶向的血管内皮细胞各有不同或存在交叉。如 SOS/VOD 与肝窦和肝脏终末小静脉内皮的损伤有关，临床上主要由大剂量放化疗及含吡咯双烷类生物碱的植物如土三七等引起。

4. DILI 相关肝脏良性和恶性肿瘤 有些药物可诱发肝细胞肝癌和肝腺瘤。临床表现有肝大，影像检查肝内有占位性病变，偶有肿瘤自发破裂造成腹腔内出血。

案例 3-4 解析

波生坦抑制胆盐输出泵而导致肝功能异常是致肝损伤的最主要的机制。波生坦可抑制肝小管外排转运蛋白，从而抑制胆汁酸排泄，最终导致肝内胆汁酸淤积。因此本案例患者属胆汁淤积型肝损伤。

第五节 药物性肝损伤的诊断和鉴别诊断

药物性肝损伤的临床表现及实验室检查无特异之处，与其他原因所致的肝病不易区别，给诊断带来一定困难。有些患者病变轻微，临床呈隐匿性过程，不易早期发现；原有肝病患者叠加药物性肝损伤时，容易误认为肝病复发；原有疾病并发肝损伤时，容易掩盖或混淆药物性肝损伤的真相；同时应用数种药物治疗的老年患者，诊断时更具复杂性。

对药物性肝损伤的早期诊断关键在于对本症有高度的警惕性。凡遇肝损伤患者应首先排除药物性肝损伤，问诊时应认真询问服药史及药物过敏史，特别注意药物剂量、给药途径、疗程及同时应用的其他药物。发现可疑药物，及时停药，并观察停药后肝损伤有无好转。

药物性肝损伤的临床症状轻重可因所用药物、患者个体的特异质性而出现较大差异和不同的临床类型。因此在服用已知有肝损伤的药物、新药或长期用药时要注意监测肝功能，一旦发现肝损伤要及时进行全面检查，区分临床类型，及时发现重症病例，及早停药并治疗。目前，DILI 的诊断仍属排他性诊断：首先要确认存在肝损伤，其次排除其他肝病，再通过因果关系评估来确定肝损伤与可疑药物的相关程度。

一、诊 断

（一）诊断要点

1. 发病时间 DILI 的发病时间差异很大，与用药的关联常较隐蔽，缺乏特异性诊断标志物。因此全面细致地追溯可疑药物应用史和除外其他肝损伤病因，对于建立 DILI 的诊断至关重要。

2. 基础疾病 当有基础肝病或多种肝损伤病因存在时，叠加的 DILI 易被误认为原有肝病的发作或加重，或其他原因引起的肝损伤。DILI 患者中既往有肝病史者超过 6%；而既往有肝病史的患者约 1% 可出现 DILI。如 HBV 或 HCV（丙型肝炎病毒）感染者合并炎症性肠病（inflammatory bowel disease，IBD）时应用免疫抑制剂治疗，易发生肝损伤，此时往往很难鉴定是由免疫抑制治疗导致病毒激活，还是 IBD 合并的自身免疫性肝损伤，或由于免疫抑制剂导致的 DILI，抑或这三种情况同时发生。因此，当存在多种可能病因时，仔细甄别肝损伤的最可能原因非常重要，而通常发生在已有肝病基础上的 DILI 发病率和严重程度均可能被低估。

3. Roussel Uclaf 因果关系评估法（RUCAM） 目前临床推荐采用 RUCAM 量表（图 3-1）对药物与肝损伤 DILI 进行诊断评估。Roussel Uclaf 因果关系评估法（Roussel Uclaf causality assessment method，RUCAM）是当前设计最合理、要素最全面、操作最方便、诊断准确率较高的 DILI 诊断工具。其特点是：①不受年龄、性别和种族影响，可重复性相对较好；②主次参数全面且相对合理客观；半定量诊断分析构架较完整；③可对不同类型 DILI 的评分标准进行区分。

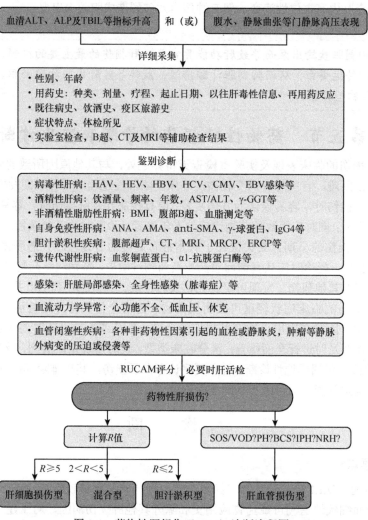

图 3-1　药物性肝损伤（DILI）诊断流程图

HAV：甲型肝炎病毒；HEV：戊型肝炎病毒；HBV：乙型肝炎病毒；HCV：丙型肝炎病毒；CMV：巨细胞病毒；EBV：EB 病毒；BMI：体重指数；ANA：抗核抗体；AMA：抗线粒体抗体；anti-SMA：抗平滑肌抗体；MRCP：磁共振胰胆管成像；ERCP：内镜逆行胰胆管造影；BCS：巴德 - 基亚里综合征；IPH：特发性门静脉高压；NRH：结节性再生性增生；PH：肝紫癜症；SOS/VOD：肝窦阻塞综合征 / 肝小静脉闭塞病

　　RUCAM 量表对药物与肝损伤的因果关系进行综合评估：①用药史，特别是从用药或停药至起病的时间；②病程长短和生化异常的动态特点；③危险因素；④合并应用的其他药物；⑤肝损伤非药物性因素的排除或权重，以及血液生化异常、非肝损伤相关因素的排除，对于需要排除的其他肝损伤病因，除了 RUCAM 量表已列出的自身免疫性肝炎、原发性胆汁性胆管炎、原发性硬化性胆管炎、慢性乙型肝炎和慢性丙型肝炎等疾病外，在我国还需排除急性戊型肝炎和发病率相对较低的 IgG4 胆管炎等疾病；⑥药物以往的肝毒性信息；⑦药物再激发反应。对难以确诊 DILI 的病例，必要时可行肝活检。

RUCAM 量表根据评分结果将药物与肝损伤的因果相关性分为 5 级。①极可能（highly probable）：>8 分；②很可能（probable）：6~8 分；③可能（possible）：3~5 分；④不太可能（unlikely）：1~2 分；⑤可排除（excluded）：≤ 0 分。

（二）DILI 严重程度

1. DILI 严重程度分级 目前通常将急性 DILI 的严重程度分为 0~5 级。① 0 级（无肝损伤）：患者对暴露药物可耐受，无肝毒性反应。② 1 级（轻度肝损伤）：血清 ALT 和（或）ALP 呈可恢复性升高，TBIL<2.5ULN（2.5mg/dL 或 42.75μmol/L），且 INR（国际标准化比值）<1.5。多数患者可适应，可有或无乏力、虚弱、恶心、厌食、右上腹痛、黄疸、瘙痒、皮疹或体重减轻等症状。③ 2 级（中度肝损伤）：血清 ALT 和（或）ALP 升高，TBIL ≥ 2.5ULN，或虽无 TBIL 升高但 INR ≥ 1.5。上述症状可有加重。④ 3 级（重度肝损伤）：血清 ALT 和（或）ALP 升高，TBIL ≥ 5ULN（5mg/dL 或 85.5μmol/L），伴或不伴 INR ≥ 1.5。患者症状进一步加重，需要住院治疗，或住院时间延长。⑤ 4 级（ALF）：血清 ALT 和（或）ALP 水平升高，TBIL ≥ 10ULN（10mg/dL 或 171μmol/L）或每日上升 ≥ 1.0mg/dL（17.1μmol/L），INR ≥ 2.0 或凝血酶原活动度（PTA）< 40%，可同时出现腹水或肝性脑病；或与 DILI 相关的其他器官功能衰竭。⑥ 5 级（致命）：因 DILI 死亡，或需接受肝移植才能存活。

2. DILI 的诊断格式 完整的 DILI 诊断应包括诊断命名、临床类型、病程、RUCAM 评分结果、严重程度分级。如药物性肝损伤：肝细胞损伤型，急性，RUCAM 9 分（极可能），严重程度 3 级。

二、鉴 别 诊 断

DILI 临床表型复杂，几乎涵盖目前已知的所有急性、亚急性、慢性肝损伤表型。排除其他肝病对建立 DILI 诊断有重要意义。为此，需通过细致的病史询问、症状、体征和病程特点、病原学检查、生化学异常模式、影像学乃至病理组织学检查等，与各型病毒性肝炎（特别是散发性戊型肝炎）、酒精性肝炎、自身免疫性肝炎（AIH）等各类肝胆疾病相鉴别。

（一）与病毒性肝炎的鉴别

（1）急性药物性肝损伤需与甲型和戊型肝炎鉴别：甲型和戊型肝炎患者多有肝炎接触史，经常在外就餐或出差。甲型肝炎和戊型肝炎在发病初期可有发热，一般 3~5 日体温恢复正常，但消化道症状加重，并出现黄疸；DILI 一般先出现消化道症状，在出现肝损伤的同时发热，并伴有皮疹、瘙痒、关节痛等过敏性表现。

（2）慢性药物性肝损伤需与乙型和丙型肝炎鉴别：乙型和丙型肝炎多隐袭起病，多有肝病家族史或输血史等。

（3）无用药史及药物过敏史。

（4）肝炎病毒学检查阳性。

（二）与酒精性肝炎的鉴别

1. 酒精性肝炎患者有长期大量饮酒史；DILI 患者有服药史。

2. 酒精性肝炎患者多有酒精性周围神经病变损害；药物性肝损伤患者可有皮疹、瘙痒等过敏性表现。

3. 酒精性肝炎患者的血清 γ-GGT 明显升高，AST/ALT 升高。

4. 酒精性肝炎患者戒酒后，酒精戒断反应明显，戒酒后肝病好转；药物性肝损伤停药后肝功能好转。

（三）与自身免疫性肝炎的鉴别

1. 自身免疫性肝炎多见于女性。

2. 自身免疫性肝炎患者常伴有肝外系统表现。

3. 自身免疫性肝炎患者血沉加快，血清球蛋白明显升高。

4. 自身抗体检查为阳性，有 30% 的患者可检出狼疮细胞。

鉴别是原有疾病伴发的肝损伤，还是治疗药物引起的肝损伤时需考虑患者治疗前有无肝损伤及其程度，在治疗后若原发疾病好转而出现肝损伤，应考虑药物性肝损伤；若有原发疾病加重时，多考虑为原有疾病伴发的肝损伤。对于应用化疗药物或免疫抑制剂且合并 HBV 或 HCV 标志物阳性的患者，若出现肝功能异常或肝损伤加重，应注意鉴别是 HBV 或 HCV 再激活，还是化疗药物或免疫抑制剂所致的肝损伤，抑或两者兼而有之。此外，还应排除感染、中毒、心力衰竭、低血压或休克、血管闭塞及肺功能不全等引起的全身组织器官缺氧性损伤。

第六节　药物性肝损伤的治疗与预防

案例 3-5

一例 85 岁男性患者，诊断为重症肺炎合并 Ⅰ 型呼吸衰竭。给予美罗培南（1.0g，每 8h 一次，静脉滴注）抗感染治疗，出现氨基转移酶急速升高（ALT 209U/L，AST 351U/L），考虑为药物性肝损伤。给予硫普罗宁保肝、多烯磷脂酰胆碱和复方二氯醋酸二异丙胺保肝，后肝功能逐渐恢复正常。

问题：1. 美罗培南导致的药物性肝损伤该如何治疗？

2. 分析本例治疗肝损伤药物方案的合理性。

一、治　　疗

DILI 的基本治疗原则是：①及时停用可疑肝损伤药物，尽量避免再次使用可疑或同类药物；②应充分权衡停药引起原发病进展和继续用药导致肝损伤加重的风险；③根据 DILI 的临床类型选用适当的药物治疗；④ ALF、SALF 等重症患者必要时可考虑紧急肝移植。

1. 停药　及时停用可疑的肝损伤药物是最为重要的治疗措施。怀疑 DILI 诊断后立即停药，约 95% 的患者可自行改善甚至痊愈；少数发展为慢性，极少数进展为 ALF/SALF。肝细胞损伤型 DILI 的恢复时间为（3.3±3.1）周，胆汁淤积型 DILI 为（6.6±4.2）周。由于机体对药物肝毒性的适应性在人群中比较普遍，ALT 和 AST 的暂时性波动很常见，真正进展为严重 DILI 和 ALF 的情况相对少见，所以多数情况下血清 ALT 或 AST 升高 ≥ 3ULN 而无症状者并非立即停药的指征；但出现 TBIL 和（或）INR 升高等肝脏明显受损的情况时，若继续用药则有诱发 ALF/SALF 的危险。

对固有型 DILI，在原发疾病必须治疗而无其他替代治疗手段时可考虑酌情减少药物剂量。

2. 加速药物的排泄　急性期的患者（服药 6h 以内），可通过洗胃、导泻、活性炭吸附等措施清除胃肠残留的药物，还可通过渗透性利尿、血液透析等方式促进血液中肝毒性药物的清除。

3. 解毒　根据致病药物情况，选用特殊解毒药。包括非特异性解毒药物如 GSH、*N*-乙酰半胱氨酸（*N*-acetylcysteine，NAC）、硫代硫酸钠、甾体类激素、*S*- 腺苷蛋氨酸、多烯磷脂酰胆碱等，以及特异性螯合剂如二巯丙醇、青霉胺、二巯丁二酸、巯乙胺、依地酸钙钠等。

4. 药物治疗　重型患者可选用 NAC。NAC 可清除多种自由基，临床越早应用效果越好。成人一般用法：50~150mg/（kg·d），总疗程不低于 3 日。治疗过程中应严格控制给药速度，以防不良反应发生。

异甘草酸镁的治疗适应证为急性 DILI，可用于治疗 ALT 明显升高的急性肝细胞损伤型或混合型 DILI。

轻 - 中度肝细胞损伤型和混合型 DILI，炎症较重者可选用双环醇和甘草酸制剂；炎症较轻者可选用水飞蓟素。胆汁淤积型 DILI 首选熊去氧胆酸。腺苷蛋氨酸可治疗胆汁淤积型 DILI。

目前无证据显示两种或以上抗炎保肝药物对 DILI 有更好的疗效，因此尚不推荐两种或以上抗炎保肝药物联用。在 DILI 发生风险相对高的抗结核药治疗中，须在用药期间，特别是用药的前 3 个月加强患者生化指标监测，及时发现肝损伤并给予合理的治疗。

5. 肝移植　对出现肝性脑病和严重凝血功能障碍的 ALF/SALF，以及失代偿性肝硬化个体，可考虑肝移植。

案例 3-5 解析

1. 如果怀疑是由美罗培南导致肝损伤，治疗时应综合考虑患者年龄、伴发疾病、肝肾功能、多种药物联用等个体化因素，在治疗过程中严密监测肝功能指标，必要时使用护肝药物。

2. DILI 原则上应立即停用肝损伤药物。《药物性肝损伤诊治指南》不推荐两种以上肝抗炎药物联用，也不推荐预防性用药来减少 DILI 的发生。该患者先后给予硫普罗宁、多烯磷脂酰胆碱和复方二氯醋酸二异丙胺 3 种保肝药，此三联用药方案欠妥。

二、预　防

药物性肝损伤的预防重点是：注意安全用药，保护易感人群，避免危险因素，严密监测肝功能，一旦发现异常及时处理。这样才可以防患于未然，把药物性肝损伤的发生率减少到最低限度。

（一）注意安全用药

对已知有肝毒性的药物，应尽量避免应用。治疗时，尽量避免大剂量、长疗程使用一种药物治疗。避免使用同一生化家族的药物，具有相关化学结构的药物之间具有交叉肝毒性的例子有 NSAID、大环内酯类抗生素、青霉素衍生物、磺胺类药物、三环类抗抑郁药、吩噻嗪类药物、别嘌醇等。避免同时使用多种能够诱导或抑制肝药酶的药物，如 CYP450 酶抑制剂主要有西咪替丁、酮康唑及红霉素等；CYP450 酶诱导剂主要有利福平、巴比妥类药物、苯妥英钠、地塞米松和奥美拉唑等。

（二）保护易感人群

在应用药物时，应特别注意药物性肝损伤的易感因素，减少或消除这些影响因素可以把药物性肝损伤的发生率降至最低限度。应特别注意询问患者的既往用药史和药物过敏史，凡属过敏体质者，药物的选用、剂量、给药途径应倍加慎重。妊娠妇女、老年人及儿童使用药品，应权衡利弊，注意各类不良反应。注意原有疾病可能诱发药物性肝损伤，对肝肾功能不良的患者应注意减量应用。

（三）避免危险因素

减少加重药物肝毒性的一些诱因。如果同时使用多种药物，在体内代谢中相互作用越多，形成新的肝毒性物质的机会也越多，因此应尽量避免同类药物的重复使用。另外，嗜酒者或饮酒后服药可能改变药物的代谢，加重其肝毒性；患者长期处于营养不良状态下服药，可增加机体对药物肝毒性的易感性。

（四）严密监测肝功能

对药物性肝损伤须保持高度的警惕性，及早发现肝功能变化，对避免药物性肝损伤的发生十分重要。根据常见肝毒性药物的特征，应制订相应的监测周期。

（五）及时发现处理

严密监测有助于及时发现疑似病例，发现疑似病例后应及时停用疑似药物。轻者在停药后或经一般对症处理后可很快好转，重者则需住院治疗。药物性肝损伤多属较严重的药品不良反应，发现后应及时做出因果关系评价并及时报告，尤其是上市不久的新药，以防后续病例的发生。

第七节　药源性黄疸

一、发病机制

黄疸是高胆红素血症的临床表现，即血中胆红素浓度增高使巩膜、皮肤、黏膜及其他组织和体液发生黄染的现象。由药物诱发的黄疸称为药源性黄疸。

正常胆红素代谢在肝细胞内会经过摄取、结合和排泄3个过程，药物可通过干扰任何一个环节而引起黄疸。

（一）干扰血清胆红素的转运

血清中的非结合胆红素不溶于水，不能直接溶解于血液而运输，须附着于血清中的白蛋白后转运到肝脏，由肝细胞摄取，在细胞内结合。某些药物如水杨酸盐和磺胺等能在血清中竞争性结合白蛋白，取代胆红素而进入组织，致使血清中非结合型胆红素水平增高，引起黄疸；通常成人反应较轻，新生儿则较严重，可导致胆红素脑病。

（二）干扰肝细胞摄取胆红素

肝细胞内有两种低分子可溶性载体蛋白Y和Z。它们在肝细胞内对胆红素和其他有机阴离子有较大的亲和力，当游离胆红素被转运到肝细胞后，这两种蛋白即迅速将其携带到肝细胞的内质网中进行结合，然后由肝细胞分泌入毛细胆管内。如果这两种蛋白先天不足或因药物如胆囊造影剂（胆影葡胺等）的竞争结合而相对不足时，血清中非结合胆红素水平即增高，从而发生黄疸。

（三）干扰肝细胞内胆红素的结合

非结合型胆红素存在于肝细胞微粒体内，在葡糖醛酸转移酶的作用下与葡糖醛酸结合，成为结合型胆红素。有些药物如新生霉素等能抑制葡糖醛酸转移酶，使上述结合过程不能实现而引起黄疸。利福平也可在肝细胞的微粒体中干扰胆红素代谢，并能干扰肝细胞自血中摄取胆红素而引起黄疸；黄疸多发生在给药后10~14日，不一定伴有氨基转移酶增高。

（四）干扰肝细胞分泌胆红素

有些药物如甲睾酮、乙基去甲睾酮、炔诺酮、炔雌烯醇、美雄酮等药物，均能干扰结合胆红素从微粒体分泌入毛细胆管，从而可致黄疸。

（五）溶血反应

溶血现象也是药源性黄疸的常见现象。有些药物如磺胺类药物、水杨酸盐、奎宁、伯氨喹、非那西丁、大剂量青霉素（用量＞1000万U/d）、合成维生素K等有时会导致溶血反应，增加非结合型胆红素的形成，引起溶血性黄疸，并能加重肝脏负担，引发肝功能受损。

由于药物种类、剂型不断增多，药源性肝病剧增。不同药物可引起不同类型的肝损害，如四环素、金霉素、异烟肼、硫嘌呤、甲氨蝶呤、水杨酸盐等可引起中毒性肝炎；对氨基水杨酸钠、甲基多巴、磺胺类药物、呋喃类药物、保泰松等可引起病毒性肝炎；双醋酚丁、甲基多巴可引起慢性活动性肝炎，上述药物引起的各类型肝损害均可导致黄疸和肝功能异常。

二、诊断和治疗

案例 3-6

患者，女，52岁，以"乏力、食少、尿黄、眼黄20日，出疹5日"入院。2年前因类风湿关节炎予波尼松10mg，2次/日，长期治疗，其间未规律服药（症状发作时服用至症状改善即自行停药），病情反复发作致手指、脚趾关节畸形。其间无畏冷、发热，肝功能正常。1个多月前加用雷公藤多苷片20mg，2次/日，口服至发病前停药。

体检：全身皮肤黏膜重度黄染，全身皮肤见散在性红色斑丘疹，部分伴水疱，以躯干及四肢为主；颜面潮红伴水肿，未见肝掌及蜘蛛痣，巩膜重度黄染。

B超：①肝内回声增粗；②胆囊壁毛糙；③脾大；④未见腹水。PTA 36.3%；肝功能：白蛋白（ALB）31g/L，球蛋白（GLB）29g/L，TBIL 322.7μmol/L，直接胆红素（DBIL）201.5μmol/L，ALT 490U/L，AST 129U/L，ALP 323U/L，γ-GGt 409U/L；HBV-DNA（-）；乙肝血清学标志物：HBcAb 阳性，余阴性，甲、丙、丁、戊型肝炎病原学均阴性；自身抗体组合 ANA：1：100，AMA/ASMA 均阴性；CMV、EBV 抗体均阴性。流行性出血热抗体、钩体显凝试验均阴性。

入院诊断：药物性肝炎（淤胆型），亚急性肝衰竭。

问题： 1. 雷公藤多苷片是否为引发药物性黄疸的原因？

2. 此种药物性肝损伤该如何治疗？

（一）诊断

1. 发病前数日或数月有连续或间断服用某种可能引起胆红素代谢障碍或肝损害的药物。

2. 临床表现以黄疸、皮肤瘙痒、陶土色大便为主，可伴有药物过敏现象，消化道症状及全身乏力，黄疸加深时肝脏不缩小反而增大，而病情不加重。

3. 血清胆固醇及ALP增高，ALT轻度至中度增高，血胆红素中度到显著增高。

具有上述3项，又排除肝外阻塞性黄疸者，则可初步诊断为药源性黄疸。

案例 3-6 问题 1 解析

临床上主要利用雷公藤的抗炎及免疫抑制作用来治疗类风湿关节炎，可出现胃肠道反应、血白细胞降低、肝脏损害及性腺抑制等不良反应。本药的治疗效果、不良反应与剂量大小和疗程长短有关，剂量大、疗程长者，其疗效显著，但易发生不良反应。

本例患者发病前有明确雷公藤多苷片用药史，短时间内迅速出现乏力、食少、尿黄、眼黄、皮疹等表现。入院后肝功能示总胆红素明显升高，以直接胆红素升高为主，直接胆红素超过正常值 20 倍，ALP＞2 倍正常值，氨基转移酶增高、且 ALT/ALP ≤ 2 倍正常值，符合药物性肝炎（淤胆型）标准，同时相关病原学检查排除肝炎病毒及其他常见嗜肝病毒所致肝损伤，排除自身免疫性肝炎。诊断为药物型肝炎（淤胆型），亚急性肝衰竭。

（二）治疗

由药物干扰胆红素代谢所致黄疸，一般是可逆的，停药后能逐渐消退。新生儿胆红素脑病黄疸，除停药外可静脉输注白蛋白，以提高游离胆红素与白蛋白的结合率，降低颅内胆红素水平。由药物引起的各类型肝损害重症患者，需要积极护肝治疗，补充维生素 C 及 B 族维生素，出血时加用维生素 K 及其他止血剂；给予足够热量，注意水、电解质平衡，适当应用糖皮质激素，必要时可透析治疗。

案例 3-6 问题 2 解析

详细询问服药史，如用药剂量、开始用药和停药时间、距发病的间隔等。同时需要排除病毒性肝炎、全身性细菌感染、术后肝内胆汁淤积、胆总管炎伴（或不伴）急性胰腺炎、胆管损害、充血性心力衰竭、慢性肝病肝功能恶化等。

一旦确诊为药物性肝炎，应该立即停用与肝损害有关的或可疑的药物，并注意观察患者在几日内病情是否得以改善（但也有一些患者在停药后几周内病情仍会继续加重，并需要数月的时间才能康复）。患者应卧床休息，减少活动，给予足够的热量与蛋白质、维生素类饮食，饮食不佳者静脉输注葡萄糖，加速药物的排泄。同时采用保肝、降酶治疗，并根据引起肝脏中毒的具体药物种类，应用对症的解毒药物，对于过敏体质、黄疸较深者，可以使用肾上腺皮质激素，待病情改善后，逐渐减量。

第八节　各类药物所致肝损伤

一、抗菌药物

抗菌药物的种类繁多，导致肝损伤的发生率也较高。病理变化的类型与用药种类、剂量、疗程长短及个体差异等密切相关。由于用药种类和疗程长短不同，肝损伤表现可在用药后数日至数月出现。早期可无自觉症状，亦可表现为乏力、食欲不振、腹胀等。变态反应所致者可伴有发热、皮疹和瘙痒，继而出现血清氨基转移酶升高、黄疸、肝大、肝区压痛，严重时可有休克，大部分患者症状可在停药后自行恢复，再次用药时复现。

（一）大环内酯类药物

此类药物引起肝损伤相对多见，通常发生在给药后 2~21 日。据相关文献报道，肝损伤的发生率分别为泰利霉素（5.5/10 万）＞克拉霉素（3.8/10 万）≥红霉素（3.6/10 万）＞罗红霉素＞阿奇霉素（罕见），主要表现为胆汁淤积型，有时也有混合型和肝细胞损伤型。

依托红霉素是唯一一种经证实能引起肝脏毒性反应的红霉素衍生物，它可通过特异质反应引发以肝内胆汁淤积为特征的肝损伤。乳糖酸红霉素、红霉素硬脂酸酯、红霉素乙基琥珀酸酯引起肝脏毒性反应的病例亦有报道，症状通常在用药后 1~3 周出现，对于反复应用红霉素者症状亦可以在 1~2 日出现。多表现为厌食、恶心、呕吐、腹痛，继而出现黄疸。化验检查结果可发现嗜酸性粒细胞增多，ALP 中度升高，氨基转移酶轻中度升高。尽管红霉素引起的肝脏毒性主要是由高敏反应所介导，但也有证据表明，红霉素存在直接肝毒性作用，但本身并不损害肝脏，其酯化红霉素如十二烷硫酸丙酰基红霉素可作为半抗原物质引发变态反应导致肝脏损害。

（二）磺胺类药物

大多数磺胺类药物都可致肝损伤，引起黄疸、肝功能减退，严重者发生肝坏死。其主要的病理类型为肝细胞损伤型、胆汁淤积型、混合型及慢性肝炎等。发生率较高，约为 0.6%，有时重症化，表现为胆管消失综合征、肉芽肿等。典型的病理改变为肝细胞混合性损伤伴有中性粒细胞浸润，严重者可出现小片或大片状肝细胞坏死。长期或反复服药可诱发慢性损害，因此在使用此类药物期间应定期检查肝功能。一些患者常在服药 2 周内出现发热、皮疹、厌食、恶心、呕吐。妊娠期妇女和新生儿尤其是早产儿不宜使用磺胺类药物，因为磺胺类药物能进入胎儿血液循环，与胆红素竞争血浆蛋白，使游离胆红素浓度增加，引起胆红素脑病。

（三）头孢菌素类药物

几乎所有的头孢菌素类药物都可以引起轻度的肝脏生化指标改变，但有临床症状者极为少见。

头孢氨苄引起肝药酶增高的发生率为 0.38%，少数可引起胆汁淤积型和混合型肝炎。研究人员发现，头孢氨苄对肝脏有直接毒性，与用药剂量无关。少数使用头孢拉定者可发生肝药酶增高，有使用头孢拉定后发生混合型肝炎和胆囊炎的个案报道。头孢他啶用药者 7% 有轻度肝药酶升高，3.7% 有嗜酸性粒细胞增多。头孢曲松钠的肝胆并发症主要为胆石症和肝大。头孢哌酮、头孢曲松可引起急性肝功能损害，需经过治疗后才能恢复。

（四）青霉素类药物

天然青霉素很少引起肝脏损害。主要发病机制为变态反应，其所表现的病理类型主要为肝细胞损伤型，发生率极低。而半合成青霉素制剂在临床中可引起肝功能改变或淤胆性病变。阿莫西林克拉维酸钾主要出现的损伤类型也为胆汁淤积型，同时还会出现混合型损伤，其病理特征主要是胆管消失综合征和肉芽肿。有资料显示氟氯西林、苯唑西林、氯唑西林可引起严重淤胆型肝炎，在停药后出现深度黄疸，肝功能检查出现 ALT、ALP 及胆红素升高的现象。6 周后症状缓解，也有出现持续 6 个月以上肝功能异常的情况。氨苄西林、阿莫西林、羧苄西林使用后发生肝损伤的概率较小，可出现轻度的氨基转移酶升高，主要表现为肝细胞障碍型损伤。苯唑西林的肝损伤表现为可逆性肝药酶升高，少数可引起淤胆型肝炎。

哌拉西林引起肝药酶增高的发生率为 3%。美洛西林可引起 25% 的患者轻度肝药酶增高，有报道出现过胆汁淤积性黄疸的病例。

（五）抗真菌药

抗真菌药中，两性霉素 B 较少出现肝中毒，但是也有肝细胞坏死、肝衰竭的病例报道。灰黄霉素长期使用可以引起 ALT 升高，有明显肝毒性。唑类抗真菌药物中氨基转移酶轻度升高是共有的不良反应，一般停药后会恢复正常。酮康唑长期使用易发生氨基转移酶升高，约 1% 出现严重肝损伤，一般认为是由代谢特异造成的。氟康唑引起的肝损伤一般为无症状或出现可逆性肝坏死，严重者出现黄疸和致死性肝坏死。伊曲康唑的肝脏不良反应呈剂量依赖性。

（六）其他

氨基糖苷类药物很少引起肝损伤，主要引起肾功能的变化。喹诺酮类药物可能引起轻度的肝损伤，很少发生重症损伤，其发病类型主要为胆汁淤积型和肝细胞损伤型，可出现一过性肝功能异常，如血清氨基转移酶增高、血清总胆红素增加等。

三环糖肽类抗菌药物万古霉素导致肝损伤的报道较少，曾报道患者使用万古霉素 4 日后，ALT 及 AST 均升高，进行保肝治疗继续使用 3 日后 ALT 及 AST 超过正常值上限 2 倍，发生急性肝损伤。第 2 代糖肽类抗菌药物达托霉素上市后，目前尚未发生直接与达托霉素相关的药物性肝损伤病例。

二、NSAID

（一）对乙酰氨基酚

对乙酰氨基酚（acetaminophen，APAP）被广泛应用于临床，是目前较为常用的解热镇痛药，在治疗剂量内疗效安全可靠，但是当治疗剂量过度时，则可以引起严重的以肝小叶中央纤维化为特点的急性肝衰竭，严重者甚至可导致死亡。近年来，APAP 引起的急性肝衰竭已成为由急性肝衰竭导致死亡的最常见因素。过量或长期服用 APAP 可引起肝细胞损伤、淤胆型肝炎，严重者可引起肝性脑病甚至死亡。目前 APAP 引起肝细胞损伤的机制尚未完全明确。

1. 发病机制　一般认为 APAP 所引起的原发性肝细胞毒性，主要是因为药物在生物转化过程中产生较大的自由基代谢产物 NAPQI。APAP 进入人体后，小部分在 CYP450 酶的作用下，转化为活性中间代谢产物，即 NAPQI，该产物与肝脏大分子谷胱甘肽（glutathione，GSH）形成不可逆共价结合物，进一步代谢为水溶性物质由肾排出体外。因此，在合理治疗剂量下，APAP 不会产生肝毒性。但当大剂量服用时，由于原代谢饱和，GSH 耗竭，多余的 NAPQI 与肝细胞蛋白结合并抑制其活性，出现肝损伤。

APAP 的肝毒性呈剂量依赖关系，在人体还存在明显的个体差异。

APAP 的代谢与人的年龄相关。幼儿对其毒性有相当的耐受性，主要是由于未成熟的混合氧化酶系统尚无能力激发药物代谢。临床报道的幼儿 APAP 所致的肝损伤，是反复给予新生儿和幼儿对 APAP 的复方制剂，引发药物中毒和肝小叶坏死所致。

2. 临床表现　在过度摄入 APAP 之后不良反应的发生分为几个不同的临床阶段。第 1 阶段：APAP 过度摄入 24h 内的特征为非特异性胃肠刺激，伴有恶心、呕吐、腹痛、腹泻、厌食、嗜睡等不适症状。这些症状通常在早期消退且并不需要专业医疗护理，但在这种情况下通常可能出现误诊。

第 2 阶段：APAP 过度摄入后的 24~72h 为潜伏阶段。这期间患者往往没有明显的阳性体征，机体表现良好，但亚临床和生化指标显示开始出现肝毒性。肾毒性和少尿可能在这个阶段进一步发生发展。

第 3 阶段：APAP 过度摄入后的 72~96h 为形成肝损伤阶段，这一阶段出现明显肝细胞坏死，肝细胞死亡多发生在这段时间。阳性体征和症状根据肝损伤的严重程度而变化，如果及时进行干预治疗，可减少肝细胞的死亡。

第4阶段：APAP过度摄入后4日至2周，约70%的患者在急性肝衰竭后存活并进入恢复期。大多数患者在7日内可完全恢复，严重者恢复可能稍慢，但最终仍可出现预期的功能性恢复。

3. 治疗　对于APAP造成的肝损伤的治疗，主要是促进肝内GSH的储存，加速反应性代谢物的解毒。但外源性的谷胱甘肽因不易进入肝细胞，所以解毒作用较差。NAC是目前处理APAP中毒的首选药物，其主要作用是作为半胱氨酸原料，增加肝细胞内谷胱甘肽的合成。此外，蛋氨酸也是常用的治疗APAP中毒的药物之一，它的主要作用是转化为半胱氨酸，刺激肝脏GSH的合成。

（二）水杨酸类药物

曾报道阿司匹林会引起急性肝损伤，心包炎患者给予高剂量的阿司匹林后发生急性肝损伤，停用阿司匹林后，肝药酶升高和右上腹疼痛均得到缓解，所以高剂量的阿司匹林应该被视为一个潜在的肝毒性剂。阿司匹林又称乙酰水杨酸，是一种高效的NSAID，最早用于抗炎、解热和镇痛，现小剂量阿司匹林（75~150mg/d）广泛用于冠状动脉粥样硬化性心脏病（冠心病）、脑血管疾病和外周动脉疾病的治疗，尤其对急性冠脉综合征（ACS）和植入药物洗脱支架的患者双联抗血小板治疗更为重要。普通人群长期使用阿司匹林不良反应有轻微出血，如鼻腔、牙龈、皮肤黏膜、眼结膜出血，血尿等，而消化道出血、胃溃疡最为严重；恶心、呕吐、腹痛等症状；皮疹等过敏反应；其他不良反应。临床上很少报道阿司匹林所致的药物性肝损伤，普遍认为其所致的肝损伤发生率比较低，且不易导致黄疸等症状，所以阿司匹林所致的肝损伤容易被忽视。

1. 发病机制　阿司匹林主要经肝药酶代谢，代谢产物主要为水杨尿酸和葡糖醛酸的结合物，能广泛干扰肝脏生化过程中的各个环节，引起肝脏组织损伤和功能改变，但阿司匹林所致药物性肝损伤的机制尚不明确。

其发生机制可分为两种：第一，药物所致的代谢物对肝脏的直接毒性作用，其特点为剂量依赖性，个体发生率高，以急性损伤为主，由于肝动脉远端区域的代谢最丰富，而抗氧化和解毒能力较弱，所以具有损伤作用的自由基首先侵犯肝动脉远端区域，形成带状肝细胞坏死。第二，特异质肝损伤，这是DILI的主要机制，属于超敏反应，大多无剂量依赖特点，个体发生率较低，可致肝细胞损伤和（或）胆汁淤积。DILI的代谢特异质与个体药物代谢酶如CYP450酶、N-乙酰基转移酶的遗传多态性密切相关；免疫特异质反应与6号染色体高变异的HLA系统密切相关。此外，氧化应激机制也在DILI的发生中起较大作用，宿主体内的炎症反应也可以激发特异质性DILI。阿司匹林所致肝损伤的发生和进展可能与遗传、环境等因素综合相关，也有报道继发性的线粒体功能障碍被认为是阿司匹林引发肝毒性的主要机制。

2. 临床表现　阿司匹林的肝毒性呈剂量相关性，通常无症状，发生过敏反应极少，高剂量出现轻度的ALT、胆红素和ALP升高。严重肝毒性多见于使用大剂量阿司匹林（2~3g/d，水杨酸盐浓度超过25mg/d）。部分患者可有乏力、食欲减退、厌油、肝区胀痛及上腹不适等消化道症状。淤胆明显者可有全身皮肤黄染、大便颜色变浅和瘙痒等。阿司匹林所致肝损伤一般情况下短期不会出现症状，通常服用几个月后会出现腹部疼痛及右上腹不适等。儿童如有病毒感染，应用阿司匹林可并发瑞氏综合征，并可出现神经系统症状，死亡率较高，持续呕吐可能是瑞氏综合征的信号，所以在儿童和青少年中若存在病毒性感染应禁用阿司匹林。

三、心血管系统药物

（一）胺碘酮

案例 3-7

心力衰竭患者静脉注射胺碘酮致急性肝损伤

患者，男，67 岁，入院治疗中听诊发现患者心率增快，心律绝对不齐，心音强弱不等，复查心电图示：心房颤动，心率 131 次/分。予盐酸胺碘酮注射液以复律，给药方法：150mg 盐酸胺碘酮注射液溶于 20 mL5% 葡萄糖溶液中，以 60 mL/h 的速度泵推 1 次；随后 300 mg 盐酸胺碘酮注射液溶于 250 mL5% 葡萄糖溶液中，以 45 mL/h 的速度持续静脉滴注 1 次，同时予心电、血压、血氧饱和度监护，并实时观察患者病情变化。检查肝功能：总胆红素 51.9 μmol/L，直接胆红素 20.2 μmol/L，间接胆红素 31.7 μmol/L，总蛋白 67g/L，白蛋白 42.2 g/L，ALT 1885 U/L，AST 206 U/L，γ-GGT 179 U/L，ALP 85U/L，乳酸脱氢酶 3702 U/L，亮氨酸氨基转肽酶 204 U/L，前白蛋白 196 mg/L，总胆汁酸 25.3 μmol/L。

问题：考虑胺碘酮致肝损伤的原因？

胺碘酮是一种含碘的苯环化合物，用于治疗室上性和室性心律失常。服用该药的患者有 25% 出现轻度的血清氨基转移酶升高。该药引起的肝损伤主要表现为肝大，轻中度 ALT 升高和 ALP 升高。通常生化异常在停药数周到数月内消失，但有些病例可持续 1 年以上。其组织学改变可表现为肝细胞肿大、颗粒状胞质和细胞周围纤维化。

胺碘酮的肝毒性反应呈剂量依赖关系，还往往与角膜脂肪沉着、肺纤维化、神经病变及甲状腺功能障碍等同时存在，如果继续用药可发展为肝硬化。为了避免发生肝硬化，一旦发现有轻微的肝功能异常应立即停药。停药后一般数月肝功能才可恢复正常，推测是由于肝细胞内的药物 - 磷脂复合物代谢速率减慢所致。

案例 3-7 解析

《胺碘酮抗心律失常治疗应用指南》中提到：5~7 mg/kg 静脉注射 30~60 min，以 1.2~1.8 g/d 持续静脉滴注或分次口服，直至总量达 10g，用于心房颤动的治疗与预防。但此次治疗方案中配伍的溶液浓度偏高，静脉滴速偏慢，滴注时间延长为 2 倍。胺碘酮注射液配制后混合液中的微粒数与配制浓度有关。大量 ≤ 5 μm 的微粒，普通输液器对其基本没有过滤作用。故此次急性肝损伤可能与溶液配制浓度有关，故建议临床在保证药物疗效的基础上，降低胺碘酮配制浓度，或使用过滤介质孔径小的精密输液器，以减少不良反应。

此外，分析胺碘酮致肝损伤的作用机制：①助溶剂聚山梨醇酯 80 可导致肝损伤，破坏细胞膜的完整性，增加肝细胞膜的通透性，抑制 P- 糖蛋白和肝药酶活性；②胺碘酮主要通过 CYP450 酶系统代谢，同时其代谢产物去乙基胺碘酮会抑制 CYP450 同工酶 CYP3A4 及 CYP2C8，而静脉给药恰能使二者在短时间内蓄积并抑制肝药酶和 P- 糖蛋白活性，从而增加二者的肝内浓度，可单独或合并其他肝毒性药物共同加重肝细胞损伤；③心功能损害、血流动力学不稳定导致肝细胞对胺碘酮毒性效应的易感性增加。

（二）普罗帕酮

普罗帕酮属于Ⅰc类抗心律失常药物，目前临床主要用于治疗室上性及室性心律失常。据报道，该药可致淤胆型肝炎，出现黄疸及 ALT 升高，也有报道服用普罗帕酮后，可使原有肝损伤加重，而肝功能正常者服药后不易发生肝功能异常。

普罗帕酮在体内主要经 CYP2D6 酶代谢，而正常的中国男性中存在约 36% 的弱代谢者。弱代谢人群服用普罗帕酮后，一部分药物未能及时代谢，在体内蓄积一定时间后，诱发了肝损伤、胆结石。普罗帕酮会与血浆蛋白结合形成药物特异性补体结合抗体，短期用药即可诱发急性溶血。药物性变态反应还会损害肝细胞和毛细胆管微绒毛分泌胆汁的功能，造成药物性肝炎和胆汁淤积性黄疸的发生。因此，对原有肝功能异常者应慎用普罗帕酮。

（三）维拉帕米和硝苯地平

维拉帕米和硝苯地平的不良反应较少，广泛用于临床，偶有服药后出现细胞毒性症状及出现胆汁淤积型肝损伤的报道。

（四）卡托普利

卡托普利可引起胆汁淤积型肝损伤，机制不详。有些患者同时表现有发热、皮疹、嗜酸性粒细胞增多等变态反应，通常在停药后其临床症状很快消退，预后良好。

（五）呋塞米

动物研究证实，大剂量的呋塞米可引起小鼠肝脏的区域性坏死，这些损害是由药物代谢产物所致，但在人体未见类似报道。

四、抗结核药

（一）异烟肼

异烟肼可抑制结核杆菌细胞壁上分枝菌酸的合成，使得结核杆菌失去疏水性、耐酸性和增殖能力而死亡，是一线抗结核药中不可替代的首选药物。但抗结核病药物治疗中，最常见的不良反应是肝损伤。异烟肼具有肝脏毒性，临床资料提示异烟肼的应用可引起 20% 左右的患者出现肝功能改变，约 1.6% 的患者可发展为症状性肝炎，使抗结核病的治疗中断，更有较少数患者可引起肝衰竭甚至出现严重的肝损伤而导致死亡。

异烟肼可诱导氧化应激，致线粒体损伤，进而诱导肝细胞凋亡；异烟肼及其代谢产物可作为脂质过氧化的刺激物，引发肝细胞凋亡和肝脏坏死。肝损害的主要病理表现为肝小叶内部分肝细胞坏死和变性，轻度炎症浸润，偶有胆汁淤积。临床表现为血清氨基转移酶水平升高、黄疸。服药后出现黄疸的时间，短者 3 日，长者 8 个月。黄疸出现前可有恶心、呕吐、食欲减退等，出现黄疸时常伴有发热和关节痛。通常反应较轻，停药后血清氨基转移酶迅速恢复正常，黄疸在停药后 1~8 周完全消退，少数患者可发生暴发性肝衰竭而导致死亡。

（二）利福平

利福平是一种 CYP450 酶的强力诱导剂，可致肝损伤。其肝脏毒性作用与用药剂量、肝功能状态及肾脏清除情况有关。其所致肝功能异常的发生率一般为 2%~10%。肝损伤可能是中毒性的或过敏性的。主要临床表现为暂时性 AST 及 ALT 增高，偶有黄疸，发生机制为选择性干扰胆红素向胆小管排出或由血中摄取。黄疸可为阻塞性或为肝细胞性。

（三）乙胺丁醇

乙胺丁醇多引起视神经炎，肝毒性较少见。引起肝功能损伤的发生率小于 0.1%，其表现为淤胆型肝炎或肝实质病变，停药后可恢复正常。

（四）吡嗪酰胺

吡嗪酰胺主要副作用为肝毒性并呈剂量依赖性，可致肝细胞性肝炎、氨基转移酶和胆红素水平升高，高剂量长时间用药者肝毒性发病率增高，少数可引起肝衰竭。

五、抗癫痫药

（一）苯妥英钠

苯妥英钠是最为常见的一种抗癫痫药，因其血药浓度的治疗剂量和中毒剂量十分接近，临床应用中不良反应多见，部分患者服用后会发生药物过敏，典型的皮疹、淋巴结肿大和发热，如果继续使用可发生药物性肝损伤，服用 1～8 周后 1/10 000~1/1000 的患者发生明显肝脏炎症。可从轻微的肝损伤到大片的肝坏死，虽然胆汁淤积型肝损伤和混合型肝损伤也有报道，但通常为肝细胞型肝损伤。可引起 γ-GGT 升高，有时表现为无症状的轻度氨基转移酶和 ALP 升高。

苯妥英钠诱导的肝损伤与血清白蛋白水平、肝脏 GSH 水平、CYP 氧化代谢、固有免疫反应、Th17 细胞介导的炎症和药物的相互作用有关。药物导致的肝损伤多是自限性的，可在停药后 1~2 个月恢复。然而，如果轻微的肝损伤未受重视，在肝损伤之后仍持续或反复使用苯妥英钠，肝损伤可能较严重，甚至致死。

（二）卡马西平

卡马西平引起的肝炎通常发生于治疗开始后 6~8 周，其主要不良反应为肝毒性，造成肝细胞损伤，表现为氨基转移酶升高、黄疸、ALP 升高、淤胆型肝炎，多发生在用药初期。该药有直接的肝毒性，过量可导致肝坏死。

卡马西平引起肝脏毒性的原因有以下几点。

1. 代谢后的活性产物有肝毒性　卡马西平主要经肝脏代谢，在肝药酶的分解下转化为具有毒性的活性产物，其代谢产物也具有抗癫痫活性，但血药浓度相对较低，其主要代谢产物 10, 11- 环氧卡马西平同样具有肝毒性，会造成肝细胞损伤。因此监测血药浓度时应同时测定血液中卡马西平和环氧卡马西平浓度，以降低不良反应的发生。

2. 细胞色素 450（CYP450）的调节作用　CYP450 是肝药酶微粒体的主要组成成分，在药物代谢中起着关键作用，其代谢异常也是药物性肝损伤发生的主要原因之一；其代谢产生的亲电子物质直接与细胞内大分子如蛋白质结合，破坏细胞内稳态，导致细胞凋亡或坏死；可以通过与氧分子作用产生活性产物，在微量铁盐作用下生成活性羟自由基，自由基与氧化 DNA 作用引起细胞突变；还可在汇管区或肝小叶内看到非坏死性微粒性肉芽肿形成，伴或不伴有炎症。

3. 胆管细胞型胆汁淤积　产生的原因为胆管的炎症损伤所导致，主要表现为淋巴细胞浸润破坏肝小叶胆管及其分支，破坏肝内外大胆管。在胆管受到破坏后，高浓度的毒性胆汁酸盐不能正常排出胆道，这些胆盐聚集在肝小叶间胆管和毛细管网中，从胆管中泄漏进入肝实质则可以导致肝实质细胞发生损伤。胆汁淤积患者中还会有一部分同时伴有胆管损伤。

临床中一些药物的联合使用也可增加卡马西平的肝毒性，在应用这些药物时应非常谨慎，卡马西平可以诱导肝内酶系统，使肝药酶产生增加，酶活性增强，加快药物在体内的代谢速度。当卡马西平与其他药物联合使用时，会降低其他药物的治疗效果，也可使代谢产物蓄积毒性增加，如与同样具有肝毒性的抗结核药异烟肼合用可加重肝毒性。大环内酯类药物、喹诺酮类抗生素、NSAID 如对乙酰氨基酚、咪唑类抗真菌药物均有明显的肝毒性，这些药物与卡马西平联用时都需谨慎，以免引起药物性肝炎。曾有报道癫痫患者长期联用卡马西平和苯妥英钠引起亚急性重型肝炎致肝衰竭而死亡。

（三）丙戊酸钠

丙戊酸钠是临床上常用的广谱抗癫痫药，对各种类型的癫痫均有治疗作用，且广泛用于其他神经系统疾病。研究显示，长期使用丙戊酸钠存在潜在的不良反应，临床上常见的不良反应主要有胰腺炎、致畸性和肝毒性，其中最严重的不良反应就是肝毒性，严重时甚至可发生暴发性肝衰竭。

丙戊酸钠在体内的代谢受多种因素影响，治疗窗范围窄，个体差异大，有效治疗血药浓度为 $50\sim100\mu g/mL$，超过 $100\mu g/mL$ 易产生不良反应，因此治疗时需要进行血药浓度监测。丙戊酸钠的不良反应与其血药浓度相关，及时监测血药浓度可有效控制癫痫发作和减少不良反应发生。研究显示，丙戊酸钠的肝毒性与其体内代谢特征相关，丙戊酸钠及其代谢产物所诱导的线粒体功能障碍与肝毒性相关。已有研究证明，丙戊酸钠的不饱和代谢产物 2- 丙基 -4- 五烯酸能通过抑制线粒体脂肪酸的 β 氧化，还能通过各种代谢途径与 GSH 反应使其大量消耗，降低机体的抗氧化能力进而产生肝毒性。发生肝功能异常的患者体内丙戊酸钠及其 3 个代谢产物的血药浓度均高于肝功能正常的患者，提示丙戊酸钠 3 个代谢产物均与肝毒性有关系，同时监测 VPA 及其 3 个代谢产物的血药浓度可以更好地预警肝毒性不良反应的发生。

丙戊酸钠可引起氨基转移酶轻度增高但无临床症状，氨基转移酶增高是暂时性的，服药开始后持续 10~12 周开始下降。由特异质反应引起的严重肝损害较罕见，多在服药后 6 周内发生。表现为嗜睡、厌食、恶心、呕吐、颜面部水肿等。

六、抗抑郁药

三环类抗抑郁药引起肝损伤少见，而肝功能异常的现象较普遍。这些异常是暂时性的，发生的比率和范围都很大。有些三环类抗抑郁药能产生急性肝炎和以胆汁淤积为主的肝损害。

课 后 习 题

一、多选题

1. 药物性肝损伤的常见病理分型为（　　　）

    A. 肝坏死　　　　　　　　　B. 脂肪肝　　　　　　　　　C. 胆汁淤积

    D. 肝脏血管损伤　　　　　　E. 肝纤维化

2. 人肝脏微粒体中参与药物代谢的 CYP450 酶主要有（　　　）

    A. CYP1A 酶　　　　　　B. CYP2C 酶　　　　　　C. CYP2D 酶

    D. CYP2E 酶　　　　　　E. CYP3A 酶

3. 关于脂肪肝的说法，正确的是（　　　）

    A. 肝脏中脂质含量超过肝脏重量的 5% 称为脂肪肝

    B. 肝脏毒物如尼古丁、肼类药物，刺激垂体 - 肾上腺内分泌系统，促使儿茶酚胺大量释放，导致脂肪组织释放游离脂肪酸入肝过多

    C. 异丙醇、巴比妥类药物可使肝内三酰甘油合成增加导致脂肪肝

    D. 肝脏毒物（如乙醇、四氯化碳或霉菌毒素）破坏内质网结构或抑制某些酶的活性，使脂蛋白及组成脂蛋白的磷脂、蛋白质合成发生障碍，以致不能将脂肪运输出去，造成脂肪在肝细胞内堆积

    E. 乙醇损害线粒体，使线粒体肿胀，氧化磷酸化解偶联，ATP 含量下降，脂肪酸氧

化能力下降，脂肪在肝细胞内沉积

4. 下列哪些药物的联用不适宜（　　　）

  A. 特非那定与酮康唑　　B. 奥美拉唑与甲氨蝶呤　C. 奥美拉唑与氯吡格雷

  D. 布洛芬与阿司匹林　　E. 氨氯地平与阿司匹林

5. 药源性肝损伤的临床表现有（　　　）

  A. 急性药物性肝损伤的临床表现通常无特异性，潜伏期差异大，短至 1 日至数日，长达数月

  B. 多数患者可无明显症状，仅有 ALT、AST 及 ALP、γ-GGT 等肝脏生化指标不同程度的升高

  C. 可有乏力、食欲减退、厌油、肝区胀痛及上腹不适等消化道症状

  D. 胆汁淤积明显者可有全身皮肤黄染、大便颜色变浅和瘙痒等

  E. 少数患者可有发热、皮疹、嗜酸性粒细胞增多甚至关节酸痛等过敏表现，还可能伴有其他肝外器官损伤的表现

6. 药物性肝损伤如何预防（　　　）

  A. 注意安全用药　　　B. 保护易感人群　　　C. 避免危险因素

  D. 严密监测肝功能　　E. 及时发现处理

7. 药源性黄疸的发病机制主要有（　　　）

  A. 干扰血清胆红素的转运　　　　　　B. 干扰肝细胞摄取胆红素

  C. 干扰肝细胞内胆红素的结合　　　　D. 干扰肝细胞分泌胆红素

  E. 溶血反应

二、简答题

1. 简述肝硬化损伤特点并列举常见致肝硬化药物。

2. 简述药物性肝损伤的治疗原则。

3. 简述常用抗结核药发生肝损伤的特点。

本 章 小 结

本章主要介绍了药物性肝损伤的概念及发病机制；通过介绍药物性肝损伤的临床表现及分型，使大家认识到药物性肝损伤的危害。常见的药物性肝损伤主要分为：①肝炎：分为急性与慢性肝炎，急性肝炎常导致门静脉区有较多嗜酸性粒细胞浸润或肉芽肿、胆管损害，特别是肝小叶内细胞坏死显著；慢性肝炎多因长期应用肝损伤药物所致。②胆汁淤积：发生淤胆型肝炎时，肝细胞呈气球样肿大，呈现灶状坏死和门静脉区轻中度的单核细胞浸润。③脂肪变性：主要分为大泡型和微泡型两种，通常由乙醇导致。④肉芽肿：主要存在于门静脉区或肝小叶内，形态多样，伴有嗜酸性粒细胞浸润。⑤肝硬化：主要由慢性活动性肝炎、慢性胆汁淤积和脂肪肝发展而来。⑥血管病变：损伤肝脏血管，如引发肝静脉闭塞症和肝紫癜症。

通过学习药物性肝损伤的诱发因素、分类及产生机制，掌握如何使用 Roussel Uclaf 因果关系评估法（RUCAM）评估药物性肝损伤的程度；通过学习各类常见药物所致的肝损伤类型，指导临床判断患者的某些不良反应表现是否由药物引起，如果是，应采取相应的预防及治疗措施

（赵雪）

第四章　药源性肾病

······ 学习导引 ······

知识要求

1. 掌握：药源性肾病的概念、分类及预防原则。

2. 熟悉：药源性肾病的发病机制及诱因。

3. 了解：药源性肾病的常见致病药物。

能力要求

1. 具备判断药物与肾损伤相关性的能力。

2. 熟练掌握临床常见药源性肾病的药学监护技能。

第一节　概　　述

药源性肾病（drug-induced kidney disease）或药源性肾损伤（drug-induced kidney injury），即药物对肾脏造成的肾脏结构和功能的可逆性或永久性损害，包括因治疗剂量下药物产生的不良反应、药物相互作用和（或）因药物过量或不合理应用而产生的肾毒性反应。到目前为止，已知至少有 140 多种药物可直接或间接导致肾功能损害。据统计，临床上 20%~34% 的急性肾衰竭与应用肾毒性药物有关。老年人是药源性肾损伤的高危人群，其中药源性急性肾损伤的发生率为 10%~65%。药物引起肾损伤的临床表现主要为蛋白尿、管型尿、结晶尿、血尿、血清肌酐（SCr）及血尿素氮（blood urea nitrogen，BUN）升高，严重者可导致肾衰竭。

药源性肾损伤的致病因素主要包括患者因素和药物因素两方面。

患者因素是指老年人、婴儿和肾功能减退者，肾脏维持体内稳定状态的动力减低，对许多药物的敏感性增高，对许多药物不良反应的抵抗能力减低，易引起肾脏损害，且程度较严重。

药物因素主要包括肾毒性反应和过敏反应。例如，许多药物在肾小球滤过，在肾小管浓缩，由于在肾小管内药物浓度上升，直接损害肾小管；或者某些药物在肾小球内皮细胞表面、动脉、小动脉壁及肾小球毛细血管发生过敏反应，表现为肾小球肾炎、间质性肾炎、肾病综合征等较为多见；或者某些药物和其排泄产物在尿的低 pH 下析出结晶在肾内沉淀，造成尿路梗塞。

需要注意的是，药物所致的肾功能损害，早期因临床无症状或症状不明显而常易漏诊或误诊。因为在肾脏严重受损前临床常无症状，故临床用药过程中应注意观察，必要时尿检，尤其应用易致肾损伤的药物时，应格外警惕。

各类用药指导信息对临床用药非常重要。目前国际上常用的用药指导信息来源主要为 MIMS 药品信息系统、DRUGDEX 药品评价数据库、Up To Date 数据库和 Medscape 网站等。但有研究发现，以上各用药指导信息系统在药源性肾病定义、肾毒性药物分类、药物用量调整等方面的一致性较差，且多缺乏循证数据，没有提供比较精确的药物剂量调整方法，有些信息甚至相互矛盾，这些信息的混乱也是目前药源性肾病发生率较高的原因之一。

第二节　肾脏对药物毒性敏感性机制

　　肾脏对药物毒性的敏感性比其他器官更高，药物的肾毒性分为免疫机制和非免疫机制。免疫介导的药源性肾病包括肾小球肾炎和药物间质性肾炎（伴或不伴肾病综合征）。免疫机制的敏感性尚未明确，但与肾血管表面大面积暴露于循环中的免疫介质及肾小球系膜细胞的内源性免疫功能和肾脏细胞因子的激活有关。非免疫机制与肾脏特殊的生理特征有关，包括肾脏的血流量丰富（致使大量药物暴露于肾脏），特异的肾血流动力学（易出现肾小球滤过率降低），肾小管腔内转运（易造成上皮细胞中药物蓄积），肾小管腔内水的重吸收（易致肾毒性物质的浓缩），尿液酸化（易致肾小管内药物或溶质的沉淀），肾小管细胞代谢活性增高（因为药物的代谢使细胞对能量的需求增加），肾脏有药物代谢酶（可使药物代谢成有毒物质），等等。

（一）肾脏的供血

　　肾的血液供应很丰富。肾仅占体重的 0.4%，但其血流量却几乎占静息时心排血量的 1/4，相当于每 100g 肾组织每分钟流过 300~400mL 血液，而脑、肝及甲状腺组织分别只流过 70mL、100mL、150mL 血液。血流量大虽然可以排泄体内的代谢产物，但药物及其代谢产物也可大量流过肾脏，可能引起肾损害。

（二）肾脏的血流动力学

案例 4-1

　　患者,女,81岁。因高血压、脑出血入院。血、电解质、尿液检测均正常。给予降颅压(20% 甘露醇125mL 每 8h 一次静脉滴注)、降血压、营养脑细胞及支持对症治疗，24h 总尿量 2100mL，其中输液量 1600mL。患者病情有所缓解，但于入院第 4 日出现少尿，24h 尿量 400mL。急查 BUN 18.40mmol/L，SCr 474μmol/L，血钾 6.8mmol/L，血钠 118mmol/L，氯 85mmol/L。补充诊断：急性肾衰竭。立即停用甘露醇，给予纠正电解质紊乱、改善肾血流治疗，2 日后尿量恢复正常，7 日后 BUN、SCr 恢复正常。

问题：试分析甘露醇导致急性肾衰竭的原因。

　　每个肾单位的血流、压力由入球小动脉和出球小动脉来调节以维持毛细血管流体静力学、肾小球的滤过。肾脏特异的血流动力学，是由肾脏中的前列腺素、利尿钠肽、交感神经系统、肾素 - 血管紧张素系统和感知远端肾小管内溶质传送的致密斑间的相互协调完成的。

　　在这种独特的血管环境中，任何影响入球小动脉和出球小动脉舒张或收缩的药物及影响任何血管活性物质的药物皆有可能引起肾毒性。如 β 受体阻滞剂和 NSAID 可降低全肾血流；放射对比物质能使肾内血流绕过浅层肾单位；管 - 球反馈继发于甘露醇治疗后的渗透性利尿可降低肾小球血流；在存在缺血性肾血管疾病时，血管紧张素转化酶抑制剂（ACEI）能舒张肾小球出球小动脉而降低肾小球滤过压。限盐饮食能激活肾脏的神经体液血流动力学控制系统，从而增加肾脏对这些肾毒性药物的敏感性。

案例 4-1 解析

　　20% 甘露醇是一种渗透性利尿剂，静脉注射后能很快使血浆渗透压增高、组织脱水。本例患者发生急性肾衰竭考虑除电解质紊乱因素外，主要与高龄、高血压、肾动脉硬化及急性脑出血引起肾血管收缩，导致肾血流量减少、肾小球滤过率下降有关。在上述诸因素的基础上应用甘露醇，使肾小管上皮细胞脱水、变形、坏死、肿胀，而诱发进一步的肾小管损害；同时高渗甘露醇使远曲小管内水、钠盐大量增加，刺激致密斑感受器而激发管 - 球反馈，使入球小动脉收缩，肾小球血流量减少。另外尚有可能是甘露醇在肾小管内结晶，阻塞肾小管导致腔内压升高，诱发急性肾衰竭。

（三）肾小管上皮细胞的吸收和分泌功能

由于肾小管上皮细胞对多种药物具有强大的重吸收和分泌作用，而且具有选择性，因此药物及其代谢产物能蓄积于肾小管上皮细胞，尤其是近端肾小管。蓄积于细胞内的有毒药物及其代谢物可通过降低线粒体功能和 ATP 的合成、增加氧化应激反应、降低 GSH 和其他抗氧剂的排除、抑制磷脂代谢及破坏蛋白质合成来损伤细胞。氨基糖苷类药物和环孢素可通过细胞内蓄积作用介导肾毒性，如庆大霉素可增加细胞内过氧化物离子、过氧化氢和羟基的浓度，环孢素能增加细胞内过氧化氢的量，这些活性氧造成了细胞的氧化应激作用和肾毒性。

（四）药物在肾内的代谢和药物代谢酶

案 例 4-2

许某，男，27 岁。患者 4 日前因暴饮暴食后出现头痛，伴恶心、呕吐，自服对乙酰氨基酚片 0.5g，每日 2 次镇痛治疗。服药 1 日后，患者出现发热，伴两侧腰部疼痛。入院观察期间，患者仍自行间断服用对乙酰氨基酚片 0.5g，2 日后复查 SCr 262.4μmol/L；尿常规示渗透压 270mOsm/（kg · H$_2$O），尿比重 1.006，NAG（N- 乙酰 -β- 葡萄糖苷酶）/SCr 10.8。临床诊断：对乙酰氨基酚所致的急性肾损伤。

问题：试分析对乙酰氨基酚导致急性肾损伤的原因，并提出可行的治疗方案。

药物代谢过程通常由一系列酶促反应来完成，其代谢后的结果有两种：一是失活，成为无药理活性药物；二是活化，由无药理活性成为有药理活性的代谢物或产生有毒的代谢物，或代谢后仍保持原有药理作用。

1. 药物在肾内的代谢　肾脏能将药物转化成活性或失活的代谢物，代谢物可能有肾毒性，如对乙酰氨基酚被氧化成活性物质，过量应用时能造成急性肾小管坏死，长期使用时则会造成镇痛剂肾病。

以往认为药物代谢主要发生在肝脏中，因其富含各种药物代谢酶，而肾脏是药物的主要排泄器官。但随着药物代谢研究的不断深入及分子生物学技术的迅速发展和应用，人们对肾脏在药物代谢中所发挥的作用又有了新的认识：肾脏是肝脏外主要的代谢组织之一，在某些药物的代谢中发挥了不容忽视的作用，特别是当药物的肝代谢受阻时，肾代谢会增强，以弥补肝代谢的不足。

2. 药物代谢酶　虽然肾脏中也含有药物的 I 相代谢酶，但其含量和活性明显低于肝药酶；肾脏中含有丰富的 II 相代谢酶，因此药物在肾脏中的代谢以 II 相代谢为主。肾脏中的代谢酶具有广泛的生物学意义，除了参与药物等外源性物质的代谢，它们与某些疾病如高血压的形成和发展、肿瘤易感性及机体耐药性的产生有着密切关系。

肾脏中代谢酶主要分布于肾皮质和肾髓质中，而大多集中在肾皮质层细胞的细胞质或微粒体中。肾脏中的 I 相代谢酶主要为氧化酶、还原酶及水解酶，但其含量和活性均明显低于肝脏中的药物代谢酶，因此药物在肾脏中的 I 相代谢处于次要地位。而 II 相代谢酶在肾脏中有较高的表达，主要为转移酶，如 UDP- 葡糖醛酸转移酶、谷胱甘肽 -S- 转移酶和 N- 乙酰基转移酶等。因此 II 相代谢在药物的肾代谢中占据着主导地位。

因此，物质代谢或排泄过程中，如果肾实质的酶被抑制或者灭活，易造成毒性成分蓄积，产生肾毒性。

案例 4-2 解析

该患者为对乙酰氨基酚在正常剂量治疗下导致的急性肾损伤。可能由于患者个体差异，导致对乙酰氨基酚被氧化后的活性产物 NAPQI 过多，使线粒体内的 GSH 耗竭，同时与肾脏细胞内蛋白质半胱氨酸残基形成加合物，从而最终破坏肾脏细胞的正常功能。此外，也可能与对乙酰氨基酚的活性代谢产物通过阻断环氧合酶（COX）途径后，花生四烯酸经脂氧化酶代谢为白三烯增多，后者活化辅助 T 细胞后导致其在肾间质浸润有关，进而导致肾损伤。

治疗方案为立即停用对乙酰氨基酚，予静脉补液、纠正酸碱平衡紊乱等对症支持治疗。

（五）肾小管对能量的需求

肾脏中的尿液产生通常被认为是一个能量密集型过程，需要大量的代谢活动来为主动运输机制提供动力，尤其肾小管上皮细胞。由于肾小管上皮细胞具有主动转运和代谢过程，因此其对能有一个高的需求，由于从髓质深部返回的静脉血灌注处于一个慢性的缺氧状态，供应髓质肾小管上皮细胞的能量是不稳定的。因此上皮细胞对那些能使能量需求增加和能使能量产生或使氧的运输降低而造成缺氧状态恶化的药物尤为敏感，如两性霉素 B 诱导的髓质肾小管损害，可能是由于肾小管对能量需求的增加与氧运输不足间的不平衡引起的。

研究表明，人体肾脏需要消耗大量氧气，代谢大量能量，其耗能与心脏相当，比大脑多。除了来自代谢过程的能量外，肾脏还以加压血液的形式接收能量，吸收约 20% 的心排血量。

对成人 7 个器官和组织在静息状态下的特定代谢率 K_i 值 [单位为 kcal/（kg·d）] 的研究结果为肝脏（200）、脑（240）、心脏（440）、肾脏（440）、骨骼肌（13）、脂肪组织（4.5）和残余部分（12）。残余部分包括其他器官和组织，如皮肤、肠、骨骼和肺。其中，心脏和肾脏的 K_i 值最高，约是肝脏和大脑的 2 倍。相比之下，骨骼肌的 K_i 值仅约心脏和肾脏的 1/35，而脂肪组织 K_i 值最低。

（六）肾小管腔内溶质的浓缩

案例 4-3

患者，男，41 岁，以"急性化脓性阑尾炎"收住入院，入院体检：T38.1℃，R20 次 / 分，BP100/80mmHg，ALT 30.6U/L，BUN 3.5mmol/L，SCr 102.4μmol/L。术前常规给予 5% 葡萄糖注射液 500mL 加庆大霉素 16 万 U，静脉滴注，每日 1 次；5% 葡萄糖氯化钠注射液 100mL 加阿莫西林 2.0g，静脉注射，每日 2 次；0.5% 甲硝唑注射液 100mL，静脉注射，每日 2 次，抗感染治疗。术后次日凌晨 2 点，患者自述排尿困难，晚上插导尿管引流尿液 600mL，尿液呈淡红色，停用庆大霉素，其他药物未停用。查尿常规：RBC 6800 个 /μL，WBC 400 个 /μL，胆红素 ++，蛋白 +++，潜血 +++。术后第 3 日，患者仍感腹部胀痛，排尿困难，每次尿量极少，且呈褐色。查体：ALT 44.3U/L，BUN14.33mmol/L，SCr 676.1μmol/L。B 超：双肾增大，呈病理性声像改变，符合急性肾衰竭声像。术后第 4 日急转肾内科血液透析治疗，继续使用阿莫西林、甲硝唑控制感染，利尿、护肾，预防消化道出血，使用血管扩张药，预防心功能不全，防止水、电解质紊乱等，经 1 个月，患者各项检查及指征基本正常。

问题：请解释庆大霉素导致肾衰竭的可能原因。

经肾小球滤过的水有99%由重吸收回到体内，正常情况下，50%~85%从近端肾小管重吸收，其余的在髓袢降支和集合管完成。全身血容量减少可增加近端肾小管对水的重吸收。当水的重吸收增加时，肾小管内原尿的流速降低，肾小管腔内溶质和毒素的浓度增加。因此肾小管腔表面尤其是近端肾小管比体内大多数其他组织更易暴露于具有更高浓度的潜在的毒性物质中，而且暴露时间更长。这就增加了药物与肾小管上皮细胞的结合，并促进上皮细胞通过主动和被动方式将其转运入细胞内，如因全身血容量丢失而引起的氨基糖苷类药物的肾毒性便是如此。

肾小球滤过液流经各段肾小管时，当具有肾毒性的药物在肾小管内浓度增高至中毒浓度时，可直接损伤肾小管上皮细胞，损伤程度与剂量有关，其机制如下。

1. 直接损伤细胞膜，改变膜的通透性和离子转运功能。

2. 破坏细胞质线粒体，抑制酶的活性及蛋白质合成使钙内流，细胞骨架结构破坏，上皮细胞坏死。

3. 产生氧自由基。

4. 作用于上皮细胞，发生交联或抑制DNA复制有关酶活性，阻抑上皮细胞新陈代谢。

5. 高渗透性直接损害。

案例4-3解析

　　庆大霉素进入人体后约90%以原型经肾小球滤过，其中小部分在近曲小管及髓袢被摄入肾小管上皮细胞内，其在皮质部位的浓度常常高于血浆，当浓度过高时导致肾小管细胞坏死进而引发急性肾衰竭。

（七）尿液酸化

案例4-4

　　患者，男，8岁。4日前出现左耳下肿痛，张口受限，渐波及右侧面部，体温最高39℃，于当地乡卫生院按"流行性腮腺炎"给予输液治疗3日（每日用磺胺嘧啶5支、利巴韦林5支、双黄连注射液2支、地塞米松2支），病情稍有好转，热退，面部肿胀有所减轻。半日前患儿出现血尿、腹痛、呕吐症状，为进一步诊治来我院。发病前有与腮腺炎患者接触史。患者精神欠佳，浅表淋巴结未触及，双侧面部以耳垂为中心弥漫性肿胀，边界不清，局部不红，双侧腮腺导管口无红肿，咽充血，扁桃体不大，颈软，无抵抗，有肾区叩击痛。实验室检查：尿白细胞（±），红细胞满视野；血钠126.5mmol/L，血钾4.26mmol/L，血氯99.8mmol/L，血钙2.12mmol/L，二氧化碳结合力18.5mmol/L，BUN 12.66mmol/L，SCr 1221μmol/L。超声检查：双肾增大，回声增强，双肾盂轻度分离，双输尿管上段轻度增宽。入院诊断：流行性腮腺炎，药物性肾损害。

问题：试分析此患者出现药物性肾损害的原因且提出可行的治疗方案。

尿液酸化是指尿常规pH小于正常的尿液pH（正常尿液pH为5~7），如维生素C等药物的影响可以导致尿液的酸化。

肾小管内氢离子分泌最活跃时，尿液pH可下降至4.5左右，在此pH下，某些溶质可形成沉淀并阻塞肾小管腔，尤其是当尿液浓缩时。例如，高剂量甲氨蝶呤化疗期间大量的酸性尿液促进肾小管内甲氨蝶呤沉淀的形成及急性肾衰竭的发生。此外，还有氨基糖苷类抗生素、磺胺类药物及其他细胞毒药物（巯嘌呤）等。

案例 4-4 解析

此案例患者为磺胺类药物应用不当所致肾损害。首先患者为流行性腮腺炎系病毒感染，其属于自限性疾病，治疗原则主要为对症治疗，因此患者被予以磺胺嘧啶治疗并不合理。其次磺胺类药物进入机体后，多在肝脏中转化为灭活的乙酰化物，其溶解度低，易在酸性尿中析出结晶，导致结晶尿或血尿的产生，造成肾损伤。

治疗方案为给予止血、补液促进药物排泄、碱化尿液及对症处理。

如果经以上治疗，患儿病情仍未见明显好转，腰痛、腹痛剧烈，持续无尿，BUN、SCr 仍渐进性增高，病情未好转，可以进一步采取血液透析治疗。

（八）慢性肾功能低下状态的损伤和代偿

肾脏功能具有很强的代偿性，单侧肾脏损伤，另一侧肾脏能够增加 40%~60% 的肾小球滤过率。单个肾单位通过增加溶质和水的重吸收来维持渗透压的平衡，此时肾功能检查可不表现异常。短期内代偿机制对肾脏具有保护作用，随着时间的延长，代偿反应丧失则可导致慢性肾衰竭。因此，如果药物导致肾脏轻微损伤，早期通常不易被发觉，而长期服用肾毒性药物，代偿机制可逐渐减弱甚至消失，导致肾脏功能低下。某些肾毒性药物可引起肾小球压力增加而导致肾血管硬化和毛细血管丛的退变，部分肾单位清除废物的能力丧失，可由其他肾单位代偿，此种情况不断继续，最终可引起慢性肾衰竭。

因此在慢性肾衰竭的发生发展过程中，自始至终存在着代偿与损伤两种基本过程，这两种基本过程的综合效应，决定着慢性肾衰竭的病情发展速度。受损伤的肾单位损毁后，因功能丧失而弃用，逐渐萎缩塌陷，然而相对正常的肾单位为了代偿已毁损的肾单位的功能，便增强做功（功能代偿），同时在局部释放的大量的生长因子的作用下代偿性肥大、增生，包括肾小球肥大、肾小球毛细血管增生、单个肾小球毛细血管滤过膜面积增大、肾小管肥大扩张、上皮细胞增生等，从而增加了做功的组织量（形态代偿）。这种代偿性做功增强和肥大增生，又加速了自身的毁损，使有功能的肾单位逐渐减少，终致代偿不全。

（九）与年龄有关的肾功能下降

在某老年人医院内开展的获得性急性肾损伤研究结果显示，年龄 ≥ 65 岁的住院患者急性肾损伤发生率为 10.77%（515/4781），在 101 例明确由单个病因引起的急性肾损伤患者中有 12.87%（13/101）是由药物引起的，而在急性肾损伤病因多因素分析中发现与药物可能相关的比例则高达 62.10%。随着年龄的增长，大部分人会出现肾功能的逐渐下降。肾血流量从 40 岁以后每 10 年约下降 10%，到 90 岁时仅为年轻人的一半；肾小球滤过率每 10 年约下降 8mL/min，50 岁以后下降则更为明显。老年人出现夜尿增多，除了部分是因为其他疾病导致的，另一部分是肾小管功能下降所导致。

此外，在一项关于慢性肾脏病的发病率和相关因素的单中心的横断面研究结果也表明（图 4-1），肾损伤的患病率随年龄增长呈上升趋势，且在 40 岁以前处于较低水平，40 岁以后随年龄增长而快速上升。因此，老年人一定要注意避免各种可能会加致肾损害的因素，尤其是由于药物导致的肾损伤，避免使脆弱的肾脏雪上加霜。

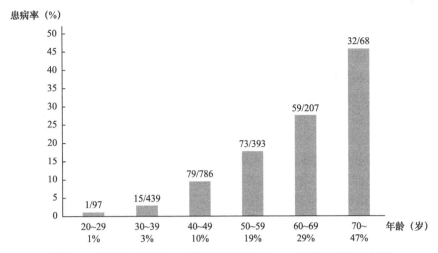

图 4-1　不同年龄阶段对应的慢性肾损伤（CKD）的患病率分布图

◆知识拓展◆

　　肾损伤是 NSAID 的主要不良反应之一，发生率为 3%~5%。NSAID 可造成任何类型的肾损伤，常见类型包括以下 4 种：①急性肾衰竭（ARF）：由 NSAID 抑制前列腺素（PG）合成后，使得肾小动脉收缩致肾脏灌注不足引起，主要见于充血性心力衰竭、低血压、大量出汗、使用利尿剂等低血容量患者。多数患者在服药后 3~7 日出现少尿或无尿，SCr 和 BUN 显著升高。及时停药并纠正低血容量等易感因素后，多数患者肾功能可完全恢复。②急性间质性肾炎（AIN）：发病机制主要与 NSAID 阻断 COX 途径后，花生四烯酸转经脂氧化酶代谢为白三烯增多，后者活化辅助 T 细胞后导致其在肾间质浸润有关。可在用药几日至几个月后发生（2 周 ~36 个月），与药物过敏所致 AIN 不同，NSAID 致 AIN 发病与用药间隔时间较长，临床常缺乏发热、皮疹、嗜酸性粒细胞升高等过敏症状，而多以大量蛋白尿为突出表现。多数患者的临床症状在停药数日或数周后明显改善，部分患者肾损伤较难恢复，最终进展成终末期肾病（ESRD），对于以上肾功能无好转者，可考虑应用泼尼松治疗。③肾病综合征：常与 AIN 合并存在，其发病机制可能与 T 细胞活化后释放白细胞介素 -4（IL-4）等多种炎症介质，使得肾小球滤过膜通透性增加致大量蛋白尿有关。病理类型以微小病变多见（10%~12%），少数也可表现为膜性肾病和局灶节段性肾小球硬化。临床症状多在停药数周或数月后自发缓解，若无明显好转，则应尝试糖皮质激素或免疫抑制剂治疗。④镇痛剂肾病：指长期服用 NSAID 所致的慢性间质性肾炎，常见于服用 NSAID 累积剂量达 1~2kg 的患者，X 线特征性改变为肾乳头坏死。本病起病隐匿，早期无特异性症状，后期可有血尿、白细胞尿、蛋白尿及肾小管功能障碍的表现，若未经及时诊治，常发展为不可逆性肾功能不全。

第三节　药源性肾病的预防原则

　　药源性肾病一旦发病，会非常严重甚至危及生命，因此临床上应提高对药源性肾毒性的认识，应以预防为首要原则，坚持合理用药，切忌药物滥用，尽可能避免药源性肾损伤的发生。具体预防原则概括如下。

　　1. 严格掌握用药指征，防止滥用或用药种类过多，提高合理用药的水平。

　　2. 选择疗效好、肾毒性小的药物。

3. 对具有潜在肾毒性的药物，要掌握用药方法、剂量、疗程，肾功能不全者应避免过量用药和用药时间过长。

4. 对某些药物可进行药物浓度监测，调整个体用药剂量。

5. 减少药源性肾病的基本治疗原则是立即停用致肾损害药物，保护肾功能。除停药外，对用药时间短者，应采取各种措施减少药物在体内的吸收和贮留，并促使药物尽快排出体外。

6. 对药物引起的急、慢性肾衰竭及其并发症，要积极进行综合治疗或抢救，必要时进行透析治疗。

7. 药物研制过程中严格把关，降低药物毒性，也是控制药源性肾病的重要环节。

对药源性肾损伤的患者，尽量做到早期发现，早期干预。如果干预及时，受损的肾功能有望完全缓解，但治疗延误，恢复情况只能因人而异。

具体治疗原则：①停用可疑药物。一旦诊断为药物引起的肾脏疾病，立即停用可疑药物。②对症治疗。如急性肾衰竭时可采用透析等方法迅速清除体内毒物。③积极处理并发症。纠正水、电解质紊乱与酸碱失衡，控制休克、心律失常、心力衰竭，预防感染及其他并发症。④预防大于治疗，尽可能避免药源性肾毒性的发生。对肾功能不良或有肾脏疾病的患者，应尽量避免用对肾脏毒性大的药物；药物剂量应个体化；在患者无急性肾衰竭、肾功能改变和尿毒症时，用 SCr 含量测算肾功能参数，制订合理的给药方案。

第四节　药源性肾病的分类、各类介绍及治疗

一、分　类

某些药物对肾脏某些部位有特殊的亲和力，因此引起肾脏病变的组织学变化也不尽相同，其中以肾小管 - 间质受累最为常见，肾小球和肾血管受累者较少。因此，若按照肾脏受损的病理类型进行分类，药源性肾损伤主要包括如下几种。

（一）肾小管 - 间质受累为主

1. 急性肾小管坏死　以氨基糖苷类抗生素最为常见，其次是头孢类抗生素，均由药物对近端肾小管上皮细胞的直接肾毒性导致。另外，过期的四环素的降解产物可引起范科尼综合征；两性霉素 B、羧苄西林、氨苄西林、大剂量青霉素对远端肾小管上皮细胞的直接肾毒性可导致急性肾小管坏死。

2. 急性过敏性间质性肾炎　由于青霉素类药物及头孢类药物的过敏反应所致。肾间质呈变态反应性炎症病理变化，表现为肾间质高度水肿，有多种嗜酸性粒细胞、淋巴细胞及单核细胞浸润，IgG 沿着肾小管基底膜呈线样沉积，常伴有 C_3 沉积，同时可见肾小管上皮细胞变性坏死。

3. 梗阻性肾病变　常见于应用磺胺类药物。

（二）以肾小球受累为主

由非激素类固醇消炎药、利福平、青霉素、青霉胺所致的肾损害是以肾小球受累为主。病理变化为肾小球肾炎。用药不同，病理类型也不同，利福平可引起新月体肾炎，吲哚美辛、青霉胺或青霉素可引起肾小球轻微病变、局灶节段增生性肾炎或新月体肾炎或膜性肾病。

若按照药源性肾损伤的临床表现进行分类主要包括由药物引起的肾衰竭（药源性肾衰竭），肾小球肾炎和肾病综合征，狼疮性肾炎，肾内梗阻，出血性膀胱炎，以及酸碱、水和

电解质失衡等，其中药源性肾衰竭患者中以急性肾衰竭在临床上最为常见。

下面主要介绍药源性急性肾衰竭、药源性血尿和药源性排尿困难及尿潴留三种常见药源性肾损伤。

二、常见药源性肾损伤

（一）药源性急性肾衰竭

案例 4-5

　　徐某，男，82 岁。患者 15 日前受凉后出现发热，寒战，四肢肌肉疼痛，乏力，尿频，每日 10 余次，尿量每日约 1000mL，尿色呈棕红色。急查血肌红蛋白＞3000ng/mL；查血生化示肌酸激酶（CK）＞16 000U/L，BUN 16mmol/L，SCr 347μmol/L，ALT 206U/L，AST 606U/L；尿常规示尿潜血＋＋＋，尿蛋白＋。患者诉 1 个月前因血脂升高，自行服用阿托伐他汀片 10mg，每晚 1 次治疗。诊断为他汀类药物所致横纹肌溶解、急性肾衰竭。立即停用阿托伐他汀片，予静脉补液、静脉给予托拉塞米利尿、口服碳酸氢钠片碱化尿液、口服复方 α- 酮酸片治疗。继续观察患者病情变化，13 日后，患者诉尿色正常，血生化示 CK76U/L，BUN7mmol/L，SCr 205μmol/L，ALT 25U/L，AST 26U/L。

问题：试分析患者产生急性肾衰竭的原因。

　　药源性急性肾衰竭的肾功能可在用药后数日或数周内迅速恶化，SCr 迅速升高，可以表现为 48h 内 SCr 绝对值升高 ≥ 0.3mg/dL（26.5μmol/L），或 7 日内 SCr 增至 ≥ 1.5 倍基础值，或尿量＜0.5mL/（kg·h），持续时间＞6h。一项针对 659 945 例住院患者的回顾性多中心队列研究结果显示，急性肾损伤的发生率为 11.6%，其中 40% 与药物相关。引起药源性急性肾衰竭的常见药物如下。

1. 致肾前性肾衰竭药物

（1）利尿剂、轻泻药及 NSAID：这三类药物是临床常用药，其导致的肾前性急性肾衰竭极易被忽视，如不及时纠正很容易发展为急性肾小管坏死。

（2）ACEI：近年来，此类药物常被用于原发性或肾性高血压的降压治疗，以及部分肾病的降尿蛋白治疗，其可能导致肾前性急性肾衰竭的易感因素包括孤立肾或双侧肾动脉狭窄；或弥漫性肾实质病变或缺血性肾脏病；或低钠血症、低血容量、充血性心力衰竭等。

2. 致急性间质性肾炎药物　可能引起急性间质性肾炎的药物有 70 多种，其中最常见的是抗生素和 NSAID。

（1）抗生素：主要为青霉素类，如青霉素、甲氧西林、氨苄西林、阿莫西林等；头孢菌素类，如头孢噻吩、头孢噻啶、头孢氨苄、头孢甲氧环烯胺、头孢噻肟等；还有磺胺类、喹诺酮类、多西环素、红霉素、万古霉素、利福平、乙胺丁醇、多黏菌素 B、黏菌素、呋喃妥因等。

（2）NSAID：由 NSAID 所致急性间质性肾炎在我国相对少见，其间质炎症病变较轻，但因多有免疫机制参与，常伴有大量蛋白尿甚至肾病综合征。主要致病药物有吲哚美辛、布洛芬、非诺洛芬、舒林酸、吡罗昔康、阿司匹林及保泰松等。

（3）其他药物：别嘌醇、硫唑嘌呤、卡托普利、西咪替丁、呋塞米、异烟肼、甲基多巴、干扰素、米诺环素、普萘洛尔、苯巴比妥、苯妥英、吡嗪酰胺和噻唑类利尿药等也偶可致急性间质性肾炎。

3. 致急性肾小管坏死药物

（1）抗感染药物：多种抗感染药物如氨基糖苷类抗生素、利福平、多黏菌素、两性霉素

B、万古霉素、四环素族、头孢菌素类（如头孢呋辛、头孢噻啶）等均可导致急性肾小管坏死。其易损因素为：①高龄；②血容量不足；③近期用过其他肾毒性药物（或利福平间歇用药者）；④原有肾损害或肾功能不全；⑤同时存在低钾血症、低镁血症；⑥与头孢霉素、NSAID、袢利尿剂等联合用药；⑦用药时间过长或剂量过大。

（2）抗肿瘤药：多种抗肿瘤药（如两性霉素类、顺铂、甲氨蝶呤、丝裂霉素 C、长春新碱、环磷酰胺、巯嘌呤、环孢素等）可导致急性肾小管坏死。

（3）水溶性碘造影剂：由造影剂导致的急性肾衰竭又称造影剂肾病。由于影像学技术和临床介入治疗学的进展，近年来其发生率明显增高。临床上多数为非少尿型急性肾衰竭，早期出现尿酸增高和肾小管功能障碍，也可有一过性蛋白尿。碘造影剂的肾毒性仅次于氨基糖苷类抗生素，其易损因素为：①造影剂剂量过大或连续多次造影；②原有肾灌注不足或肾损害；③年老；④糖尿病或高血压、多发性骨髓瘤和高尿酸血症患者。

（4）中药：目前发现多种中药（如关木通、鱼胆等）过量或不适当应用也可能导致严重肾小管损伤或急性肾小管坏死。

（5）其他：含氟的麻醉剂（如甲氧氟烷），硼酸，西咪替丁，重金属金、锑等均可致急性肾小管坏死。

4. 致膜性肾小球肾炎药物　2%~19% 用金制剂的患者会出现蛋白尿。症状的发生通常在治疗开始后 6 个月内，但与每日剂量和累积剂量无关。金制剂的胃肠外给药比口服更易发生蛋白尿。通常在药物停止使用后 6~12 个月，肾功能趋于正常，蛋白尿消失。

5. 致微小病变性肾病药物　最常见的药物是 NSAID。尤其是在使用利尿剂的肾衰竭患者和老年患者中，在药物治疗的 2 周至 2 年后就会发生肾病综合征。通常在药物停止使用后几周，这种综合征才会消失。

6. 致狼疮性肾炎药物　药源性狼疮性肾炎是罕见的。最常见的引起狼疮性肾炎的药物有肼屈嗪、异烟肼、普鲁卡因胺、奎尼丁、普萘洛尔及丙硫氧嘧啶等。通常在药物停止后恢复。

7. 致肾后性肾衰竭药物

（1）抗肿瘤药：可能发生于化疗期间，肿瘤细胞的分解产生过多的尿酸在肾小管中沉积而阻塞肾小管。药物本身的沉积也可能引起阻塞。其危险因素包括联合用药、已存在肾功能不全、低容量血症和药物的用量过大。停药后症状一般可消失。

（2）阿昔洛韦：在高剂量静脉输入阿昔洛韦后，由于药物的溶解度低，其结晶可能在肾集合管沉积。

（3）磺胺类药物：由于结晶的形成也可引起比较少见的阻塞性肾病，其结晶阻塞泌尿道，引起血尿、肾绞痛和无尿。其肾毒性的危险性取决于磺胺类药物的溶解度、剂量，是否存在肾功能不全、脱水及尿 pH 较低等。

（4）致横纹肌溶解的药物：据证实，患横纹肌溶解者有 30% 发生急性肾衰竭。与横纹肌溶解有关的药物有两性霉素 B、巴比妥酸盐类药、苯二氮䓬类、西咪替丁、磺胺甲噁唑 / 甲氧苄啶、秋水仙碱、贝特类、HMG-CoA 还原酶抑制剂、锂制剂、单胺氧化酶抑制剂、阿片类、吩噻嗪类、维生素 A 类和茶碱等。

8. 致肾实质性急性肾衰竭药物

（1）甘露醇：目前仍是临床上最常用的脱水剂之一，其导致急性肾衰竭的机制尚不完全清楚，易感人群为高龄人群、脑血管病患者、原有肾脏病患者及合用抗生素者。

（2）其他药物：NSAID、ACEI、青霉胺、金或汞制剂、利福平、肼苯哒嗪、甲基或丙硫氧嘧啶、环孢素、丝裂霉素、氟尿嘧啶及口服避孕药等导致的急性肾衰竭均可出现类似于溶血尿毒症综合征的临床表现。

9. 致肾内梗阻性急性肾衰竭药物 常见的致病药物包括磺胺类药物、阿昔洛韦（静脉用药时）、甲氨蝶呤及其他抗肿瘤药。这些药物本身及其代谢产物的可溶性低，在尿液中易形成结晶；或大量应用时导致体内尿酸代谢增加，大量尿酸形成结晶引起肾小管阻塞。

案 例 4-5 解 析

他汀类药物能够引起广泛的肌病，从轻度的肌痛、无症状性 CK 升高到严重横纹肌溶解（rhabdomyolysis，RM）。单用他汀类药物致 RM 较为罕见，发生率约为 0.44%，可在他汀类药物治疗后的任何时间发病，主要诊断依据是出现肌无力、肌痛、跛行等临床表现，同时血清 CK ≥正常参考值 10 倍。急性肾衰竭是他汀类药物导致的 RM 最严重的并发症，主要由肌肉坏死内容物致肾血管收缩和肾小管腔堵塞引起，发生率为 4%~33%，死亡率高达 50%。

（二）药源性血尿

尿液中含有超过正常量的红细胞称为血尿。可分为肉眼血尿及镜下血尿，前者系指肉眼看到尿液呈血样，或洗肉水样，或带有凝血块；后者则是在显微镜下看到红细胞（离心后每高倍视野 ≥ 3 个）。由于药物对机体或肾脏产生直接或间接的损害，引起肉眼或镜下血尿，均称为药源性血尿。药物诱发的血尿在临床上经常出现。

1. 致病因素

（1）直接毒性作用：肾血流量大，通过肾脏的药物量也相应较多；肾毛细血管内皮细胞表面积大，使肾组织与药物接触的机会多，易形成抗原 - 抗体复合物沉积；肾小管的分泌和重吸收作用及逆流倍增系统，使药物或毒物在肾小管上皮细胞内或刷状缘部位的浓度高出血浆几倍至几十倍，可能达到局部细胞中毒浓度，从而引起肾小管细胞缺氧、通透性改变、酶活性抑制、干扰肾小管细胞的能量代谢，使肾小管乳头广泛坏死，从而引起血尿。常见致病药物有卡那霉素、新霉素、庆大霉素、汞制剂及金制剂等。

（2）免疫反应：药物可通过免疫复合物型或迟发型变态反应引起过敏性肾小球肾炎或间质性肾炎，致使 95% 以上的患者出现血尿，大约 1/3 为肉眼血尿。致病药物青霉素、磺胺类药物等。

（3）机械性：某些在体内溶解度低的药物沉积于肾小管，易形成肾结石导致血尿。某些细胞毒性药物在短时间内可引起大量癌细胞破坏，大量尿酸形成，促使尿酸盐结晶，刺激并损伤尿路，导致血尿，如磺胺类药物、环磷酰胺、氮芥、巯嘌呤等。

（4）某些药物引起膀胱炎导致血尿，常见药物如环磷酰胺等。

（5）缺血性损害：某些药物可引起肾血流量降低或肾内血流再分布。如注射两性霉素 B，80% 的患者可发生强烈的肾血管收缩，导致肾血流量及肾小球滤过率降低。大量 NSAID，除具有直接毒性作用损害肾脏外，还可以通过抑制前列腺素合成，引起肾乳头区及髓质区血管收缩而发生缺血性坏死导致血尿。

（6）药物引起血液病：药物使血液中血小板减少或功能障碍导致血尿。常见药源性血液病为药源性再生障碍性贫血、药源性血小板减少症、药源性白血病等。

药源性血尿的发病机制相当复杂，有时涉及上述两种或多种发病机制。

2. 常见致病药物和临床表现

（1）直接肾损害致血尿

1）氨基糖苷类：通常由于用量过大、疗程过长引起肾损害，导致血尿。本类药物98%~99%从尿中排出，使用10日以上易发生肾毒性。如剂量适当且疗程不超过10日，则直接肾毒性大为减少。氨基糖苷类药物致肾损害，除表现为血尿外，常伴有蛋白尿、管型尿、SCr升高及肾浓缩功能障碍等。

A. 卡那霉素：每日剂量不超过15mg/kg的短期治疗，肾毒性作用相对较低，如总剂量达到30g以上，肾损害发生率为50%或更高。临床表现主要是镜下血尿及管型尿，偶尔引起严重肉眼血尿。一般停药1周后可消退。

B. 庆大霉素：是导致血尿的常见药物之一。可出现镜下血尿，且是可逆的。偶尔常用剂量亦可引起严重肉眼血尿。例如，某例患者因急性胃肠炎，用24万U庆大霉素加入1500mL葡萄糖溶液中静脉滴注，液体约3h滴完，9h后出现肉眼血尿，停药3日后肉眼血尿消失。

2）头孢菌素类：头孢菌素类肾损害主要发生在近曲小管。临床表现为血尿、蛋白尿和管型尿。据报道，Ⅳ类头孢菌素、头孢唑啉均可引起小儿肉眼血尿。头孢菌素类与氨基糖苷类或呋塞米联用，可导致老年人、原有肾功能不全患者、有电解质紊乱或血容量不足患者肾毒性加重。

3）多黏菌素：大剂量应用多黏菌素可使肾小管上皮细胞呈颗粒变性，造成肾小管坏死。剂量达2.5mg/（kg·d）时，出现蛋白尿、管型尿、尿中有红细胞和白细胞；剂量达3mg/（kg·d）时，不仅引起尿液成分改变，而且引起肾功能减退。

（2）引起药源性肾结石致血尿

1）磺胺类药物：在正常肾脏内可浓缩50倍，其乙酰化物溶解度低，易产生结晶，阻塞肾小管、肾盂和输尿管。临床上常引起疼痛、肉眼或镜下血尿、蛋白尿、管型尿、尿少甚至尿闭，偶尔为无痛血尿。尤其是大剂量静脉注射时更常见，其特点为尿沉渣中含有大量磺胺结晶。磺胺类药物中，磺胺噻唑、磺胺嘧啶、磺胺甲基嘧啶及磺胺二甲基嘧啶的代谢产物乙酰化物的溶解度均很低，易产生尿内结晶。磺胺异噁唑溶解度很高，很少形成结晶。

2）其他：长期使用吗啡、哌替啶，大剂量应用四环素、胱氨酸、维生素C、咖啡等也可导致肾结石引起血尿。

（3）引起药源性间质性肾炎致血尿：许多药物通过免疫引起间质性肾炎或肾小球肾炎，血尿为其主要表现之一，大多数为镜下血尿，偶尔可引起肉眼血尿。

1）青霉素类：甲氧西林、青霉素、氨苄西林、羧苄西林等均可导致间质性肾炎和过敏性肾病。主要症状为发热和血尿。上述药物中以甲氧西林和氨苄西林引起的急性间质性肾炎最为多见，其发生与剂量大小无关，停药后好转，再用药可再发。可见于任何年龄，通常在用药后2~37日（平均2周）发病。临床表现为肉眼血尿、少尿、氮质血症，可伴有发热、嗜酸性粒细胞增多、皮疹等。尿常规检查可见轻度蛋白尿、脓尿、血尿和管型尿。例如，某患者3h内静脉滴注青霉素640万U，输完后半小时发生肉眼血尿，次日又用同等剂量，1h后又见血尿。

2）解热镇痛药：是引起血尿的常见药物之一，包括安乃近、氨基比林、复方阿司匹林及保泰松等。长期服用解热镇痛药的患者约半数发生急性肾乳头坏死，临床上可骤然出现血尿、肾绞痛和严重氮质血症，30%~35%的患者出现镜下血尿。研究表明，一组116例表现为肉眼血尿和镜下血尿的患者中，21%由NSAID所致，约33%患者服用了阿司匹林，33%患者服用了布洛芬，其余患者服用了萘普生和吲哚美辛。其发病时间距服药时间为3个月至2年半，平均为8个月。

3）利尿剂：渗透性利尿剂可引起近端小管上皮细胞损害。静脉滴注甘露醇或山梨醇后96h 内可出现肾皮质淤血、肾小管管腔变小、上皮细胞核偏移、细胞肿胀、空泡形成等病理改变，临床上可出现少尿、血尿或蛋白尿。

（4）引起药源性出血性膀胱炎致血尿：药源性出血性膀胱炎大多由环磷酰胺及同类药物异环磷酰胺所致，其发生率高达 46%，其他药物所致不到 5%。环磷酰胺静脉注射、口服均可引起出血性膀胱炎，这是由环磷酰胺的代谢产物丙烯醛对膀胱黏膜的直接毒性作用所致。通常一次大剂量静脉滴注给药，于 24~48h 可引起膀胱出血。小剂量口服亦可引起出血。血尿轻重不一，可为镜下血尿，亦可为肉眼血尿，甚至出血不止导致死亡。临床上将膀胱出血分为三度：Ⅰ度，膀胱痛、尿频、镜下血尿，不伴感染，膀胱黏膜充血、水肿、点状出血；Ⅱ度，肉眼血尿、继发感染、黏膜色泽变淡和小血管突起扩张，偶见静脉出血；Ⅲ度，大量出血、上皮广泛坏死伴弥漫性出血。

案 例 4-6

1. 患者，女，59 岁，因卵巢内胚窦瘤给予环磷酰胺 400mg/d 静脉滴注，第 2 个疗程结束后 4 日，患者出现全程鲜红血尿，有尿频、尿急、尿痛症状，下腹逐渐膨隆，排尿不畅。给予输血、抗炎、补液、利尿对症治疗后，患者痊愈出院。

2. 患者，女，75 岁，因系统性硬化症给予环磷酰胺 100mg/d 口服，1 年后减至 50mg/d，因全程无痛性肉眼血尿伴血块入院。膀胱镜：膀胱黏膜广泛出血灶，腔内有血凝块。给予保守治疗和介入治疗止血效果不佳，行全膀胱切除回肠代膀胱术，术后人工尿袋引流通畅，无肉眼血尿。

问题：试分析患者出现血尿的原因。

环磷酰胺引起的出血性膀胱炎有急性和慢性之分。急性膀胱炎可发生在环磷酰胺治疗的任何时候，慢性膀胱炎则在停药后数月至数年发生，与药物总剂量有关。膀胱同时接受放射治疗，也会增加慢性出血性膀胱炎的危险。

其他可引起出血性膀胱炎的药物有白消安、甲氧西林、氨苄西林、牛黄解毒片等。

3. 导致肾缺血致血尿　常见致病药物有两性霉素 B、环丙烷、乙醚、氟烷等。

4. 导致肾病综合征致血尿　常见致病药物有两性霉素 B、异烟肼、苯妥英钠、中药使君子口服等。

案 例 4-6 解 析

案例 1 为正常剂量下环磷酰胺所致出血性膀胱炎，案例 2 为长期大剂量口服环磷酰胺致出血性膀胱炎。

环磷酰胺所致膀胱损害，与其在体内的代谢物如丙烯醛等对膀胱上皮细胞的毒性有关，易导致出血性膀胱炎。其所致血尿从镜下血尿到肉眼血尿程度不一。

（三）药源性排尿困难及尿潴留

药物导致的尿路梗阻，尿液不能排出，引起梗阻近侧端的积水，严重的输尿管积水和肾积水，可因肾实质损害而导致肾衰竭。药源性排尿困难可表现为尿线变细、无力、排尿时间延长或尿终滴沥不尽等不同症状。排尿困难常发展为尿潴留。药源性尿潴留多急速发生，属急性尿潴留。药物引起的排尿困难和尿潴留主要是通过影响排尿中枢、排尿神经反射弧及膀胱逼尿肌和括约肌的功能所致。

1. 发病机制

（1）抑制排尿神经反射：正常情况下，当膀胱尿量充盈到一定程度（400~500mL）时，膀胱壁的牵张感受器受到刺激而兴奋，冲动沿盆神经传入，到达骶髓排尿反射初级中枢，同时冲动也到达脑干和大脑皮质的排尿反射高级中枢，并产生尿意。排尿中枢发出的冲动沿盆神经传出，引起膀胱逼尿肌收缩、内括约肌弛缓，尿液进入后尿道。此时尿液还可刺激尿道的感受器，冲动沿盆神经再次传入脊髓排尿中枢，并反射性地抑制会阴部神经的活动，使外括约肌开放，尿液排出。

如果药物影响排尿反射弧的正常传导和功能，则可引起排尿困难和尿潴留。如吗啡经硬膜外注射后，对脊髓局部有抑制作用，从而影响排尿反射弧，阻碍了神经冲动的传导，使尿道括约肌张力增高而导致尿潴留。

（2）影响神经调节：膀胱逼尿肌和内括约肌受交感神经、副交感神经的支配。副交感神经兴奋可激活 M 受体，使逼尿肌收缩，内括约肌弛缓，促进排尿。交感神经兴奋则使逼尿肌松弛，内括约肌收缩，抑制尿液排放。因此，凡是能使支配膀胱逼尿肌和内括约肌的交感神经兴奋或副交感神经抑制的药物均可能导致排尿困难，甚至尿潴留。例如，抗胆碱药（如阿托品）、抗精神病药、抗抑郁药（如氯丙嗪）及抗心律失常药（如西苯唑啉）等具有抗胆碱作用，抑制膀胱逼尿肌收缩和内括约肌松弛，从而抑制尿液的排放。

（3）抑制膀胱肌肉功能：正常排尿过程有赖于膀胱肌的正常收缩和松弛，膀胱肌肉障碍则导致排尿障碍。例如，钙通道阻滞剂（如硝苯地平）可抑制膀胱逼尿肌钙离子内流，引起肌肉兴奋 - 收缩解偶联，从而出现肌肉麻痹，引起尿潴留。乙醚能抑制膀胱平滑肌张力，因而乙醚麻醉后易发生尿潴留。

2. 常见致病药物和临床表现

（1）抗胆碱药：包括阿托品、东莨菪碱、山莨菪碱等。由于此类药物具有竞争性地对抗乙酰胆碱的作用，从而阻断 M 受体，使得膀胱逼尿肌松弛，尿道内括约肌收缩，而出现排尿困难，甚至尿潴留。此外，抗胆碱药常见的不良反应有口干、视物模糊、心动过速、便秘等。此类药物所致的排尿困难是暂时性的，停药后可逐渐恢复。

（2）抗精神病药及抗抑郁药：各种抗精神病药的抗胆碱作用不尽相同，如吩噻嗪类的氯丙嗪，三环类抗抑郁药如丙米嗪、阿米替林，以及抗震颤麻痹药如苯海索、东莨菪碱等作用最强，因而自主神经系统副作用亦较多。周围抗胆碱反应主要表现为口干、视物模糊、排尿困难及尿潴留等。其中尿潴留多见于吩噻嗪类、三环类抗抑郁药、单胺氧化酶抑制剂及抗胆碱药。

（3）镇痛剂：对一些慢性疼痛或癌症晚期患者，硬膜外腔注射镇痛药（如吗啡、哌替啶、芬太尼等）进行长期镇痛治疗，常发生排尿困难及尿潴留等不良反应。研究表明，对一组 359 例患者，将 2mg 吗啡用生理盐水稀释后硬膜外腔注射，发生尿潴留 48 例，发生率为 13.37%。其中男性 154 例，发生尿潴留 31 例（20.13%）；女性 205 例，发生尿潴留 17 例（8.29%），二者具有显著性差异，说明男性尿潴留发生率明显高于女性。在 48 例尿潴留患者中，36 例（75%）膀胱充盈，不能自行排尿，需要导尿处理。上述排尿障碍均在 24h 内缓解。此外，还包括恶心、呕吐、皮肤瘙痒、血压下降及呼吸抑制等不良反应。此类药物与阿托品等抗胆碱药合用，可加重便秘、麻痹性肠梗阻及尿潴留等。

（4）钙通道阻滞剂：硝苯地平钙通道阻滞剂临床主要用于治疗心绞痛和高血压。临床应用广泛，但不良反应也日趋增多，其不良反应发生率高达 17%~40%。主要包括眩晕、液体潴留、上消化道症状、头痛、面部潮红、灼热、无力和便秘等。尿潴留的发生率为 6%，表现为下腹发胀、排尿困难等症状，经导尿后症状缓解，再服用此药症状可重新出现。一般停药 1~3 日可恢复膀胱收缩功能。

（5）抗心律失常药：丙吡胺是一种抗心律失常药，据报道10%~40%的患者出现药物的抗胆碱作用所致的不良反应，包括口干（40%）、排尿不畅（10%~20%）、尿潴留（3%~9%）。此外，还有恶心、呕吐、嗳气、便秘、视物模糊等，发生率为3%~9%。其不良反应的发生与丙吡胺及其代谢产物 N- 去烃化合物有抗胆碱作用有关。

此外，利多卡因、胺碘酮等引起排尿困难、尿潴留也偶有报道。

（6）抗高血压药：咪噻吩、美加明等均为神经节阻滞剂，由于其抗胆碱作用，可出现口干、便秘、视物模糊、直立性低血压、尿潴留等不良反应。此外，可乐定也可引起尿潴留，其发生率<1%。

（7）其他：特罗他林是临床上治疗尿频、尿失禁的药物，其不良反应的发生率为14.1%，主要表现为口渴、便秘、排尿困难、尿潴留等症状。其发生机制是由于具有钙拮抗和抗胆碱作用，抑制了膀胱肌收缩所致。亦有报道呋喃西林（长期冲洗膀胱）、麻黄碱、甲硝唑、氯霉素、氨苄西林、复方甘草片、布洛芬及中药马钱子均可引起排尿困难和尿潴留。

◆ 知识拓展 ◆

何时预约肾病医生或专家？

一些症状和体征可能提示急性肾功能不全的并发症。如果出现以下任何症状：能量水平或力量的变化或正常活动能力严重下降；血压升高；在腿部、眼睛周围或身体其他部位出现水肿或肿胀；呼吸短促或正常呼吸模式改变；恶心或呕吐；排尿减少或排尿不足；头晕；容易瘀伤；瘙痒。同时预约医生对慢性疾病，如糖尿病、高血压和高胆固醇血症进行监测和治疗。

三、治　疗

1. 停用肾毒性药物，必要时以肾毒性较小的药物代替。镇痛剂肾病的预后与停药时机显著相关。抗肿瘤药丝裂霉素等所致的肾损害在停药后仍可继续进展。

2. 早期予小剂量、短疗程肾上腺皮质激素口服能明显缩短药物过敏所致急性肾衰竭疾病进程，可以促进肾功能恢复，可能降低药物过敏所致急性肾衰竭患者透析率及人均透析次数。对于慢性和轻症患者，可口服泼尼松龙 20~40mg/d，重症患者可先连用冲击疗法 3 日后改泼尼松龙口服。

3. 进行对症治疗。积极纠正水、电解质与酸碱失衡，控制氮质血症，防治感染、出血、高血压及心力衰竭。

4. 进行血液净化。

课后习题

一、名词解释

药源性肾病

二、单选题

1. 大剂量或者连续应用引起药源性肾病的药物顺铂可导致（　　　）
　　A. 直接肾毒性　　　B. 肾小管阻塞　　　C. 不可逆性肾小管坏死　　D. 肾间质纤维化

2. 应用可引起药源性肾病的含马兜铃酸的中药可导致（　　　）
　　A. 直接肾毒性　　　B. 肾小管阻塞　　　C. 不可逆性肾小管坏死　　D. 肾间质纤维化

3. 较易导致肾损伤的药品是（　　　）
　　A. 酮康唑　　　　　B. 氯化钾　　　　　C. 新霉素　　　　　　D. 红霉素

4. 可导致驾驶员排尿增多，视力改变的是（　　　）

    A. 东莨菪碱　　　　B. 氯苯那敏　　　　　C. 阿米洛利　　　　　　　D. 酮康唑

5. 下列药源性疾病中，其诱因主要是"病理因素"所致的是（　　　）

    A. 肾病患者清除减慢，服用呋喃妥因可引起周围神经炎

    B. 假性胆碱酯酶遗传性缺陷者应用琥珀胆碱产生呼吸暂停

    C. 月经期服用常规剂量的避孕药和地西泮，药理效应增强

    D. 老年人应用普萘洛尔可诱发头痛、眩晕、低血压等不良反应

三、多选题

1. 可导致药源性肾病的典型药物包括（　　　）

    A. 环孢素　　　　B. 磺胺类药物　　　　C. 氨基糖苷类药物

    D. 非甾体抗炎药　　E. 抗病毒药物阿昔洛韦

2. 下述属于药源性肾病治疗措施的是（　　　）

    A. 停用疑致病药物　　　　　　　　　B. 对症治疗

    C. 调整治疗方案　　　　　　　　　　D. 排除体内残留的致病药物

3. 肾脏易发生药源性肾损伤的敏感性因素包括（　　　）

    A. 肾血流量丰富　　　　　　　　　　B. 肾小管内排泄物浓度高

    C. 肾脏对能量的高要求　　　　　　　D. 与年龄有关的肾功能低下

4. 药源性肾病的预防原则包括（　　　）

    A. 严格掌握用药指征

    B. 选择疗效好、肾毒性小的药物

    C. 对具有潜在肾毒性的药物，掌握疗程、用法用量和特殊患者用药方案

    D. 对某些药物进行药物浓度监测，合理调整个体用药剂量

5. 药源性肾损伤的分类包括（　　　）

    A. 急性肾损伤　　　B. 肾小管 - 间质疾病　　　　　　　C. 梗阻性肾损伤

    D. 肾病综合征　　　E. 可致继发性溶血性尿毒综合征（HUS）

四、简答题

1. 药源性肾损伤的治疗原则是什么？

2. 药源性肾损伤的敏感性机制是什么？

3. 常见药源性肾损伤的分类有哪些？

本 章 小 结

    本章主要介绍了药源性肾病的概念、分类及预防原则；通过介绍药源性肾病的发病机制、常见致病药物和相关临床案例，增进理解药源性肾病的临床表现、危害及防治原则等内容。

    药物引起的肾损害主要表现为肾毒性反应及过敏反应，可造成肾脏结构和功能的可逆性或永久性损害。肾脏易发生药源性损害的原因主要是肾脏对药物毒性反应特别敏感，其敏感性原因如下。

    1. 肾脏血流量特别丰富，占心排血量的 20%~25%。按单位面积计算是各器官血流量最大的一个，因而大量的药物可进入肾脏。

    2. 肾内毛细血管的表面积大，易发生抗原 - 抗体复合物的沉积。

    3. 排泄物浓度高：作用于肾小管表面的排泄物浓度高，这是由于对血流浓缩系统的作用所致。此外近端小管对多种药物有分泌和重吸收作用，也增加了药物与肾小管上皮细胞的作用机会。

4. 肾小管的代谢率高：在其分泌和重吸收过程中药物常集中于肾小管表面或细胞内，易发生药物中毒。

5. 对药物敏感：肾脏耗氧量大，对缺血缺氧敏感，因此对影响血流的药物敏感。

6. 易感性：肾脏疾病增加了对药物损害的易感性，低白蛋白血症增加了游离型药物的浓度，肾功能不全又使药物的半衰期延长。肾脏疾病患者，以及特殊人群如婴幼儿、老龄人的肾脏储备功能较低。

（李丹）

第五章 药源性皮肤病

知识要求

1. 掌握：药源性皮肤病的概念、分类及诱发因素。

2. 熟悉：药源性皮肤病的诊断、治疗原则及产生机制。

3. 了解：药源性皮肤病的危害。

能力要求

1. 熟练掌握药源性皮肤病基本治疗原则。

2 学会应对临床实际工作中遇到的药源性皮肤病。

第一节 概 述

药源性皮肤病（drug-induced skin disease）是指药品不良反应的皮肤表现。20 世纪 70 年代药源性皮肤病的发生率上升至 20% 左右。对 184 例不良反应事件的回顾性分析发现，皮肤不良反应事件占不良反应的 58.15%（表 5-1）。药物变态反应是患者主要的临床表现，分为轻症反应和重症反应。其中轻症反应包括药疹、荨麻疹和血管水肿等。重症反应包括剥脱性皮炎、中毒性表皮坏死松解症、史 - 约综合征等，可能会致死。药疹（drug eruption）是药物变态反应中最常见的临床表现形式。据统计，20 世纪 60 年代住院患者中大概有 2.2% 的人出现药疹，占皮肤科门诊总数的 2% 和接诊人数的 5%。

表 5-1 药源性疾病累及器官或系统

累及器官或系统	不良反应 [例（%）]	主要临床表现
皮肤及其附件	107（58.15）	皮肤红肿（3）、瘙痒（11）、潮红（3）、皮疹（8）、丘疹（25）、静脉炎（66）
消化系统	39（21.20）	恶心（29）、呕吐（4）、胃不适（8）、腹泻（1）、腹痛（1）
心血管系统	20（10.87）	心慌（5）、心悸（4）、胸闷（11）
呼吸系统	9（4.89）	气短（9）
全身性	7（3.81）	发热（4）、寒战（3）
神经系统	1（0.54）	头晕（1）
其他	1（0.54）	口腔溃疡（1）

尽管每种药物都可能引起皮肤不良反应，但一些药物皮肤不良反应的发生率相对较高。非变态反应也包括轻症反应和重症反应，其中长期服用砷制剂导致的掌跖角化难以治愈，还可引发鳞状上皮癌。同时，患者的个体差异与药源性皮肤病的发生存在关联性。药源性皮肤病流行病学研究显示，与男性相比女性皮肤不良反应发生率相对较高，并且与年龄和用药种类多少成正比。患有 AIDS 或其他免疫抑制疾病的患者出现皮肤不良反应的概率相对较高。

药源性皮肤病的发生与患者年龄、给药途径、药品种类等多种因素有密切关系，临床用药时应重视特殊人群用药，如老年人、婴儿、妊娠妇女等，严格掌握用药指征，科学合理地选择用药途径。加强用药前评估，要深入分析患者个体差异，保证用药安全有效。对于易发生药源性皮肤病的特殊药物，如抗感染药物、抗肿瘤药、中药制剂，在临床实践中可以合理规范地进行预处理，通过加强医务工作者对药源性皮肤病的警惕性，减少和预防严重药源性皮肤病的发生，做到及时发现，及时处理，促进临床用药的合理性，对提高治疗效果、减少治疗时间、降低医疗成本等均有重要意义。

第二节　常见药源性皮肤病的临床表现

案例 5-1

患者，男，26 岁。因头痛 2 日就诊。查体：体温 36.3 ℃，心率 69 次 / 分，血压 71/109mmHg；心肺未见异常。辅助检查：白细胞计数 $9×10^9$/L。初步诊断为神经性头痛，给予口服复方阿司匹林 1 片。服药 10min 后，患者自觉眼睑奇痒、心搏加快前来复诊。查体：体温 36.6 ℃，心率 100 次 / 分，血压 79/105mmHg；颈部、胸背部见多发片状皮疹，伴瘙痒。考虑为复方阿司匹林致急性荨麻疹。立即给予静脉注射 10% 葡萄糖酸钙，以及口服地塞米松、氯苯那敏、维生素 C 等，20min 后皮疹逐渐消退。

问题： 1. 病例中药品不良反应的类型是什么？

　　　2. 复方阿司匹林使用的注意事项是什么？

一、荨麻疹和血管神经性水肿

荨麻疹和血管神经性水肿多为免疫球蛋白 E（IgE）介导的速发型（Ⅰ型）变态反应，较为常见。药物引发的荨麻疹和血管神经性水肿的临床表现与其他原因引发者无明显差别，极容易被忽略。急性荨麻疹一般在用药后数分钟至数小时内发生，也可于几日内发生，呈瘙痒性红斑或车轮状斑，中心呈白色，周围红色。血管神经性水肿发生率低于荨麻疹，可单独发生，也可与荨麻疹同时出现，是由于血管扩张和体液外渗所致的真皮、结缔组织或黏膜的水肿，多发于舌、唇、眼和生殖器，可单侧也可对称性发生，若发生于上呼吸道可致严重的急性呼吸窘迫，甚至引起气道阻塞而死亡。血管神经性水肿多发生于首次用药后数小时至 1 周后，但也可在治疗几年后延迟发生。

药源性荨麻疹的另一发生机制是免疫复合物介导的Ⅲ型变态反应，表现为荨麻疹、关节痛、发热及浅表淋巴结肿大，也可仅表现为荨麻疹。虽然由Ⅲ型变态反应引起的荨麻疹发生过敏性休克的可能性较小，但在未能确定非Ⅰ型变态反应之前，切不可放松警惕。药物引起的荨麻疹也可与变态反应无关，而是由某些药物的直接药理作用使肥大细胞和嗜碱性粒细胞释放组胺所致，故称为假性变态反应（pseudoallergic reaction）。

药源性荨麻疹的临床表现与诊断药物所致的荨麻疹多为急性荨麻疹，少数为慢性荨麻疹。荨麻疹本身的诊断并不困难，只是由于混杂因素较多，且食物、药物、感染、气候、精神因素、遗传因素、物理因素、内脏和全身性疾病等都可以引起荨麻疹，因此药源性荨麻疹的诊断比较困难，需要临床医生仔细甄别。根据起病急，皮损突然发生，剧烈瘙痒，灼热感，为局限性红色大小不等的风团，边界清楚，形态不一（圆形、类圆形或不规则形），开始独立散在逐渐随搔抓而增多增大，互相融合成不规整形、地图形或环状，有时由于微血管内血清渗出急剧、压迫血管可使风团呈现苍白色，周围有红晕，皮肤凹凸不平，呈橘皮样，荨麻疹消退也快并且消退后不留痕迹等特征，以及与所用药物有时间上的先后顺序、停药后荨麻疹迅速消退、再次用药荨麻疹再现等情况，可做出药源性荨麻疹的临床诊断。

引发荨麻疹的常见用药包括青霉素、链霉素、四环素类、氯霉素、磺胺类、呋喃唑酮、巴比妥类、阿片类、水杨酸盐类、酚酞、促肾上腺皮质激素、胰岛素、酶类、碘化物、血清制剂、疫苗等。

案例 5-1 解析

> 复方阿司匹林是由阿司匹林、非那西丁、咖啡因组成的复方制剂，临床主要用于发热、头痛、神经痛、牙痛、关节痛等，是不少家庭的常备药物。其常见不良反应为恶心、呕吐、上腹部不适等胃肠道反应，临床上致荨麻疹少见。本例患者服用复方阿司匹林后，颈部、胸背部出现片状皮疹，伴瘙痒，应为复方阿司匹林致急性荨麻疹。提示应用复方阿司匹林时须注意以下几点：一是详细询问患者有无相关药物过敏史，过敏体质者慎用；二是嘱咐患者如果出现皮疹、呼吸困难等症状，及时就诊；三是一旦发生不良反应，立即停药，并采取相应救治措施。

二、固定性药疹

案例 5-2

> 患者，女，16岁。主诉口唇、左上肢、腹部、右下肢暗红斑伴瘙痒3日。患者4日前因感冒自行服用柴胡滴丸，每日3次，每次1袋。服药1日后口唇、左上肢、腹部、右下肢出现暗红斑，皮损中央呈暗紫色，伴轻度瘙痒，未予治疗。追问病史，患者近半年来曾有两次因感冒口服柴胡滴丸后均出现类似皮损，未治疗，能自行消退，部分皮损遗留灰黑色色素沉着斑。10日前患者母亲因感冒口服柴胡滴丸后躯干也出现类似皮损。
> 体格检查：生命体征平稳，浅表淋巴结未触及肿大。皮肤科检查：口唇轻度肿胀，周边可见暗红斑。左上肢、腹部、右下肢可见数个直径3~4cm暗红斑，皮损中央呈暗紫色。
> **问题：** 固定性药疹的主要临床表现有哪些？主要诱发药物有哪些？

固定性药疹为每次发病常在同一部位的药品不良反应，常由解热镇痛类、磺胺类、巴比妥类和四环素类等药物引起。皮损尤以口腔和生殖器皮肤 - 黏膜交界处好发，约占80%。而皮损只分布在单侧肢体。其主要临床表现包括局部先有灼热感，继之局部发生水肿性红斑，状圆或椭圆，直径多为2~5cm，境界清楚。红斑颜色迅速变为暗红或紫红色。重者水肿明显，中心出现大疱。个别病例其皮损可为风团样、疱疹样、湿疹样或出血性。水疱破溃后形成红色糜烂面。皮损多于停用致病药物后2~3周消退，遗留色素沉着斑。痊愈后，如再服原致病药物，即使用量极小，也常于数小时甚至数分钟之内导致再发。

再发时，原有发病部位皮损再现，且较上次为重，有时有新损害发生。再发时原发疹部位皮疹再现，为本型反应的特点，故称之为固定性药疹。复发后，局部色素斑颜色反复加深，可呈特殊的黑灰色或黑紫色外观，数月不退。皮损可发于各处皮肤及黏膜，但以会阴部最为常见，尤以龟头、包皮处为甚，以下依次为口唇、四肢、躯干、颜面、肛门、口腔、颈部等处，头皮发疹甚少见。发于口唇、口腔及外生殖器部者，极易破溃、糜烂，伴明显疼痛，影响进食及走路。引发固定性药疹的常见药物有青霉素类、四环素类、磺胺类、奎宁、吡咯酮类及其他解热镇痛剂、苯妥英钠、巴比妥类、酚噻嗪类、酚酞。

固定性药疹是临床较为常见的药疹，多由解热镇痛药、巴比妥、磺胺类药物引起，形态多为圆形或类圆形红斑，中央呈紫红色或鲜红色，皮损好发于皮肤黏膜交界处。临床应该仔细询问病史，不能忽略中药引起的过敏反应，临床医师应重视中药的用药指导，了解其可能出现的不良反应，避免出现漏诊误诊。

三、麻疹样或猩红热样药疹

患者，女，因牙痛自行口服吉他霉素1日共6片，未用过其他任何药物。服药当晚即感觉全身皮肤瘙痒，且发现躯干部散在红斑，第2日皮疹增多，范围扩大。躯干、四肢密集针尖大小红斑及斑丘疹，以躯干部为主。血常规检查：白细胞$8×10^9$/L，中性粒细胞0.77，淋巴细胞0.23，嗜酸性粒细胞计数$5×10^9$/L。

问题： 麻疹样或猩红热样药疹主要的临床表现有哪些？

引起药物性狼疮综合征的主要是通过乙酰化代谢的药物，如肼苯哒嗪、普鲁卡因胺；其他如氯丙嗪、米诺环素、卡马西平、奎尼丁、甲基多巴、青霉胺、丙硫氧嘧啶和结合雌激素。引起亚急性皮肤红斑狼疮（SCLE）最常见的药物为钙通道阻滞剂、噻嗪类利尿剂、NSAID、灰黄霉素和干扰素（IFN）等。目前尚无药物引起盘状红斑狼疮（DLE）的相关报道。组织病理上表现为空泡改变的界面皮炎。真、表皮交界处散在角化不良细胞：真皮浅层和深层血管周围及附属器官周围淋巴细胞浸润。真皮乳头毛细血管扩张，散在噬黑素细胞，胶原间隙可见黏液沉积。

猩红热样药疹初起为小片红斑，从面、颈、上肢、躯干向下发展，于2~3日可遍布全身，并相互融合。达到高潮时，全身遍布红斑，面部、四肢肿胀，酷似猩红热的皮疹，尤以皱褶部位及四肢屈侧更为明显。本型药疹患者的皮疹虽鲜明，但全身症状较麻疹及猩红热轻微，无麻疹或猩红热的其他症状。白细胞数可升高，少数患者肝功能可有一过性异常。停药后1~2周病情好转，体温逐渐下降，皮疹颜色变淡，继以糠状或大片脱屑。病程一般较短，但若未及时发现病因及停药，则可向重症药疹发展。

四、多形红斑型药疹

患者，女，63岁，因确诊"幽门螺杆菌感染"首次服用阿莫西林胶囊（1mg/d）、克拉霉素分散片、复方铝酸铋颗粒、兰索拉唑胶囊，门诊阿莫西林皮试阴性。服药3日后全身多处皮肤潮红，瘙痒显著，并伴有高热。自述高血压病史20年，既往无药物、食物过敏史。入院查体：T 39.0℃，P 105次/分，BP 125/70mmHg。专科检查：全身多处皮肤潮红、肿胀、面部、眼睑较为明显，其中躯干及上肢可见大量对称分布的红斑、小丘疹，少量水疱破裂，皮损生成，范围约占全身70%面积。皮温高，触痛明显，视物模糊，吞咽困难。患者精神不佳。实验室检查：外周白细胞$15.0×10^9$/L，中性粒细胞0.92，C-反应蛋白166.28mg/L，GGT 218U/L。

诊断为"重症多形红斑型药疹"。

问题：如何预防阿莫西林等药物不良反应的发生？

重症多形红斑型药疹由药物过敏反应所致，疾病的临床表现多样，患者出现不同程度的皮肤红斑、表皮脱落及黏膜糜烂等症状。可出现多种形态的皮疹，包括丘疹、红斑、风团、水疱等，常为蚕豆大小、类圆形水肿性丘疹或红斑，合并有水疱或大疱，疱壁破溃后形成渗出性创面或糜烂。多伴全身症状明显，如腹痛、白细胞升高、发热、关节痛、肾功能下降等。严重者可累及全身，口腔部发生大片红斑、瘀斑、水疱、大疱，继之出现糜烂坏死，导致严重毒血症状，为重症药疹之一。

重症药疹的治疗首先应立即停用相关的可疑药物，并迅速开始对症支持治疗和药物治疗。重症药疹表皮细胞坏死的病理表现主要是角质形成细胞的凋亡。早期诊断可避免延误病情，很多文献中报道在重症药疹早期，大剂量使用糖皮质激素可以控制病情，促进皮损愈合，缩短病程及降低病死率。糖皮质激素作用于免疫系统，可抑制 T 细胞活化，减少肿瘤坏死因子α、干扰素 γ 等炎症介质的释放而抑制 Fas 介导的角质细胞凋亡。早期、足量、足疗程给予甲泼尼龙可使重症药疹得到明显的控制。人免疫球蛋白是经人血浆分离纯化得到的，以 IgG 组分为主，有少量白蛋白、IgM、IgA，可有效调节机体免疫功能、降低免疫紊乱，缓解病情。静脉注射人免疫球蛋白能抑制表皮细胞凋亡和降低凋亡相关因子配体（FasL）、凋亡相关因子（Fas）表达，增加抑制性 T 细胞，使自身合成的 IgM、IgG 减少，进一步抑制病情发展。患者在被诊断为重症多形红斑型药疹后，应静脉用大剂量激素及人免疫球蛋白，外用夫西地酸乳膏和炉甘石洗剂进行治疗，并积极补液，预防感染，监控肝肾功能。随后根据病情停用人免疫球蛋白，逐渐减少激素用量，患者病情得到逐步改善，生命体征慢慢恢复，最后皮疹消失。

重症多形红斑型药疹最早报道于 1922 年，是多形红斑中最严重的一种，每年发病率为（1.5~6）/100 万，疾病病程长，伴发败血症、脑水肿及肝肾功能损伤，且能导致患者死亡，且黏膜损害消退后，易遗留瘢痕，其中以眼损害为主，发生率高达 90%，患者出现角膜炎、倒睫及视力水平下降等状况，对其身心健康造成的影响大，使得患者负面情绪加重，生活质量深受影响。

需给予常规护理，预防感染及黏膜皮损的护理，采取对症治疗措施，并对患者进行生活指导及药物指导，叮嘱患者穿着宽松、舒适的衣服，以亚麻或棉质材料为主，注意个人卫生，定时换药及清洗患处，禁止用手抓挠；提醒患者洗澡时尽量使用温水，禁止使用肥皂水，防止刺激皮肤；做好饮食护理，合理安排饮食。

引起多形红斑型药疹的常见药物有巴比妥类、吡唑酮类、青霉素类、头孢菌素类、苯妥英钠、卡马西平、磺胺类、吩噻嗪类、水杨酸盐类、溴剂。

案例 5-4 解析

阿莫西林在抗幽门螺杆菌感染治疗中的应用比较普遍，对于使用阿莫西林的患者，药师在发药时应明确患者是否已做皮试，且皮试结果阴性，是否有过敏史。患者服药后，一旦出现皮肤潮红、瘙痒等其他不适，应立即就医，以免造成更严重的后果。重症药疹发病时病情危重，死亡率较高，临床表现多样，早期诊断、早期治疗对于降低其发病率和病死率是至关重要的。对于药疹的预防，临床医生一定要做到合理用药，除了关注患者本身的过敏史，也要关注其家族的过敏史，减少可疑药物的使用。若患者过敏，应告知患者过敏的药物成分，标注在病历中醒目位置，并告知患者在就医时应主动向医生说明药物过敏史，以便于医生避开致过敏的药物，选择最佳治疗方案。

五、大疱性表皮松解坏死型药疹

案 例 5-5

一例 71 岁急性脑干梗死男性患者因出现肺部感染，给予注射用头孢曲松钠 3g 加入 0.9% 氯化钠注射液 100mL 中静脉滴注，滴注结束后约 3h 患者出现手足红肿，伴全身多处皮肤泛红。滴注 6h 后患者手部、大腿根部及会阴部出现多发性大疱样水疱。

问题：头孢曲松致大疱性表皮松解坏死型药疹的基本诊疗原则有哪些？

大疱性表皮松解坏死型药疹是药疹中最严重的类型，致敏药物包括青霉素类、头孢菌素类、解热镇痛药等，此病起势急骤，皮疹可发展成皮损且迅速波及全身，如果没有及时救治，则可引发感染、毒血症、肾衰竭等并发症，最后导致患者死亡，病死率可达 10%~30%。此病起病急，用药不久即可迅速出现发热，常达 40℃ 以上。

皮疹开始为红斑，继而迅速扩张，颜色变为铁锈色或红褐色。1~2 日出现松弛状大疱，疱壁薄，形态不规则，破溃后造成大片红色糜烂性创面，黏膜部位也可形成表皮剥脱和大片糜烂。一般全身中毒症状较明显，多伴有内脏损害。可发生肾功能下降、血尿、黄疸、肺炎等。除全身中毒症状外皮损主要表现为泛发型、松弛型水疱，Nikolsky 征阳性，并伴有多处黏膜的水疱、糜烂或溃疡，严重的眼角膜损害可导致角膜穿孔、失明。

因其大面积的皮肤和黏膜破溃导致表皮屏障作用降低，患者感染致死率增加，故创面的无菌护理显得尤为重要。临床实际工作中，患者常常使用多种药物，医师较难判断导致重症药疹的相关药物。引起此病常见药物有复方磺胺甲噁唑、别嘌醇、苯巴比妥、卡马西平、苯妥英钠、青霉素类、四环素类、NSAID、喹诺酮类。

案 例 5-5 解 析

使用头孢曲松后如果发生过敏反应，应立即停药并应用地塞米松、肾上腺素、异丙嗪、血管活性药等急救，同时辅以吸氧等措施。钙离子能降低血管通透性，增加毛细血管致密性，减少血浆渗出，从而缓解药物过敏所引发的症状。临床应用头孢曲松钠时除了用药前需仔细询问患者药物过敏史外，用药后应加强监护警惕中毒性表皮坏死松解症（toxic epidermal necrolysis，TEN）等严重不良事件的发生。

六、剥脱性皮炎或红皮病型药疹

案 例 5-6

患者，男，41 岁，肾功能异常 10 年，皮疹伴尿量减少 1 周。患者自述 10 月 25~26 日因感冒发热口服复方感冒灵，27 日出现皮疹，面部肿胀、全身红疹、疹退脱皮，伴发热，体温最高 39.8℃，尿量从出疹前 800~1000mL 减少至 100~200mL，伴双下肢乏力。于 11 月 4 日入院后给予百令胶囊 1g/ 次、3 次 / 日保肾改善微循环，还原型谷胱甘肽 1.8g/ 次、1 次 / 日保肝治疗，并给予泼尼松 30mg 晨起顿服、布地奈德 2 次 / 日涂抹患处治疗皮疹，出院当日即 11 月 12 日停止保肝、保肾治疗，停用泼尼松，改口服甲泼尼龙 16mg/d，继续布地奈德乳膏涂抹患部，患者出院时尿量恢复平时水平，全身皮疹已退，可见双小腿脱皮，肝功能检查基本恢复正常。

问题：剥脱性皮炎常见的不良反应有哪些？

剥脱性皮炎属于重症药疹，亦称红皮病。早期可能是猩红热样或麻疹样药疹，若未能及时治疗或治疗不当，病情进一步加重恶化或皮疹出现融合出现剥脱性皮炎型药疹。临床表现为全身性潮红伴肿胀，皮肤有渗液、糜烂、结痂，渗液有臭味，黏膜也可水肿、充血、糜烂等，继而出现大片叶状鳞屑，似表皮脱落，部分患者可出现肾、肝、脑等损害而发生蛋白尿、肝大、黄疸、昏迷等。此药疹若未能及时治疗，患者常因继发感染或全身衰竭死亡。引起此病常见的药物有青霉素类，别嘌醇，长效磺胺类，巴比妥类，对氨基水杨酸钠，苯妥英钠，利福平，氨苯砜，含汞、砷的中药制剂，异烟肼，卡马西平等。

案例 5-6 解析

剥脱性皮炎常见的不良反应有发热、胃肠道反应、肝功能损伤、肾脏损害、皮肤黏膜损害等，其中以发热和皮疹最为常见，利福平致重症药疹较为少见。重症药疹伴有明显全身中毒症状及内脏损害，皮疹多见于胸背部、腹部、四肢，高热、肝功能损伤、白细胞下降常伴随皮疹发生。

七、湿疹型药疹

案例 5-7

一例 69 岁男性患者在冠状动脉造影术后遵医嘱口服阿司匹林肠溶片（100mg、1 次 / 日）、替格瑞洛片（45mg、2 次 / 日）、苯磺酸氨氯地平片（5mg、1 次 / 日）、氯沙坦钾片（50mg、1 次 / 日）、美托洛尔缓释片（47.5mg、1 次 / 日）和阿托伐他汀钙片（10mg、1 次 / 日），28 日后因经济原因自行停用替格瑞洛，改服氯吡格雷（75mg、1 次 / 日）。次日患者腹部和四肢出现对称性红斑及针尖大小丘疹，逐渐泛发全身，并出现绿豆大小水疱及丘疱疹，部分融合成片，伴少量渗出及剧烈瘙痒，2 周后四肢远端皮肤增厚，表面粗糙脱屑。既往曾有 2 次类似症状发作，第 1 次发生在 6 年前，经皮冠状动脉介入（PCI）术后服用阿司匹林肠溶片和氯吡格雷片 4~5 日后出现皮疹，10 个月后自行停用氯吡格雷片，半个月后皮肤症状完全消退；第 2 次发生在 14 个月前，PCI 术后口服氯吡格雷片，2 日后出现皮疹，给予抗过敏治疗后皮疹有所减轻，9 个月后自行停药，半个月后皮肤症状完全消退。考虑为氯吡格雷所致湿疹样药疹。停用氯吡格雷，同时予抗组胺、糖皮质激素及止痒等对症治疗。停药 2 周后躯干部丘疹变平、干燥，腹部破溃皮损部分愈合，四肢鳞屑减少，无瘙痒，全身无新发皮损。

问题：氯吡格雷导致的皮疹的主要表型形式包括哪些？

皮损表现为大小不等的红斑、丘疹、丘疱疹及水疱。发病部位以暴露部位多见，皮损常融合成片，泛发全身，可继发糜烂、渗出、脱屑等。全身症状常较轻。病程持续 1 个月以上。引发湿疹型药疹的常见药物为青霉素、磺胺类、新霉素、普鲁卡因、卡那霉素、甲苯磺丁脲、链霉素、氯磺丙脲。

案例 5-7 解 析

氯吡格雷引起的皮疹有多种表现，轻者仅表现为斑丘疹、重者可发生急性泛发性脓疱病、大疱性表皮松解坏死型药疹、史 - 约综合征、光敏性皮炎，也有加重或诱发银屑病的报道。但氯吡格雷导致湿疹型药疹的报道较为少见。

八、紫癜性药疹

　　患者，女，72 岁，服用索米痛片后双下肢瘀点、瘀斑伴瘙痒 7 日。皮肤科情况：双下肢见散在大小不等瘀点、瘀斑，呈紫红色，部分瘀斑上可见血疱，无破溃及渗出，压之不褪色，无压痛，未见关节肿胀。皮损组织病理：表皮细胞内水肿，部分角质细胞坏死形成表皮内疱，局灶性基底细胞液化变性，真皮浅层水肿，大量血管外红细胞，真皮血管周围见淋巴细胞及多量嗜酸性粒细胞浸润。结合临床与病理诊断为紫癜性药疹。

问题： 简述紫癜性药疹的治疗方案。

　　紫癜性药疹的特点主要包括：①发疹前有用药史，其中以抗生素类最多。②潜伏期平均 7 日。③皮疹从下肢开始，如有大疱和血疱，则在 4~5 日发生，可伴有疼痛。④实验室检查：白细胞可升高，血小板可减少，血浆凝血酶原时间和血浆凝血酶时间可缩短。⑤组织病理检查：真皮浅层血管周围有炎性细胞浸润，真皮乳头水肿，真皮乳头血管外有红细胞外漏，有数量不等的噬含铁血黄素细胞。大疱性紫癜性药疹其炎症细胞（主要是中性粒细胞）可浸润到真皮深层及皮下脂肪组织，可有核尘，产生表皮下疱或表皮内疱，表皮内均未见坏死的角质形成细胞，血管未见纤维蛋白样坏死。⑥病程 2~3 周，类固醇皮质激素治疗有效，预后良好。

　　紫癜性药疹按发病机制可分为血小板减少性及血管炎性，血小板减少性为由药物的直接毒性或变态反应引起的血小板减少所致的非炎症性紫癜；血管炎性为药物的毒性或变态反应引起的小血管的广泛炎症和坏死所致。

　　紫癜性药疹除需与血小板减少性紫癜、血小板增多性紫癜、血友病等鉴别外，尤其需与变应性血管炎及过敏性紫癜相鉴别。对于轻症药疹，皮疹少、无自觉症状者，仅予停药观察，不必用药；皮疹较多、瘙痒明显者，可采用下列方案治疗：①抗组胺药，选用 H_1 受体拮抗剂 1 种口服；②非特异性脱敏药物，10% 葡萄糖酸钙注射液或 10% 硫代硫酸钠注射液联用维生素 C 注射液静脉滴注；③糖皮质激素，可缓解瘙痒、阻止皮疹发展和促进皮疹消退，参考量：泼尼松 0.5mg/（kg·d）。

九、光敏性药疹

　　患者，女，26 岁。因四肢红斑伴瘙痒 1 周入院。2 周前因"头皮屑过多"在当地医院诊断为"头癣"，给予口服灰黄霉素片 0.25g，每日 2 次，服药 1 周后双侧手背、前臂、小腿、足背及腰背部出现水肿性红斑，伴瘙痒，2 日前穿连衣裙外出日晒后红斑肿胀加重，瘙痒明显。发病以来无发热、腹痛、腹泻等，既往体健，未进食可疑光敏性食物，无特殊化学剂接触史。系统检查无明显异常。皮肤科情况：双侧手背、前臂、小腿、足背可见水肿性暗紫色红斑，界清，其上可散在丘疹及斑丘疹，覆有少量鳞屑。腰背部可见一大片暗红斑，界清。压之部分褪色，但无触压痛。实验室检查：血常规、尿常规、肝功能、肾功能、抗核抗体、C-反应蛋白、类风湿因子未见异常。胸片及心电图未见异常。诊断：灰黄霉素所致光敏性药疹。治疗：停用灰黄霉素，避免日晒，禁食光敏性食物，给予甲泼龙 30mg 静脉滴注，每日 1 次；盐酸左西替利嗪片 5mg 口服，每晚 1 次；丁酸氢化可尼的松软膏外用, 每日 2 次。3 日后皮疹逐渐好转, 甲泼尼龙逐渐减量至停用, 2 周后皮疹基本消退, 遗留轻度色素沉着。

问题: 本案例中的不良反应属于光变应性反应还是光毒性反应?

光敏性药疹是药疹中的一型, 是指由于人体吸收特定的药物后再接受日光照射后出现异常的生物学效应而引起的皮肤疾病。文献中有多种不同的名称, 包括药物诱导的光敏反应、光敏性药物反应、光敏反应, 临床上分别类似于接触性皮炎和日晒伤。药物诱导的光敏性疾病构成了一组重要的药疹, 约占药疹的 8%。光敏性药疹临床较为常见, 但常被漏诊。

一般情况下, 光变应性反应和光毒性反应可以进行区分, 详情见表 5-2。光变应性反应临床表现为典型的瘙痒性湿疹, 类似于接触性皮炎。而光毒性反应呈日晒伤表现, 也可表现为苔藓化、甲剥离、多形红斑、色素沉着和毛细血管扩张, 甚至是假性卟啉病和糙皮病样改变。

表 5-2   光变应性反应及光毒性反应的特征

项目	光变应性反应	光毒性反应
发病率	低	高
剂量依赖性	否	是
需预先致敏	需要	不需要
所需药物浓度	低	高
发作时间	数小时至数日	数分钟至数小时
临床表现	接触性皮炎	严重日晒伤
组织病理	表皮海绵水肿, 真皮炎症	表皮坏死
色素改变	常见	不常见

光试验和光斑贴试验可用于区分光变应性反应和光毒性反应。如果仅在照射区域中发生反应, 则可以做出药物诱导的光变应性反应的诊断; 如果怀疑有光毒性反应, 则用逐渐增量的 UVB 和 UVA 照射非暴露的皮肤以确定最小红斑量 (minimal erythema dose, MED)。低于预期 MED 的红斑反应与药物诱导的光毒性反应一致。2 周后重新测试 MED 应恢复正常。但有时这两种模式之间的区别, 仍可能很难判断。

可能诱发光变应性反应的局部外用药主要包括 NSAID, 如昔康类药物安吡昔康、屈昔康、美洛昔康、吡罗昔康、替诺昔康等, 丙酸衍生物二苯基甲酮、右酮洛芬、酮洛芬、吡酮洛芬、舒洛芬、噻洛芬酸, 以及防晒剂如对氨基苯甲酸 (PABA)、二苯甲酮、肉桂酸酯、水杨酸酯、奥克立林; 其他如阿昔洛韦、辛可卡因、卤代水杨酰苯胺、氢化可的松等也可诱发光变应性反应。

可能引起光变应性反应的口服药物包括 NSAID (如吡罗昔康、塞来昔布等)、含硫药物 (如氢氯噻嗪、乙酰磺胺、磺胺嘧啶、磺胺噻啶、磺胺类、磺脲类等)、抗疟药 (如氯喹、羟氯喹、奎尼丁和奎宁等)、抗菌药物 (氯霉素、依诺沙星、洛美沙星等)、吩噻嗪类 (如氯丙嗪、二氧丙嗪、奋乃静、甲硫哒嗪等) 和其他一些药物 (如金刚烷胺、氨苯砜、苯海拉明、氟他胺、毛果芸香碱、吡哆醇和雷尼替丁等)。引起光毒性反应的局部用药包括苯佐卡因、过氧化苯甲酰、煤焦油、红霉素、卤代水杨酰苯胺类、氢化可的松、酮洛芬、卟啉类化合物、补骨脂素和维 A 酸等。

能引起光毒性反应的口服药物包括抗菌药物如四环素类 (四环素、地美环素、二甲基氯四环素、多西环素、赖甲环素和米诺环素), 喹诺酮类 (环丙沙星、依诺沙星、氟罗沙星、左氧氟沙星、洛美沙星、萘啶酸培氟沙星、司帕沙星、加替沙星、莫西沙星和灰黄霉素），伏立康唑，含硫药物（如布美他尼、呋塞米、氢氯噻嗪、磺胺类药和磺脲类药物等），NSAID（二苯甲酮、卡洛芬、酮洛芬、萘丁美酮、萘普生、舒洛芬和噻洛芬酸）和抗疟药（如氯喹、羟氯喹、奎尼丁和奎宁）。

其他一些药物（如胺碘酮、阿托伐他汀、钙通道阻滞剂、氯丙嗪、卟啉类化合物、补骨脂素、维 A 酸类和吡非尼酮等）也可诱导光毒性反应。最近的资料显示，有较强证据支持的具有光毒性反应的药物是维罗非尼、NSAID 和抗生素（尤其是氟喹诺酮类和四环素类药物）。其中报道最多的有维罗非尼、伏立康唑、多西环素、氢氯噻嗪、胺碘酮和氯丙嗪。其他报道的具有光毒性反应的药物证据级别或质量均较低。

停用光敏药物是最有效的方法。同时应避免交叉过敏和日光暴露。使用阻挡 UVA 和 UVB 的防晒霜，可能有助于降低光敏反应发生的风险。冷敷、使用舒缓乳液、外用皮质类固醇对于轻中度光敏性药疹有效。比较严重者可考虑抗组胺药物和抗炎药物，必要时可口服糖皮质激素。

案例 5-9 解析

光敏性药物能引起光毒性反应、光变应性反应、苔藓样反应、分布于光照部位的毛细血管扩张及假性卟啉病，其中最常见的是光变应性反应和光毒性反应。需要注意的是灰黄霉素既可出现光毒性反应亦可以出现光变应性反应。本例因服用灰黄霉素后日晒后引起，皮损以曝光部位的红斑、水肿、晒斑样光毒性反应为主。光毒性反应与药物剂量和紫外线照射剂量均有关。如果达到足够的反应阈值，任何人都可以发生这种反应，不需要有既往接触史，也不需要免疫系统参与，但反应强度存在个体差异。反应可发生于接触后数小时到数日，可并发色素沉着，持续数月。

十、痤疮样药疹

案例 5-10

患者，男，59 岁。因胆管肿瘤术后 2 个月，面部、颈部红色丘疹 10 日，于 2006 年 4 月来医院就诊。患者 2 个月前因"胆总管下段占位"行手术治疗，随后应用吉西他滨、表柔比星、伊立替康等化疗。发疹前 10 日开始应用吉西他滨、贝伐珠单抗、埃罗替尼 150mg/d 联合化疗方案。服用埃罗替尼 3 日后上胸部、颈部及面部出现丘疹，逐渐增多，第 10 日时头面部皮损明显加重，有刺痛，鼻翼两侧有暗红色液体渗出，遂停用化疗药而就诊。

皮肤科检查：面部密集红色粟粒大丘疹、脓疱，部分融合，鼻翼两侧有渗出、血痂；上胸部及颈部见类似痤疮样疹，部分皮损有脓疱，未见粉刺，无明显渗出。暂停埃罗替尼等化疗药，局部对症处理，渗出部位用 0.1% 新霉素溶液湿敷，3 日后渗出减轻，保持局部干燥。1 周后皮损基本消退，伴有脱屑，给予适量润肤剂外用。为进一步针对原发病进行治疗，患者再次应用吉西他滨及贝伐珠单抗化疗，无不适。

问题： 分析此例中痤疮样药疹可能由什么药物所引起？

药物能引起或加重痤疮。全身性痤疮称为药物疹，呈丘疹脓疱性损害，但通常无粉刺（黑头粉刺）。可能引起痤疮的药物有促皮质素、糖皮质激素、雄激素类（女性使用）、口服避孕药、异烟肼和锂剂。

案例 5-10 解析

　　临床上引起痤疮样药疹的常见药物有糖皮质激素及异烟肼等。本例患者皮损表现为丘疹、脓疱，呈痤疮样损害，在应用可疑药物后短期内发疹。根据临床表现考虑患者的痤疮样损害由埃罗替尼引起，该药属喹唑啉类化合物，是人表皮生长因子受体 1（HER1/EGFR）酪氨酸激酶抑制剂，抗肿瘤机制是通过抑制 EGFR 酪氨酸激酶胞内磷酸化。最常见的不良反应是痤疮样药疹和腹泻，Ⅱ - Ⅲ度痤疮和腹泻的发生率分别为 9% 和 6%，皮损的中位出现时间是 8 日，腹泻的中位出现时间为 12 日，本例患者未出现腹泻。

十一、其　　他

　　除上述药疹外，药物能够引起史 - 约综合征，即高热、不适、肌肉痛、关节痛和躯干及颜面的多型性红斑。皮肤水疱和糜烂在体表面积的 10% 以下。在英国的发病率为每年（1.2~6）/1 000 000，死亡率大约为 5%。其严重者即为 TEN。

　　药物可引起银屑病和银屑病样型皮疹，典型的银屑病样型皮疹为红色斑块覆盖大片的银白色鳞屑。许多药物都能使无银屑病史的患者诱发银屑病或使银屑病病情加重。

　　药物能引起 TEN，TEN 是一种罕见的，可发生在全身皮肤的急性上皮坏死性红斑综合征。发生率为（0.4~1.2）/1 000 000，死亡率高达 30%，大片的皮肤糜烂达体表的 10% 以上，并侵犯口、眼和生殖器的黏膜。发生于成人者主要由药物引起，发生于儿童者罕见。

第三节　药源性皮肤病的诊断

一、临床表现

　　药物变态反应的表现，常与其他物质引起的变态反应性疾病相似，但与药物的药理学作用引起的反应不同。对治疗中出现的异常现象，当伴有典型变态反应性疾病的临床特点，如血清病样反应、过敏性休克、荨麻疹、血管性水肿、哮喘、各种过敏性皮疹及变应性接触性皮炎时，要考虑到药物变态反应的可能性。

二、注意与药理学不良反应的鉴别

　　有些药物引起的非变态反应性不良反应，有时可与变应性反应相混淆，需要注意加以鉴别。

　　药物引发的类似变态反应的症状，并不一定均由于变态反应机制。常见的荨麻疹型反应，多数是变态反应机制产生的，但也可由组胺释放机制所致。阿司匹林引发的荨麻疹，可由于变态反应，也可由于组胺释放所致。组胺释放机制是与变态反应无关的药理学作用。释放组胺的有效浓度，因药因人而异。由含碘的放射造影剂等引致的速发型反应，也可能属于这种机制。

　　药物变态反应引起的面红、瘙痒、荨麻疹、血管性水肿、支气管痉挛和偶然出现的血压降低，与药理学作用引起的组胺释放所引致的症状常互相混淆。由非变态反应机制引起的慢性荨麻疹患者，对组胺释放药物的易感性可能增加。有肥大细胞增多症（如色素性荨麻疹、肥大细胞痣、弥漫性皮肤肥大细胞增多症及系统性肥大细胞增多症等）的患者，对小剂量的组胺释放药可能产生严重的反应。组胺释放药所致的反应主要特点是第 1 次接受这类药物时即可出现症状，多无既往用药史，不需要一定的潜伏期，此点可供鉴别。

三、病因诊断

变态反应中的致敏时间也就是所谓潜伏期，即一个药物初次被引入人体之后，或与人体接触之后（可为半抗原或全抗原），到变态反应的临床症状开始出现的时间。所谓初次用药或初次与药物接触，指机体已具有了易感性，即有了可被该药物致敏的好发因素之后（注意此时还未被致敏），第 1 次使用或接触这种药物。对绝大多数药物而言，潜伏期需 7~10 日，很少在 1 周以内。

反应时间（reaction time）是指药物变态反应症状的出现与末次用药相距的时间。反应时间一般很短，例如，过敏性休克多在末次用药后数秒钟或数十分钟内出现，个别在 1h 以上。过敏性休克多出现于过去已被致敏且有几日或几年时间未再接触，以后可于再次使用该致敏药物之时出现。有些类型的反应时间可长达两日甚至几周，如血清病样综合征。

对致敏时间和反应时间的正确分析，有助于推断致敏药物。但不能单纯根据时间上的联系轻易得出结论，还要注意是否是好发变态反应的药物，并对其临床表现的特点进行细致分析。在推断用药与反应发生的时间关系时，详细和准确的病史很重要。一定要仔细询问患者在反应发生前的用药史，尤其是反应出现前两周内的用药史。对患者用过的每一种药都要细致地分析和估计，常见的致敏药物固然常导致反应，但对较少致敏的药物也不应忽视。

上述的临床诊断方法，虽仍属于推断性的，却常能较准确地判明致敏药物的种类，能满足一般临床工作的需要。但在几种可能致敏药物同时应用时，则较难得出肯定的判断。此外，还存在这样的问题：①在少数情况下，可疑的致敏药物，很可能是对原有疾病的治疗上很为必需，也许还不能用其他药物代替；②从长远角度讲，即使这一次药物变态反应的症状治愈了，也还需要最后确定致敏药物的种类，以便今后禁用这种药物及化学结构上类似的药物；③对于某些易于致敏，但治疗中却常常需要的药物，如何在用药前预知患者对此是否过敏。因此，通过客观的试验方法来确定致敏药物的种类还是必需的。

（一）皮肤划痕试验与皮内注射试验

划痕试验方法：成人一般于前臂屈侧进行，婴儿可在背部或两肩胛间进行。受试部位皮肤先用肥皂及清水清洗、擦干，不需消毒。用钝针在受试皮肤上横划两条长约 3mm 的划痕，不使出血。两条划痕相距 2~3cm。将试验药液滴 1 滴于近端划痕处，另将不含药物的稀释液滴于远端划痕处作对照。将液体轻轻擦入划痕内，经 15~30min 后观察结果。如划痕部位稍有隆起，并有轻度红晕则为"+"；如隆起超出划痕范围，并且红晕较大则为"++"，如隆起部有伪足状水肿，并有明显发红则为"+++"。对照试验一般应无隆起及红晕发生，如有与试验部位相似的反应发生，则不能判为阳性。

（二）斑贴试验

此试验对外用药引起的变应性接触性皮炎及内用药引起的湿疹样发疹均有诊断价值。光斑贴试验适用于光变态反应。

（三）体外检测

血球凝聚抗体滴度测定、嗜碱性粒细胞脱颗粒试验（basophil degranulation test）及特异性淋巴细胞转化试验（specific lymphocyte transformation test）等，这些方法因其特异性和敏感性方面还存在不少问题待解决，尚未达到实用的程度。目前较好的方法有放射变应原吸附试验（RAST）和单克隆抗体 - 生物素亲和素（McAb-BA）酶联免疫吸附试验。

第四节 药源性皮肤病的预防与治疗
一、预 防

（一）合理用药

在明确疾病诊断后，要合理选药。用药必须有明确的指征，首先掌握各类药物的药理作用特点、适应证、用法用量、常见不良反应和禁忌证等，做到因病施治。切忌一知半解，盲目用药。抗菌药物的使用，需根据病原菌种类及细菌药物敏感试验结果选用抗生素，不可滥用。大处方或多种药物联合使用，要考虑药物的相互作用导致的药源性疾病。要采取适当的给药途径，能口服的药物尽量不要注射。要了解复方制剂中的药物成分是否含有已知的过敏药物。有条件的医院尽量制定个体化用药方案。

（二）询问药物过敏史

用药之前，应仔细询问患者用药过敏史，避免使用已知过敏药物或结构类似的药物。如对磺胺类药物过敏的患者，慎用或禁用含有磺酰基结构的其他药物，如磺脲类降糖药：格列本脲（优降糖）、甲苯磺丁脲、格列齐特、格列吡嗪；利尿药：氢氯噻嗪、呋塞米（速尿）；NSAID：塞来昔布等。

（三）需要做皮试的药物

青霉素类（包括口服制剂）、链霉素、血清制品、碘造影剂等，使用之前应先进行皮试。皮试前还应备好急救药物。皮试阳性者禁止使用该药。

（四）密切观察患者，注意药疹的早期症状

如突然出现瘙痒、红斑、发热等现象，应立即停用一切可疑药物并密切观察，进行对症治疗。

（五）注意药物间的交叉变态反应

如青霉素类药物在降解后产生相同的青霉噻唑基，可有交叉变态反应。故对一种青霉素过敏后，不能再用其他青霉素类药物。将已知致敏药物记入患者病历首页，叮嘱患者每次就医时应告知医师。

近年来，药物引起的药疹的发病率有逐年上升的趋势。这与新药、新剂型不断增多，以及抗生素类药物临床的大量应用有关。以前引起药疹的药物以磺胺类、解热镇痛药最多，当前由于抗生素的滥用，致敏药物已经演变为以抗生素类为主。除青霉素类和头孢菌素外，大环内酯类与氟喹诺酮类药物的致敏率也不断上升，应引起临床医生的警惕。传统认为中草药比较安全，但近年来由中药制剂引起的药疹日益被关注，提示医生在使用中药，特别是中药注射液时，也应重视合理、安全选药。

二、药疹的治疗

药疹确诊后，首先停用引起致敏的一切可疑药物。治疗原则：①早期诊断。②停用致敏药物，加快药物排泄。③抗组胺药物治疗，皮质激素、维生素 C、钙制剂治疗。④有感染者采用抗生素治疗及其他药物治疗。⑤维持电解质平衡。

（一）轻型药疹的治疗

1. 停用致敏药物后，轻度药疹多可自行消退。

2. 鼓励患者多喝水，促使过敏药物排泄。

3. 可给予抗组胺药、维生素 C、钙制剂。抗组胺药可有效消除药疹引起的皮肤瘙痒。常用的药物有氯苯那敏（扑尔敏）、苯海拉明、异丙嗪、西替利嗪、氯雷他定等。必要时给中等剂量泼尼松，每日 30~60mg。皮损消退后可逐渐减量至停药。

4. 局部红斑药疹可外用炉甘石洗剂、氧化锌洗剂或糖皮质激素霜剂。

5. 以糜烂渗出为主的皮疹可用 0.1% 乳酸依沙吖啶，3% 硼酸洗液湿敷。

（二）重症药疹的治疗

重症药疹多合并有高热，肝、肾损伤，应及时抢救，减少并发症，降低死亡率。

1. 及早给予足量的糖皮质激素，是降低死亡率的前提。一般可给氢化可的松静脉滴注或甲泼尼龙静脉滴注，尽量在 24h 内均衡给药；糖皮质激素如足量，3~5 日病情可得到控制。未满意控制时，则应加大剂量，待病情稳定，症状明显好转时，方可逐渐减量，改为泼尼松口服至停药。

2. 大剂量丙种球蛋白静脉滴注。近年来临床研究发现，在糖皮质激素治疗的同时，合并大剂量的免疫球蛋白静脉滴注可以减少激素的用量，快速控制症状，同时减少并发症。

3. 防治继发感染是降低死亡率的关键，应强调消毒隔离。如有感染存在，选用抗生素时应注意避免使用过敏药物，选用变态反应发生较少的抗生素。

4. 加强支持疗法。由于高热、进食困难、创面大量渗出或皮肤大片剥落等会导致低蛋白血症、水电解质紊乱，应及时加以纠正，必要时可输入血液、血浆或白蛋白维持胶体渗透压，可以有效减少渗出。若伴有肝脏损害，应加强保肝治疗。

5. 加强护理及外用药物治疗是缩短病程、成功治疗的重要保证。对大面积皮损、糜烂渗出重者应注意保暖，局部用 3% 硼酸溶液或生理盐水湿敷，并注意防止褥疮产生。

课后习题

一、填空题

1. 药物变态反应是患者主要的临床表现，分为_____反应和_____反应。

2. 麻疹样或猩红热样药疹临床上表现为用药过程中出现_____，并出现一个或多个_____的特征。

3. 固定性药疹为每次发病常在同一部位的药品不良反应，常由_____、_____、_____和_____等药物引起。

4. _____和_____可用于区分光变应性和光毒性反应。

5. _____也就是所谓潜伏期，即一个药物初次被引入人体之后，或与人体接触之后（可为半抗原或全抗原），到变态反应的临床症状开始出现的时间。

二、多选题

1. 常见的导致药源性荨麻疹的药物包括（　　　）

　A. 青霉素　　　　　　B. 链霉素　　　　　　C. 巴比妥类

　D. 胰岛素　　　　　　E. 卡托普利

2. 常见的引发固定性药疹的药物包括（　　　）

　A. 青霉素类　　　　　B. 四环素类　　　　　C. 磺胺类

　D. 奎宁　　　　　　　E. 可乐定

3. 常见的引发多形红斑型药疹的药物包括（　　）

    A. 巴比妥类　　　　　　B. 吡唑酮类　　　　　　C. 地尔硫䓬

    D. 青霉素类　　　　　　E. 头孢菌素类

4. 常见的引发大疱性表皮松解坏死型药疹的药物包括（　　）

    A. 复方磺胺甲噁唑　　　B. 奥美拉唑　　　　　　C. 别嘌醇

    D. 苯巴比妥　　　　　　E. 卡马西平

5. 常见的引起光毒性的药物包括（　　）

    A. 四环素　　　　　　　B. 地美环素　　　　　　C. 二甲基氯四环素

    D. 多西环素　　　　　　E. 布洛芬

三、简答题

1. 哪些实验室检测可用于诊断药源性皮肤病？

2. 对于重症药疹的治疗原则有哪些？

3. 药疹确诊后的治疗原则是什么？

4. 常引起光变应性反应的药物包括哪些类？

5. 紫癜性药疹的特点主要包括哪些？

本 章 小 结

本章主要介绍了常见的药源性皮肤病的概念和内涵；重点介绍了能够引起药源性皮肤病的常见药物；阐述了药源性皮肤病的发病机制和治疗方式，具体如下。

1. 药源性皮肤病的特点：其发生与患者年龄、给药途径、药品种类等多种因素有密切关系，临床用药时应重视特殊人群用药，如老年人、婴儿、妊娠妇女等，严格掌握用药指征，科学合理地选择用药途径。

2. 介绍了荨麻疹及血管神经性水肿、固定性药疹、麻疹样或猩红热样药疹、多形红斑型药疹、大疱性表皮松解坏死型药疹、剥脱性皮炎或红皮病型药疹、湿疹型药疹、紫癜性药疹、光敏性药疹、痤疮样药疹的发病机制和诱发药物。

3. 药源性皮肤病的诊断主要包括药物变态反应的临床表现、与药理学不良反应的鉴别及病因诊断。介绍的实验室诊断试验包括皮肤划痕试验与皮内注射试验、斑贴试验、血球凝聚抗体滴度测定、嗜碱性粒细胞脱颗粒试验及特异性淋巴细胞转化试验。

4. 最后重点介绍了药疹的治疗原则：①早期诊断。②停用致敏药物，加快药物排泄。③抗组胺药物治疗，皮质激素、维生素C、钙制剂治疗。④有感染者采用抗生素治疗及其他药物治疗。⑤维持电解质平衡。

（高峰）

第六章 药源性心血管疾病

···· 学习导引 ····

知识要求

1. 掌握：药源性心血管疾病的概念、分类及诱发因素。

2. 熟悉：药源性心血管疾病的药物及产生机制。

3. 了解：药源性心血管疾病的危害。

能力要求

培养学生识别与治疗药源性心血管疾病的临床辩证思维。

第一节 概 述

药源性心血管疾病系由药物不良反应、相互作用和（或）应用不当引起的心血管疾病，是最常见的药源性疾病之一，近年来其发生率有增高趋势。据文献报道，因药源性疾病导致死亡的病例在美国约 10 万例 / 年，在我国约 19.2 万例 / 年，常见的药源性心血管疾病有药源性心律失常、心力衰竭和药源性高血压等。药物对心血管系统的影响包括心脏和血管系统，心脏病变主要包括心肌损害、冠状动脉损害、心包和心内膜损害、心功能受损和冠状动脉血供减少等；在血管病变方面，药物可直接引起血管收缩或舒张，从而影响血压，药物还可直接损害静脉导致血栓性静脉炎。药物可引起异常脂蛋白血症，导致冠状动脉粥样硬化，从而发生或加重冠心病及高血压等。因此，积极开展对药源性心血管疾病的临床研究与有效防治，对于促进合理用药，提高人类生命质量有着重要的意义。

本章主要介绍药源性心律失常、药源性心力衰竭、药源性心绞痛、药源性心肌梗死、药源性高血压与低血压。

一、发 病 机 制

药源性心血管疾病的发生既可能与药物剂量有关，也可能与剂量无关，其发病机制有如下几方面。

（一）药品不良反应

1. 副作用 多数药物都可能具有几种作用，用于治疗目的的只是其中的一种或两种，而其他作用便成为副作用。如阿托品用于治疗心动过缓时，可出现排尿困难和尿潴留，而用于散瞳时可引起心动过速；胺碘酮治疗快速性心律失常的同时，又易减慢心率发生心动过缓现象。

2. 毒性反应 通常发生在超过治疗量并长时间使用药物时，或者药理作用较强、治疗窗较窄的药物大剂量使用时，也可能在长时间蓄积后逐渐发生慢性毒性反应。如应用抗肿瘤药后引起心肌细胞变性、间质水肿及心肌纤维化。洋地黄有直接加强心肌收缩力的作用，可用于治疗充血性心力衰竭，但如剂量过大也可发生心律失常或加重心力衰竭。

3. 药物不耐受性 某些药物在首剂使用时，由于机体对药物的作用尚未适应，机体对药物的反应较为强烈，类似过度反应。与后者不同的是，首剂效应只发生在用药最初阶段，多为一过性。如应用哌唑嗪后，出现低血压、心动过缓、心力衰竭、休克，甚至死亡。

4. 戒断综合征　由于药物较长时间的应用并参与了机体的代谢和调节，致使机体对药物的作用已经适应，一旦撤药或停药，使机体处于不适应状态而出现症状反跳，如突然停用抗高血压药物引起的高血压危象。

（二）药物过敏反应

机体被药物致敏后，当药物再次进入机体时发生的抗原抗体结合反应，造成机体的组织结构或生理功能紊乱，如青霉素过敏导致的过敏性休克。当特异性的过敏原作用于过敏患者，引起全身周围血管尤其是毛细血管扩张、充血、渗透性增加，导致微循环功能障碍，使有效循环血容量迅速减少，静脉回心血量减少，心排血量明显下降，进而内脏器官灌注不足，发生严重低血压甚至休克。

（三）药物继发反应

药物作用诱发的效应，如广谱抗生素引起的菌群失调和二重感染，抗肿瘤药引起机体免疫功能低下而致的二重感染，均可导致感染性心内膜炎；某些药物引起低血钾进而可引起室性心律失常等；某些药物引起水钠潴留可导致高血压；某些药物是通过影响心脏自主神经系统，直接或间接兴奋交感神经系统，导致高血压，也可诱发心律失常或心力衰竭。

（四）药物相互作用

药物相互作用导致心血管疾病发生，是影响药源性心血管疾病发生的一个重要因素。这种作用导致药物原有理化性质、药动学指标及组织对药物的敏感性发生改变，对心血管系统产生影响，甚至引起心血管损害。

二、诊断与鉴别诊断

药源性心血管疾病的诊断比较困难。原因为其心脏改变多属非特异性，又缺少特异性检查手段；虽然免疫学和组织学检查有一定的帮助，但亦受到条件限制。因此，最重要的是靠详细了解患者用药史，结合临床经过进行全面深入的分析，排除其他疾病，才能正确诊断。在诊断中要排除药物以外的其他因素可能造成的假象，如应排除由患者原有疾病尤其是心脏病本身病情变化引起的可能性。还要深入了解用药种类、方式及剂量等，设法从多种药物中找出致病药物。药源性心血管疾病可能伴有其他系统器官的损害表现，如肝、肾功能的损害，注意做有关方面的检查，找到对鉴别诊断有意义的线索。

（一）询问病史

1. 了解患者与药品不良反应间的关系。患者有明确的用药史，特别是使用过对心血管有不良反应的药物，对诊断很有帮助。

2. 了解临床与给药的关系。分析病情发作与给药时间的关系就要弄清既往给药史、剂量与疗程，发作时的全身表现，以及停药后的影响。药物反应有一定的潜伏期，用药时间与发病时间的关系对诊断极为重要。

3. 了解既往有无类似反应的过敏史及家族过敏史。

（二）观察病情

1. 停药后变化　疑为药物引起的心血管损害，在停用此种药物后，病情好转或恢复，这也有助于确诊。

2. 临床发病特点　注意药物致病的其他系统表现，如皮疹、发热、关节痛及黄疸等，是先出现还是与心血管系统症状同时发生。严重的过敏反应，如休克多在用药后 2min 至 2h 内发生，早期的皮肤症状有助于休克的病因诊断。

3. 药物激发试验　首次确定为致病药物时，应持慎重态度，必要时可采用药物激发试验的方法，即再次试验性给药使病情再发，停药后又可使症状缓解，方能肯定为致病药物。再激发可能给患者带来危险，应权衡利弊并在严密监护下进行。对严重的药物反应患者不宜采用，以免引起心血管损害。

三、防　治

（一）预防

预防药源性心血管疾病最重要的是提高对药物两重性的认识，临床医师对所用药物均应熟悉其药动学特点，严格掌握用药指征，防止滥用或用药种类过多，提高合理用药的水平。为了预防药源性心血管疾病的发生，应用有潜在心脏不良反应的药物之前，必须对患者做详细的心脏检查。首次用药应监测血压、心率及心电图，注意观察有无异常先兆，通过对患者治疗用药的血液或其他体液浓度的监测，拟定适用于患者的个体化最佳给药方案，以提高疗效和避免不良反应的发生。

（二）治疗

1. 病因治疗　确定为药源性心血管疾病的患者，首先要停药。由于药源性疾病多有自限性特点，早期或轻型患者在停药后不需要特殊治疗，经数日后体内药物通过代谢排出体外，患者症状便可以缓解或痊愈。对于症状严重者必须根据病情进行紧急抢救，采取相应的治疗措施。

2. 对症处理　药源性心血管疾病要争取增加药物的排出，可选用针对性的拮抗剂。若是药物性变态反应所致可应用皮质激素治疗。应对严重心律失常、心力衰竭、高血压危象及过敏性休克等急症采取积极处理措施，及早进行血压、心电图及血流动力学监护。

3. 支持治疗　注意让患者安静休息，适当应用营养心肌药物，及时纠正水与电解质平衡。

课后习题

一、单选题

1. 药源性心血管疾病的治疗不包括（　　）

　A. 确定为药源性心血管疾病的患者，首先要停药

　B. 药源性心血管疾病要争取增加药物的排出，可选用针对性的拮抗剂

　C. 不用进行血压、心电图及血流动力学监护

　D. 注意让患者安静休息，适当应用营养心肌药物，及时纠正水与电解质平衡

2. 由于药源性心血管疾病多有自限性特点，早期或轻型患者在停药后（　　）

　A. 病因治疗　　　　B. 对症处理　　　　C. 不需要特殊治疗　　D. 支持治疗

二、多选题

药源性心血管疾病的发病机制包括（　　）

　A. 药物不良反应　　B. 药物过敏反应　　C. 药物继发反应　　　D. 药物相互作用

三、填空题

1. 药物相互作用导致心血管疾病发生，是影响_____疾病发生的一个重要因素。

2. 首次确定为致病药物时，应持慎重态度，必要时可采用_____的方法。

四、简答题

临床上如何预防药源性心血管疾病发生？

第二节　药源性心律失常

案例 6-1

患者，男，59 岁，因冠心病、心功能Ⅱ级住院治疗。经扩张冠状动脉、活血化瘀、营养心肌等治疗，病情明显好转，心率≥ 90 次 / 分。出院前准备加用普萘洛尔，上午给予普萘洛尔 5mg 试服，1h 左右查心电图示窦性心律，Ⅰ度房室传导阻滞，心率 65 次 / 分，即嘱患者勿服用此类药。

问题：请考虑上述情况产生的原因及可能的处理措施？

药物导致心律失常是指药物在正常用法用量下所致的不同程度的心脏激动的起源、频率、节律、传导速度和传导顺序等异常，严重者可引起明显血流动力学障碍，甚至危及生命。导致药源性心律失常的药物多见于各类心血管药物，特别是各种抗心律失常药物，因这些药物作用的靶器官为心脏，当这些药物的直接或间接作用累及心脏传导系统时即可导致各种心律失常的发生。此外，越来越多的非心血管系统药物也被证实与心律失常的发生有关。有数据显示，目前全世界范围内的处方药约 3% 可能具有致心律失常作用，而现有的数据往往会低估药源性心律失常的实际发生率。普尼拉明、西沙必利、阿司咪唑、司帕沙星、特非那定等药物，因引起严重心律失常而被撤市。表 6-1 为研究者依据药品不良反应数据库统计的 2018~2019 年致药源性心律失常排名前 10 的药物。随着临床实践的深入，这些药物的致心律失常作用才逐渐被发现。因此，药源性心律失常的发生存在隐匿性和高危性，需引起高度重视。

表 6-1　致药源性心律失常排名前 10 的药物

药物名称	例数（n）	心律失常类型（例次）
右美托咪定	100	心动过缓（99）、心脏传导阻滞（1）
莫西沙星	67	心动过速（30）、Q–T/QTc 间期延长（25）、心动过缓（8）、心房颤动（4）、期前收缩（3）、TdP（2）、心脏传导阻滞（2）、不正常心电图（2）、心室颤动（1）
重组人白介素 -11	46	心房颤动（23）、心动过速（19）、期前收缩（6）、不正常心电图（3）、心房扑动（2）
沙丁胺醇	43	心动过速（34）、心房颤动（4）、心房扑动（1）、期前收缩（10）、不正常心电图（1）
胺碘酮	32	心动过缓（14）、Q–T/QTc 间期延长（12）、TdP（3）、心动过速（2）、心室颤动（2）、不正常心电图（2）、心房颤动（1）、心房扑动（1）、期前收缩（1）、心脏传导阻滞（1）、阿 - 斯综合征（1）
左氧氟沙星	29	心动过速（15）、Q–T/QTc 间期延长（7）、心动过缓（4）、心房颤动（2）、心房扑动（2）、期前收缩（2）、不正常心电图（1）
特布他林	26	心动过速（23）、心脏传导阻滞（1）、心房颤动（1）、不正常心电图（1）
氨茶碱	24	心动过速（19）、心房扑动（2）、期前收缩（2）、心房颤动（1）
美托洛尔	24	心动过缓（21）、心动过速（2）、不正常心电图（1）
多西他赛	23	心动过速（15）、不正常心电图（5）、心动过缓（2）、心脏传导阻滞（1）

TdP：尖端扭转型室性心动过速

一、发病机制

药源性心律失常的发病机制目前尚未明晰，可由多种因素交互引起，不仅与特定的药物性质和剂量有关，还与药物相互作用、患者的个体差异等有关。不同药物通过不同机制引起不同的离子通道功能状态改变、基因表达异常或相关蛋白质或酶特性的变化，从而引起离子流紊乱或异常是导致药源性心律失常发生的基础。目前认为心律失常的发生机制包括冲动形成障碍、冲动传导异常。

冲动形成障碍见于窦房结的冲动发放频率或节律异常或者异位节律点发生自律性的异常改变。当药物影响窦房结的冲动发放出现障碍时即可引起心律失常发生。此外，当一个动作电位0期除极后发生再次除极，谓之"后除极"，可形成异常冲动发放、引起触发活动。后除极又分为早期后除极与延迟后除极，如应用Ⅰ类抗心律失常药物、低钾血症等均可引起早期后除极而诱发心律失常，而地高辛、儿茶酚胺类等药物的致心律失常作用则可能与延迟后除极有关。

冲动传导异常的机制则主要包括单纯传导异常及折返。药源性心律失常的发生正是各类药物通过影响冲动形成及冲动传导而造成的结果，这些药物通过直接或者间接的方式，使患者潜在心律失常的基质显露或使其心律失常易化或者直接引起新基质的产生而导致心律失常的发作。

二、致病药物及临床表现

药源性心律失常临床主要分为快速型与缓慢型心律失常。快速型心律失常主要表现为房性心动过速、非阵发性交界区心动过速、室性心动过速等；缓慢型心律失常多表现为窦性心动过缓、窦性停搏、不同程度房室传导阻滞、室内传导阻滞等。

（一）心血管药物

1. 抗心律失常药物 广泛应用于各类型心律失常患者的临床治疗，治疗中有些药物可引起原有心律失常的加重或出现新的心律失常，即抗心律失常药物的"致心律失常作用"。抗心律失常药物包括四大类，不同类型药物的致心律失常作用各有特点：①Ⅰ类药物为快钠通道阻滞剂，分为3个亚类。I_A类药物：奎尼丁、普鲁卡因胺、丙吡胺等，可减慢动作电位0期上升速度、延长动作电位时程，可引起窦性停搏、房室传导阻滞、Q-T间期延长及尖端扭转型室性心动过速（torsade de pointes，TdP）等心律失常；I_B类药物：利多卡因、美西律、苯妥英钠等，不减慢0期上升速度，缩短动作电位时程，可导致窦性心动过缓、房室传导阻滞等心律失常；I_C类药物：普罗帕酮、氟卡尼、恩卡尼、莫雷西嗪，减慢0期上升速度、减慢传导及延长动作电位时程，可引发心动过缓、房室传导阻滞等。②Ⅱ类药物为β受体阻滞剂：阿替洛尔、美托洛尔、比索洛尔等，均可导致窦性心动过缓、窦性停搏、房室传导阻滞等缓慢型心律失常的发生。③Ⅲ类药物为钾通道阻滞剂，包括胺碘酮、索他洛尔、伊布利特等，这类药物除了阻滞钾通道外，还可延长复极，引起心动过缓、Q-T间期延长及TdP。④Ⅳ类药物：钙通道阻滞剂，如维拉帕米、地尔硫草等，亦可导致心动过缓、房室传导阻滞等。

因此，四类抗心律失常药物均可导致窦性心动过缓、房室传导阻滞等缓慢型心律失常，但Ⅰ类药物、Ⅲ类药物更容易引起Q-T间期延长、增加TdP的风险，因此应用这些药物时需注意密切监测Q-T间期。亦有文献报道，Ⅰ类药物，包括美西律、普罗帕酮等均有导致单形性室性心动过速的可能，故而应用这些药物治疗心律失常时需小心谨慎。

2. 其他心血管药物 常见的心血管药物亦具有致心律失常作用，如正性肌力药物：多巴酚丁胺、米力农、洋地黄类药物。

多巴酚丁胺可激活腺苷酸环化酶，升高心肌细胞内腺苷酸水平，增加钙离子浓度而增强心肌收缩力，而心肌细胞内钙离子浓度升高可能是患者发生心律失常的一个重要因素；多巴酚丁胺直接作用于心肌细胞膜 β 受体，可提高窦房结自律性、缩短心室不应期、增加传导速度，而引起浓度依赖的窦性心动过速、室上性或室性快速型心律失常。

米力农为磷酸二酯酶抑制剂，对心肌 β 受体无直接影响，曾被认为没有致心律失常作用。有研究表明米力农通过抑制磷酸二酯酶，减少细胞内腺苷酸环化酶的降解，增加心肌细胞内钙离子水平，导致心律失常。室性心律失常包括室性异位搏动、非持续性室性心动过速、持续性室性心动过速、心室颤动；室上性心律失常包括心房颤动、窦性心动过速等。

洋地黄类药物可抑制 Na^+-K^+-ATP 酶、心肌细胞胞内钙离子浓度升高，减慢房室结传导，增加心肌自律性。洋地黄类药物治疗窗窄，个体差异大，易发生洋地黄中毒，可表现为各种类型的心律失常，不同程度的房室传导阻滞、室性期前收缩、室性心动过速等。

（二）抗菌药物

1. 大环内酯类 红霉素、螺旋霉素、克拉霉素等大环内酯类抗生素，可使复极延迟而导致异位心律失常、Q-T 间期延长及 TdP 等，其可能的分子机制在于这类药物可阻断延迟整流钾通道，而使心肌复极时间延长。红霉素广泛应用于临床，其致心律失常作用在众多病例报告及实验室研究中均有报道，红霉素广泛用于诱导 TdP 和构建 2 型长 Q-T 间期综合征的动物实验模型。研究表明，红霉素对心肌有直接毒性作用，可抑制心肌细胞的氧化磷酸化、破坏线粒体，使心肌细胞变性、坏死，从而使其电生理特性发生改变，可出现复极延迟，导致 Q-T 间期延长、TdP 等；同时异位节律点兴奋性增加，产生触发活动而出现房性、室性期前收缩等心律失常。克拉霉素等大环内酯类药物也具有相似的电生理特性，具有潜在的致心律失常作用。阿奇霉素致心律失常作用鲜有报道，阿奇霉素可引起动作电位时程延长，但很少引起早期后除极和 TdP。

2. 喹诺酮类 包括司帕沙星、格帕沙星、加替沙星等，可阻断钾通道的快速激活成分，延长动作电位时程，延长心肌复极时间；此类药物可与血浆中的镁离子形成螯合物，从而降低血镁浓度。上述因素可引起 Q-T 间期延长，甚至发生 TdP。喹诺酮类药物还可导致房室传导阻滞、室性心律失常的发生。左氧氟沙星、环丙沙星也可引起上述心律失常，但发生率较低。

（三）抗组胺药

三代抗组胺药中以第二代的心脏毒性最显著，阿司咪唑、特非那定可引起多种心律失常的发生。阿司咪唑可抑制窦房结及房室结的 0 期钙离子内流，减慢动作电位 0 期上升速度，减慢窦房结与房室结的传导，表现为各种缓慢型心律失常：窦性心动过缓、窦房传导阻滞、窦性停搏、房室传导阻滞等。

（四）麻醉剂

氟烷、恩氟烷、异氟烷、七氟烷、氯仿等吸入性麻醉剂可引起心肌细胞内钙离子的转运异常及阻滞钠通道，其中氟烷、异氟烷、七氟烷还可阻滞 IKS 的缓慢激活成分（I）、延长复极时间，接受上述药物麻醉的患者可出现心室复极延迟、Q-T 间期延长。依托咪酯对心血管系统的影响轻微，但有报道显示此药有引起 Q-T 间期延长的倾向。丙泊酚则比前两者具有更好的安全性，有数据显示丙泊酚不会延长甚至可缩短 Q-T 间期。阿片类药物如芬太尼、阿芬太尼及雷米芬太尼等不会影响 Q-T 间期，苏芬太尼在大剂量使用时可能引起 Q-T 间期延长。

（五）镇静和抗惊厥药

卡马西平可降低窦房结细胞 4 期自动除极电位、延长心肌传导纤维的动作电位时程和延缓房室传导，从而引起窦性停搏、房室传导阻滞等缓慢型心律失常。磷苯妥英、非尔氨酯等药物可能通过抑制延迟整流钾电流引起 Q-T 间期延长和 TdP 的发生。咪达唑仑临床应用较为广泛，有个别报道显示此药可能引起 Q-T 间期延长，但更多的研究并未发现其致心律失常作用。右美托咪定可减少中枢交感冲动的发放和去甲肾上腺素的释放，有研究显示此药可抑制窦房结和房室结，并且能够引起 Q-T 间期延长，因此伴有 Q-T 间期延长的心动过缓患者，需谨慎应用此药。

（六）抗肿瘤和免疫抑制剂

蒽环类抗肿瘤药常可在服药期间或服药后引发室上性心律失常及室性异位节律，紫杉醇可引起窦性心动过缓但往往无须干预，心律失常继发于药物引起的代谢紊乱及电解质失衡。也有部分抗肿瘤药可直接干扰心脏电生理活动而导致心律失常的发生。三氧化二砷等可增加心肌动作电位 2 期钙离子内流，并可干扰人类 eag 相关基因（hERG）通路相关因子转录后蛋白修饰，进而引起 Q-T 间期延长、TdP 等心律失常的发生。拉帕替尼、舒尼替尼、达沙替尼等抗肿瘤药也有类似效应，但心律失常的发生率罕见。

（七）胃肠道药物

昂丹司琼是 5-HT 受体拮抗剂，常用于消化道疾患或肿瘤患者的镇吐治疗，此药可阻滞心肌钠通道和钾通道而引起 Q-T 间期延长，存在诱发室性心律失常的风险。FDA 2012 年宣布大剂量的昂丹司琼被撤出市场。格拉司琼也可能引起 Q-T 间期延长，但缺乏充分的证据。药动学分析表明，血浆高浓度格拉司琼可显著延长 Q-T 间期，然而随机对照试验却并未得出相同的结论，仅有个别报道显示较大剂量的格拉司琼可引起心动过缓。帕洛诺司琼是新型 5-HT 受体拮抗剂，心血管不良反应轻微，未见有此药引起 Q-T 间期延长的报道，有研究显示帕洛诺司琼可减慢心率、引起心电图 PR 段延长，但并未引起心律失常。

甲氧氯普胺是多巴胺受体拮抗剂，临床用于镇吐。因其抑制中枢和外周多巴胺受体，易通过血脑屏障，可影响交感 - 迷走神经系统平衡，加之此药还具有 5-HT 受体激动效应，可影响心脏复极、增加 Q-T 离散度，存在潜在的致心律失常作用，虽然罕有引发 TdP 的报道，但在联合应用使 Q-T 间期延长的药物时需慎重。多潘立酮也为多巴胺受体拮抗剂，但仅抑制外周多巴胺受体，且不易通过血脑屏障，安全性优于甲氧氯普胺，临床广泛使用。但越来越多的研究发现此药也具有明显的致心律失常作用，引起心脏猝死的发生率显著增加，此药虽未在美国上市，但 FDA 已发出警告，建议停止使用此药。伊托必利是新一代多巴胺受体拮抗剂，目前尚未发现有导致心律失常的报道。

（八）抗精神病药物与抗抑郁药

抗精神病药物或抗抑郁药均可不同程度地影响心脏复极，这些药物可诱发获得性长 Q-T 间期综合征等严重心律失常。

1. 三环类抗抑郁药 多塞平、阿米替林、去甲替林等临床应用非常广泛。已经有大量的研究表明这类药物可引起心室复极时间延长而导致室性心律失常的发生。西酞普兰是选择性 5-HT 再摄取抑制剂，因其临床副作用较小，近些年来广泛用于抗抑郁治疗，但在 2012 年，FDA 发布了西酞普兰的用药建议修正案，其中提出不推荐用于心动过缓、低钾血症或低镁血症等容易发生长 Q-T 间期综合征的患者。

2. 氟哌啶醇 其致心律失常作用已被多项研究报道，FDA 也因此宣布修订说明书，指出氟哌啶醇可引起 Q-T 间期延长和 TdP，在静脉注射或高于推荐剂量使用时更为明显。

3. 新型抗精神病药 喹硫平也可诱导 Q-T 间期延长、存在诱发多形性室性心动过速的风险，但这些心律失常的发生可能还与药物过量、低钾血症和药物相互作用等因素有关。

（九）其他药物

1. 沙丁胺醇、特布他林等 β 受体激动剂可导致快速型心律失常的发生。β 受体激动剂的使用能显著增加心血管事件的发生风险。

2. 胰岛素、盐皮质激素、茶碱类、氨基糖苷类药物、顺铂、环孢素、甘露醇、甲氨蝶呤、各种导泻剂等可引起低钾血症、低镁血症，含钾、含镁的肠外营养药或抗酸药、锂剂等可导致高钾血症、高镁血症，而各种类型的电解质紊乱均可能诱发不同类型的心律失常。

三、诊断与鉴别诊断

心律失常的诊断主要依赖于病史采集、体格检查及辅助心电检查，特别是借助各种心电检测手段如常规心电图、心电遥测、动态心电图、运动平板试验、电生理检查等均可确定诊断，并能进一步明确心律失常的类型。但要确定药源性心律失常，往往需要结合患者用药史，包括明确药物种类、剂量、给药途径、给药时间及合并用药等因素综合判断；另外，往往需要多次重复相应的辅助检查，进行用药前后的对比，方能进一步明确诊断。若在用药之前心律正常，而在药物治疗过程中出现心律失常，或原有心律失常在药物治疗过程中加重或出现新的心律失常，而无其他原因可解释者，可诊断为药源性心律失常。

停用药物后，心律失常逐渐减少或消失，也支持药源性心律失常的诊断，但均需排除自身疾病进展、电解质紊乱、药物相互作用等情形。在用药期间，出现 Q-T 间期显著延长、持续性室性心动过速、TdP 甚至心室颤动等心律失常，特别是伴随血流动力学不稳定的情况者，很可能是药物所致的心律失常。

四、防　治

（一）预防

尽管大多数药源性心律失常是非预测性的，但下列措施可预防或减少其发生。

1. 充分了解患者病情，明确其有无发生心律失常的易感高危因素。存在基础心脏疾病、慢性心力衰竭、心脏明显扩大、冲动传导异常的患者容易发生药源性心律失常。

2. 血钾异常是导致心律失常发生的一个重要因素。因钠钾泵的正常工作需将静息膜电位维持在 $-90\sim70\text{mV}$，低钾血症可增加静息膜电位，使心肌细胞自律性升高而易于形成异常冲动。低钾状态，动作电位时程和不应期均延长而易于发生折返性心律失常；高钾血症抑制心电活动的传导，严重时可出现心搏骤停、心室颤动等。血镁异常亦可导致类似的心电活动异常。

3.肝、肾功能受损可能使药动学发生改变，血药浓度增加，药物毒性增加，使之更易于发生药源性心律失常。特别对于治疗窗较窄的药物，肝、肾功能异常尤其增加用药风险。对于心电图可能出现Q-T间期延长的患者，应采集基线数据并定期进行心电图监测，密切监测电解质水平并及时纠正电解质紊乱，全面评估肝、肾功能并以此选择合适种类和恰当剂量的药物。对于洋地黄等治疗窗较窄的药物，有条件的情况下还应监测药物浓度。

4.临床用药中采用合理的给药剂量、方法和途径，有条件者进行血药浓度监测，使其保持在治疗范围或最低有效浓度。

5.及时发现和处理如心动过缓、Q-T间期延长等危险因素。

6.很多药源性心律失常均发生于用药初期或增加剂量时，故在此种情况下应严密观察。

7.有些药源性心律失常可有心电图改变先兆，如Q-T间期延长、QRS波增宽等。

（二）治疗

对于药源性心律失常的治疗，重要的是及时发现、及时停药。治疗主要包括：①缓慢型心律失常伴有症状者，可给阿托品、异丙肾上腺素或给予临时起搏治疗；②洋地黄中毒者可给予苯妥英钠或利多卡因、抗地高辛抗体静脉注射，同时补钾、补镁；③Q-T间期延长型扭转型室性心动过速可静脉滴注异丙肾上腺素或临时起搏；④对房性或室性期前收缩，若影响血流动力学者可给予相应的抗心律失常药物治疗；⑤对快速型心律失常，可给予相应的抗心律失常药物，但若血流动力学不稳定者，可给予电复律或电除颤治疗。

施行治疗后应注意密切监测患者对药物的反应，在治疗过程中一旦发现新发的心律失常或者原有心律失常加重，需考虑到药源性心律失常的可能。在进行全面评估和确诊后，应考虑尽早停药或者调整药物剂量。

如为药源性心律失常，停药或者调整剂量后，心律失常会逐渐转好或消失，否则应反思诊断是否有误。根据患者病情权衡利弊、慎重采取补救措施，针对不同的药物可选用特异性拮抗剂解除心脏毒性。如发生洋地黄中毒时出现室性心律失常，不宜应用抗心律失常药物或者电复律，否则可能引起心律失常恶化或使病情复杂化，应进行全面评估，停药的同时可以补充钾、镁，酌情应用苯妥英钠或利多卡因等。在应用硫喷妥钠时出现Q-T间期延长，可应用抑制儿茶酚胺反应的药物，如阿片类、受体拮抗剂等以预防TdP的发生。

案例 6-1 解析

普萘洛尔是β受体阻滞剂，脂溶性，有明显的首过效应，它的主要不良反应为过度的心脏治疗作用（心动过缓、房室传导阻滞和负性肌力作用）、平滑肌痉挛及中枢神经系统反应（失眠、抑郁），当心功能不全或未纠正时不宜使用，哮喘病患者禁用，肢体发凉和跛行加重时停用。服用这类药物时，应首先给予小剂量试服。同时在2h内密切观察患者的心率、心律及心电图，如出现心动过缓、心电图出现传导阻滞和（或）心力衰竭症状加重（胸闷、气短、气喘）时，应立即停止用药。可给予阿托品1~2mg静脉注射以对抗心动过缓，严重者需安装临时起搏器，静脉注射多巴酚丁胺（足量）可以竞争性拮抗β受体阻滞剂。

课后习题

一、单选题

1.药源性心律失常的致病药物不包括（　　　）

　　A.心血管药物　　　　B.抗菌药物　　　　C.抗贫血药物　　　　D.麻醉剂

2. 药源性心律失常的治疗不包括（　　　）

A. 缓慢型心律失常伴有症状者，可给阿托品、异丙肾上腺素或给予临时起搏治疗

B. 洋地黄中毒可给予苯妥英钠或利多卡因、抗地高辛抗体静脉注射，补钙

C. Q-T 间期延长型的扭转型室性心动过速可静脉滴注异丙肾上腺素或临时起搏

D. 对房性或室性期前收缩，若影响血流动力学者可给予相应的抗心律失常药物治疗

二、多选题

药源性心律失常的预防措施有（　　　）

A. 临床用药中采用合理的给药剂量、方法和途径，有条件者进行血药浓度监测，使其保持在治疗范围或最低有效浓度

B. 及时发现和处理如低血钾、心动过缓、Q-T 间期延长等危险因素

C. 对有基础心脏病者使用上述药物应谨慎，并仔细监测

D. 很多药源性心律失常均发生于用药初期或增加剂量时，故在此种情况下应严密观察

三、填空题

药物导致心律失常是指药物在＿＿＿＿用法用量下所致的不同程度的心脏激动的起源、频率、＿＿＿＿、传导速度和传导顺序等异常，严重者引起明显血流动力学障碍的心律失常，甚至危及生命。

四、简答题

抗组胺药导致药源性心律失常的机制是什么？

第三节　药源性心力衰竭

案例 6-2

患者，女，65 岁，因咳嗽、咳痰来诊，既往有糖尿病及冠状动脉供血不足病史（V_5~V_6ST 下降 0.05mV），心功能 I 级。无青霉素类及头孢菌素类药物过敏史。查体正常。血常规：白细胞计数 $18.9×10^9$/L，中性粒细胞 0.90，胸片未见异常。诊断为急性支气管炎。给予头孢噻肟钠 2.0g，加入 0.9% 氯化钠注射液 250mL 中静脉滴注（30~35 滴 / 分），约 10min 后，患者出现腹痛、胸闷、气促、烦躁不安、大汗淋漓、不能平卧，测血压 138/80mmHg，心率 130 次 / 分，两肺满布干湿啰音，腹软，压痛（－），血糖 8.2mmol/L，初步诊断：头孢噻肟钠过敏。立即停用头孢噻肟钠，给予异丙嗪 25mg 肌内注射，氨茶碱 0.25g 静脉注射，吸氧，半小时后除腹痛缓解外，其他症状仍无缓解，遂疑有急性左心衰竭存在，给予毛花苷丙 0.2mg 静脉注射，呋塞米 20mg 静脉注射，5min 后胸闷、气促等症状开始缓解，随后两肺干湿啰音消失，半小时后听诊心率 90 次 / 分，测血压 130/75mmHg，上述症状完全消失。

问题：请简要说明患者出现上述症状的原因及处理方式是否合理？

心力衰竭是指在静脉回流正常的情况下，由于心脏的射血和（或）充盈障碍，排血量不能满足机体的代谢需要而发生的一种临床综合征。其主要由冠心病、高血压、心脏瓣膜病、扩张型及肥厚型心肌病、肺源性心脏病、先天性心脏病等引起。由于各种药物对心脏的直接或间接作用，引起心肌收缩力减弱、心室负荷过重、心室舒张期顺应性降低，导致心功能减退、心排血量减少、周围组织灌注不足，从而产生充血性心力衰竭的一系列综合征，即称为药源性心力衰竭。药源性心力衰竭主要是由于药物对心肌细胞的直接或间接作用，引起心肌细胞变性、坏死，从而产生充血性心力衰竭，其中以心肌收缩力减损最为常见。除心肌损伤

外，药物还可通过影响心脏传导系统诱发心律失常，使心脏泵血功能发生障碍。诱发心肌缺血、过敏性心肌炎或急性过敏性心包炎的药物也可引起心力衰竭。在合并心力衰竭病史的患者中某些药物可加重心力衰竭的发作频率和症状。药源性心力衰竭常发生在原有心脏疾病的患者，药物作用可能是心力衰竭产生的原因，也可能是心力衰竭的诱因。

一、发病机制

（一）减弱心肌收缩力

由于药物对心肌细胞的直接毒性作用，引起心肌细胞变性、炎性渗出，甚至出现灶性坏死，导致心肌收缩无力而发生心力衰竭，或影响心脏传导系统诱发心律失常，使心脏泵血功能发生障碍。如蒽环类药物包括多柔比星、柔红霉素、表柔比星和阿柔比星等具有心脏毒性作用，从而引发心力衰竭。有些药物可使电解质紊乱而诱发低钾血症、低镁血症等，导致心肌纤维变性坏死，从而引发心力衰竭。

（二）抑制心脏功能

有些药物具有负性肌力，减弱心肌收缩力的作用，如利多卡因、丙吡胺等抗心律失常药物，钙通道阻滞剂，β受体阻滞剂，使心肌收缩力减弱，心排血量减少，诱发或加重心力衰竭。

（三）突然停用血管扩张剂

在使用哌唑嗪、卡托普利、依那普利等过程中，突然停药可使原有未表现的心力衰竭加重，而诱发心力衰竭症状。

（四）间接影响心功能

1.利尿药不适当使用，可引起低钾血症，能诱发洋地黄中毒，从而导致心力衰竭。

2.NSAID可引起水钠潴留加重心力衰竭。

二、致病药物及临床表现

（一）抗肿瘤药

1.蒽环类　是有效的抗肿瘤药，可通过与DNA双链结合而抑制核酸的合成。应用较多的有多柔比星、柔红霉素、表柔比星和阿柔比星等药物，其广泛应用于治疗血液系统恶性肿瘤和实体肿瘤，但具有严重的心脏毒性不良反应，以多柔比星为主的化疗方案中，先出现轻度呼吸困难、乏力、静息状态心动过速等心力衰竭前期症状，随着用量增加，出现心悸、颈静脉怒张、肺部湿啰音、心脏扩大、奔马律等充血性心力衰竭表现，预后不良，即使停药并积极治疗亦不能改善。柔红霉素引起的心力衰竭与静脉滴注速度相关，心脏毒性作用可引起心电图改变，滴注过快时出现心律失常，严重时诱发心力衰竭。蒽环类药物心脏毒性作用具有时间和剂量相关性，多数患者在给药后可较快地发生心肌损伤，且随着时间的延长更加明显。

2.环磷酰胺（CTX）　是一种非细胞特异性的烷化剂，进入机体经肝微粒体酶催化变成活化的酰胺，抑制肿瘤细胞的生长繁殖。临床对急性粒细胞白血病、慢性淋巴细胞白血病及各种恶性淋巴瘤疗效好，对肺癌、乳腺癌、卵巢癌、鼻咽癌、膀胱癌等也有疗效，此外可用于治疗类风湿关节炎、儿童肾病综合征及其他自身免疫性疾病。CTX诱发心脏毒性的机制可能是其代谢产物直接损伤血管内皮，引起毛细血管微血栓形成和内皮通透性升高，使含有高浓度药物的血液外渗，产生心肌细胞损伤；同时，血浆蛋白和红细胞漏至心肌间质，引起纤维蛋白沉积和局灶性出血，而大量含丰富蛋白质的液体渗入心包腔造成心包积液，导致难治性心力衰竭。

3. 紫杉醇（PTX） 最早由短叶红豆杉的树皮中分离得到，紫杉醇类能促进微管聚合，同时抑制微管解聚，从而使纺锤体失去正常功能，终止细胞有丝分裂，最终导致细胞死亡，对卵巢癌和乳腺癌有独特的疗效，对肺癌、食管癌、大肠癌等也有疗效。PTX 的主要不良反应为变态反应、骨髓抑制、神经毒性、肝毒性、肾毒性及心脏毒性。PTX 心脏毒性的主要临床表现为无症状性心动过缓，即窦性心动过缓和心脏传导阻滞，还可引起室性期前收缩、室性心动过速等心脏不良反应。器质性心脏病患者使用 PTX 时，心脏毒性发生率明显高于无器质性心脏病患者，并可导致心力衰竭的发生。

4. 氟尿嘧啶（5-FU） 在体内转变为氟尿嘧啶脱氧核苷酸，后者抑制胸苷酸合成酶，进而阻止脱氧尿苷酸转变为脱氧胸苷酸，阻碍 DNA 合成，对增殖期细胞均有杀灭作用。临床上对绒毛膜上皮癌及侵蚀性葡萄胎疗效显著，对胃癌、结肠癌、乳腺癌及卵巢癌疗效较好，5-FU 的心脏毒性发生机制是由于 5-FU 抑制线粒体的 DNA 合成，从而引起暂时性心肌抑制作用导致心力衰竭。

5. 米托蒽醌（MIT） 其结构与多柔比星相似，故也能引起充血性心力衰竭。其抗肿瘤活性相当或略高于多柔比星，临床上用于乳腺癌，对消化道癌和白血病等也有一定疗效。已使用大剂量多柔比星治疗的患者，即使用小剂量的 MIT，亦可能出现心脏毒性反应。

（二）抗心律失常药物

1. 胺碘酮 为苯并呋喃类衍生物，属Ⅲ类抗心律失常药物，具有直接细胞膜稳定作用、抗交感作用，能显著延长房室结、心房肌和心室肌纤维的动作电位时相，从而使有效不应期延长。临床上用于室上性及室性心律失常（如阵发性室上性心动过速、阵发性心房颤动等）。其有减弱心肌收缩力的作用，临床研究显示，当射血分数 ≤ 30% 时，胺碘酮诱发或加重心力衰竭的发生率为 15%。

2. 普罗帕酮 具有膜稳定作用，主要阻滞快钠通道，减慢传导，降低兴奋性、应激性和传导性，延长有效不应期。临床上用于防治室性或室上性快速型心律失常。但由于其具有负性肌力作用，在左心室功能受损或有潜在性心功能减退的患者可诱发心力衰竭。

3. 丙吡胺 能抑制细胞膜对钠离子的通透性，降低自律性，减慢传导，延长不应期。临床上用于心房颤动、心房扑动、室上性和室性期前收缩及心动过速的治疗。原有心力衰竭得到控制的患者，在连续用药数周或数个月后，约有 50% 的患者会诱发心力衰竭，此可能与其负性肌力作用有关。

4. 利多卡因 为Ⅰ类抗心律失常药物，能使动作电位 0 相幅度减低，使 0 相上升速率（V_{max}）减慢，呈膜抑制作用，与浓度成正比，浓度越高，作用越强，这种作用与钠通道阻滞有关。临床上利多卡因用于室性心动过速、室性期前收缩及心室颤动电复律后。若用量过大或静脉注射过快，可引起短暂性血压下降，严重者对心脏产生明显抑制作用，引起循环衰竭致死。

5. β受体阻滞剂 可降低心脏自律性，减弱心肌收缩力，抑制传导，减慢心率。临床上β受体阻滞剂用于窦性心动过速、心房扑动、心房颤动、房性或室性期前收缩、冠心病、心绞痛及高血压等疾病。近年来临床证据显示β受体阻滞剂可有效改善心功能、预防猝死，其保护衰竭心脏的机制主要来源于阻断 $β_1$ 受体，故推荐使用高选择性的 $β_1$ 受体阻滞剂。应用

β 受体阻滞剂时需监测低血压、液体潴留和心力衰竭恶化、心动过缓、房室阻滞及无力等不良反应，酌情采取相应措施。用药期间心力衰竭有轻或中度加重，首先应加大利尿药和ACEI 用量，以达到病情稳定。

6. 非二氢吡啶类钙通道阻滞剂　维拉帕米和地尔硫草主要用于阵发性室上性心动过速，对室性心动过速也有效，可减慢心房颤动或心房扑动心室率，还可用于心绞痛的治疗，对左心室功能的潜在作用包括：由于阻碍细胞跨膜钙离子转运，而对心脏产生负性肌力作用及激活肾素 - 血管紧张素 - 醛固酮系统（RAAS）。当钙通道阻滞剂的血管扩张效应无法与其负性肌力相平衡时，心力衰竭患者会出现明显的血流动力学改变及临床症状的加重。众多研究已证实维拉帕米和地尔硫草具有较强的负性肌力作用，应避免在具有基础心脏病的患者中应用。

（三）噻唑烷二酮类

噻唑烷二酮类（TZD）是 20 世纪 80 年代发现有降低血糖、增加胰岛素敏感性和改善糖代谢作用的化合物，包括曲格列酮（引起肝毒性，现已禁用）、罗格列酮、吡格列酮、恩格列酮和环格列酮等。TZD 有很多不良反应，在临床上水钠潴留和充血性心力衰竭是其主要的副作用，水钠潴留在临床上表现为外周水肿，也被认为是 TZD 诱发心力衰竭的原因，而TZD 本身不会影响心脏的功能。2016 年欧洲心脏病学会的心力衰竭指南关于慢性心力衰竭的治疗建议中明确指出，在心力衰竭合并糖尿病的药物治疗中，TZD 会增加心力衰竭恶化，不适用于心功能Ⅲ和Ⅳ级患者。

（四）NSAID

NSAID 的作用机制为抑制前列腺素合成的环氧化酶，抑制体内前列腺素的合成。NSAID 存在心血管方面的不良反应，如高血压、心肌损害及心力衰竭。由于抑制 COX 和前列腺素合成，引起水钠潴留，增加心脏前负荷，诱发或加重心力衰竭，而不是对心肌直接的抑制作用。因此，在所有有心力衰竭史的患者中应尽可能避免使用 NSAID。

（五）抗高血压药

1. 二氢吡啶类钙通道阻滞剂　硝苯地平为第一代二氢吡啶类钙通道阻滞剂，为钙离子内流慢通道通道阻滞剂，能阻滞钙离子通过心肌或血管平滑肌细胞膜的通道进入细胞，由此引起冠状动脉和血管松弛扩张、心肌耗氧量减少、周围阻力降低，使心肌收缩力减弱，并增加冠状动脉流量，促进侧支循环开放，改善心肌供血供氧。硝苯地平有较强的负性肌力作用，可增加心力衰竭患者的发病风险，因此应避免其用于左心室功能不全患者。

2. 哌唑嗪　能选择性阻断突触后膜 α_1 受体，具有扩张血管，使周围阻力下降的作用，表现为收缩压和舒张压均明显下降，有较强的降压效应。由于能减轻心脏前后负荷，故亦用于充血性心力衰竭的治疗，但长期用药后突然停药，可导致病情恶化甚至死亡，其机制可能与停药后引起心力衰竭的基础病变得以暴露有关。

3. 卡托普利　可抑制血管紧张素转化酶，阻止血管紧张素 Ⅱ 的形成，从而抑制血管收缩，减少醛固酮分泌，抑制激肽酶 Ⅱ，使激肽积聚，促使血管扩张，故能降低心脏前后负荷。临床上用于各型高血压，对高肾素型和正常肾素型均有明显降压作用，对低肾素型合用利尿药也有明显降压作用，还可用于治疗充血性心力衰竭，尤其对高血压心脏病引起的心力衰竭更为适宜。卡托普利诱发心力衰竭的机制可能是由于停药后血管紧张素转化酶激活，周围血管收缩，血容量增加，超过心脏代偿能力，从而导致急性肺水肿，诱发心力衰竭。

（六）抗寄生虫病药

1. 乙胺嗪　用于治疗马来丝虫病，还具有驱蛔虫和治疗嗜酸性粒细胞增多症、顽固性咳嗽的作用，并能用于防治哮喘。但有报道大量口服此药后可引起食欲减退、恶心、呕吐、头痛、乏力、关节痛，偶可引起室性期前收缩甚至心肌损害，影响心功能。

2. 奎宁　能较好地控制疟疾发作，临床上因其副作用较多，现已不常用，其副作用有金鸡纳反应，表现为恶心、呕吐、耳鸣、头痛、听力减退，严重者产生暂时性耳聋，停药后一般可以恢复。静脉注射或口服大量奎宁可引起房室传导阻滞、心室内传导阻滞、室性心动过速、心肌损害甚至休克。

3. 氯喹　临床上主要用于疟疾的急性发作，肠外阿米巴病，尤其是阿米巴肝炎与肝脓肿、脂溢性皮炎。还可配合其他药物治疗小儿哮喘、肾病综合征、红斑狼疮、结节性多动脉炎、皮肌炎等。由于房室结及心肌的传导系统被抑制而引起心律失常，室性异位搏动与心动过速，急性左心衰竭甚至发生阿 - 斯综合征以致心搏骤停，若抢救不及时可造成死亡。

（七）其他药物

1. 糖皮质激素　可增强钠重吸收，增加细胞外液容量，从而导致液体潴留，加重心力衰竭。尽管许多患者都使用过糖皮质激素，但是很少有研究证明糖皮质激素可加重和引起其他心血管效应。

2. 抗真菌药　伊曲康唑主要用于治疗甲癣、食管念珠菌病和全身侵袭性感染（如芽生菌病）。伊曲康唑是同类药物中唯一证明有潜在致心力衰竭作用的药物。药物制造商修订说明书指出，对于有左心室功能不全或者有心力衰竭病史的甲癣患者，禁用伊曲康唑。

3. 抑制食欲药　盐酸芬氟拉明曾广泛地用于减肥，可引起肺动脉高压和心脏瓣膜病进而导致心力衰竭。我国已于 2009 年停止盐酸芬氟拉明原料药和制剂在国内的生产、销售和使用。

4. 注射用曲妥珠单抗　曲妥珠单抗是人重组 IgG 单克隆抗体，在标准化疗基础上加用曲妥珠单抗，心力衰竭的发生率比预期要高。大约 27% 使用多柔比星、紫杉醇及注射用曲妥珠单抗的患者发生了心力衰竭，而只用多柔比星和紫杉醇的患者心力衰竭发生率为 6%。注射用曲妥珠单抗能通过相加或协同作用增加多柔比星导致的心肌损害，能上调心肌细胞人表皮生长因子受体 2（HER2）的表达。注射用曲妥珠单抗能阻断 HER2 信号途径，干扰多柔比星损害心脏细胞的修复。

5. 麻醉剂　乙醚麻醉早期可引起房性与房室交界性期前收缩、心房扑动、心房颤动、室上性和室性心动过速，麻醉较深时，对心肌收缩力有直接抑制作用。

6. 拟交感神经药　肾上腺素、去甲肾上腺素、异丙肾上腺素、间羟胺和血管紧张素等大剂量或长期应用时，可引起心肌病变，出现灶性坏死、炎性渗出和心包脏层出血，从而诱发急性左心衰竭。

7. 抗精神病药　如氯丙嗪、三环类抗抑郁药丙米嗪、阿米替林和碳酸锂等均可引起心肌病变，表现为心肌炎、急性心肌梗死、间歇性左束支传导阻滞或充血性心力衰竭。

三、诊断与鉴别诊断

（一）药源性心力衰竭的诊断

1. 患者本来无心脏病，心功能正常，当使用某种药物后心功能减退，出现典型的左心衰竭、右心衰竭或全心衰竭的症状，且不能用药物以外的原因解释，心电图、超声多普勒等检查有相应的心脏结构和功能改变，应考虑药源性心力衰竭。

2. 患者有心脏病，心功能正常或稍减退，在应用某种药物后出现心力衰竭加重，而又无法用药物以外的原因解释，心电图、超声多普勒等检查有相应的心脏结构和功能改变，应考虑药源性心力衰竭。

3. 上述两种情况，若停用某种药物，继以对症治疗心力衰竭至好转或消失，再用该种药物后心力衰竭又发作，改换药物品种后可免于复发，此时则可做出药源性心力衰竭的肯定诊断。

（二）药源性心力衰竭的鉴别诊断

1. 原无心力衰竭的患者，在治疗过程中若出现心力衰竭，要注意鉴别是由药物引起的还是由其他诱因导致。深入了解药物种类、用药方式、用药剂量和用药前后的病情变化，找出与发生心力衰竭可能有关的药物。

2. 原有心力衰竭表现的患者，在治疗过程中心力衰竭加重，要注意鉴别系舒张功能不全性心力衰竭或系原有疾病本身的发展。特别是冠心病、高血压心脏病或扩张型心肌病所致的心力衰竭，当病情恶化时要警惕有无药物因素导致的可能。

四、防　　治

确诊为药源性心力衰竭后，应立即停用引起心力衰竭的药物并进行抗心力衰竭治疗。心力衰竭急性加重的管理包括利尿剂的应用和一般支持治疗。药源性心力衰竭的管理与一般心力衰竭管理类似。①收缩性心力衰竭可选择强心剂、利尿剂、血管扩张剂等改善症状；②舒张性心力衰竭则不宜用洋地黄，可用 β 受体阻滞剂和利尿剂；③注意一些特殊处理，如过敏性心肌炎导致的心力衰竭宜选用泼尼松联合环孢素或硫唑嘌呤治疗，麻醉剂导致的左心衰竭肺水肿可用 β 受体阻滞剂处理等。除此之外，还应注意积极治疗诱因，如及时纠正电解质紊乱，积极治疗造成心功能减退的原发病。

避免相关药物的使用是最佳的预防手段，尤其是对于已存在左心室功能不全的患者。由于药源性心力衰竭的高发生率，地尔硫䓬、维拉帕米、丙吡胺、氟卡尼和普罗帕酮等对于合并有心力衰竭或无症状型左心室功能不全 [左心室射血分数（LVEF）＜ 0.4] 的患者禁忌。严格掌握用药剂量，心脏毒性大的药物，不宜超过规定剂量。如多柔比星累积剂量不宜超过 $450mg/m^2$。对病情重、体质差或老年患者，用药剂量应酌减。必须应用相关药物时，可采取适当支持治疗，如抗肿瘤药合用维生素 E、辅酶 Q_{10}、ATP 等。

案例 6-2 解析

本例既往无青霉素类及头孢类药物过敏史，治疗前心功能正常，心率不快，两肺无啰音，因上呼吸道感染，用头孢噻肟钠静脉内给药，约 10min 后出现腹痛、胸闷、气促、大汗淋漓、不能平卧、两肺满布干湿啰音，故可认为是急性左心衰竭表现，是由静脉滴注头孢噻肟钠过敏所致，肌内注射异丙嗪、山莨菪碱可缓解腹痛；静脉滴注毛花苷丙、呋塞米对纠正急性左心衰竭效果显著。本例提示：有心脏病病史的患者在给予抗生素等药物产生过敏反应时，应高度注意有无急性左心衰竭发生，需与过敏性支气管哮喘鉴别，在处理上以利尿、强心、扩血管为主。

课后习题

一、单选题

1. 药源性心力衰竭的致病药物不包括（ ）

　　A. 抗肿瘤药　　　　B. 抗心律失常药物　　C. 噻唑烷二酮类　　　　D. 甾体抗炎药

2. 关于药源性心力衰竭说法错误的是（ ）

　　A. 药源性心力衰竭常发生在原有心脏疾病的患者，药物作用可能是心力衰竭产生的原因，也可能是心力衰竭的诱因

　　B. 硝苯地平不会引起药源性心力衰竭

　　C. 芬氟拉明曾广泛地用于减肥，可引起肺动脉高压和心脏瓣膜病进而导致心力衰竭

　　D. 原无心力衰竭的患者，在治疗过程中若出现心力衰竭，要注意鉴别是由药物引起的还是由其他诱因导致

二、多选题

药源性心力衰竭的管理包括（ ）

　　A. 收缩性心力衰竭可选择强心剂、利尿剂、血管扩张剂等改善症状

　　B. 舒张性心力衰竭则不宜用洋地黄，可用 β 受体阻滞剂和利尿剂

　　C. 注意一些特殊处理，如过敏性心肌炎导致的心力衰竭宜选用泼尼松联合环孢素或硫唑嘌呤治疗

　　D. 注意积极治疗诱因，如及时纠正电解质紊乱，积极治疗造成心功能减退的原发病

　　E. 停用引起药源性心力衰竭的药物

三、填空题

药源性心力衰竭主要是由于药物对心肌细胞的直接或间接作用，引起心肌细胞＿＿＿＿＿＿、＿＿＿＿＿＿，从而产生充血性心力衰竭，其中以＿＿＿＿＿＿减损最为常见。

四、简答题

药源性心力衰竭的发病机制是什么？

第四节　药源性心肌梗死

案例 6-3

　　患者，男，57 岁。因劳力性心前区闷痛 2 年，夜间呼吸困难 1 周就诊。既往有高血压病史。体检:一般状态良好，血压 135/90mmHg，心率 45 次 / 分，律齐，呼吸平稳，心浊音界无增大，心尖部可闻及Ⅲ级收缩期杂音。心电图示窦性心动过缓。阿托品试验前窦性心律 45 次 / 分。除 V_5 导联 ST 段略向下偏移、T 波略低，其余导联均正常。静脉注射阿托品 1mg 后，患者自觉心悸，心前区不适。注射后即刻心率 88 次 / 分，Ⅱ、aVF 导联 T 波倒置。注射后 2min 患者出现心前区疼痛，胸闷，Ⅱ、Ⅲ、aVF 导联 ST 段分别抬高 0.15~0.2mV，心率 100 次 / 分。5min 时心率 100 次 / 分，Ⅱ、Ⅲ、aVF 导联 ST 段分别抬高 0.2~0.3mV，症状加重，出现面色苍白，出冷汗，躁动不安。经舌下含服硝酸甘油 0.5mg 症状不能缓解，给予吸氧、静脉滴注硝酸甘油，肌内注射哌替啶，24h 后患者症状减轻。

问题:患者产生上述症状的原因及可能机制是什么？

　　心肌梗死大多数是由冠状动脉粥样硬化，管腔狭窄，甚至完全闭塞，或冠状动脉持续痉挛等因素导致心排血量降低，引起持久而严重的心肌缺血坏死。药源性心肌梗死是指在诊

断和防治疾病过程中，药物因素促使动脉粥样硬化或正常的冠状动脉痉挛性收缩、血栓形成，冠状动脉血流量骤减，而心肌耗氧量又增加，使心肌产生严重缺血性损伤到不可逆的坏死损害，临床上出现剧烈的胸骨后、心前区疼痛，一般处理不能缓解；心电图示急性心肌梗死图形改变。凡是能导致血管壁损害，诱发血栓形成，引起休克或心排血量锐减，促使冠状动脉痉挛性收缩和明显增加心肌耗氧量的药物，均可能诱发药源性心肌梗死。

一、发病机制

急性心肌梗死发生于冠状动脉粥样硬化的基础上，因动脉粥样硬化不仅造成管腔狭窄，而且斑块破裂后暴露内膜下的胶原，引起局部血小板的聚集和释放，血栓形成和冠状动脉痉挛。药源性心肌梗死也发生在冠状动脉粥样硬化的患者。

（一）血栓形成

患者血小板功能亢进，纤溶活性受抑，粥样硬化的斑块有不同程度的破裂，血小板在该处聚集与释放，启动了血栓形成，结果完全堵塞了冠状动脉管腔，发生缺血坏死。凡能引起冠状动脉内膜损害，暴露内膜下胶原，促使血小板聚集与释放，启动血栓形成的药物，都有可能促使急性心肌梗死的发生。

（二）冠状动脉痉挛

冠状动脉痉挛在急性心肌梗死的发病中起重要作用。冠状动脉痉挛，不但使冠状动脉管腔狭窄，而且多数可合并有血栓形成，即冠状动脉痉挛的病灶部位形成血栓，导致心肌梗死。

（三）冠状动脉供血不足

心排血量降低，冠状动脉供血不足，心肌耗氧量增加而致心肌严重缺血缺氧，进而发生心肌梗死。

（四）药物过敏

药物过敏反应，不仅可导致过敏性休克，使冠状动脉灌流量骤减，而且过敏反应可损伤血管内膜，启动血栓形成。

二、致病药物

（一）垂体后叶素

垂体后叶素收缩所有的血管平滑肌，对小动脉更明显，导致冠状动脉痉挛。如患者原有冠状动脉粥样硬化、管腔狭窄，更易导致心肌缺血，易发生心肌梗死。

（二）麦角生物碱类

麦角生物碱类药物有收缩血管作用，可增加外周血管阻力，降低各脏器的灌流量，可致冠状动脉痉挛，同时它可损伤血管内皮，尤其是大剂量反复应用时，可使血栓形成。

（三）苯丙胺

苯丙胺具有拟交感活性，它可直接作用于 α 受体和 β 受体，导致血管痉挛，对中枢神经兴奋作用强，久用有成瘾性，大剂量或静脉注射有引起急性心肌梗死的报告。

（四）阿托品

阿托品为抗胆碱药，它能降低迷走神经的张力，使心率加快，心肌耗氧量增加，同时还可增加心电的不稳定性，不仅可引起心绞痛及心律失常，甚至可导致急性心肌梗死。

（五）引起休克的药物

引起休克的药物，均可导致心肌梗死。如抑制心肌收缩力，致心排血量减低的药物（β受体阻滞剂、抗心律失常药等）；扩张周围血管，使周围阻力明显降低而致血压下降的血管扩张药（硝普钠、氯丙嗪等）；能引起严重心律失常的药物（洋地黄、奎尼丁等），致心排血量剧减，血压骤降，均有可能引起急性心肌梗死。

（六）药物的过敏反应

青霉素、庆大霉素、麻疹疫苗等引起的变态反应，使肥大细胞释放组胺、5-HT 等活性物质，使周围血管扩张，毛细血管床开放，血压下降；同时损害血管内皮细胞，改变血管通透性，使血浆渗出，甚至血栓形成，致过敏性休克，诱发急性心肌梗死。

（七）双嘧达莫

双嘧达莫可扩张冠状动脉非缺血区的阻力血管，而对缺血区无影响，因此产生"冠状动脉盗血综合征"，不仅可引起心绞痛发作，严重者可致急性心肌梗死。

（八）可卡因

可卡因临床用于局部麻醉，可致冠状动脉痉挛、心绞痛发作、心律失常和心肌梗死。

（九）其他药物

各种抗癌药可致血管损害、冠状动脉痉挛和血栓形成而发生心肌梗死。

三、诊断与鉴别诊断

（一）诊断

1. 有应用上述能引起心肌梗死药物的用药史。
2. 出现胸骨后或心前区剧烈、持续性疼痛，一般处理不能缓解。
3. 具有急性心肌梗死的心电图改变。
4. 血清酶学升高。

（二）鉴别诊断

1. 心绞痛 发作时间短，一般在 15min 以内，休息及含服硝酸甘油能缓解，药源性心绞痛有发作前应用引起心绞痛药物的用药史，停药后不再发作。心电图无心肌梗死图形改变，血清酶学不升高。

2. 冠心病急性心肌梗死 一般有促发心肌梗死的诱因，如过劳、情绪激动或导致心负荷增加、心排血量骤减的其他因素，而与药物无关。

四、防　治

（一）预防

1. 尽量减少非必要用药，能口服尽量不注射。
2. 用药前仔细询问病史，并做过敏试验，用药后应严密观察有无不良反应。
3. 对老年患者，尤其是患有冠心病者，用药应慎重，从小剂量开始。

（二）治疗

1. 发生药源性心肌梗死，应立即停药，并按急性心肌梗死进行处理。
2. 休息、吸氧、心电监测。
3. 解除疼痛，可用派替啶。
4. 硝酸甘油含服或静脉滴注。
5. 静脉溶栓治疗，使闭塞冠状动脉再通，心肌再灌注，发病 6h 内可用尿激酶、链激酶等。
6. 如发生心力衰竭、心源性休克或其他并发症者，应按其病情进行处理。

案例 6-3 解析

静脉注射阿托品可诱发心律失常，还可增加心肌缺血、损伤，特别是已存在冠状动脉供血不足时，此药可减少迷走神经的紧张性，使心率加快，心肌耗氧量增加，使心绞痛发作。本例患者行阿托品试验时出现明显的 ST-T 改变，同时心前区闷痛，发生心肌梗死。因此，对近期心绞痛发作并心动过缓的患者行阿托品试验要特别慎重。

课后习题

一、单选题

1. 下列药物中，可用于药源性心肌梗死解除疼痛的是（　　）
   A. 派替啶　　　　B. 阿司匹林　　　　C. 布洛芬　　　　D. 喷他佐辛
2. 药源性心肌梗死在发病几小时内可用尿激酶、链激酶（　　）
   A. 3h　　　　B. 4h　　　　C. 5h　　　　D. 6h
3. 下列药物中，容易诱发心肌梗死的是（　　）
   A. 阿托品　　　　B. 硝酸甘油　　　　C. 阿司匹林　　　　D. 别嘌呤
4. 心绞痛的首选缓解药物是（　　）
   A. 氯丙嗪　　　　B. 磺胺嘧啶　　　　C. 可卡因　　　　D. 硝酸甘油

二、多选题

1. 下列属于心肌梗死诱因的是（　　）
   A. 过度劳累　　　B. 心排血量下降　　　C. 动脉粥样硬化　　　D. 中风
2. 下列属于药源性心肌梗死发病机制的是（　　）
   A. 血栓形成　　　B. 药物过敏　　　C. 冠状动脉痉挛　　　D. 冠状动脉供血不足

三、填空题

急性心肌梗死发生于_____的基础上，因_____不仅造成管腔狭窄，而且斑块破裂后暴露内膜下的胶原，引起_____。

四、简答题

简述药源性心肌梗死的治疗。

第五节　药源性心绞痛

案例 6-4

患者，女，53 岁。发热、头痛 5 日伴咽喉痛入院。给予青霉素 320 万 U 加入 10% 葡萄糖注射液 250mL 中静脉滴注，2 次 / 日，链霉素 0.5g 肌内注射，2 次 / 日，其他对症处理。2 日后患者全身出现片状红色皮疹，瘙痒难忍，当即停药，给予静脉注射地塞米松 10mg，在静脉注射初期局部静脉有些酸痛，10s 内注射完毕，至 30s 后患者突然胸闷心慌，胸骨后呈压榨样疼痛，并伴有面色苍白、出冷汗。测血压 105/75mmHg，心率 88 次 / 分，心电图示窦性心律，$V_4 \sim V_5$ ST 段明显抬高，T 波高大，U 波倒置，对应导联 ST 段降低，立即给予吸氧、舌下含服硝酸异山梨酯 1 片及口服硝苯地平 10mg，30min 后症状逐渐缓解，2h 后复查心电图恢复正常。

问题： 请分析上述症状产生的原因及可能的机制？

心绞痛是因心肌需氧和供氧失去平衡而发生心肌缺血的临床综合征。药源性心绞痛是指在诊断和防治疾病过程中，药物因素，通过各种机制引起心肌耗氧量增加或冠状动脉供血减少，引起发作性胸骨后或心前区压榨、窒息性疼痛，可放射至左肩、左上臂、颈或下颌部，也可向下放射到上腹部，心电图显示 ST 段压低或抬高及 T 波改变。停药后可缓解或恢复正常。

一、发病机制

（一）增加心肌耗氧量

心肌耗氧量主要取决于心率、收缩压、心室腔大小及心肌收缩力等因素，主要指标是心率与收缩压。因此，凡能增加以上四种因素的药物，都可导致心肌耗氧量增加，从而引起心绞痛发作。

（二）冠状动脉痉挛

冠状动脉壁有 α 受体，α 受体激动引起冠状动脉收缩甚至痉挛，因此，α 受体激动剂及导致冠状动脉舒缩神经体液因子动态平衡失调的药物，均可引起冠状动脉痉挛，出现一过性心肌缺血，致心绞痛发作。

（三）盗血现象

有些药物只能扩张非缺血区域血管，而对缺血区不能扩张，因非缺血区血管扩张，阻力下降，缺血区的血流通过侧支循环流向非缺血区，产生"冠状动脉盗血综合征"，进一步减少缺血区的血供，从而引起心绞痛发作。

（四）灌注压不足

冠状动脉的灌注依靠主动脉的舒张压，因此，凡是能引起血压明显下降，回心血量减少，心排血量降低的药物，均可导致舒张压下降，冠状动脉灌注不足，诱发心绞痛。

（五）反跳现象

有些药物长期或大剂量应用，当突然减量或停药后，可引起血流动力学反跳现象，常诱发心肌缺血，致心绞痛发作。

（六）药物过敏反应

药物引起的变态反应，可使体内释放较多的组胺，同时冠状动脉外膜细胞产生血管收缩物质，导致冠状动脉痉挛，产生心绞痛。药物变态反应也可引起血管炎，如波及冠状动脉，也可导致心绞痛。

二、致病药物

（一）硝酸酯类药物

临床应用硝酸酯类药物，也可引起或加重心绞痛，最多见的是硝酸甘油。原因与机制：①应用硝酸酯类药物后，静脉大量淤血，使冠状动脉血流量相对减少；②硝酸甘油用量过大时，可使血压过度降低，而影响了冠脉的灌注压，同时兴奋交感神经使心率加快，心肌收缩力加强而增加了心肌耗氧量；③舌下含服或经冠状动脉直接注入硝酸甘油，有时可造成冠状动脉痉挛性收缩，这是一种血管异常反应；④长期应用硝酸酯类药物，机体可产生耐受性和依赖性。突然停药后可出现心绞痛、心肌梗死甚至猝死，称为硝酸盐撤药综合征，由于突然停药后，狭窄的冠状动脉不能有效扩张而发生痉挛而加重心肌缺血。

（二）钙通道阻滞剂

近年报道，钙通道阻滞剂在用药过程中或停药后可诱发心绞痛，尤以心痛定为多见。钙拮抗剂诱发绞痛的机制：①血压大幅度下降时，使冠状动脉灌流量减少。②反射性引起交感神经兴奋，使心率加速，心肌耗氧量增加。③长期应用钙通道阻滞剂可使细胞内钙离子耗竭，突然停用钙通道阻滞剂，可使钙离子进入细胞内增加，引起冠状动脉痉挛。钙通道阻滞剂可抑制肾上腺髓质和交感神经末梢释放儿茶酚胺，导致神经递质储存过度，突然停药，可使其释放增加，加重冠状动脉痉挛。

（三）肾上腺素受体激动与阻滞剂

1. α 受体激动剂 去氧肾上腺素、甲氧明使冠状动脉收缩，血管阻力增加，诱发心绞痛。

2. α、β 受体激动剂 多巴胺是临床上报告引起心绞痛最多的肾上腺素受体激动剂。可兴奋心脏 β_1 受体，使心肌收缩力加强，心排血量增加，对心率影响不大，同时激动血管的 D_1 受体和 α 受体；致全身血管收缩，包括冠状动脉收缩或痉挛，致冠状动脉血流量减少，同时血压升高，心率加快，心肌耗氧量增加，心肌缺血，导致心绞痛发作。麻黄碱可导致冠状动脉血管收缩，血压升高，心率加快，心肌耗氧量增加，而诱发心绞痛。

3. 非选择性 β 受体激动剂 异丙肾上腺素亦可使正常或病变冠状动脉出现痉挛，引起变异型心绞痛。β_1 受体激动剂多巴酚丁胺为选择性心脏 β_1 受体激动剂，可增加心肌收缩力，故常用于治疗心力衰竭，但大剂量应用可致血压上升，心动过速，心肌耗氧量增加，诱发心绞痛。

4. β 受体阻滞剂 已广泛用于治疗心绞痛、心肌梗死、高血压和心律失常。临床上应用 β 受体阻滞剂的过程中，突然停药可诱发心绞痛，甚至发生心肌梗死。长期服用无内源性拟交感作用的 β 受体阻滞剂，如美托洛尔、倍他洛尔、比索洛尔等，可使效应细胞 β 受体数目上调，突然撤药后，增加的 β 受体与内源性儿茶酚胺结合，患者出现心绞痛或使原有心绞痛加重，甚至发生急性心肌梗死。

（四）抗胆碱药

阿托品为抗胆碱药，能竞争性地阻断乙酰胆碱与胆碱受体结合，从而拮抗乙酰胆碱对胆碱受体的激动作用。临床上常用于治疗窦性心动过缓和测定窦房结功能的阿托品试验。由于它可降低迷走神经的紧张性而使心率加快，心肌耗氧量增加，特别是已有冠状动脉供血不足时，易造成心肌缺血性损伤，故而诱发或加重心绞痛。同时它还能增加心肌的电不稳定性，增加心室的易损性而导致心律失常。

（五）抗凝血药

1. 阿司匹林 能抑制血小板聚集，抑制花生四烯酸代谢过程中的环氧化酶，临床上用于防治血栓栓塞、冠心病、心肌梗死、脑血管病等。大剂量阿司匹林可抑制环氧化酶活性，从而使前列腺素 I_2（PGI_2）的合成受到影响，而 PGI_2 为强大的冠状动脉扩张剂，其合成环节受抑制后，可诱发冠状动脉痉挛。

2. 双嘧达莫 能抑制磷酸二酯酶的活性，使血小板内 cAMP 增加和增强内源性 PGI_2 的作用。同时它能显著舒张冠状动脉，降低冠状动脉的阻力和增加冠状动脉血流量。临床上多与阿司匹林合用，以增强抗血小板作用，防治血栓栓塞。该药可诱发或加重心绞痛：扩张非缺血心肌的血管，对缺血心肌的血管无影响，从而使血液从缺血心肌沿侧支循环至非缺血心肌处，导致"冠状动脉盗血综合征"。

（六）激素类药物

国内外均有报道应用氢化可的松和地塞米松可导致心绞痛发作。快速注射地塞米松，可引起去甲肾上腺素分泌过多，兴奋血管的 α 受体，导致血管收缩、冠状动脉阻力增加，造成心肌缺血。

（七）抗肿瘤药

抗肿瘤药致心血管毒性报告日益增多，如丝裂霉素、博来霉素、长春新碱等。其发生机制是可致冠状动脉痉挛，血管内膜损害，凝血系统紊乱，血小板激活，血栓素 - 前列腺素内环境异常，血管炎等。

三、诊断与鉴别诊断

（一）诊断

1. 在应用某些药物之后，出现胸骨后或心前区疼痛，呈压榨性或紧缩感，多向左肩和左上肢放射，持续数分钟，心电图显示典型的缺血性心肌改变。

2. 停药后症状缓解，心电图可恢复正常，重复用药后心绞痛症状及心电图缺血改变再次出现，可以确诊。

（二）鉴别诊断

1. 劳累性心绞痛 一般均有促使心肌耗氧量增加的体力或脑力劳累诱因，经休息与安静后或除去诱发因素能迅速缓解，患者有冠心病病史和冠心病常见的危险因素。心绞痛发作与用药无明显关系。

2. 自发性心绞痛 其发作与心肌需氧量的增加无明显关系。其疼痛时间长，程度重，且不易为硝酸甘油缓解，其发作与用药无关。其中特殊类型的变异型心绞痛，有定时发作倾向，多在夜间睡眠中或凌晨发作，对硝酸甘油不敏感，钙通道阻滞剂最有针对性。

3. 急性心肌梗死 其胸骨后疼痛程度重，时间长，休息及含服硝酸甘油不能缓解。心电图有典型心肌梗死改变及衍变过程，血清酶学有改变，与用药无明显关系。

四、防　　治

（一）预防

1. 长期应用硝酸酯类药物、钙通道阻滞剂，不宜突然停药，应逐渐减量直到撤药，减量过程以 2 周为宜。

2. 用药剂量不宜过大，硝酸酯类药物应从小剂量开始，尤其是硝酸甘油静脉给药。钙通道阻滞剂如硝苯地平一般应用 40~80mg/d。阿司匹林用量不宜过大，特别是对冠心病变异型心绞痛患者，一般应用小剂量（40~300mg/d），最大剂量不宜超过 4g/d。

3. 为防止硝酸酯类药物耐受性，静脉滴注硝酸甘油尽可能不连续使用，每日需有一个 6h 无药作用间歇，口服用药连续 2~3 周后，宜停药 1~2 周，耐药性可消失，药效可恢复。

4. 静脉给药时，不宜过快。

5. 对过敏体质患者，应避免应用易引起变态反应的药物。

（二）治疗

1. 一旦发生药源性心绞痛，应立即停药；但撤药引起的心绞痛不是停药，而是恢复原来的剂量。

2. 休息，镇静，必要时吸氧。

3. 非硝酸酯类药物所致的心绞痛，立即舌下含化硝酸甘油。

4. 药物过敏所致的心绞痛，除选用上述药物治疗外，还需抗过敏治疗。

案例 6-4 解 析

地塞米松诱发心绞痛的机制可能是由于药物快速进入体内，引起去甲肾上腺素和肾上腺素分泌过多，兴奋血管的 α 受体，导致血管收缩，冠状动脉阻力增加，造成心肌缺血。故临床应用地塞米松时应缓慢静脉注射，对冠状动脉缺血和缺血性室性心律失常者慎用。

课后习题

一、单选题

1. 下列可以导致药源性心绞痛的药物是（　　　）

　　A. α 受体激动剂　　B. β 受体激动剂　　C. M 受体激动剂　　D. N 受体激动剂

2. 下列疾病中，可引起心绞痛的是（　　　）

　　A. 类风湿关节炎　　B. 痛风　　　　　　C. 冠心病　　　　　D. 药源性帕金森病

3. 自发性心绞痛对下面哪种药物不敏感（　　　）

　　A. 硝酸甘油　　　　B. 钙通道阻滞剂　　C. 普萘洛尔　　　　D. 阿司匹林

二、多选题

下列可以导致药源性心绞痛的因素是（　　　）

　　A. 心率　　　　　　B. 收缩压　　　　　C. 心室腔大小　　　D. 心肌收缩力

三、填空题

1. 心绞痛是因_____而发生心肌缺血的临床综合征。

2. 药源性心绞痛是指在诊断和防治疾病过程中，药物因素，通过各种机制引起_____，引起发作性胸骨后或心前区压榨、窒息性疼痛，可放射至左肩、左上臂、颈或下颌部，也可向下放射到上腹部，心电图显示_____。

四、简答题

请列举药源性心绞痛的致病机制。

第六节　药源性高血压

案例 6-5

患者，男，38 岁。因感冒、流清涕、鼻塞自服复方盐酸苯丙醇胺缓释胶囊（康泰克）2 粒，自觉症状无明显好转，又服 2 粒，约半小时后感剧烈头痛、腹部绞痛，无呕吐，来院急诊。查体：血压 210/120mmHg，给予利血平 1mg，肌内注射，就诊时突发意识丧失，全身强直性抽搐，呈角弓反张状态，继之呼吸、心搏停止，立即给予胸外心脏按压，地西泮 10mg 静脉注射，苯巴比妥 0.2g 肌内注射，10min 后抽搐停止，心跳、呼吸相继恢复，心电图显示快速心房颤动，收入病房。平时体健，否认高血压、慢性腹痛、头痛及肾脏疾病史。入院后，继续给予降血压、吸氧、甘露醇、呋塞米、脱水降颅压等治疗，神志转清，诉头痛、腹痛。继续治疗 3 日，痊愈出院。出院后随访 1 年，血压正常，身体健康。

我国成人高血压患病率已达到 18.8%，继发性高血压约占所有高血压的 5%。

药源性高血压指临床上应用某种或某些药物引起患者血压升高并超过正常范围的高血压，是药物本身的药理或不良反应，或联合用药之间的相互作用所致，也可因不当用药方法引起，故也称医源性高血压，是继发性高血压之一。临床主要表现为血压正常的人出现高血压，或高血压患者在治疗过程中血压进一步升高或出现反跳，甚至发生高血压危象。不同药物致药源性高血压的发病率不同，使用糖皮质激素的患者 20% 会出现高血压，连续服用口服避孕药 1 年可使 4%~5% 的女性患者发生轻度高血压，但由于诊断的混杂因素较多，整体药源性高血压的发病率并不明确。药源性高血压在大多数情况下可以预见，采取一定的措施可以防止。

一、发病机制

动脉血压受多种因素调节：肾上腺素能神经系统、RAAS、肾功能和血流量、激素调节系统及血管内皮活性等。导致这些因素改变的药物均可导致药源性高血压。药源性高血压的发病机制十分复杂，主要包括水钠潴留、交感神经活动亢进、激素调节系统异常、RAAS 激活及动脉弹性功能和结构改变。

（一）水钠潴留

使用含钠药物（如抗生素、制酸剂等）时，由于血管平滑肌细胞和血细胞内钠离子含量增加，导致细胞外液总量潴留，直接或间接地使外周阻力增加。钠潴留对高龄、肥胖、高血压家族史及肾功能低下者，更易引起血压升高，其机制可能包括：①细胞内水钠潴留，血管壁增厚，膜电位降低，血管对加压物质敏感性增加；② Na^+-K^+-ATP 酶抑制，细胞内 Na^+ 增加，通过细胞膜 Na^+-Ca^{2+} 交换，使细胞 Ca^{2+} 增多，血管收缩而引起血压升高。

（二）交感神经亢奋

某些药物（如可卡因、苯丙胺、麻黄碱、某些抗抑郁药等）可通过去甲肾上腺素或去甲肾上腺素样作用激活交感神经系统。外周肾上腺素 α 受体激动剂可导致血管收缩，心肌肾上腺素 β 受体激动剂可增加心率和心肌收缩力，均可导致血压上升。正常生理情况下，机体的代偿机制会反馈性地使外周阻力下降从而维持正常血压，但致高血压的药物可阻断或减弱机体的代偿反馈。

（三）激素调节异常

某些药物可通过改变机体的激素水平（如口服避孕药、类固醇皮质激素等）致高血压。口服避孕药中的雌激素成分是致高血压的主要原因。某些激素水平调节异常可通过导致胰岛素抵抗，水钠潴留等升高血压。

（四）RAAS 过度激活

血压降低、肾血流量下降、血容量减少或低钠均可增加肾素的释放。肾素可介导血管紧张素原转化为血管紧张素 I。血管紧张素 I 在血管紧张素转化酶的作用下转变为血管紧张素 II。血管紧张 II 是 RAAS 的主要效应物质，作用于血管紧张素 II 受体，使小动脉血管平滑肌收缩，刺激肾上腺皮质球状带分泌醛固酮，通过交感神经末梢突触前膜的正反馈使去甲肾上腺素分泌增加，导致持续性血压升高。某些药物（如 NSAID、免疫抑制剂）通过减少肾动脉血流灌注而间接增加肾素释放。

二、致病药物及临床表现

药源性高血压的临床表现根据个体的基础血压水平而存在个体差异。一般情况下，当使用药物后血压超过 140/90mmHg 时，可诊断为药源性高血压。某些药物导致血压升高 2~4mmHg，但可导致心血管事件风险增加。

（一）NSAID

NSAID 长期或大量应用可引起或加重高血压，也可干扰降压药物的药理作用，其机制包括抑制环氧化酶合成，使前列腺素 I_2（PGI_2）和前列腺素 E_2（PGE_2）的合成与释放减少，抑制前列腺素直接扩血管作用、增加内皮素 -1 合成及促进肾小管钠重吸收等，导致血管收缩和水钠潴留。此外，NSAID 亦可拮抗 β 受体阻滞剂、利尿剂和血管紧张素转化酶抑制剂等降压药物的降压作用，但不影响钙通道阻滞剂及中枢降压药的药理作用。

（二）激素类药物

1. 肾上腺皮质激素　糖皮质激素（如氢化可的松和地塞米松）及盐皮质激素（如去氧皮质酮和促皮质素）均可引起血压升高。①长期大剂量使用糖皮质激素的患者可能发生高血压，糖皮质激素可使 RAAS 的升压效应增强、末梢血管对儿茶酚胺的敏感性增强、导致水钠潴留并促进脂肪分解，引起高脂血症和动脉硬化等；②盐皮质激素可促进远端小管对钠的重吸收和钾的排泄，导致低钾性高血压。治疗盐皮质激素所致低钾性高血压可使用螺内酯。

2. 性激素　雌激素（雌二醇）、孕激素（黄体酮）及避孕药均可引起血压升高。雌激素致血压升高的影响高于孕激素。避孕药是雌激素和孕激素合剂，其致高血压主要成分是雌激素。雌激素可使血管内液向组织间隙转移，减少循环血量，兴奋交感神经，导致血压升高，还可使血浆肝源性和肾源性血管紧张素原浓度增加，使 RAAS 活性增加，进一步升高血压，并能使肾小球滤过率降低和肾小管钠重吸收增强，导致水钠潴留，外周阻力增大，血压升高。雄激素也可因体内雌激素 / 雄激素的变换引起水钠潴留，心排血量增加，血压升高。因此，体内性激素水平的变化可能是高血压的独立危险因素，可作为原发性高血压部分病因的推测和提示。

3. 重组人促红细胞生成素　用于治疗肾性贫血和恶性肿瘤相关贫血等难治性贫血。重组人促红细胞生成素可促进内皮素 1 释放、血栓烷素 B_2 合成增加，前列腺素 I_2 和血管内皮细胞一氧化氮合成下降，并使末梢血管异常反应性收缩，引起外周血管阻力增加，导致高血压。

（三）免疫抑制剂

目前普遍认为造成移植后高血压的主要原因是免疫抑制剂。免疫抑制剂用于治疗器官移植后排斥反应和自身免疫性疾病。部分使用环孢素、他克莫司、左旋咪唑等免疫抑制剂的患者可在用药数周内出现血压升高，发生机制可能是水钠潴留、交感神经兴奋增强，停药后血压可逐渐恢复正常。环孢素可能通过升高肾脏血管内皮素水平，降低肾小球滤过率，同时抑制前列腺素合成和释放，以及减少一氧化氮生成，促进血管收缩，升高血压。

（四）影响自主神经的药物

1. 三环类抗抑郁药　如丙米嗪、阿米替林、去甲替林、氯米帕明可兴奋末梢 α 受体和抑制胺泵功能，使去甲肾上腺素作用增强和延长而引起血压升高，因此，高血压患者伴有抑郁状态时应慎用三环类抗抑郁药。

2. 单胺氧化酶抑制剂　如苯乙肼、反苯环丙胺、托洛沙酮等可抑制单胺氧化酶的活性，升高突触间儿茶酚胺和 5-HT 的浓度。服用单胺氧化酶抑制剂后，儿茶酚胺的分解代谢会因单胺氧化酶活性受抑制而受阻，使体内儿茶酚胺类物质堆积，引起血压升高。

3. 文拉法辛　是一种新型抗抑郁药，为 5-HT、去甲肾上腺素和多巴胺的再摄取抑制剂，也具有上述致血压升高作用，大剂量使用文拉法辛在起始治疗后可使部分患者出现高血压。

4. 麻醉剂　胺碘酮、羟丁酸钠等可阻断迷走神经和兴奋交感神经而使血压升高。大剂量使用可卡因可使血压一过性升高。

（五）血管内皮生长因子信号通路抑制剂

血管内皮生长因子信号通路抑制剂广泛用于恶性肿瘤的治疗，包括血管内皮生长因子单克隆抗体（如贝伐珠单抗）或酪氨酸激酶抑制剂（如索拉非尼、舒尼替尼等），高血压是这类药物最常见的副作用。血管内皮生长因子信号通路抑制剂通过以下作用引起血管收缩，升高血压：①阻断血管内皮生长因子信号通路，使血管内皮生长因子介导的内皮细胞合成一氧化氮减少；②导致微血管稀薄化，即组成微循环的毛细血管数目减少；③增加内皮素 1 的活性。血压增高可能是此类药物抗肿瘤治疗有效的标志，多数高血压短暂，且易控制，但仍应密切监测血压，必要时早期使用抗高血压药物。RAAS 抑制剂、利尿剂、β 受体阻滞剂及钙通道阻滞剂可用于控制血压，但二氢吡啶类钙通道阻滞剂如硝苯地平能诱导血管内皮生长因子分泌，与上述抗血管生成药物合用时需谨慎。

（六）抗微生物药

引起高血压的抗微生物药较多，主要有青霉素类、头孢菌素类、喹诺酮类等。近年来，抗微生物药引起的高血压病例不断增多。不同抗微生物药导致的高血压机制可能不同。

（七）其他

1. 甘草所含的甘草酸可进一步水解为甘草次酸，甘草次酸在化学结构上类似皮质酮，可引起醛固酮样作用即水钠潴留、增加钾的排出，同时还能使健康人血中的游离型氢化可的松作用增加 8 倍，长期大量使用可致血压升高，一般停药后可自行恢复。因此，用药时应监测血压，必要时加用螺内酯。若出现严重水钠潴留或高血压且对症处理无效时，建议停药观察。

2. 咖啡因可通过兴奋交感神经产生升压效应，2~3 杯咖啡可使血压平均升高 4~5mmHg，对于不常饮用咖啡者，可使血压急性升高 10mmHg。

3. 其他引起血压升高的药物还包括普鲁卡因、芬太尼、伪麻黄碱、萘甲唑林、东莨菪碱、纳洛酮、烷化剂、苯妥英钠、奥利司他、氯氮平、左甲状腺素、甲氧氯普胺、溴隐亭和两性霉素 B 等。

三、诊断与鉴别诊断

药源性高血压的诊断标准主要有以下几点：①血压升至正常值范围（120~130/80~90mmHg）以上；②有头痛、头晕、心悸、失眠、乏力甚至伴有水肿等临床表现；③血压升高和临床症状与所用药物有合理的事件关系；④从该药药理作用推测有致高血压的可能；⑤国内外有使用该药或该药与其他药物合用致高血压的报道；⑥撤药后血压恢复至用药前水平，高血压临床症状消失；⑦进行药物激发试验，血压再次升高。

当满足以上任意 3 项或具备⑥、⑦项中任意一项同时满足其他任意一项时，可以高度怀疑药源性高血压。

（一）其他继发性高血压

药源性高血压也是一种继发性高血压，应与其他继发性高血压相鉴别。如类固醇引起的高血压应与原发性醛固酮增多症相鉴别，测定血液、尿液中醛固酮的排泄量，借助肾上腺超声、CT、核素显像等可明确诊断。拟交感胺类、麻醉剂、单胺氧化酶抑制剂（MAOI）联用含酪胺的食物或药物、撤药综合征等引起的严重高血压甚至高血压危象易误诊为嗜铬细胞瘤，测定血液或尿液中儿茶酚胺水平、影像学诊断有助于鉴别。NSAID、环孢素等引起的肾功能损害易与肾实质性高血压混淆，通过尿液免疫化学检测、肾组织学检查有助于鉴别。

（二）原发性高血压

对于原发性高血压患者，有些因药物引起血压进一步升高才能做出诊断，有高血压家族史者对致高血压药比较敏感，给临床诊断带来困难，应仔细询问既往病史、家族史、服药史，尤其是可导致水钠潴留的药物、拟交感胺类滴鼻剂、口服避孕药、NSAID、某些抗感冒药（康泰克）、减肥药等，这类药物停药后血压可恢复正常，但如停药较长时间血压仍维持在较高水平者，则可排除药源性高血压。

四、防　　治

（一）预防

预防药源性高血压：①药源性高血压高危人群使用有致高血压倾向的药物时要慎重，在权衡利弊的情况下选择药物并择机使用；②合理使用有致高血压倾向的药物，避免两种有致高血压倾向的药物同时用于一名患者，避免长期大剂量使用有致高血压倾向的药物。

临床医师、药剂师均应熟悉所用药物的药理特性、可能存在的致高血压的副作用，还应熟悉每一药物的药动学特点及药物相互作用导致的高血压作用，如三环类抗抑郁药与交感-

肾上腺素能药合用；单胺氧化酶抑制剂与日常使用的食物，如啤酒、香蕉、巧克力、动物肝脏、罐头食品等合用，这是预防药源性高血压的根本保证。

1. 合理使用类固醇类药。类固醇类药致高血压的发生率很高，应严格掌握适应证，避免滥用和长期大量使用。对必须使用者，可与其他免疫抑制剂合用，或采用间歇疗法。

2. 应用 NSAID 应尽量缩短疗程，高血压患者应慎用，避免与抗高血压药合用。如需使用，可选用对血压影响较小的如阿司匹林、布洛芬等。

3. 有高血压家族史、妊娠高血压史者，应避免使用口服避孕药，而采取其他避孕措施。

4. 任何降压药大剂量使用时，突然停用均可引起撤药综合征，尤其是可乐定、β 受体阻滞剂，应嘱咐患者不可突然停药，需在医生指导和血压监测下缓慢减量以致停药。避免可乐定与 β 受体阻滞剂联合应用。

5. 老年人和女性患者应慎用能引起水钠潴留的药物。

6. 慎用或不用拟交感类滴鼻剂，更不可长时间使用。

7. 利血平、甲基多巴、胍乙啶等不宜用于高血压危象的治疗，以免使病情恶化。

8. 对嗜铬细胞瘤患者，围术期应联合使用 β 受体阻滞剂和 α 受体阻滞剂，不宜单用 β 受体阻滞剂。

9. 钙通道阻滞剂如硝苯地平等可预防环孢素引起的高血压。

（二）治疗

一旦发生了药源性高血压，基本治疗原则为：①立即停用致病药物；②根据不同药物所致高血压选用合适的药物进行治疗；③如果是由于撤药导致的高血压，则应立即恢复原用抗高血压药物（剂量同前或略高）；④对抗高血压药物引起的反常性高血压要仔细查找基础疾病并积极治疗，同时可换用其他抗高血压药物；⑤对有并发症（如脑出血、脑水肿和心力衰竭等）的药源性高血压患者应积极处理并发症。

案例 6-5 解析

复方盐酸苯丙醇胺缓释胶囊主要成分为盐酸苯丙醇胺和马来酸氯苯那敏，每粒含盐酸比哌酸为 50mg，马来酸氯苯那敏为 4mg，其剂量为成人每 12h 1 粒，24h 内不得超过 2 粒。马来酸氯苯那敏能减轻鼻黏膜充血、流涕、打喷嚏等症状，而苯丙醇胺是拟交感药物，主要作用为中枢兴奋，能消除疲劳和嗜睡，振奋情绪，增加工作和学习效率。不良反应严重者可出现激动不安，甚至产生自杀念头，过量可引起高血压、心律不齐、心绞痛，严重者可引起高血压危象、颅内出血、心肌梗死及致命性心律失常等。本例患者在短时间内超量服用盐酸苯丙醇胺出现呼吸、心搏骤停，复苏成功后表现有心房颤动，血压高，经降压、止痉、脱水降颅压治疗后痊愈。

课后习题

一、单选题

1. 下列哪一项不属于药源性高血压的发病机制（　　）

　　A. 交感神经活动亢进　　　　　　B. 激素调节系统异常

　　C. 神经节阻滞　　　　　　　　　D. 水钠潴留

2. 下列哪一个药物是通过去甲肾上腺素或去甲肾上腺素样作用激活交感神经系统的（　　）

　　A. 氢化可的松　　B. 雌二醇　　　C. 左旋咪唑　　　　D. 麻黄碱

3. RAAS 的主要效应物质是（　　）

　　A. 醛固酮　　　　　　B. 去甲肾上腺素　　　C. 血管紧张素 II　　　　D. PGI$_2$

4. 下列哪一项不属于影响自主神经的药物（　　　）

　　A. 丙米嗪　　　　　　B. 苯乙胺　　　　　　C. 文拉法辛　　　　　　D. 胺碘酮

二、多选题

1. 下列哪些是药源性高血压的致病药物（　　　）

　　A. NSAID　　　　　　　　　　　　B. 免疫抑制剂

　　C. 血管内皮生长因子信号通路抑制剂　D. 抗微生物药物

2. 下面哪些是药源性高血压的基本治疗原则（　　　）

　　A. 对有并发症的药源性高血压患者应积极处理并发症

　　B. 立即停用致病药物

　　C. 根据不同药物所致高血压选用合适的药物进行治疗

　　D. 对抗高血压药物引起的反常性高血压要仔细查找基础疾病并积极治疗

三、填空题

1. 单胺氧化酶抑制剂会抑制单氨氧化酶的活性，升高突触间_____和_____的浓度。

2. 当使用药物后，血压超过_____时，可诊断为药源性高血压。

四、简答题

药源性高血压的诊断标准主要有哪些？

第七节　药源性低血压

案例 6-6

　　患者，女，52 岁，因脑梗死、高血压、冠心病予以曲克芦丁 0.8g，丹参注射液 8mL 加羟乙基淀粉静脉滴注，口服硝苯地平 10mg，3 次 / 日，4 日后血压波动于 112~120/82~90mmHg。因夜间突发心绞痛，给予硝苯地平 5mg 舌下含服，约 15min 后，患者意识模糊，面色苍白，测血压 52/22mmHg，即给多巴胺 40mg 静脉滴注，10min 后血压回升，意识恢复。

问题：请分析上述症状产生的原因及可能的机制？

　　应用某种药物后引起患者血压下降，成年人肱动脉血压等于或低于 90/60mmHg，并且出现头晕、乏力、嗜睡、精神不振、心慌、胸闷、四肢麻木等临床表现，称为药源性低血压。药源性低血压分为急性和慢性两种，前者是指血压由正常或较高水平突然下降，主要由于外周血管扩张，回心血量减少，外周阻力降低，心排血量下降所致，临床表现为突发晕厥及休克症状。后者主要为直立性低血压，临床表现为由平卧位、坐位或蹲位突然变为直立位，或者长时间直立位时，出现头晕、眼花、心悸、四肢软弱无力、出冷汗，严重者可发生晕厥。目前，大部分的药源性低血压表现为直立性低血压。人群总体的直立性低血压发病率约 0.5%，然而在急救中心，直立性低血压的发病率约 17%。直立性低血压的发病率与年龄存在相关性，超过 65 岁的患者中，直立性低血压的发病率约 20%，而超过 75 岁的患者中，直立性低血压的发病率可高达 50%。在老年人群中，药源性直立性低血压的发病率为 5%~33%。由于药源性低血压在临床上很常见，而且后果比较严重，因此药源性低血压，尤其是严重或致命的药源性低血压是值得药师关注的问题。

一、发 病 机 制

（1）多数药物通过血管扩张作用而导致药源性低血压，扩张血管的途径略有不同。

（2）心肌收缩力的抑制：通过抑制心肌收缩力、减慢心率、减慢传导而使心排血量减少，动脉血管充盈不足引起血压下降。

（3）血容量减少：通过利尿作用或大量发汗使有效血容量减少而导致血压下降。

（4）神经节阻滞和促进介质释放：通过阻滞神经节或通过促进交感神经末梢儿茶酚胺类介质的释放（耗竭）而使交感神经张力下降，外周小动脉扩张。

（5）不良的药物相互作用：多种药物联合使用使降压药物的降压效果增强。

二、致病药物及临床表现

（一）心血管药物

1. α受体拮抗剂 作用于外周α受体常用的拮抗剂有哌唑嗪、多沙唑嗪、乌拉地尔等，主要用于治疗高血压。哌唑嗪的主要不良反应为直立性低血压，老年患者在首次给药时更易发生。为避免首剂低血压的发生，建议首次睡前给药，且首剂减半。在给药过程中，应嘱患者在体位变化时动作应慢，必要时减少给药剂量或换用其他种类的降压药物。

2. 抗心律失常药 Ⅰ类抗心律失常药如奎尼丁、普鲁卡因胺可降低外周血管阻力，减弱心肌收缩力而导致低血压。Ⅰ类抗心律失常药如利多卡因、苯妥英钠只有剂量过大时才会发生低血压。Ⅲ类抗心律失常药为β受体阻滞剂，通过降低体内肾素活性、降低心肌收缩力及心率致低血压，合用维拉帕米可致极度低血压、心动过缓甚至心室停搏。Ⅳ类抗心律失常药胺碘酮致低血压少见，溴苄铵静脉应用时可致直立性低血压或持久性血压下降。Ⅴ类抗心律失常药如维拉帕米，当静脉应用过快或口服剂量过大时，可出现低血压。

3. 抗心绞痛药物 硝酸甘油为临床常用的硝酸酯类抗心绞痛药物，对小静脉和小动脉均有明显的扩张作用，导致心脏前、后负荷均有降低，剂量过大或对此药敏感性过高者，极易导致血压急剧下降而引起直立性低血压。

4. 利尿药 呋塞米、氢氯噻嗪、氨苯蝶啶、布美他尼、依他尼酸、甘露醇等。长期应用利尿药可导致低血容量，发生低血压，合用降压药更易发生。应用时要经常测血压，以免发生头晕、乏力等症状时误认为血压未得到控制而一味加大药量，导致不良后果。

5. ACEI 如卡托普利、依那普利、西拉普利、贝那普利、培哚普利和雷米普利等。部分患者在首剂应用ACEI几小时内常会出现血压下降，尤其是血浆肾素和血管紧张素Ⅱ浓度高的患者，极易出现血压迅速下降，血压下降与肾素-血管紧张素系统作用被抑制和血管扩张有关。

（二）中枢神经系统药物

1. 镇静催眠药 如巴比妥类、水合氯醛等，大量和（或）长期应用可直接抑制血管运动中枢，产生直立性低血压。

2. 吩噻嗪类 对心血管系统最重要的作用为阻断α受体、抑制心肌ATP酶，易引起老年人、高血压和动脉粥样硬化患者发生低血压，应引起临床工作者的高度重视。

3. 抗抑郁药 主要用于治疗各种抑郁症，包括丙米嗪、阿米替林、多塞平等，抑制血管运动中枢，破坏压力调节反射弧，引起直立性低血压。

4. 溴丙胺太林 是M受体阻滞剂，大剂量时阻滞神经节，引起直立性低血压和阳痿。

5. 利血平　通过耗竭下丘脑及交感神经末梢的儿茶酚胺类物质，使交感神经张力降低，外周小动脉扩张而降低血压，作用缓慢而持久。大剂量注射利血平，可引起持久的严重低血压，并伴有心动过缓、乏力、嗜睡和情绪抑郁等不良反应。

6. 甲基多巴　通过兴奋延髓运动中枢 α 受体，抑制外周交感神经引起小动脉扩张，外周血管阻力降低而致血压下降，过量容易导致直立性低血压。

7. 可乐定　作用于延髓，抑制交感神经的传递，从而发挥中枢降压作用，偶见直立性低血压。

（三）肾上腺皮质激素

本类药物目前应用广泛，长期应用易导致高血压，但亦可导致低血压。由于长期抑制垂体 - 肾上腺素轴，突然撤药可发生"反跳现象"，致使原发病复发或恶化、低血压、休克、低血糖和昏迷等情况发生。因此，此类药物撤药时应缓慢减量。

（四）抗感染药物

青霉素、链霉素、庆大霉素、磺胺类和某些头孢菌素类等抗病原微生物药物，容易导致过敏反应，一般均可引起血压下降，低血压持续时间长短不等，严重者可导致过敏性休克。

（五）镇痛药

吗啡、哌替啶等可使组胺释放，致周围血管扩张，引起低血压。

（六）其他药物

1. 左旋多巴治疗帕金森病时，初期约 30% 出现直立性低血压。

2. 利多卡因脊椎麻醉时，由于交感神经对全身血管的刺激被阻滞，深静脉血液淤积，心脏的加速刺激被阻断，交感神经末梢的去甲肾上腺素内源性释放减少，从而降低心肌收缩力而导致低血压。

3. 硫酸镁大量应用时，可出现低血压及其他情况，应用时注意掌握给药速度及量，发生镁中毒时可用钙剂对抗。

4. 多巴胺作为升压药，有时可引起低血压，主要是由于兴奋 β 受体所致，对血容量减少者更为显著。

5. 氨茶碱或维生素 K_1 静脉注射过快可使血压剧降，严重者可致死亡。

三、诊断与鉴别诊断

依据以下几点可以做出药源性低血压的诊断：①血压降至 90/60mmHg 以下，或老年人血压降至 100/70mmHg 以下；②高血压患者用药后血压明显降低并出现低血压的临床表现；③卧位时血压正常，而从卧位突然变成坐位或立位血压下降 20~40mmHg，并出现低血压的临床表现；④用药后出现低血压的临床表现：头晕、乏力、精神不振、嗜睡，甚至面色苍白、大汗淋漓、晕厥等；⑤与所用药物有因果关系；⑥重新使用致病药物，上述低血压和临床表现再现；⑦能排除低血糖、血管疾病及其他原因所致的低血压。

（一）特发性直立性低血压

特发性直立性低血压是一种特殊类型的直立性低血压，大多数学者认为本病是自主神经系统的变性疾病。发病机制是自主神经功能不全，站立时不能提高周围血管阻力，回心血量骤减，心排血量显著减少，故出现直立性低血压。多发病在中年以上，男性多于女性，轻者站立时出现头昏，重者出现晕厥，最严重者不能维持站立位而长期卧床。

（二）体质性低血压

体质性低血压多发于青年而体质较弱的女性，平时血压正常，但处于偏低水平，无不适症状，发作多有明显诱因，如疼痛、情绪激动、恐惧、疲劳、饥饿、失眠、天气变化等，常在直立或坐位时发生，并非从卧位变换为直立或坐位时出现。血压下降，心率缓慢，持续时间长短不等，严重者可短时晕厥。

（三）老年人低血压

老年人可因自主神经中枢病变发生低血压。体弱多病、体液不足、营养不足、体位改变时更易发生血压下降；使用镇静药、解热镇痛药和降压药时较易出现低血压。

四、防　治

（一）预防

1. 选择合适的用药人群　老年患者、对药物敏感及体质较弱的患者容易发生直立性低血压，因此这类患者选药用药要极为谨慎。

2. 严格掌握用药适应证　临床医师使用致药源性低血压倾向的药物时，要严格按照药品说明书规定的适应证用药，严禁非适应证用药，老药新用时应慎重。

3. 选择合适的药物、剂量与给药途径　不同药物及同类不同药物致低血压的发生率有所差异，因此应根据用药对象的不同选择合适的药物。治疗时应从小剂量开始，逐渐增至最佳剂量。

4. 联合用药　大量的药物不良反应发生于不合理用药或不合理联合用药。

5. 加强用药观察　对于老年患者，联合用药或药物增量期间应密切观察患者用药反应，一旦患者血压降低、出现低血压临床症状时停止加量，严重时停药并对症治疗。静脉滴注给药时应从慢速开始，患者能够耐受时再逐渐加速。

（二）治疗

1. 立即停药，就地救治　对于严重的低血压患者应立即停药，特别是静脉给药时。急者取平卧位或头低足高卧位，静脉注射25%~50%葡萄糖注射液，监测生命体征(尤其是血压)，患者未脱离危险不宜搬动，更不可起来走动。

2. 查找原因，对症治疗　药物治疗导致低血压应认真查找原因，以便采取有效对策。例如，低血压是由单一药物还是联合用药引起，是剂量过大还是给药速度太快引起等。对症治疗药物有麻黄碱片（注射液）、肾上腺素、多巴胺、间羟胺等。但应注意肾上腺素、多巴胺不宜用于酚妥拉明和抗精神病药物引起的低血压。

3. 使用特异性拮抗剂　确定致低血压药物以后，使用常用的对症治疗药物无效时可考虑使用特异性拮抗剂。吗啡引起的低血压可用纳洛酮治疗，但缺点是也可逆转吗啡的镇痛效果（术后用药对镇痛不利）；药物过敏反应导致的低血压应使用抗过敏药物和升压药物对症治疗。

4. 辅助措施的应用　由药物致低血容量引起的低血压可补充血容量和纠正电解质紊乱，必要时输入血浆或其代用品。

案例 6-6 解析

硝苯地平为短效二氢吡啶类钙拮抗剂，阻滞钙离子内流，扩张冠状动脉，使小动脉血管扩张，降低左心室后负荷，中度负性肌力作用有助于减低心肌耗氧，改善心肌灌注，但硝苯地平作为第一代钙拮抗剂，它的快速扩张外周血管作用可反射性增强肾上腺素能活性而引起心动过速。短效二氢吡啶类可加重左心功能不全及心肌缺血，对冠心病、心肌梗死或心力衰竭患者可能有不良作用，使病死率升高，故对年老体弱患者及心功能不全、心肌梗死者应慎用或禁用。

课后习题

一、单选题

1. 下列哪项不是心血管系统的药源性低血压致病药物（　　）

    A. 乌拉地尔　　　　B. 奎尼丁　　　　　C. 呋塞米　　　　D. 利血平

2. 临床常用的硝酸酯类抗心绞痛药物是（　　）

    A. 氢氯噻嗪　　　　B. 水合氯醛　　　　C. 硝酸甘油　　　　D. 维拉帕米

3. 下列哪一项不是作用于外周 α 受体拮抗剂常用的药物（　　）

    A. 哌唑嗪　　　　　B. 多沙唑嗪　　　　C. 乌拉地尔　　　　D. 氢氯噻嗪

二、多选题

1. 以下哪几点可以作为药源性低血压的诊断方法（　　）

    A. 高血压患者用药后血压明显降低并出现低血压的临床表现

    B. 卧位时血压正常，而从卧位突然变成坐位或立位血压下降 20~40mmHg，并出现低血压的临床表现

    C. 有头痛、头晕、心悸、失眠、乏力甚至伴有水肿等临床表现

    D. 进行药物激发试验，血压再次升高

2. 下列属于抗心律失常药的是（　　）

    A. 奎尼丁　　　　　B. 溴苄铵　　　　　C. 氨苯蝶啶　　　　D. 胺碘酮

三、填空题

1. 老年人可因＿＿＿＿发生低血压。体弱多病、体液不足、营养不足、体位改变时更易发生血压下降。

2. 利血平通过耗竭＿＿＿＿及交感神经末梢的儿茶酚胺类物质，使交感神经张力降低，外周小动脉扩张而降低血压，作用＿＿＿＿。大剂量注射利血平，可引起持久的严重低血压，并伴有心动过缓、乏力、嗜睡和情绪抑郁等不良反应。

四、简答题

简述药源性低血压的发病机制。

本章小结

本章主要介绍了药源性心律失常、药源性心力衰竭、药源性心肌梗死、药源性心绞痛、药源性高血压、药源性低血压的致病机制、致病药物及临床表现、诊断与鉴别诊断、防治。通过案例分析，认识到上述药源性心血管疾病的危害，了解致病机制与临床表现，重点掌握上述各类药源性心血管疾病的防治过程与处理措施。通过学习药源性心律失常、药源性心力衰竭、药源性心肌梗死、药源性心绞痛、药源性高血压、药源性低血压的常见致病药物，掌握临床使用药物时如何避免药源性心血管疾病的发生，促进临床心血管内科合理用药。

（肖志彬）

第七章 药源性血液系统疾病

····· 学习导引 ·····

知识要求

1. 掌握：药源性血液系统疾病的概念、分类及诱发因素。
2. 熟悉：药源性血液系统疾病的诊断、治疗原则及产生机制。
3. 了解：药源性血液系统疾病的危害。

能力要求

培养学生识别与治疗药源性血液系统疾病的临床辩证思维。

第一节 药源性溶血性贫血

案例 7-1

> 患者，女，1岁1个月。急诊以"发热待查、中枢神经系统感染"入我院综合内科。既往史：有青霉素皮试过敏史。体格检查：T 36.8℃，P 110 次 / 分，R 32 次 / 分，体重 9kg，入院使用美洛培南 6 日抗感染治疗，于第 7 日换用 5% 葡萄糖注射液 80mL+10% 氯化钠溶液（浓）2.4mL+ 头孢曲松钠 0.7g 静脉滴注，输液 10mL 左右患儿突然出现呕吐 1 次，面色差，查体：T 37.6℃，P 185 次 / 分，R 42 次 / 分，SaO$_2$ 65%，BP 70/47mmHg，一般情况差，神清，面色青紫，四肢端发绀、发凉，哭闹，双肺呼吸音粗，闻及少许痰鸣音，心音欠有力，律齐，未闻及心脏杂音。
>
> **问题**：对于儿童等特殊人群用药需要注意哪些问题？

一、自身免疫性溶血性贫血

自身免疫性溶血性贫血（autoimmune hemolytic anemia，AIHA）是临床最常见的获得性溶血性疾病之一。不同类型 AIHA 之间在发病率、病因、发病机制、溶血机制、治疗及预后等方面都存在异质性。近年，对于冷抗体型 AIHA、直接库姆斯试验阴性 AIHA 及 AIHA 溶血机制的认识逐渐清晰，利妥昔单抗越来越多地用于 AIHA 治疗，其疗效及安全性获得肯定，补体抑制剂等新药也被尝试用于治疗 AIHA。

（一）发病特点及分类

AIHA 系体内免疫系统调节紊乱，产生自身抗红细胞抗体和（或）补体，并与红细胞膜抗原结合，致使红细胞破坏加速而引起的一组溶血性贫血。儿童（平均诊断年龄约在 3.8 岁）及成人（平均诊断年龄约在 50 岁）均可发病。预计年发病率为（1~3）/10 万，患病率为 17/10 万。AIHA 临床表现异质性大，部分患者仅表现为代偿性溶血病或轻度贫血，而部分患者则可发生严重贫血而危及生命。其临床异质性主要在于溶血类型的不同［血管内和（或）血管外］，这与自身抗体种类、激活补体的温度阈值及效率、骨髓红系造血代偿能力相关。

根据其特征性自身抗体与红细胞最适反应温度不同，AIHA 可分为温抗体型（wAIHA，占 60%~80%）、冷抗体型［包括冷凝集素病（CAD）及阵发性冷性血红蛋白尿症（PCH），占 20%~30%]和温冷抗体混合型（m-AIHA，约占 5%）。

根据引起溶血的自身抗体亚型不同，wAIHA 可分为 IgG 型、IgA 型及 IgM 型。IgG 型 wAIHA 又可具体划分为 IgG1~4 型，其中 IgG1 型最为常见，其次为 IgG3 型。通常 IgG1 及 IgG3 型溶血程度较 IgG2、IgG4 型更为严重，尤其 IgG3 型红细胞破坏作用最强，而 IgG4 型几乎无致病性。IgA 型占 wAIHA 患者的 15%~20%，其可与 IgG/IgM 共同存在并致病，罕见情况下可单独致病。约 50% 的 wAIHA 患者可检测到补体参与，多为 C3d。

文献报道约 50% 的 wAIHA 为继发性，可继发于造血及淋巴细胞增殖性疾病［约占 20%，如急性淋巴细胞白血病、慢性淋巴细胞白血病、非霍奇金淋巴瘤、霍奇金淋巴瘤、卡斯尔曼病、骨髓增生异常综合征、骨髓纤维化等］、实体瘤、免疫及炎症性疾病（约占 20%）、感染、应用药物、原发性免疫缺陷病、妊娠及异基因造血干细胞移植（allo-HSCT）后等。文献报道 5%~7% 的慢性淋巴细胞白血病患者病程中可继发 AIHA，而霍奇金及非霍奇金淋巴瘤患者 AIHA 总体年发生率可高达 2%~3%。导致 AIHA 发生的基础疾病通常明显影响 AIHA 的治疗与转归，故详细的病史询问、查体及相关的实验室检查是必需的。有学者建议至少应包括抗核抗体、抗 DNA 抗体（若 ANA 阳性）、抗心磷脂抗体、狼疮抗凝物、免疫球蛋白、血清蛋白电泳、免疫固定电泳、外周血淋巴细胞免疫表型、胸腹盆腔 CT 平扫和骨髓活检等检验检查。

（二）发病机制与溶血机制

与其他自身免疫性疾病一样，AIHA 免疫紊乱发生自我耐受破坏的确切发病机制尚未完全阐明。除 B 淋巴细胞免疫调节紊乱外，近年发现红细胞表面抗原改变、特定亚群 T 细胞及细胞因子等在 AIHA 的发病中也起着重要作用。

红细胞自身抗原改变引发 AIHA 主要通过潜在自身抗原暴露、外来抗原与自身抗原交叉反应或分子模拟激发免疫反应所致，AIHA 自身抗体最常见的靶点是红细胞 Rh 多肽抗原，其他靶点还包括血型糖蛋白、带 3（Band 3）蛋白、红细胞阴离子通道蛋白等。调节性 T 细胞（Treg）数量减少、功能缺陷在 AIHA 发病中起重要作用。有学者的研究结果显示与正常健康对照组比较，活动性 AIHA 患者自然 Treg（nTreg）比例明显减少（4.63% 对 9.76%）。

体外实验表明，Treg 可能通过接触依赖性作用而非过去认为的细胞因子依赖性作用直接杀伤 $CD4^+$ 和 $CD8^+$ 活化 T 细胞，并且可通过其表面细胞毒性 T 淋巴细胞相关抗原 -4（CTLA-4）分子下调树突细胞及活化 T 细胞等抗原提呈细胞表面 CD80、CD86 的表达，而 CD80、CD86 分子是诱导 T 细胞增殖及细胞因子产生的主要协同因子。通过上述机制，Treg 能够抑制反应性 T 细胞活化及细胞因子产生，从而在防止自身免疫性疾病中发挥关键作用。

体外应用风湿性心脏病（RhD）自身抗原刺激 wAIHA 患者外周血 Treg，IL-10 分泌明显增多，抑制 Th1 细胞效应。在未经治疗的活动性 AIHA 患者中 Th2 细胞增多，血清 IL-4、IL-10 水平升高，而 IL-12 和 IFN-γ 水平减低，存在明显的 Th1/Th2 细胞比例失衡，倾向于呈 Th2 谱（Th2 profile），从而促进自身反应性 B 细胞克隆感应和增殖增强。亦有研究显示，部分自身免疫性疾病患者淋巴细胞 Fas/FasL 凋亡系统存在遗传缺陷，编码淋巴细胞表面蛋白 Fas 的 TNFRSF6 基因杂合突变，导致由 Fas/FasL 介导的淋巴细胞凋亡障碍，自身反应性 T 细胞及依赖 T 细胞的 B 细胞凋亡异常，引发自身免疫性疾病。

allo-HSCT 后包括 wAIHA 在内的自身免疫性疾病的发生，可能为供者 T 细胞介导的受者 B 细胞活化所致。我们对 AIHA 抗体依赖细胞介导的细胞毒性（ADCC）和补体依赖的细胞毒性（CDC）溶血机制已有清楚认识。近年关于补体系统在 AIHA 溶血中的作用得以进一步阐明，并且成为 AIHA 新药的研发靶点。在 wAIHA 中，由于自身抗体主要为 IgG，并不总能固定补体，因而补体系统仅介导部分患者血管外尤其发生在肝脏的血管外溶血加重和红细胞血管内溶血；而在 CAD 和冷凝集素综合征（CAS）中红细胞的破坏则主要由补体介导，即结合 IgM 自身抗体的红细胞通过激活补体经典途径，导致红细胞在肝脏发生严重血管外溶血，同时部分红细胞直接受膜攻击复合物 C5b-C9 的细胞毒作用溶解发生血管内溶血。在 PCH 中，自身抗体激活补体经典途径，经 CDC 作用介导红细胞发生血管内溶血。容易诱发 AIHA 的药物主要包括左氧氟沙星、阿替利珠单抗、利福平、头孢菌素。

二、非免疫性溶血性贫血

（一）发病机制

非免疫性溶血性贫血又称红细胞生化异常性溶血性贫血。这是由于红细胞酶先天性异常而导致的一类疾病，最常见的是葡萄糖 -6- 磷酸脱氢酶（G-6-PD）缺陷，其次为不稳定血红蛋白病。G-6-PD 缺乏症患者体内的葡萄糖在红细胞内的磷酸戊糖旁路代谢发生障碍，还原型 GSH 的产生减少，红细胞的稳定性降低。这类患者应用氧化性药物时，由于红细胞膜含巯基（—SH）的蛋白质和酶被氧化而致溶血。其发病机制是氧化剂药物与血红蛋白接触后产生少量的过氧化氢或游离的过氧化物，使 GSH 氧化为氧化型谷胱甘肽（GSSH），或使 GSH 和血红蛋白的复合体形成二硫化合物。缺乏 G-6-PD 的红细胞，不能破坏过氧化氢或使二硫化合物还原，从而使血红蛋白变性引起溶血。同时，缺乏 G-6-PD 的红细胞由于还原型三磷腺苷产生减少，易形成高铁血红蛋白加重溶血。

不稳定血红蛋白病是由于血红蛋白 B 链或 X 链发生氨基酸替代或缺失，发生变构效应，使血红蛋白分子变得不稳定，即不稳定血红蛋白。不稳定血红蛋白易自身氧化成高铁血红蛋白，而且对氧化剂药物很敏感。高铁血红蛋白易与血红素分离，失去血红素的珠蛋白很不稳定，可在红细胞内发生变性和沉淀，形成变性珠蛋白小体附着于红细胞膜内面，使红细胞膜变得僵硬，在其流经脾脏或其他单核吞噬细胞系统器官的微循环时被滞留，红细胞膜上的变性珠蛋白小体连同一小块细胞膜被摘除，红细胞变成球形，寿命缩短，发生溶血性贫血。

（二）致病药物

多种药物可引起非免疫性溶血性贫血，溶血的严重程度取决于药物剂量，但不同个体可有一定的差异。

1. 抗疟药 G-6-PD 发生缺陷的患者服用伯氨喹 20mg/d 以上或地中海变异型患者服用伯氨喹 10mg/d，即可引起溶血反应，如果存在感染或肾衰竭可使溶血加重。伯氨喹可诱发或加重不稳定血红蛋白患者的溶血性贫血，其他抗疟药帕马喹、氯喹、喷他喹等均可引起非免疫性溶血性贫血。氧化性药物还可以引起其他溶血性疾患，如伯氨喹可在谷胱甘肽合成酶缺乏者体内引起慢性球形细胞性贫血。

2. 磺胺类药物 磺胺、磺胺异噁唑、磺胺甲氧嗪等对健康人一般不引起溶血，但是在 G-6-PD 缺乏或不稳定血红蛋白病患者体内可引起溶血。溶血反应通常与药物代谢产物有关，并非药物本身所引起。如果患者合并肾衰竭，溶血反应的发生率将进一步提高。

3. 解热镇痛药 常规剂量的阿司匹林，对于未合并感染的成年 G-6-PD 缺乏者无害，但对婴幼儿、合并感染或合并应用其他药物的 G-6-PD 缺乏者，可导致溶血或使溶血加重。已经证实，溶血反应是由阿司匹林的主要代谢产物水杨酸盐引起的，它能抑制 G-6-PD 缺乏者血液内磷酸戊糖旁路的活性。非那西丁、甲芬那酸、安替比林、吲哚美辛及氨基比林等药物均有引起非免疫性溶血性贫血的报道。

4. 抗菌药物 呋喃唑酮、利福平、头孢拉定、诺氟沙星、青霉素、土霉素及氨苯砜等均可致溶血。给药途径:大多数为口服用药,部分为静脉滴注,个别为皮下试验和保留灌肠。大多数在用药48h内发生溶血现象,最短在静脉滴注后即刻出现,最长在口服用药后6日出现。

(1)免疫反应:患者为过敏体质或有过敏史,药物产生的抗体在血浆中结合成免疫复合物,并激活补体,导致红细胞破裂溶血。

(2)G-6-PD缺乏:可促发急性血管内溶血。据报道,家族性此酶缺乏患者服用磺胺类药物和呋喃唑酮时,可发生溶血。

(3)药物过量:服用呋喃唑酮和氨苯砜过量可发生溶血。可采用以下措施加以预防:①合理使用抗菌药物,严格掌握适应证,这是减少药源性溶血的重要措施。②重视患者的药物过敏史和家族史。对药物过敏的患者使用抗菌药物时,应警惕药物的交叉过敏反应,并进行不良反应的跟踪和监测。③熟悉抗菌药物所致溶血的表现,及时确诊,及时治疗。④妥善保管好药物,防止儿童和老年人误服过量。

5. 其他药物 呋喃妥因、呋喃西林、对氨基水杨酸钠、丙磺舒、亚甲蓝、维生素C、苯乙肼等均可引起非免疫性溶血性贫血。

(三)临床表现

急性溶血起病急骤、常于用药后12~48h发生。由于红细胞大量溶解,表现为黄疸、贫血及血红蛋白尿等。典型病例多有自限性,故病程短,一般在数日内血红蛋白尿即可消失,继之黄疸消退。慢性溶血病程缓慢,可持续数月至数年之久,主要为慢性贫血表现。

(四)防治措施

为预防本病发生,应加强对G-6-PD缺乏人群的用药普查及宣传教育工作,注意合理用药。一旦发生溶血之后,应立即停用可疑药物,避免应用一切可能诱发溶血的药物。轻症一般不需治疗。贫血严重可予输血,一般输血1~2次即可。血红蛋白尿或少尿者,应鼓励其多饮水,适当补液及碱化尿液,防治肾衰竭。本病预后良好,多数患者都能安全度过溶血发作期,贫血可逐渐恢复。

案例 7-1 解析

掌握好用药指征及剂量,选择适合的给药方法。医生应严格掌握头孢曲松钠的适应证、用法用量和配伍禁忌;详细询问患者的病史,清楚原患疾病、既往病史、既往过敏史。此例患儿有青霉素过敏史,因此临床药师应提示医师慎用头孢曲松钠,还应避免使用其他结构类似的头孢菌素类药物。

临床药师应积极做好药学监护工作。应客观地上报本次发生的不良反应,并告知患儿家属在以后的疾病治疗中应禁止使用该药。在此病例中,临床药师及时发现了可疑的不良反应,并对药物的使用说明书进行了认真阅读,结合国内外的相关文献查找不良反应监测知识,从而给出了有效的判断,最后将得出的观点进行了归纳,并找出了相关的依据。

第二节 药源性再生障碍性贫血

案例 7-2

一位 77 岁老年女性患者，因"纯红细胞再生障碍性贫血"入院，住院期间先后给予左氧氟沙星 0.2g 静脉滴注，每日 2 次，环孢素 100mg 口服，每 12h 一次。两药联用 1 日后，患者出现突发短暂抽搐、呼之不应、小便失禁等症状，10min 后稍缓解，30min 后出现四肢强直抽搐、意识丧志，双眼向上凝视，口吐白沫，呼之不应等症状。给予地西泮 10mg 静脉注射，后下肢仍有间断震颤，停用环孢素，给予注射用丙戊酸钠 0.4g 静脉滴注，每日 2 次，对症治疗，症状稳定后改为丙戊酸缓释片 0.5g，每日 2 次维持治疗，患者之后仍处于不清醒状态。

问题：分析药物不良反应的可能原因。

一、概念及分类

药源性再生障碍性贫血（drug-induced aplastic anemia）是由于药物因素引起的骨髓造血功能障碍综合征。它和原发性再生障碍性贫血一样，是由于骨髓造血组织显著减少，血细胞质量也有明显异常。文献所报道的大部分药源性再生障碍性贫血的发生和氯霉素有关，但是其他药物仍有潜在的骨髓毒性。由于此类并发症发病率极低，至今为止，药源性再生障碍性贫血的发病机制尚未完全阐明，药物可能从生化、免疫、药物代谢及遗传学等方面影响造血干细胞的功能，从而诱发再生障碍性贫血。药源性再生障碍性贫血通常有以下特点：发病突然，发病率极低，临床表现多较重，病程短，预后较好。

二、发病机制及致病药物

（一）发病机制

药物诱导再生障碍性贫血的发病机制尚未完全阐明，已有许多研究从药物的生化、免疫、药动学及基因等角度对骨髓造血干细胞的影响进行探讨。

1. 造血干细胞 许多药物对骨髓造血干细胞有一定的损害作用，患者的骨髓造血干细胞都存在一定程度的受损或骨髓造血微环境的失衡。早期的体外试验研究表明，药物对骨髓造血干细胞集落的大小及数量均有抑制作用，尤其是红系集落对这种抑制作用更加敏感，而粒细胞集落刺激因子能够有效减轻药物对骨髓的这种影响。

2. 生物化学 有些药物能够干扰细胞的生化代谢过程，从而抑制骨髓增殖，并最终导致药源性再生障碍性贫血的发生。理论上来讲，这种类型再生障碍性贫血属于剂量依赖型药源性再生障碍性贫血的范畴。药物可以通过阻滞蛋白质及 DNA 的合成过程，从而可逆性抑制骨髓造血干细胞的增殖过程。例如，应用氯霉素的患者，其内源性微生物可能对亚硝基 - 氯霉素的形成起到一定促进作用，而即使低浓度的亚硝基 - 氯霉素也会对 DNA 的合成过程产生不可逆的损伤。

3. 药动学 药物的代谢能力在个体之间存在明显异质性。血浆中药物（或其代谢产物）的浓度与再生障碍性贫血发生之间存在相关关系，而肝、肾疾病对血浆药物清除率有一定的影响，机体中某种药物或其毒性代谢产物的清除率降低对再生障碍性贫血的发生起到一定作用。而一项在法国进行的大型病例 - 对照研究也表明，患者在病程的前 6 个月中发生肝炎的概率明显高于对照组。这在一定程度上可以说明肝功能异常与药源性再生障碍性贫血的发生之间存在潜在关系。另外，应用尼扎替丁的患者，肾功能不全可能会成为患者并发再生障碍性贫血的危险因素。

4. 免疫学 药源性再生障碍性贫血患者的血清和细胞中检测出造血干细胞抑制物的存在，提示了"特异性"发生的发病机制。对西咪替丁诱发再生障碍性贫血的患者进行研究发现，其外周血淋巴细胞呈现出增生性反应。在体外试验中，当西咪替丁为暴露因素时，抑制性 T 淋巴细胞会有所增加，而对照组淋巴细胞不会出现类似反应。药物可能作为一种半抗原参与机体免疫反应，进而诱发再生障碍性贫血。综上所述，药源性再生障碍性贫血的发病机制尚不明确，仍需要更深入的研究来阐明具体发病过程，从而能更好地治疗及预防此类并发症。

能够诱发再生障碍性贫血的药物包括抗肿瘤药、抗生素、抗风湿药物、抗甲状腺药物、抗结核药物、NSAID 及抗惊厥药等。

（二）致病药物

1. 抗甲状腺药物 抗甲状腺药物（antithyroid drug，ATG）用于治疗甲亢已有 50 多年的历史。经典的抗甲状腺药物包括丙硫氧嘧啶、甲巯咪唑及卡比马唑，大部分甲亢患者应用 ATG 后能够获得很好的治疗效果，但由于药物本身对骨髓造血功能有一定的抑制作用，因此仍有少部分患者在应用 ATG 治疗甲亢的同时，会出现严重甚至致命性并发症，如再生障碍性贫血和粒细胞缺乏症。ATG 诱发粒细胞缺乏症发病率为 1/5000~1/200，而再生障碍性贫血发病率更低，约为粒细胞缺乏症的 1/10。在抗甲状腺药物诱发再生障碍性贫血的病例中，约 50% 的患者在服用药物后 15 周内开始出现再生障碍性贫血的症状，但仍有少数患者在用药后 6 个月甚至更长时间内出现症状。ATG 诱导的再生障碍性贫血有发病突然、发病率极低、临床表现较重、病程短、预后较好的特点。

2. 抗血小板凝集类药物 噻氯匹定及其衍生物氯吡格雷是有效的抗血小板药物，在临床上被广泛应用于抑制血栓形成的治疗，其抗血小板聚集能力优于阿司匹林。噻氯匹定能够有效预防植入冠状动脉支架后继发性脑卒中、心肌梗死及其他心血管不良事件的发生。但是服用此类药物的患者，可能导致血液系统并发症，如粒细胞减少症、粒细胞缺乏症、血栓性血小板减少性紫癜，以及更为罕见的再生障碍性贫血，而噻氯匹定诱发的再生障碍性贫血是最严重的并发症，严重时可能导致患者死亡。

3. H$_2$ 受体拮抗剂 尼扎替丁是一种 H$_2$ 受体拮抗剂，被广泛应用于治疗消化系统疾病。大多数患者经尼扎替丁治疗后能取得良好效果，但是其并发症尤其对血液系统的影响需引起重视。这类并发症发病率极低，至今鲜有报道，容易被人忽视。曾报道 1 例应用尼扎替丁治疗十二指肠溃疡出血的病例，但患者突然出现全血细胞减少的表现，经积极治疗仍因真菌感染最终死亡。

4. 抗癫痫类药物 卡马西平、丙戊酸钠及非尔氨酯是临床上应用最广泛的抗癫痫类药物。已经有一些文献报道抗癫痫类药物和再生障碍性贫血的发生存在明显相关性，服用抗癫痫类药物的患者发生再生障碍性贫血的概率是对照组的 9 倍，而其中非尔氨酯和再生障碍性贫血发生的相关性最为明显。关于抗癫痫类药物诱导再生障碍性贫血的机制，目前较为认可的说法是和机体免疫调节机制有关。现阶段对于抗癫痫类药物能够引起血液系统不良反应的研究，大部分来源于相关的病例报道。但是一些新型抗癫痫药如托吡酯、左乙拉西坦及加巴喷丁等也可能诱导患者发生再生障碍性贫血，这仍待进一步阐明。

三、临床表现

药物所致再生障碍性贫血可以是急性型，但更多是慢性型，急性者通常出现严重的出血并伴感染，而隐匿发病者的症状为虚弱、疲劳和面色苍白并逐渐加重。血液常规检查外周血红细胞、白细胞和血小板计数均减少。药源性再生障碍性贫血分为特异反应性再生障碍性贫血和细胞毒性再生障碍性贫血，前者不依赖药物的剂量，不能预测，经常延迟（甚至停药后）发生，多与过敏反应有关且不易自行恢复，但发生率远低于后者；后者则一般依赖药物的剂量（只有在使用足够量时才发生），可以预测通常在服药 14~21 日发生，常为可逆性。

四、防　治

（一）预防

在使用可能引起再生障碍性贫血的药物时应定期进行血液监测。这类患者常首先出现血小板减少及中性粒细胞数量下降，故血液监测有助于防止再生障碍性贫血的发展。

（二）治疗

治疗原则是尽一切办法提高患者生存指标，恢复患者造血功能，提高患者生存率。具体方法为：①血液和浓缩血小板的输入。②使用抗生素预防和控制感染。③如果骨髓尚存部分功能可使用同化类固醇激素，但作用不确定且缺乏提高患者生存率的证据。④用抗淋巴细胞球蛋白治疗无效的病例可用环孢素治疗，其中 50% 的再生障碍性贫血病例病情改善。⑤大剂量可的松类药物也有作用。⑥粒细胞集落刺激因子和粒巨细胞集落刺激因子的使用可使中性粒细胞数量增加，在初期加用促红细胞生成素，可使某些患者的中性粒细胞和红细胞的数量增加。⑦异体骨移植或外周干细胞移植均有治愈的报道，尤其是年轻人。

案例 7-2 解析

本例患者住院期间先使用左氧氟沙星，在加用环孢素胶囊 1 日后患者出现意识丧失、短暂抽搐、小便失禁等症状，出现不良反应的时间与用药时间有关联。此例患者的癫痫发作与环孢素相关性最大，很可能是受到左氧氟沙星抑制肝脏 P450 酶导致环孢素的血药浓度升高的影响，而由左氧氟沙星引起该不良反应的可能性较小。

第三节　药源性粒细胞减少或缺乏症

案例 7-3

患者，男，63 岁。入院时血常规正常，入院 15 日后给予 0.9% 氯化钠注射液 100mL + 注射用头孢哌酮钠 / 舒巴坦钠 1.5g，每日 1 次，静脉滴注（滴注时间控制在约 45min），0.9% 氯化钠注射液 100mL + 注射用替考拉宁 400mg，每 3 日一次静脉滴注（滴注时间 > 30min），5 日后查血常规示 WBC 1.66×10^9/L，中性粒细胞 0.386，中性粒细胞绝对数（ANC）0.64×10^9/L，Hb 81g/L，PLT 112×10^9/L，换用亚胺培南 / 西司他丁钠 0.5g，每 8h 一次，静脉滴注控制感染，并立即皮下注射重组人粒细胞集落刺激因子 300μg，2 日后患者 ANC 恢复正常（6.75×10^9/L）。医师考虑患者肺部感染严重，再次起用替考拉宁 400mg 每 5 日一次静脉滴注，血常规示患者 ANC 再次进行性下降至 2.31×10^9/L，停用后患者血常规又逐渐恢复正常。

问题：分析患者中性粒细胞急剧减少主要是由哪种药物引起？

在人体中有一个重要的防御系统，这就是来自血液的白细胞。各类白细胞中，中性粒细胞最多，占 50%~70%，当中性粒细胞绝对数小于 $2.0×10^9/L$ 时称为轻型粒细胞减少症，小于 $0.5×10^9/L$ 时称为重症粒细胞减少症，极易发生严重的难以控制的感染甚至导致死亡。药源性血液病占药品不良反应的 10%，占药物相关死亡病例数的 40%。近年来，药源性粒细胞减少症和粒细胞缺乏症的发生在全球范围内呈上升趋势。

一、致病药物及发病机制

（一）致病药物

1. 抗精神病药物　氯氮平、氯丙嗪、奋乃静等抗精神病药物均能引起粒细胞减少，其中以氯氮平引起粒细胞减少的发生率最高，达 2% 左右。这些药物引起白细胞减少与用药时间有关，与药物剂量无明显关系。

2. NSAID　引起的粒细胞减少发病率最高，其中以氨基比林类药物最常见，其他引起粒细胞减少症的药物还有安乃近、阿司匹林、保泰松、吲哚美辛等。

3. 抗恶性肿瘤药　目前所使用的抗恶性肿瘤药物的选择性不高，在抑制或杀伤癌细胞的同时，对于骨髓、淋巴、皮肤等生长旺盛的正常组织也有不同程度的抑制作用。白细胞减少是抗肿瘤药常见的毒性反应，主要药物有氮芥、环磷酰胺、甲氨蝶呤、氟尿嘧啶、长春瑞滨等。粒细胞减少为抗肿瘤药的剂量限制性毒性反应，其发生率与患者的年龄、体质、营养状况及药物的给药剂量有关。

4. 抗甲状腺药物　代表药物主要有甲硫氧嘧啶、丙硫氧嘧啶、甲巯咪唑等。临床病例分析发现，380 例甲亢患者服用抗甲状腺药物期间，发生粒细胞缺乏 26 例，占 6.84%。抗甲状腺药物使用后白细胞减少多发生在用药后的头几个月内，如果发现后及时停药，多在 1~2 周恢复，极少发生死亡。

5. 抗生素和抗病毒药　引起粒细胞减少的抗生素以氯霉素最多见，磺胺类药物、β 内酰胺类抗生素、链霉素、阿奇霉素、多黏菌素等亦可引起粒细胞减少，有时小剂量药物就可诱发，可能与变态反应有关。在 114 例用万古霉素治疗的患者中，万古霉素诱导的粒细胞减少发病率为 12%，药物监测发现万古霉素诱导的粒细胞缺乏与用药剂量和其在血清中的浓度无关。抗病毒药也可诱导粒细胞减少，利巴韦林引起白细胞减少是由于骨髓抑制所致，主要临床表现为全身乏力、疲倦。

6. 胃酸分泌抑制药　西咪替丁、雷尼替丁、奥美拉唑等可引起粒细胞减少。

7. 其他药物　如干扰素、青霉胺、左旋咪唑、依地酸钙钠等可引起粒细胞减少。

（二）发病机制

1. 直接抑制骨髓造血细胞　抑制骨髓造血细胞多与用药剂量有关，表现为可逆性和不可逆性，由于药物的种类不同，作用于细胞的部位也不同，有的作用为大分子水平，如抗肿瘤药中的烷化剂，其中—CH_2—基和细胞的蛋白质、酶、氨基酸结合而抑制 DNA 的合成；而抗代谢药物的作用多为小分子水平，通过竞争性抑制作用阻碍 DNA 的合成，影响嘌呤或嘧啶的形成。

2. 免疫机制　免疫与机体的个体特异性有关，而与药物的剂量关系不大，NSAID 引起的粒细胞减少的机制主要为速发性变态反应，患者以前接触过某种药物而致敏，当再次接触该药数小时内突然发生粒细胞减少，这种反应与用药剂量无关，与免疫介导有关。其发病过程以药物或其代谢产物作为半抗原，与蛋白结合成抗原，刺激机体产生抗体，当再次接触该药时，药物便作为抗原与体内的抗体结合，形成可溶性复合物包裹粒细胞，可以在血液中通过激活补体直接溶解粒细胞，或经脾及其他部位迅速破坏粒细胞，这种抗体不仅作用于成熟粒细胞，而且可以直接损伤骨髓中各个阶段粒细胞，使之生成障碍，最后导致粒细胞严重缺乏。

3. 其他机制 氯霉素引起粒细胞减少常见，已证明其毒性在硝基苯环上。氯霉素对造血系统的影响，有文献报道是药物抑制骨髓造血细胞线粒体内的蛋白质合成，因为线粒体内的核糖体同是 70s 组成，因此对治疗剂量的氯霉素就很敏感，周围血象可呈贫血，血小板或白细胞减少，特别是粒细胞减少，其发生率占用药者的 1/100 000~1/5000。

二、临床表现

中性粒细胞是人体抵御病原微生物的第一道防线，因而粒细胞减少的临床症状主要是易发反复的感染。患者发生感染的危险性与中性粒细胞计数的多少、减少的速率及其他免疫系统受损的程度直接相关。急性重症粒细胞缺乏症与一般白细胞减少的表现完全不同，几乎均发生严重感染，表现为起病急骤、突然畏寒、高热、周身不适，其中肺、泌尿系统、口咽部和皮肤是最常见的感染部位。

三、防 治

本症应以预防为主，首先勿滥用药物，需要用者应选用不良反应小的药品，应熟悉引致粒细胞减少的药物，服用这些药物的患者要定期监测血象，及时发现和治疗粒细胞减少。明确诊断之后即开始对中性粒细胞减少症患者进行积极治疗。

案例 7-3 解析

本例患者联合使用头孢哌酮钠/舒巴坦钠及替考拉宁 4 日后即出现中性粒细胞急剧减少，临床药师考虑患者中性粒细胞急剧减少与这两种药物的使用有关，因此建议医师先停用这两种药物，医师接受建议，并给予对症治疗，2 天后患者 ANC 恢复正常。但患者再次使用替考拉宁，ANC 再次进行性下降，停用后血常规再次恢复正常，由此可以得出此例患者粒细胞减少与替考拉宁的使用具有明显的时间相关性，因此可以推测患者中性粒细胞下降主要由替考拉宁导致。

第四节 药源性血小板减少症

一、发病机制

1. 骨髓抑制性血小板减少症 一些药物具有抑制巨核细胞生成的作用，或者对于巨核细胞存在直接的毒性作用，比如噻嗪类衍生物和氯霉素等，大剂量使用会导致患者的造血干细胞数量减少。骨髓移植和药物的剂量存在明显关联，这种情况一般是可逆的，可对患者使用抗肿瘤药、苯妥英钠、雌激素和吩噻嗪等进行干预。有些药物的骨髓抑制作用和剂量没有明显的关联，它会导致患者的骨髓抑制很难恢复，使患者存在持续性的血小板减少。

2. 免疫性血小板减少症 一些药物本身具有一定的抗原性，所以在进入人体之后，人体就会产生药物的依赖性抗体，药物的依赖性抗体破坏血小板，其主要的作用方式有几种表现。首先是半抗原型，因为一些药物是半抗原，在药物进入体内会和血浆中的大分子蛋白质进行结合，它能有效形成全抗原，全抗原会在体内激发进而产生抗体。这种抗体具有特异性，能够在补体的作用下对与药物结合的血小板产生破坏作用,其不会破坏正常的血小板,会导致血小板产生减少。

而孕妇服用奎宁或者磺胺类药物会直接导致新生儿的血小板减少,其主要的作用机制是半抗原结合血小板膜产生抗体,药物和抗体二者经过胎盘进入胎儿的体内,对于胎儿的血小板产生一定的破坏作用。从免疫复合性角度来看,肝素会导致免疫性血小板减少症出现,在药物进入人体之后,会和抗体进行结合形成牢固的复合物,它会附着在血小板的黏膜上,形成药物 - 血小板 - 抗药抗体三重复合物。

3. 非免疫性血小板减少症　一些药物会对血小板产生直接的破坏作用,用于中和肝素抗凝作用的硫酸鱼精蛋白,能够和肝素形成复合物,它对循环血小板会直接起到破坏作用,导致轻度血小板减少症状出现。

二、致 病 药 物

药源性血小板减少症主要是因为某些药物导致患者外周血血小板计数减少。因为药物导致患者的血小板计数减少,患者的主要临床特点是存在有皮肤瘀斑情况,而且骨髓中的巨核细胞存在改变,表现为黏膜出血,甚至表现为颅内出血,如果不及时进行治疗可能会导致死亡。临床导致药源性血小板减少症的药物主要有奎宁、肝素、奎尼丁、阿昔单抗、利福平、利奈唑胺、磺胺类药物等。对于患者的临床表现、发病机制和相关的治疗情况进行分析,能够有效提高对于药源性血小板减少症的认识,为患者的临床治疗提供可行的帮助。

三、防　　治

在对患者进行疾病诊治过程中,需要尽量选择对于血小板影响较小或者没有影响的药物,有一些药物如果必须使用,就需要定期对患者的血小板计数进行检测,以便于及时发现异常并进行处理。一旦发现出现血小板减少情况,需要立即停止使用相关的药物。如果患者存在便秘、咳嗽症状时,应该及时对患者进行治疗,防止颅内压增高导致颅内出血。

第五节　药源性高铁血红蛋白血症
一、发 病 机 制

当血液中高铁血红蛋白含量超过 10% 时称为高铁血红蛋白血症。其临床表现与高铁血红蛋白浓度高低及发生速度快慢有关。当高铁血红蛋白浓度为 10%~25% 时,一般仅表现为发绀,无其他明显不适;浓度达到 35%~40% 时,可出现缺氧症状;浓度达 60% 时,可出现神志迟钝、嗜睡,甚至昏迷。氧化剂、某些药物可使循环血液中的血红蛋白氧化成高铁血红蛋白,引起高铁血红蛋白血症,儿童发病率高于成人。

二、致 病 药 物

可引起高铁血红蛋白血症的药物有非那西丁、乙酰苯胺、伯氨喹、对氨基水杨酸、磺胺噻唑、高锰酸钾、利多卡因、维生素 K 及硝酸甘油等。据报道,儿童使用丙胺卡因 - 利多卡因软膏可引起高铁血红蛋白血症。

三、治　疗

对于高铁血红蛋白血症的重症患者，可先用亚甲蓝治疗，成人每次 1~2mg/kg，静脉注射。患有 G-6-PD 缺乏者禁用亚甲蓝，否则可能诱发急性溶血，对于患有 G-6-PD 缺乏者或慢性中毒者的高铁血红蛋白血症，以静脉应用维生素 C 治疗为佳，即使长期应用也无不良反应。药源性高铁血红蛋白血症如治疗及时，措施正确，一般预后良好。

第六节　药源性白血病

一、发病机制

自 1971 年以来，首先报道细胞毒药物如环磷酰胺、氮芥等治疗骨髓瘤时，患者发生急性粒细胞白血病。目前已有乳腺癌、肺癌等，以及非肿瘤性疾病如慢性肾炎、类风湿关节炎、慢性肝炎、硬皮病等患者，应用细胞毒免疫抑制剂治疗而发生白血病的报道。虽然这些病例可能反映一种偶然的联系，但目前看来很可能是由于长期用药而偶然诱发白血病。推测细胞毒药物诱发白血病的机制为：①与烷化剂类药物的"拟放射"作用有关，它可引起染色体畸变，对造血干细胞的基因造成损害，因而助长白血病的发生；②药物的免疫抑制作用降低宿主的抵抗力，而慢性抗原刺激和免疫机制之间的相互作用可以促使癌变；③药物对骨髓的直接毒性或白血病病毒，也可能在药源性白血病的发生中起一定作用。据观察，细胞毒药物诱发白血病的发生率是相当低的，但白血病一旦发生则预后很差。药物所致白血病是以急性非淋巴细胞白血病为主。

二、致病药物

1. 氯霉素　与白血病的关系早在 1955 年即有报道。这些病例应用氯霉素剂量为 5~230g，用药时间为 3 日至 180 个月，潜伏期为 30~180 个月；白血病类型以急性粒细胞白血病为多，多数患者在发生白血病前有明显的骨髓损伤。氯霉素诱发白血病的机制，可能是由于药物导致骨髓增生不良，任何一种能引起骨髓不良增生的因素都有潜在的致白血病作用。

2. 乙双吗啉　是治疗银屑病的常用药物，近年来，国内已报道乙双吗啉诱发白血病 160 余例，多为急性非淋巴细胞白血病。发病年龄以 20~50 岁居多，用药后至发生白血病的中位时间为 46 个月。用药时间短者 6 个月，长者 9 年以上，用药总剂量为 30~1083g。这些病例应用化疗效果较差，缓解率仅为 26.7%。乙双吗啉是一种强诱变剂，可引起细胞染色体畸变，导致白血病，因此有的学者认为应禁止使用。

3. 抗肿瘤药　美法仑、环磷酰胺、苯丁酸氮芥、塞替派、丙卡巴肼、柔红霉素、多柔比星、长春新碱、白消安、博来霉素、巯嘌呤等均有可导致白血病的报道，其中以烷化剂最为多见。这些药物致白血病的机制，可能是直接损伤 DNA 及长期的免疫抑制。据报道，美法仑治疗多发性骨髓瘤，长期用药导致急性白血病；应用美法仑治疗卵巢癌，生存 3 年以上者有少数发生急性白血病。应用环磷酰胺治疗肾病综合征，5 个月后可发生慢性粒细胞白血病。

4. 其他药物　因长期服用对乙酰氨基酚引起白血病者，1 例服药 15~17 个月，另 1 例服用 11 年之久，分别引起急性非淋巴细胞白血病和慢性粒细胞白血病。锑剂、复方磺胺甲噁唑、苯妥英钠、西咪替丁等药物均有可诱发白血病的报道。

三、治 疗

药物诱发的白血病治疗方案与普通白血病治疗方案相同。急性非淋巴细胞白血病，除急性早幼粒细胞白血病（M3）外，可采用 DA（柔红霉素、阿糖胞苷）或 HA（三尖杉酯碱、阿糖胞苷）方案治疗。M3 可用维 A 酸治疗。急性淋巴细胞白血病可采用 VDP（长春新碱、柔红霉素、泼尼松）、VDLP（长春新碱、柔红霉素、门冬酰胺酶、泼尼松）等方案治疗。通常药物性白血病比原发性白血病的预后差。

课后习题

一、填空题

1. 急性非淋巴细胞白血病，除急性早幼粒细胞白血病（M3）外，可采用_____或_____方案治疗。

2. 中性粒细胞是人体抵御病原微生物的第一道防线，因而粒细胞减少的临床症状主要是易_____。

3. 红细胞酶先天性异常而导致的一类疾病我们称为_____。

4. 根据其特征性自身抗体与红细胞最适反应温度不同，AIHA 可分为_____、_____和_____。

5. 急性溶血起病急骤，常于用药后 12~48h 发生。由于红细胞大量溶解，表现为_____、_____及_____等。

二、多选题

1. 能够导致再生障碍性贫血的药物包括（　　　）
   A. 氯霉素　　　　　　　B. 保泰松　　　　　　　C. 氨基比林
   D. 甲氨蝶呤　　　　　　E. 依那普利

2. 能够导致溶血性贫血的药物包括（　　　）
   A. 苯妥英钠　　　　　　B. 硝苯地平　　　　　　C. 氯丙嗪
   D. 维生素 K　　　　　　E. 氟芬那酸

3. 能够引起粒细胞减少症的药物是（　　　）
   A. 氯霉素　　　　　　　B. 安乃近　　　　　　　C. 卡托普利
   D. 甲硫氧嘧啶　　　　　E. 异烟肼

4. 能够引起血小板减少症的药物包括（　　　）
   A. 抗肿瘤药阿糖胞苷　　B. 甲氨蝶呤
   C. 环磷酰胺　　　　　　D. 白消安　　　　　　　E. 美托洛尔

5. 能够引起血小板减少性紫癜的药物包括（　　　）
   A. 安乃近　　　　　　　B. 利福平　　　　　　　C. 阿苯哒唑
   D. 葛根素注射液　　　　E. 普萘洛尔

三、简答题

1. 诱发自身免疫性溶血性贫血的药物包括哪些？
2. 简述引起药源性再生障碍性贫血的发病机制及药物。
3. 简述引起药源性粒细胞减少或缺乏症的药物。
4. 简述药源性再生障碍性贫血的预防和治疗对策。
5. 简述药源性血小板减少症的发病机制。

本 章 小 结

本章主要介绍了常见的药源性血液系统疾病的概念和内涵；重点介绍了能够引起药源性血液系统疾病的常见药物。阐述了药源性血液系统疾病的发病机制和治疗方式。

自身免疫性溶血性贫血（AIHA）根据其特征性自身抗体与红细胞最适反应温度不同，可分为温抗体型、冷抗体型（包括冷凝集素病及阵发性冷性血红蛋白尿症）和温冷抗体混合型。AIHA 发病与红细胞表面抗原改变、特定亚群 T 细胞及细胞因子等关系密切。

非免疫性溶血性贫血又称为红细胞生化异常性溶血性贫血。这是由于红细胞酶先天性异常而导致的一类疾病，最常见的是 G-6-PD 缺陷，其次为不稳定血红蛋白病。导致非免疫性溶血性贫血的药物主要包括抗疟药、磺胺类药物、解热镇痛药、抗菌药物等。

药源性再生障碍性贫血是由于药物因素引起的骨髓造血功能障碍综合征。药源性再生障碍性贫血的发病机制尚未完全阐明，药物可能从生化、免疫、药物代谢及遗传学等方面影响造血干细胞的功能，从而诱发再生障碍性贫血。药源性再生障碍性贫血通常有以下特点：发病突然，发病率极低，临床表现多较重，病程短，预后较好。

药源性粒细胞减少或缺乏症的发病机制主要包括：直接抑制骨髓造血细胞和免疫机制，本症应以预防为主，首先勿滥用药物，需要用者应选用毒副作用小的药品，应熟悉引致粒细胞减少的药物，服用这些药物的患者要定期监测血象，及时发现和治疗粒细胞减少。明确诊断之后即开始对中性粒细胞减少症患者进行积极治疗。

（高峰）

第八章　药源性呼吸系统疾病

······学习导引······

知识要求

1. 掌握：药物对呼吸系统损伤的作用及机制。

2. 熟悉：药源性肺炎的各类表现；药源性呼吸系统损伤的治疗与预防。

3. 了解：呼吸系统的结构、功能与药物毒性的关系。

能力要求

1. 具备判断药物与呼吸系统损伤相关性的能力。

2. 熟练掌握临床常见呼吸系统损伤药物的药学监护技能。

肺脏是药物作用的一个重要靶器官，也是药物代谢的重要器官。药物进入肺脏除发挥正常药理作用外，在某些情况下，还可因细胞毒性作用、变态反应、代谢异常等导致多种类型的肺损伤，因此肺脏也是药物损伤的主要靶器官。凡药物所致肺损伤统称为药源性肺部疾病（drug induced lung disease）或简称"药物肺"。药源性肺部疾病的临床表现主要有哮喘、间质性肺炎、肺水肿、肺间质纤维化、过敏性肺炎等。涉及药品包括心血管药物、抗肿瘤药、NSAID、抗菌药物及中药注射剂等。药源性肺部疾病呈多样性，从轻症的咳嗽、哮喘，到严重的呼吸衰竭；从缓慢发生的肺间质纤维化，到急剧发展的肺水肿，表现各异。引起药源性肺部疾病的药物种类也非常多，且发病时间差异很大，可在用药后即刻发生，或用药后数日、数周才表现为急性或亚急性发病，也可呈慢性隐匿发病。

第一节　呼吸系统概述

药物对呼吸系统的毒性作用是指药物在一定条件下，对呼吸器官及呼吸功能的损害作用。药物通过吸入途径给药，或其他途径吸收，以及药物代谢物通过血液循环到达呼吸系统，均可引发呼吸系统的不良反应，有些还可导致严重的呼吸系统疾病。例如，化疗药物对呼吸系统有毒性作用，可引起急性化学性肺炎和慢性肺纤维化，甚至出现呼吸衰竭。

呼吸系统由呼吸道和肺脏组成。呼吸道包括鼻腔、咽、喉（上呼吸道）、气管及支气管（下呼吸道）。肺脏包括呼吸性细支气管、肺泡管、肺泡囊和肺泡。

一、呼吸系统的结构特征

（一）呼吸道

呼吸道是气体进入肺脏的通道。鼻、咽黏膜有丰富的血流，并有黏液腺分泌黏液，对吸入气体有加温润湿作用。呼吸道表面覆有假复层纤毛柱状上皮，夹有丰富的分泌黏液的杯状细胞，能产生大量分泌物，在纤毛协调一致的摆动下，可清除或阻挡随空气进入呼吸道内的颗粒与异物。呼吸道平滑肌是发挥呼吸道屏障作用的主要结构，容易受神经、体液和外界因素的影响。

（二）肺脏

肺脏组织结构疏松、纤薄、血流丰富，为肺脏进行有效的气体交换提供了基础。肺脏的功能不仅仅是呼吸，还有对外来物质的防御（如清除进入的气溶胶，吞噬生物性与非生物性的微粒），内源物质的代谢（合成代谢与分解代谢都与肺脏有关），血液凝固等功能。因此，肺脏受损的表现往往不仅仅是呼吸功能减低。

二、肺对药物的处置与代谢功能

案例 8-1

患者，男，50 岁，因"发现左颈部淋巴结肿大 2 年，发热 2 周"入院。自诉病程中至外院局部注射平阳霉素，于左颈部淋巴结注射累计 20 余次，腋窝淋巴结注射 3 次，具体剂量不详。随后开始间歇性发热，热峰达 39.0℃，予布洛芬退热治疗，效果不佳。正电子发射计算机断层显像（PET-CT）检查显示：左侧颈部、锁骨区、左侧腋窝、纵隔血管前间隙多发肿大淋巴结，内见液化坏死；两肺透亮度减低伴弥漫性片絮模糊影，血糖代谢轻度增高。入院诊断为弥漫大 B 细胞淋巴瘤，药源性肺损伤，软组织感染。

问题：1. 什么是药源性肺损伤？

2. 分析平阳霉素造成药源性肺损伤的相关性。

肺脏在机体中的特殊部位决定了该器官会受到各种外源性化学物质的影响，即呼吸气流带入的和通过静脉血回流入右心房而泵入肺循环的外源性化学物质的影响。肺对外源性物质，包括药物和有害物质均具有重要的代谢功能。

肺中丰富的血管床具有巨大的血管表面，来自全身各器官的静脉血均可进入肺循环。从内源性物质的角度来看，肺外器官产生的代谢产物或分泌物均可能被肺摄取、代谢或清除。同样，肺亦对外源性物质进行处理。从呼吸道吸入的药物在吸收分布到全身之前首先与肺组织接触，其生物利用度必然受到肺上皮、内皮细胞膜转运和胞内代谢机制的影响。经注射途径给药时，如静脉注射、肌内注射或皮下注射时，药物需通过静脉在肺中与血管内皮细胞膜接触，再分布到全身。在这些情况下，肺是药物吸收的第一关卡器官。经肠道吸收的药物首先在肝中代谢，此时肺起第二关卡器官的作用，能将在肝中未代谢的物质做进一步处理。在许多药物代谢中观察到，经过一次肺循环后 75% 的普萘洛尔，60% 的利多卡因，75% 的芬太尼和 64.5% 的哌替啶被肺摄取，提示肺组织可明显影响这些药物的代谢动力学过程。

（一）肺对药物及外源性化学物质的代谢功能

肺是药物及外源性化学物质通过呼吸进入体内的主要门户，它既可与空气中的环境化学异物接触，又可与体循环中的化学物质相接触。而肺中各种细胞对各种化学异物的处置是不同的，它可以使之失活，也可以使之活化。主要是由于肺脏是一种复杂的、极不均匀的组织，由 40 种以上不同类型的细胞所组成。在许多类型的细胞中，其代谢酶的活性和含量存在显著的差异。肺中也含有许多药物代谢酶，许多肝脏中的药物代谢酶在肺脏中也有表达，如 CYP450 酶、水解酶、结合酶、单胺氧化酶、黄素单加氧酶（FMO）等。其中肺 CYP450 酶在对异物的生物转化、吸入的化学致癌物的失活和肺毒素的解毒方面发挥了重要作用。CYP450 酶在肺泡晶状体细胞、杯状细胞、纤毛上皮细胞和血管上皮细胞中仅有较低含量，但在无纤毛细支气管细胞（Clara 细胞）和Ⅱ型肺细胞中，CYP450 酶的分布可能是很高的，但是这种细胞在肺中数量很少，所以肺中 CYP450 酶的功能相对较弱。而 FMO 的一个亚型

FMO_2 在肺中高度表达，在肝脏中却没有表达，其生物学意义目前尚不十分清楚。此外，除了上述的 I 相代谢酶外，肺中也存在一些 II 相代谢酶如葡糖醛酸转移酶、硫酸转移酶。人类肺微粒体中还有一种依赖花生四烯酸的过氧化物酶、前列腺素 H 合成酶，它可以使有些致癌的芳胺类化合物通过过氧化作用而被活化，该酶只在肺中存在。

由于肺中所含的药物代谢酶的含量和活性较低，因此药物在肺中的代谢是有限的，目前已知只有为数不多的药物如茶碱可以在肺中代谢。虽然肺不是药物的主要代谢场所，但由于肺代谢在某些疾病如癌症的形成过程中发挥了一定的作用，这就使肺的代谢功能具有特殊重要的意义。

（二）肺对药物的处置

1. 肺脏对药物的浓集、摄取、清除和释放

（1）肺接受心排出的全部血液，因而药物在肺中的分布非常迅速。在肺中浓集的化合物通常为碱性胺类，结构上存在较大的亲脂基团，pKa 均在 8.0 以上，如丙米嗪、苯丙胺、美沙酮等药物。一些非碱性胺类的除草剂，如百草枯也在肺中有较高的浓集。体内 5- 羟色胺和去甲肾上腺素从肺循环中的清除主要是通过载体和钠离子依赖性转运机制，而肺循环中药物的清除仍然是通过这种机制并导致肺组织中药物浓度明显高于血液中（如丙米嗪、苯丙胺、美沙酮和曲吡那敏的肺组织 / 血液分布大于 200）。

1）间羟胺：在肺中的浓集能被 Na^+-K^+-ATP 酶抑制剂哇巴因所抑制。而哇巴因也能抑制体内去甲肾上腺素和 5- 羟色胺载体介导的内皮细胞摄取，提示间羟胺的摄取机制与去甲肾上腺素和 5- 羟色胺相似，由于间羟胺并不能抑制去甲肾上腺素和 5- 羟色胺的摄取，目前认为这种机制与钠离子依赖性运转有关。

2）异丙肾上腺素：由于与去甲肾上腺素具有相似的结构，以及肺循环内皮细胞中含有大量的儿茶酚 -O- 甲基转移酶，异丙肾上腺素在肺部可被内皮细胞大量摄取，因而在肺的浓集主要与内皮细胞的载体转运和细胞内代谢有关。

药物在肺中的浓集存在非特异性转运机制，这一机制与药物理化特性，如 pKa 大于 8，亲脂性疏水基团和在生理 pH 状态下带有阳离子电荷有关。这些特性导致药物易于与内皮细胞膜结合并以被动扩散形式跨膜转运进入细胞内。

3）丙米嗪：在肺循环被内皮细胞摄取存在两种机制，其中一种不受 Na^+ 影响，亦不被哇巴因所抑制，主要通过与细胞特异性结合而被摄取。另一机制存在饱和性，能竞争性抑制其他碱性胺，如美沙酮、去甲丙米嗪和曲吡那敏的摄取。丙米嗪在内皮细胞内能有效地抑制单胺氧化酶（MAO），从而间接增加胞内 5- 羟色胺和去甲肾上腺素的浓度。

4）三甲氧苯乙胺：在肺中浓集不受哇巴因和酚苄明的抑制，其摄取机制为非特异性被动转运，在内皮细胞内被 MAO 代谢为 3, 4, 5- 三甲氧苯乙酸。

5）美沙酮：在肺中的浓集机制与丙米嗪相似。在肺血管内皮细胞被混合功能氧化酶系统代谢为 N- 脱甲基产物，经一次肺循环后 5%~15% 的美沙酮被代谢失活。

6）布比卡因 / 利多卡因：布比卡因经一次肺循环，约 81% 浓集于肺中。此类局部麻醉药，包括利多卡因主要以被动扩散的方式转运入肺血管内皮细胞。大剂量情况下（1mg/kg）此类药物能抑制内皮细胞对其他物质的转运，如对 5- 羟色胺的特异性转运，这种现象与此类局部麻醉药的膜稳定作用相关。

7）普萘洛尔：为 β 受体阻滞剂，是一种具有局部麻醉作用的亲脂性碱性胺。普萘洛尔在肺中浓集的机制与布比卡因和利多卡因相似，主要是由内皮细胞被动摄取。内皮细胞损伤

后，如休克时普萘洛尔在肺中的摄取明显减少。

以上实例说明大多数药物在肺中的浓集和摄取机制，与药物被动扩散和载体转运的形式，通过内皮细胞膜有关。这些亲脂性碱性胺与内皮细胞膜的相互作用会影响脂质双层膜的液体流动状态，药物与膜脂质结合后可使得正常有序的凝胶晶体蛋白转变成无序的液晶蛋白状态，进而增强膜的转运功能。由于肺脏微血管管腔表面积十分巨大，成人为 $70 \sim 80 m^2$，加上膜的高亲和力和肺血管外组织的 pH 较血液低，使得肺脏对药物，特别是碱性胺类药物有非常大的浓集和摄取能力。一般药物通过一次肺循环，40%~90% 贮留在肺中，随后缓慢地释放或在肺中代谢。

（2）肺脏对药物浓集、摄取、清除和释放的意义

1）肺脏对药物的储存作用：例如，吩噻嗪类抗精神病药物几乎都在肺脏高度浓集，这种储存可能与维持较长时间的血浆浓度有关，氯丙嗪停药后 2~4 周，甚至 6 个月，尿中仍可检出。

2）肺脏对全身血药浓度变化的缓冲作用：肺血管内皮发生损伤和（或）肺血管表面积减少的患者，静脉输入常规治疗量的去甲肾上腺素，可引起外周血管过度收缩和组织严重缺血。

3）肺脏对药物的代谢作用（见本章第一节"肺对药物及外源性化学物质的代谢功能"）。

4）某些药物在肺脏的浓度很高，与其对肺脏的不良反应有关。如食欲抑制剂对氯苯丁胺可引起肺动脉高压，这一不良反应与其在肺中浓集有关。

5）在肺脏血管内皮细胞上存在被摄取药物间的相互影响。这种药物间的相互作用使得一部分药物流经肺循环时，凝集受到抑制，消除加快，药效维持时间缩短。另外，一些药物会损伤肺血管内皮细胞，如博来霉素、呋喃妥因和丝裂霉素等能明显减少其他药物在肺中的浓集，使药物在外周的作用增强，排泄加快，疗效持续时间变短。

6）肺脏降低了循环中某些物质对肺循环的影响：主要针对肺循环中药物或生理递质的摄取，例如，5-羟色胺浓度可直接影响血小板聚集，而肺脏对循环中 5-羟色胺的清除，可能阻止血栓的形成。另外 5-羟色胺和去甲肾上腺素均可引起肺血管收缩，以及影响肺微血管的液体交换功能，肺对两药的清除作用将有助于调节肺血流量及肺液体平衡。

2. 肺脏对吸入药物的处置

（1）吸收：吸入给药是临床常用的给药途径，吸入的药物根据临床用途不同而发挥局部或全身作用。吸入药物包括气体（挥发性麻醉剂）或气雾剂（悬浮液或固体微粒）。肺的结构特点：有巨大的肺泡表面积（$50 \sim 100 m^2$）、极薄的肺泡膜（0.2μm）和极丰富的肺循环血流量（全部心排血量流经一个器官），非常有利于药物的吸收。

挥发性麻醉剂的分子半径小，脂水分配系数较高，因而能迅速跨越肺泡 - 毛细血管屏障而被吸收。不同化学结构和解离程度的脂溶性药物根据其一定的脂水相分配系数进行扩散吸收，扩散的驱动力来自药物的血气分配系数和肺泡与动、静脉血间的压力差。当药物在肺泡中的气相分压与在血浆中的液相分压相等时，吸收达到平衡。血气分配系数高的药物需要更多的药物溶于血液才能达到平衡，因而易于吸收。

雾化吸入剂的药物分子是一些悬浮于气体媒介中的微小固体或液体颗粒。这些雾颗粒可以沿着气管支气管树沉积或更深分布于肺泡，固体微粒雾化进入气道后可被吸收入血，或进入淋巴系统。当气雾颗粒直径小于 1μm 时，药物到达肺泡的量增多，全身吸收量也会随之增多。

非脂溶性药物，如季铵类化合物主要以非饱和扩散方式经肺泡间隙吸收，其吸收率与

分子大小成反比。非解离、脂溶性药物的吸收既可以经肺泡间隙，又可以跨膜扩散。色甘酸钠在肺的吸收包括扩散和载体转运两种形式。

（2）吸入药物的代谢：目前 β 受体激动剂仍是控制急性哮喘发作的最有效处理方法。吸入给药后有 10%~20% 到达支气管树发挥较强的局部作用，同时在局部受儿茶酚 -O- 甲基转移酶（COMT）作用，并与硫酸结合而灭活。其余 80%~90% 停留在咽部，随后吞咽，但立即在肠与肝受到首关效应的作用，而与硫酸和（或）葡糖醛酸结合。所以 β 受体激动剂吸入给药比口服或肠外给药有更好的支气管扩张效应，而心动过速与肌肉震颤等不良反应均较少。

色甘酸钠吸入时大部分会咽下，但从胃肠道吸收却很少，其中 5% 到达支气管树发挥作用，并很快吸收，以原形由尿中排出。

二丙酸倍氯米松为局部应用的糖皮质激素类药物，气雾吸入具有很强大的抗炎作用而无全身不良反应。这主要是由于此药吸入支气管树后在肺中缓慢代谢成无活性产物，而吞咽的部分又可在肝肠代谢成无活性产物，加上此药首关效应比其他糖皮质激素类高。为了使二丙酸倍氯米松更好地在下呼吸道发挥局部作用，可以在气雾剂吸入前 3min，先气雾吸入沙丁胺醇以增强激素疗效。

3. 肺脏对药物的排泄　任何挥发性物质，无论是何种途径给入均不可避免地从肺脏排出体外。从呼吸道吸入的气体和其他挥发性物质主要通过肺排泄。药物从呼气中排出体外尚无特异的转运系统，主要借助简单扩散和跨膜转运，这种排泄主要受肺的呼气量和肺血流量的影响。

外源性气体药物在血液中的溶解性，也影响其从肺中的排泄。氧化亚氮在血中的溶解度极低，故此药在肺中排泄速度极快，几乎等于血流速度。增加心排血量，可以加速血中溶解度低的气体药物排泄。而在血液和组织中溶解度高的药物，从肺毛细血管血液向肺泡转运的速率极慢。如乙醇在血液中具有较高的溶解度，因而肺排泄缓慢，其排泄速率主要受呼吸速率影响，心排血量对其排泄影响较小。

绝大多数从肺排泄的药物均为未经代谢的原形药物。心排血量增加，通过增加肺血流量而增加药物排泄，然而休克时，心排血量减少，此时给予挥发性麻醉药，应考虑到药物的排泄速率将会减慢，影响疗效。

案例 8-1 解析

平阳霉素在抗癌治疗中肺毒性反应也相对较常见，发生率为 3%~10%，早期常表现为间质性肺炎。同时，多项应用平阳霉素治疗良恶性肿瘤的病例研究发现，肺毒性反应的发生与患者的年龄和用药总量密切相关，与用药间隔时间基本无关，临床治疗中需控制用药剂量，严密监测。

此案患者为恶性淋巴瘤患者，入院治疗前曾注射使用平阳霉素累计 20 余次，具体用药剂量不详，后开始间歇性发热，多呈中低热，出现动脉血氧分压低、胸闷气促情形，PET-CT 影像学显示为典型的两肺弥漫性片絮模糊影。考虑药源性肺损伤的可能性大，患者平阳霉素累积用量可能较大，增加了肺损伤的发生风险。

第二节　药源性支气管哮喘

药源性支气管哮喘（drug-induced bronchial asthma）系指临床上应用某些药物引起的可逆性痉挛的一组综合征。临床表现的共同特征是，一般在用药后 5~45min 表现为咽部瘙痒、咳嗽、胸闷、气促、口唇发绀和喘息。体检：呼吸加快，心率加快，体温大多正常（原发病无发热者），两肺满布哮鸣音。再次用药时，症状发作时间提前。有哮喘史者，用药后哮喘发作较前为重，甚至出现哮喘持续状态；应用原先的抗哮喘药物，效果不明显。由于致病药物不同，临床表现可有不同的特点。

案例 8-2

患者，男，66 岁。因"胸闷、气喘、呼吸困难、喉异物阻塞感、憋气 1h"入院。3 日前受凉后出现发热、头痛、鼻塞、流涕、乏力症状，无咳嗽、咳痰及胸闷、气喘。自服阿司匹林 0.6g，30min 后出现胸闷、气喘、呼吸困难、喉异物阻塞感、憋气，并逐渐加重。追问病史，患者幼年曾患支气管哮喘，有过敏性鼻炎史，成年后未再发作哮喘，否认药物过敏史。查体：呼吸 30 次/分，心率 116 次/分，血压 110/65mmHg。急性痛苦面容，端坐位，大汗，呼吸急促，伴发绀。双肺呼气相闻及广泛哮鸣音。考虑为阿司匹林致重症支气管哮喘。

问题：阿司匹林哮喘具有哪些发病特点？

一、致 病 药 物

导致哮喘的药物根据其作用机制，可分为 4 类：①起抗原作用的药物，包括青霉素、链霉素、头孢菌素、红霉素、四环素、氯霉素、新霉素、多黏菌素、灰黄霉素、呋喃妥因、利福平、哌嗪类、右旋糖酐铁及特异致敏原制剂等；②释放介质的药物，包括阿司匹林、吗啡、硫喷妥钠、噻嗪类、琥珀酰胆碱、含碘造影剂、乙酰半胱氨酸及一些喷雾剂等；③作为介质的药物，包括组胺和前列腺素，它们可作为被释放的介质使支气管收缩而致哮喘；④影响自主神经及受体的药物，包括卡巴胆碱等拟胆碱药、β 受体阻滞剂、β 受体激动剂等。

（一）解热镇痛药

服用阿司匹林引起的哮喘称为阿司匹林哮喘。本病占哮喘患者人群的 2.2%，伴鼻部症状的阿司匹林哮喘发病率较高，占阿司匹林哮喘的 30%~40%。阿司匹林引起的过敏反应以哮喘为最多见，约占 2/3。其特点为：① 30~50 岁的中年人较易发生，亦见于儿童，女性多于男性；②伴有鼻窦炎或急性过敏史者易发生；③一般在服药后 20min 即可出现症状，表现为大汗淋漓，端坐呼吸，口唇青紫，呼吸困难，烦躁不安，双肺满布哮鸣音，可持续 1~24h，患者可因窒息而死亡；④可伴有其他过敏现象，如荨麻疹、流涕（清水样）；⑤其发生机制与抑制前列腺素的合成有关。前列腺素 E 对支气管平滑肌有强大的松弛作用，阿司匹林抑制前列腺素的合成，因而引起支气管痉挛。其他解释包括呼吸道和鼻黏膜处受体敏感性的改变，补体激活作用伴随组胺释放增多，过敏性反应物质释放增加，以及杂质（如乙酸酐）致敏等。也有人认为阿司匹林诱发的过敏反应类似免疫球蛋白 E（IgE）介导的特异性反应。

案例 8-2 解析

阿司匹林哮喘的发病特点：①有使用阿司匹林药物史；②无季节性，常在服药数分钟或数小时后出现哮喘，一般持续时间为数小时至数日；③多为重症哮喘，病死率高。

由阿司匹林以外的 NSAID，如吲哚美辛、复方茶碱片（含氨基比林及非那西丁）、甲芬那酸、氟芬那酸、双氯芬酸和萘普生等所诱发的哮喘发作，称为类阿司匹林哮喘，其机制与抑制前列腺素 E 合成有关。对阿司匹林过敏的患者对其他 NSAID 有交叉过敏反应。色甘酸钠对由 NSAID 引起的过敏反应有保护作用。阿片类药物，如可待因和二氢可待因可作为这类患者安全的镇痛替代药物。

患者发生阿司匹林哮喘时，诊断过程中应详细询问既往是否有支气管哮喘史、鼻息肉和阿司匹林不耐受史。治疗时应首选糖皮质激素，但要注意筛查患者是否对糖皮质激素依赖。临床对老年人、小儿或肝、肾功能不全的患者，应选择毒性较小的 NSAID，并把握好用药剂量；对过敏体质者应慎用含阿司匹林或其他 NSAID 成分的药物；对鼻息肉、鼻窦炎及鼻炎伴哮喘者应慎用 NSAID。

（二）神经系统药物

1. β 受体阻滞剂 支气管 β 受体中 70% 为 β_2 受体，30% 为 β_1 受体，普萘洛尔可通过阻断支气管平滑肌的 β 受体，使支气管平滑肌收缩或痉挛而引发哮喘或加重原有的呼吸困难；同时可抑制中枢对二氧化碳的反应，促进肥大细胞的脱颗粒作用，引起哮喘。已有哮喘的患者，应用普萘洛尔可使哮喘症状严重恶化，甚至危及生命；这类药物也会妨碍肾上腺素能神经支气管扩张药物的治疗作用。哮喘患者对 β 受体拮抗剂更为敏感，甚至使用噻吗洛尔作为眼药水治疗青光眼，在全身血药浓度极低的情况下，也能够激发严重的哮喘；对心脏 β_1 受体具有较高选择性的普拉洛尔也可能激发支气管痉挛，但普萘洛尔对正常人的气道阻力没有影响。抗胆碱药和色甘酸钠能够防治普萘洛尔引起的支气管收缩反应。

2. β 受体激动剂 少数患者过量吸入异丙肾上腺素可出现哮喘加重，或在常用剂量下使哮喘症状加剧，被称为"矛盾性支气管治疗反应"。据报道，广泛使用异丙肾上腺素气雾剂后，支气管哮喘的病死率不降反而上升。其原因可能有：①异丙肾上腺素在体内的中间代谢产物——3-甲氧基异丙肾上腺素具有 β 受体作用；②长期应用 β 受体激动剂可使哮喘阻断患者和正常人白细胞上的 β 受体数量减少、活性降低，气道反应性增高，易导致支气管痉挛；③支气管 β_2 受体对异丙肾上腺素产生耐受性后，对体内肾上腺素和去甲肾上腺素经常维持支气管舒张的作用也同样发生耐受性，患者可因严重支气管痉挛而突然死亡；④β 受体激动剂无抗炎作用，而支气管哮喘患者一般都有气道炎症，其对 β 受体激动剂过分依赖或过量使用，由于掩盖了潜在的气道炎症，反而加重了支气管的高反应性，导致严重哮喘乃至死亡；⑤β 受体激动剂对缺氧的心肌有强烈兴奋作用，可导致心肌缺血或严重心律失常，而突然死亡。

3. 胆碱能神经受体激动剂 卡巴胆碱及相关药物给患者使用，有时能引起支气管收缩。据报道，青光眼患者应用毛果芸香碱滴眼液，或严重行动困难的患者应用地阿诺，可引起哮喘加重。用于支气管激发试验的醋甲胆碱，偶尔也能意外地引起严重的支气管收缩，甚至可以使非哮喘患者发生哮喘。

4. 前列腺素 E 和糖皮质激素 在治疗哮喘中也可引起哮喘。

（三）H_2 受体阻滞剂

哮喘患者可能存在气道平滑肌等各部分组胺（H）受体功能失调，即 H_2 受体呈功能低下状态，而 H_2 受体兴奋才会使血中环磷酸腺苷（cAMP）水平提高。西咪替丁是 H_2 受体阻滞剂，会使血中 cAMP 降低，从而可诱发及加重哮喘。服药或吸入雷尼替丁粉尘也可导致过敏性哮喘。

（四）抑制介质分解的药物

1. 胆碱酯酶抑制剂 溴吡斯的明和新斯的明用于治疗重症肌无力时，可能加重哮喘。依可碘酯是一种治疗青光眼的长效抗胆碱酯酶滴眼药，也可引起肺气肿患者气道阻塞加重。

2. ACEI 国外文献报道，哮喘是 ACEI 使用中罕见的严重反应。研究发现约半数以上的患者，哮喘症状在使用 ACEI 后 2 周内出现，并且大多数患者伴有其他不良反应，如咳嗽、鼻炎、血管性水肿或其他皮肤反应，需要停用 ACEI。WHO 国际药物监察合作中心的资料中有 318 例哮喘或支气管痉挛患者，涉及 11 种不同的 ACEI。咳嗽作为卡托普利、依纳普利等 ACEI 的不良反应，与多肽的存留时间有关。NSAID 舒林酸对于 ACEI 引起的咳嗽有预防作用。

（五）具有抗原性的药物

这类药物包括用于检测和脱敏的变应原、含动物蛋白的药物、抗生素和右旋糖酐等。检测变态反应时需要给患者用典型的变应原或者类似物，皮下注射这类物质偶可激发哮喘发作。这种哮喘发作可能是即发的，也可能是延迟的，由于进入体内的变应原量相当小，这种反应发生的机会也比较少。所以，近年来吸入含有可疑变应原气雾的激发试验被广泛使用，用剂量反应方法可以避免立刻发生严重支气管痉挛的危险，但偶尔也会引起严重的迟发反应。猪或牛的垂体提取物进行鼻内喷入可引起哮喘和肺实质反应。囊性纤维变性的患者使用粉末状胰腺提取物时，有可能因空气吸入而引起患者及其家属发生鼻炎和哮喘。

1. 抗菌药物 多种抗菌药物使用后均可引起过敏反应，哮喘是这类反应中最常见的一种。青霉素是引起过敏反应的最常见药物，并且患者几乎都有原先使用过青霉素的治疗史，其中相当多的患者有哮喘的基础病史。部分青霉素过敏患者对头孢菌素有交叉过敏反应，因为它们的结构相似，其他能引起哮喘的抗菌药物有地美环素、红霉素、灰霉素、新霉素、链霉素、氯霉素、林可霉素、磷霉素钠、利福平及复方磺胺甲噁唑和环丙沙星、诺氟沙星等。呋喃妥因是最易引起肺部病变的药物，可有急性或慢性的肺部综合征表现，并引发单纯的支气管痉挛。其中急性型最常见，在服药数小时至 10 日之间，出现气急、咳嗽及支气管痉挛，以及弥漫性的肺部浸润、胸膜炎及胸腔积液，一般停药后一切症状即可迅速消失。呋喃唑酮亦可引起哮喘。

2. 右旋糖酐铁 制剂经非肠道给药途径可引起过敏反应，如静脉注射右旋糖酐治疗血容量过少时，可引发过敏反应。较大分子量的右旋糖酐 -70 和小分子量的右旋糖酐 -40 的过敏反应发生率要高。

3. 其他 马普替林、8- 甲氨基补骨脂素、甲氧氯普胺、多潘立酮、牛黄解毒丸、甘露醇等均可引起哮喘反应。

（六）直接释放介质的药物

这类药物包括含碘的造影剂、麻醉剂、肌松药等。

1. 含碘的造影剂 引起严重的气道阻塞的发生率为 12%，这种并发症在过敏体质者中更易发生，引起的哮喘症状可能持续数日。研究发现，过敏反应史不很明确的和预先测试阴性的患者，造影剂静脉注射过敏的发生率为 5%；有过敏反应史但预先测试阴性的患者，大约有 20% 发生第二次过敏反应。预先给予抗组胺药氯苯那敏，可使过敏反应的发生率减少到 4%。在阳性反应的患者中，尽管预先应用了曲吡那敏，仍有 2/3 的人发生第二次反应。预先给予皮质激素类药物可表现出一定的保护作用，所需剂量可能要大些。

给予碘他拉酸钠后，大多数患者有轻度的支气管收缩，过敏体质者反应更多见。给药物后一般 4~5min 内发作，30min 内恢复，与介质释放的时间一致。支气管造影术能明显地加重哮喘，主要是由于气道刺激和咳嗽，部分是由于组胺的释放所致。用此类药物进行血管造影时，咳嗽是很常见的不良反应。

2. 麻醉剂

（1）硫喷妥钠：作诱导麻醉时能够引起过敏反应，并且能发生交叉反应，表明存在非变态反应机制的可能性。其反应通常发作迅速，偶尔会延迟到1h，伴随循环衰竭或者完全的气道阻塞，可导致患者死亡。

（2）氯胺酮：静脉注射后，立即发生哮喘，表现为肢端和口唇发绀。术后以1∶1000氯胺酮作皮试为阳性反应。

（3）利多卡因：局部注射即可发生哮喘、胸闷、口唇发绀和呼吸困难。

3. 肌松药　筒箭毒、泮库溴铵、琥珀胆碱、阿库氯铵、维库溴铵和阿曲库铵等，静脉注射给药后均可引起过敏反应和明显的支气管收缩。这些反应均源于季铵类化合物引起组胺释放，已由皮肤试验和相应实验证明。

4. 其他药物

（1）吗啡：由非胃肠道给药常引起支气管痉挛，并且在皮内给药时显示可释放组胺。

（2）海洛因：哌替啶、二氢埃托啡静脉注射或肌内注射亦可引起气管哮喘。机制：气道慢性炎症引起不同程度的气道阻塞现象。

（七）激发反射性支气管收缩的药物

所有的治疗用气雾剂型都可能反射性地激发迷走神经介导的支气管收缩，预先给予阿托品，或者支气管扩张药能够预防此类反应。吸入干粉状制剂的色甘酸钠，能引起咳嗽和喘息；二丙酸倍氯米松气雾剂可引起轻微的喘息，这可能是对推进剂有反应，因此在吸入皮质激素之前服用支气管扩张剂已经成为常规推荐；吸入异丙托品溴化物加压气雾剂，可引起支气管收缩。机制：由于哮喘患者的气道呈高反应性，雾化吸入低张溶液会引发支气管收缩。所以，可将药液配制成等张液，以及去除防腐剂依地酸和苯扎溴铵，来降低这种不良反应的发生率。异丙托品和苯扎溴铵都是季铵化合物，而苯扎溴铵亦被认为是婴幼儿患者在接受雾化的倍氯米松后发展成严重喘息的主要原因之一。

偏亚硫酸盐作为防腐剂和抗氧化剂被用于食品、饮料，也用于一些气管扩张药的气雾剂中，它引起支气管痉挛很可能是由其产生的二氧化硫所致。乙酰半胱氨酸雾化吸入后常有支气管收缩反应，这种反应与吸入药液的浓度有关。雾化吸入抗菌药物（多黏菌素、庆大霉素、卡那霉素等）也可以发生哮喘；吸入喷他脒常发生支气管收缩反应。

（八）影响平喘药物代谢的药物

肝药酶诱导药物如卡马西平、苯妥英、苯巴比妥和利福平等，可使肾上腺皮质激素类药物的代谢增加，使地塞米松的消除半衰期缩短，促使哮喘患者的病情失去控制。

（九）其他

地塞米松、酮康唑、维生素K、曲吡那敏、甘露醇、依他尼酸，以及中成药牛黄解毒丸、消咳喘糖浆、柴胡注射液等均能引起哮喘发作。

二、发病机制

药物引起的哮喘发病机制复杂，目前主要有以下几种学说。

（一）Ⅰ型速发超敏反应学说

机体接受药物后产生 IgE，与肥大细胞嗜酸性粒细胞结合（致敏状态）。同种药物再次进入机体，与上述细胞表面的 IgE 特异性结合，形成复合物，激活肥大细胞和嗜酸性粒细胞使之脱颗粒，从而释放组胺、激肽、白三烯等。这些过敏介质引起支气管毛细血管扩张，血管通透性增加，产生炎性渗出，支气管平滑肌收缩，下气道发生可逆性阻塞，哮喘发作。其特点是：反应迅速、强烈，有明显的个体差异。例如，抗菌药物等本身有抗原性药物所致的哮喘反应。

（二）类过敏反应学说

一是与慢反应物质和前列腺素有关：前列腺素 E（PGE）引起支气管扩张，而前列腺素 F（PGF）则引起支气管收缩，当应用阿司匹林等抑制前列腺素（PG）合成释放的药物时，那些更多依赖于 PGE 合成的患者（不耐受阿司匹林），就可能发生支气管收缩而导致哮喘。二是组胺等介质作用：药物直接作用于肥大细胞和嗜碱性粒细胞，使之脱颗粒产生组胺等介质从而导致支气管毛细血管扩张，通渗性增加，炎性渗出，支气管平滑肌收缩致哮喘发作。三是与个体特异质、精神生理状况等有关，例如，NSAID、麻醉剂等改变介质合成药物所引起的哮喘。

（三）H 受体功能失调观点

哮喘患者气道平滑肌部位 H_1 和 H_2 受体功能失调，出现 H_2 受体功能低下，而 H_1 受体功能亢进。H_2 受体功能低下则血中 cAMP 水平低，使用 H_2 受体拮抗剂（如西咪替丁）加重功能失调，使血中 cAMP 水平进一步下降，最终导致哮喘发生或加重。

（四）cAMP 过多所致的负反馈

患者反复或长期应用受体激动剂，对该类药物的反应性降低，用药后甚至可出现反常的支气管痉挛。其原因为在 β 受体激动剂作用下，细胞内 cAMP 增多，超过一定的水平时可出现受体水平的负反馈。增多的 cAMP 可反馈性抑制腺苷酸环化酶或激活磷酸二酯酶，使细胞功能不致因过度刺激而发生紊乱，即出现"反向调节"。β 受体激动剂使用时间越长或剂量越大，这种负反馈就越强，最终导致哮喘加重。

（五）β 受体激动剂代谢产物学说

异丙肾上腺素在体内的代谢产物 3- 甲基氨基异丙肾上腺素，有 β 受体阻断作用，大剂量吸入异丙肾上腺素后，其代谢产物不能及时分解排泄，临床因 β 受体阻断作用，而使哮喘症状加重，严重时可发生闭锁肺综合征。

（六）支气管过度扩张而致反射性收缩

哮喘患者支气管由于慢性炎症、水肿及渗出，导致大气管内壁狭窄，通气功能下降。如未能进行有效的治疗，而大剂量使用支气管扩张剂，使支气管平滑肌过度舒张，产生反射性收缩，使支气管通气功能持续降低，最终出现哮喘持续状态或濒死状态。

（七）药品质量

药物含有变应原性物质，包括防腐剂、助溶剂、抗氧化剂和杂质等，以及多种药物配伍输注产生的微粒，均可引发药源性哮喘。

三、预　防

（一）筛查病史

存在哮喘病史者，应避免使用前列腺素合成抑制剂，如 NSAID 等。阿司匹林吸入负荷试验阳性者，禁用阿司匹林及其复方制剂。慎用青霉素类抗菌药物、H_2 受体拮抗剂及曲吡那敏等。

过敏体质或鼻息肉、鼻塞患者，慎用 NSAID，以防哮喘急性发作。

（二）合理使用平喘药物

对 β 受体激动剂不可超量使用，严格控制每日使用次数和单次剂量，并同时联用足量抗菌药物。泼尼松龙与 β 受体激动剂气雾剂联用，可治疗所有哮喘（有生命危险的哮喘除外），效果更好，并可以降低严重不良反应的发生率。

（三）药学密切监护

有哮喘病史或属高度过敏体质的患者，尤其是以往有药物过敏史者，要尽量避免多种药物混合输注，并对使用的药物进行安全性监护。

详细查询和记录患者的药物过敏史及可疑的致敏药物，避免错误用药。

四、治　疗

（一）停药

一般初发的药源性哮喘，去除或停用致喘药物，经平喘和对症治疗即可缓解。药物诱发的哮喘发作和过敏体质发生的严重哮喘，应立即停止使用所有可疑诱发哮喘的药物，并吸氧、静脉输注大量糖皮质激素，同时给予抗过敏、抗炎及其他对症治疗。

（二）气道慢性炎症引发气道阻塞的治疗

皮质激素是目前最有效的抗炎药物，其机制是影响炎症细胞的代谢、转录，抑制炎症介质的合成和释放；抑制炎症细胞向肺内趋化、聚集和活化，降低微血管通透性，减轻黏膜水肿；保护细胞生物膜，稳定溶酶体，减轻组织损伤。对于一种皮质激素引起的药源性哮喘，可选用另一种激素救治。

色甘酸钠为吸入抗炎剂。酮替芬口服具有多种抗炎作用和皮质类固醇样效应。轻症患者，可口服沙丁胺醇加酮替芬，或茶碱控释片加酮替芬。中、重症患者，可静脉滴注或气雾吸入茶碱和氢化可的松进行治疗。可选用支气管舒张剂和 $β_2$ 受体激动剂治疗。

（三）重症救治

哮喘持续状态和昏迷患者，应送到监护病房救治，必要时进行机械通气抢救。

第三节　药源性肺水肿

案例 8-3

一例 77 岁女性患者因腰椎间盘突出症行椎管减压植骨融合内固定术，术后给予注射用骨肽 50mg 加入 0.9% 氯化钠注射液 100mL 中静脉滴注，1 次／日。首次静脉滴注该药约 5min 时患者诉胸闷、呼吸困难、出冷汗、上腹部疼痛，并出现口唇发绀、寒战、全身红色皮疹伴瘙痒，血压 74/45mmHg，立即停药，给予地塞米松 10mg 静脉注射、肾上腺素 0.5mg 肌内注射、补液及吸氧等。约 2h 后测血压 95/50mmHg，皮疹消退，腹痛、胸闷、气急无缓解，血淀粉酶 626U/L，胸腹部 CT 平扫示肺水肿、双侧胸腔积液，诊断为注射用骨肽致过敏性休克、肺水肿、急性胰腺炎。

问题： 查阅文献分析骨肽注射液与肺水肿的相关性。

药物进入肺脏可因细胞毒作用、变态反应、代谢异常等导致肺水肿，一般分心源性和非心源性，但是某些情况下可以相互转化。主要表现为突然气急、咳嗽、口唇青紫、低血压、心动过速等症状，肺部透视有云絮状或大片状浸润阴影。一些病情严重的患者，可能会发生肺泡毛细血管膜损害，随着富含蛋白质的液体渗入肺泡壁和肺泡内而导致肺硬化，并且损害气体交换，随着水肿液的聚积，肺顺应性和肺容量减少，导致肺内（特别是底部）小气道阻塞，致使肺下叶可听到细啰音。可发生多种器官衰竭，其死亡率通常为 80%~90%。因肺水肿可能发生于因大量失血而补充电解质后，以及成人型呼吸窘迫综合征（adult respiratory distress syndrome，ARDS）时，故本病诊断时应注意与心源性及其他非药源性肺水肿相鉴别，测定肺动脉压和肺动脉楔压有助于诊断。

一、发病机制

本病主要与药物变态反应、细胞外液增加、周围血管阻力增高和严重缺氧等相关。常在用药数小时至数日内出现严重的咳嗽、咯血、呼吸困难、低血氧饱和度、心动过速等。胸部听诊有大量湿啰音，胸片显示弥漫性肺泡浸润和网状浸润。

二、治疗原则

首先停用致病药物，并按非心源性肺水肿治疗，包括给氧、呼气末正压通气（PEEP）、高潮气量（15mL/kg）的机械通气及清除气道分泌等。由于肺水肿时血管充盈压并不增高，强力利尿可能使低血压加重，故一般不主张使用强利尿剂。

中毒性肺水肿治疗：①早期大量给予糖皮质激素，具有消炎、稳定肺泡与毛细血管膜、减少通透性、促进肺水肿吸收和抑制组胺释放作用。用法：静脉滴注氢化可的松 200~400mg/d 或地塞米松 10~20mg/d；或雾化吸入地塞米松 3~4 次/日。②静脉输入 10%~20% 血清蛋白溶液 200~400mL/d。③内源性中毒可行血液透析治疗。④氧疗法或辅助呼吸。⑤皮下注射小剂量肝素（10~20U/d），可改善血液循环。⑥抗菌药物应用，防止感染。

案例 8-3 解析

注射用骨肽是由新鲜或冷冻的猪四肢骨提取的骨肽溶液制成的无菌冻干品，辅料为甘露醇，含有多种骨代谢的活性肽类。这些成分易成为过敏原，导致过敏反应。本例可能由 I 型和 III 型超敏反应同时参与，使外周小血管扩张，血管通透性增加，大量血浆渗出，导致低白蛋白血症，因而发生过敏性休克和肺水肿。

三、致 病 药 物

（一）美沙酮

较大剂量美沙酮可致肺水肿及昏迷，出现针尖样瞳孔及呼吸不规则，其发病机制是由于呼吸抑制、换气减弱导致严重缺氧，加之药物对毛细血管的直接作用，导致通透性增大，发生肺水肿。一般在给药后 6h 发病。

（二）海洛因

其诱发肺水肿的死亡率很高，据报道服用海洛因的患者有 15% 死于肺水肿，其发病机制是缺氧及通气不足致使肺毛细血管通透性增加而引起肺水肿，与海洛因的中枢抑制作用关系不大。

（三）可待因、喷他佐辛

可待因、喷他佐辛也可诱发肺水肿。应用镇痛剂和麻醉剂一旦出现肺水肿的临床表现，首先应及时停药，给予吸氧及皮质激素治疗。严重者可应用阿片受体拮抗剂纳洛酮。但是，纳洛酮也能引起肺水肿，应予注意。

（四）水杨酸类药物

保泰松可致肺水肿。据报道，间歇服药 3 次水杨酸类药物可引起肺水肿严重发作，血中水杨酸类药物浓度常超过 450μg/mL。发现肺水肿应及时停药，并对症治疗。

（五）镇静、催眠药

氯氮䓬、右丙氧芬、副醛、地西泮及氯丙嗪等均可引起肺水肿。副醛易引起肺水肿、肺出血及循环呼吸衰竭，故不常用。副醛在日光和空气中暴露时间过长，可分解为乙醛并氧化成乙酸，若注射这类变质药物可引起肺水肿、肾衰竭及中毒性肝炎，用药时应注意检查。地西泮导致肺水肿的机制：抑制呼吸导致组织缺氧，酸中毒而损伤肺毛细血管内壁，致其通透性增高;抑制心肌，使左心功能不全而使肺毛细血管压升高。如有肺水肿出现应及时停药，并采取吸氧及给予皮质激素类药物等综合措施。

（六）卡托普利

应用卡托普利可出现周围血嗜酸性粒细胞增多及双侧肺水肿。其发病机制可能与卡托普利致继发性血中缓激肽、前列腺素积聚，毛细血管通透性增高有关，须及时停药，加用皮质激素。肼屈嗪、普萘洛尔等也可诱发肺水肿。

（七）氢氯噻嗪

少数患者口服氢氯噻嗪后引起严重肺水肿，发病与剂量无关，重复用药症状再次出现。此反应属于变态反应，因此对过敏体质的患者应用此药应注意。

（八）甘露醇

静脉滴注甘露醇可诱发肺水肿。使用甘露醇过程中出现呼吸系统症状者，尤其是过敏体质的患者，应想到系过敏所致，及时应用抗过敏药物治疗。

（九）钙通道阻滞剂

硝苯地平、地尔硫䓬、维拉帕米等可引起非心源性肺水肿。钙通道阻滞剂引起肺水肿的机制尚不清楚，可能与药物导致肺毛细血管通透性增加有关。一般应停药，并给予皮质激素治疗。

（十）周围血管扩张剂

酚妥拉明是α受体阻滞剂，副作用有低血压，引起肺水肿者少见。发病机制是扩血管效应，致左、右心排血量急剧不平衡，而使其心力衰竭迅速加剧。因此，对存在二尖瓣狭窄或合并二尖瓣狭窄的患者禁用此药。

（十一）乙醇

急性酒精中毒昏迷缺氧时，肺毛细血管壁和肺泡发生损伤，通透性增加，乙醇抑制血管运动中枢，使肺血管扩张，肺血流量增多，肺毛细血管压力升高而致肺水肿。纳洛酮可用于急性酒精中毒的治疗，具有强有力的催醒效果，但对高血压及心功能不全患者慎用。

（十二）有机磷农药中毒

其发生肺水肿的机制：①支气管腺体分泌增多，堵塞支气管和肺泡腔，是造成肺水肿的直接原因；②肺毛细血管通透性增加；③肺泡壁细胞受损；④肺毛细血管静脉压高；⑤用药不当，如输液过多及过量应用阿托品也可造成和加重肺水肿。处理：除常规治疗外，可给予消泡剂10%硅酮或1%二甲硅油等雾化吸入，氧疗及皮质激素等。

（十三）静脉输液过量

静脉输液过量是医源性肺水肿最常见的原因。对于心力储备不足及肾功能损害的患者，输血和输液等扩张血容量可能引起肺水肿。在严重肾衰竭情况下，输入葡萄糖溶液也是有危险的。生理盐水输入过多、过快可致水钠潴留，使肺毛细血管压力上升和血浆胶体渗透压下降，引起肺水肿。

（十四）β受体阻滞剂

普萘洛尔、普拉洛尔（我国已禁用）及胺碘酮等药物剂量过大，用药时间过长，可使心脏收缩功能受到抑制，亦可导致肺水肿，这属于心源性肺水肿。

（十五）药物过敏

如青霉素、庆大霉素、磺胺类药物、呋喃妥因、利多卡因等药物过敏时，可发生急性或慢性肺水肿。凡能引起过敏的药物，在过敏反应过程中都会有程度不同的肺水肿。链激酶等药物用量或用法不当，可引起肺血管内皮细胞损伤导致肺水肿。吸氧的浓度和方法不当也可引起肺水肿。

（十六）抗肿瘤药

甲氨蝶呤、多柔比星、丝裂霉素、环磷酰胺等均可导致心肌损害，从而诱发心力衰竭及肺水肿。阿糖胞苷的肺损害表现为肺水肿，与用药频度有关。

（十七）其他

可导致肺水肿的药物尚有肾上腺素、两性霉素 B、NSAID、某些造影剂、麻黄碱、氟哌啶醇、秋水仙碱、右旋糖酐等。

第四节 药源性呼吸抑制

案例 8-4

患者，男，81 岁，体重 41kg，身高 152cm，体表面积 $1.33m^2$。因"确诊纵隔低分化癌伴转移（Ⅳ期）3 年多次行抗肿瘤治疗"入院。因癌性疼痛使用羟考酮缓释片（10mg，口服，每 12h 一次）镇痛 3 日，疼痛缓解不佳后增量至 20mg，口服，每 12h 一次；使用 5 日再诉疼痛，增量至 30mg，口服，每 12h 一次，疼痛改善，无明显 ADR。3 日后疼痛加重，出现 2 次暴发痛。隔日增量至 40mg，口服，每 12h 一次。服药后患者感觉双下肢乏力，轻度嗜睡，予吸氧等对症处理症状仍加重。查体：嗜睡，呼之能应，呼吸深慢，双侧瞳孔不对称，左侧针尖样瞳孔，右侧瞳孔呈裂隙状。考虑阿片类药物中毒致呼吸抑制，立即停用药物，使用纳洛酮 0.5mg，静脉注射，解救后症状减轻。

问题：阿片类药物羟考酮引发呼吸抑制的原因是什么？

容易导致药源性呼吸抑制的致病药物主要有以下几种。

一、药物引起的神经肌肉功能紊乱

琥珀胆碱能延长呼吸暂停，是由于假性胆碱酯酶含量不足。

氨基糖苷类抗菌药物如链霉素、庆大霉素、卡那霉素，可阻断终板膜的 N_2 受体，络合钙离子，抑制运动神经末梢释放的乙酰胆碱而产生肌肉松弛作用，导致呼吸肌麻痹。一般在给药后 1~26h 发生，持续 3 日左右。特别是用于肾功能损害存在或有重症肌无力的患者时，可加重神经肌肉阻断和肌肉麻痹。新霉素可能是最危险的药物，氨基糖苷类抗菌药物与肌松剂合用将发生协同作用，特别是在乙醚全身麻醉下，更易发生呼吸肌麻痹。新斯的明和钙剂，可用于解救此类呼吸肌麻痹，但用药量须注意掌握。

用局麻药作脊髓麻醉时，偶可引起严重的呼吸抑制，特别是当颈部脊髓受到麻醉药的影响时。脑炎后的帕金森病患者，给予左旋多巴会引起一种特殊反应，服药 2h 内，患者呼吸频率和呼吸深度不规则，出现呼吸困难，这种现象与剂量相关。硫必利是苯扎明的代用品，对左旋多巴引起的运动障碍有效，可消除呼吸困难。大剂量服用水杨酸盐可引起过度通气，并且可能引发强直性痉挛。

二、中枢性呼吸抑制

阿片类药物对中枢有镇静作用，也可抑制脑干的 preBötzinger 复合体产生的呼吸节律，极易引起患者的呼吸抑制，也是阿片类药物致死的主要原因。吗啡主要通过降低呼吸速率来抑制呼吸，而芬太尼导致的呼吸抑制，表现为呼吸速率的降低和潮气量的减少。由于芬太尼的镇痛效用是吗啡的 100 倍，因此微小的剂量改变都有可能造成患者的呼吸抑制。临床表现为针尖样瞳孔，呼吸次数减少（＜10 次/分）或者其他呼吸衰竭的临床症状。饮酒、镇静剂和阿片类药物的共用，会增加呼吸抑制与死亡风险。原呼吸功能不全（特别是体内二氧化碳潴留）者，即使小剂量用药也可引起呼吸抑制。肝功能减退的患者，在使用那些主要由肝脏代谢的药物时，更易发生呼吸抑制。如苯二氮䓬类和巴比妥类药物主要在肝脏代谢解毒。肾功能能减退患者易受到吗啡的损害，因为吗啡的代谢产物——吗啡 -6- 葡萄糖醛酸苷也有镇静作用而同样由肾脏排泄。

老年人对镇静剂常常特别敏感。在有慢性支气管炎、长期持续气道阻塞和慢性代偿的Ⅱ型呼吸衰竭患者，给予标准剂量药物后也可能引起呼吸抑制。手术后镇痛剂的应用，以及小手术时采用的静脉注射镇静剂，都可能引起呼吸抑制。母亲麻醉药成瘾，能使婴儿的突然死亡率增加 4 倍。在婴儿体内，一些药物抑制呼吸作用可长达数周。

治疗：①患者整体症状稳定，给予无创呼吸支持，密切监测患者症状。②患者状态不佳，则选用纳洛酮缓解症状。纳洛酮用生理盐水稀释为 10%（10mL 药液中纳洛酮含量为 1mL），每 30~60s 给 1~2mL，直到患者症状有所改善。③对于需要接受长期阿片类药物治疗的患者，必要时考虑同时服用纳洛酮以降低风险。

案例 8-4 解析

本例中使用低剂量羟考酮缓释片会导致呼吸抑制，不同基因型患者对阿片类药物的代谢不一样。对于阿片类药物慢代谢者；有基因缺陷的患者，如缺乏 CYP3A4 或 CYP2D4，会减慢阿片类药物的代谢；而某些患者对阿片类药物的敏感度要高于其他人，会出现恶心、呕吐、便秘、嗜睡和呼吸抑制等症状。

第五节 药源性肺炎
一、药物相关的系统性红斑狼疮肺炎

（一）发病机制及临床表现

红斑狼疮是一种多系统、多器官受累的自身免疫性疾病。其免疫学病理基础主要为免疫复合物沉积在肺泡壁导致肺实质纤维化，肺间质小血管非特异性炎症及出血，肺透明膜形成及肺毛细血管栓塞性坏死，胸膜渗出等。临床表现主要有发热、咳嗽、气急、胸痛、胸腔积液、胸膜肥厚和肺间质纤维化，X 线检查可见肺实质炎症并伴胸膜损害。药源性系统性红斑狼疮肺炎（红斑狼疮综合征）的发生，主要是由于药物的特殊药理特性，或是易患红斑狼疮者所产生的过敏反应所致。与长期或大剂量用药有密切关系，发病时间长短不一，短者 2~3周，长者 10~20 年。其突出表现为胸膜受累，常有急性胸膜炎症状，可见胸膜积液或纤维化，偶尔胸膜病变也会发生在狼疮综合征之前。尽管红斑狼疮细胞可能为阴性，但所有患者血清中抗核抗体为阳性。

（二）致病药物

现已发现可致红斑狼疮综合征的药物达 30 余种，它们是普鲁卡因胺、肼屈嗪、异烟肼、苯妥英钠、氯丙嗪、对氨基水杨酸、柳氮磺吡啶、利血平、保泰松、羟基保泰松、甲硫氧嘧啶或丙硫氧嘧啶、甲基多巴、洋地黄、青霉素、四环素、链霉素、灰黄霉素、磺胺、乙琥胺、卡马西平、左旋多巴、奎尼丁、口服避孕药等，其中以肼屈嗪、普鲁卡因胺和异烟肼三种药物最常见。红斑狼疮综合征中，有 40%~80% 的患者有肺损害，包括胸膜渗出、肺炎、肺梗死、间质性纤维化等。狼疮肺炎的发生一般与长期或大剂量用药有关。例如，普鲁卡因胺总剂量达 1400~3600g，从开始用药至出现症状，短者 2 周，长者 8 年，一般为 3 个月至 2 年，30%~60% 的患者可出现抗核抗体阳性。肼屈嗪剂量若大于 400mg/d，短者 3 周，长者 10~20 年，平均 17 个月即出现症状，服用肼屈嗪 6 个月以上者 13% 可出现本病表现。

二、脂质性肺炎或局限性肉芽肿

矿物油（如液状石蜡）吸入肺内可引起脂质性肺炎,如油脂在肺内较集中,激活免疫系统,导致单核细胞、T 淋巴细胞等聚集和增殖，形成局限性肉芽肿。

三、间质性肺炎和肺纤维化

案例 8-5

患者，女，74 岁，因"咳嗽、气短伴间断低热 2 周"入院。2 周前于劳累后出现咳嗽、咳少量白黏痰,伴呼吸困难,步行 100m 即感气短,间断发热,体温最高 37.3℃,无其他不适;入院前 1 日胸部 HRCT 提示双肺弥漫性病变。既往高血压、冠心病、高脂血症病史 8 年,规律治疗;阵发性心房颤动 21 个月, 口服胺碘酮治疗, 维持剂量 0.2g/d, 累积剂量 131g;否认其他慢性病史、特殊职业接触史、吸烟及饮酒史。体格检查：生命体征平稳；双下肺可闻及细湿啰音;心界无扩大,心率 67 次 / 分,心律齐,$A_2 > P_2$,各瓣膜听诊区未闻及杂音;腹部及下肢无阳性体征;体重指数为 23.73kg/m^2。入院诊断：弥漫性肺实质疾病原因待查。入院后查血胺碘酮浓度 0.24mg/L（正常范围 0.2~2.0mg/L）;行 CT 引导下经皮肺穿刺活检;病理显示肺组织呈慢性炎症改变, 肺泡壁增厚, 其内可见重度淋巴细胞浸润, 伴疏松纤维组织息肉样增生, 考虑胺碘酮机化性肺炎。

问题：查阅文献分析胺碘酮与肺部不良反应的相关性。

（一）发病机制

肺间质疾病是一组不同类型的非特异性、侵犯肺泡壁及肺泡周围组织的疾病。间质性肺炎发病机制有变态反应和细胞损伤作用两种情况。药物过敏性变态反应有 I ~ IV型，但导致肺炎者主要是III型或IV型。即所用药物或其代谢产物与作为载体的蛋白相结合，成为半抗原 - 载体复合物并获得抗原性，引起致敏作用。在III型变态反应中，此种复合物与免疫 B 细胞产生的抗体结合成免疫复合物，并在组织中沉着，通过激活补体引起肺组织损害；在IV型变态反应中，抗原与致敏淋巴细胞反应，导致淋巴因子释放和效应细胞分化，产生组织损害作用。

药物引起的肺间质病变，最后可发展为肺纤维化。肺纤维化是多种原因引起的肺部炎症和肺泡持续性损伤，以及细胞外基质的反复破坏、修复、重建和过度沉积，从而导致正常的肺组织结构改变和功能丧失的一类疾病。肺纤维化包括特发性肺纤维化、结节病、肺尘埃沉着病、过敏性肺炎、药物和放射线导致的纤维化，以及与胶原血管疾病有关的致纤维化肺泡炎等。肺纤维化缺乏特异有效的治疗方法，预后较差。其确切的发病机制尚未阐明，通常认为其病理过程大致分为三个阶段，首先是致病因子对血管内皮细胞和肺泡上皮细胞的弥漫性损害，启动炎症免疫反应；其次是多种炎性细胞参与，释放各种细胞因子和炎性介质，扩大组织损伤并引起间质增生；再者是成纤维细胞、内皮细胞迁移、增殖，以及胶原和其他细胞外基质的代谢紊乱，以反馈方式使炎性损伤和增生反应加重。

这是临床上最常见的药源性肺部疾病，主要是由于药物对血管内皮细胞、间质和肺泡上皮的直接损害，使细胞变性、坏死，以及肺泡毛细血管壁通透性增加所致。早期表现为间质性肺炎、肺血管炎，如病程迁延常发展为肺间质纤维化。间质性肺炎与肺间质纤维化相比，有较多的炎性细胞，纤维较少，但两者无明显界限。根据用药后发病时间的长短，临床上大体分为急性型和慢性型。一般认为细胞毒药物（抗肿瘤药、免疫抑制剂）致病较迟，而致过敏性反应的药物（如抗菌药物）则致病较快。

（二）临床表现

药物颗粒及粉尘吸入是致肺泡炎、肺纤维化的一个原因。机制尚不清，血清中 IgE 不升高，而 IgG、IgM 升高，因此认为与Ⅲ型或Ⅳ型变态反应有关，但许多血中查及抗外源物质特异抗体者，却不发病。临床主要的表现有接触抗原 4~6 周后出现过敏性肺炎、咳嗽、发热、气促、乏力等。体检两肺底可闻及捻发音。胸片可见肺内大片浸润灶，肺功能提示肺容量下降，低氧。停药后病变常继续进展至不可逆，严重时导致呼吸衰竭。脱离抗原 24h 后症状开始好转，但在反复接触抗原后可产生慢性肺纤维化。

（三）致病药物

能引起本病的药物现已有上百种，常见的药物大体可分为抗癌药博来霉素、白消安、甲氨蝶呤、环磷酰胺、丝裂霉素；抗菌药物呋喃类、磺胺类、青霉素类；其他如苯妥英钠、胺碘酮、金制剂、青霉胺等。

1. 抗癌药物 此类药物引起的肺间质病变最常见，占一半以上。甲氨蝶呤对肺组织也有较强的直接毒性作用，其与依托泊苷合用时，易发生间质性肺炎。磺胺类、NSAID、巴比妥类药等能将甲氨蝶呤从蛋白质结合部位置换出来变成游离型，明显增加其毒性。甲氨蝶呤与氨苯蝶啶、乙胺嘧啶合用也可增加其毒性。甲氨蝶呤可引起典型的过敏性肺间质炎症，发病与剂量无关，多在服药后 2 日至数周急性发病，除咳嗽、呼吸困难外，常见肺门淋巴结肿大和胸腔积液。本病呈良性经过，停药数日后可自行吸收。

博来霉素引起肺间质病变，临床上最常见，其发病与药物剂量有关。博来霉素最严重的不良反应表现为非特异性肺炎至肺纤维化，甚至患者快速死于肺纤维化，死亡率高达 50%，并且与年龄及剂量呈正相关，药物累积剂量不宜 > 300mg。博来霉素进入体内后被细胞缓慢摄取，并在正常细胞和恶性细胞中的氨基水解酶作用下失活。而肺组织与皮肤中的这种水解酶水平低，所以这两个器官对博来霉素的毒性最敏感。博来霉素产生肺毒性的机制可能包括：产生活性氧代谢产物，直接损伤肺组织；白细胞大量浸润及蛋白酶释放量增多；成纤维细胞增生，胶原蛋白合成增加并导致肺纤维化。长春新碱与博来霉素合用，也可增加这种风险。如同时并用放疗、吸入高浓度氧，或合并应用其他细胞毒药物，可加速病变的发生和发展。

白消安所致肺间质病变的发病率为 2.5%~11.5%，与其他药物相比发病缓慢，服药 2~3 年后可致肺间质纤维化（平均在 4 年左右）。表现为发热、干咳、进行性呼吸困难、发绀、肺部啰音，胸部 X 线检查可见弥漫性条索状、网状、结节状阴影。有人称之为"马利兰肺"。诊断后平均生存期为 5 个月，预后较差，患者常因呼吸衰竭或并发肺炎而死亡。苯丁酸氮芥、美法仑也有类似作用。

卡莫司汀可导致急性肺纤维化，严重者可致死。对用药年龄与肺纤维化程度及患者生存期的关系进行研究，发现接受卡莫司汀治疗的患者致死性肺纤维化的发生率非常高。此发生率似与药物剂量及合用长春新碱或脊髓放疗无关，而与用药年龄密切相关，即卡莫司汀治疗时的年龄越小，其死于肺纤维化的危险性越大。可能是由于发育中的肺组织对卡莫司汀的毒性更为敏感。

他莫昔芬是治疗早期乳腺癌有效而低毒的药物，现已证实此药具有激素样和非激素样作用，其非激素样作用之一就是诱导细胞分泌转化生长因子（TGF-β）。TGF-β 可抑制上皮细胞生长并引起成纤维细胞的趋化运动，TGF-β 与放射诱导的多种组织纤维化有相关性，故此认为他莫昔芬能增加放疗诱导的肺纤维化，可能系通过增加 TGF-β 的分泌促进放疗诱导的肺纤维化过程。

环磷酰胺及异环磷酰胺可能通过产生反应性氧代谢物损伤肺组织。环磷酰胺发生率呈非剂量依赖性，亚急性发作时间在开始用药 3 周至 8 年，甚至在停止治疗 8 年后也可发生。

吉西他滨临床呈现亚急性肺毒性，可能是药物损伤肺泡毛细血管壁，引起毛细血管壁渗透性改变，从而引发一系列免疫因子参与的反应。

2. 胺碘酮　胺碘酮所致肺损害发生率为 1%~8%，通常在药量 ≥ 40mg/d 及连续用药 2 个月以上发生，临床症状、胸片、肺功能改变与细胞毒药物引起者相似，但血沉增快。肺组织活检可见肺泡巨噬细胞聚集，Ⅱ型肺泡上皮细胞增生，肺泡变厚。长期应用此药，约 10% 的患者可发生肺纤维化，甚至可致死。胺碘酮可能通过诱发机体过敏反应，增加肺内巨噬细胞数目，并激活巨噬细胞等表达与分泌肿瘤坏死因子 -α（TNF-α），后者可能与其他多种细胞因子如血小板衍生生长因子、IL-1、TGF-β 等协同作用，诱导成纤维细胞的增殖与活化，活化后的成纤维细胞合成大量胶原纤维，最终导致肺纤维化。

案例 8-5 解析

胺碘酮作为一种广谱抗心律失常药物，广泛应用于临床；因具有脂溶性高及半衰期长的药理特点，易沉积于肝脏、肺脏和脂肪等组织器官中，进而产生一系列不良反应。胺碘酮因可与磷脂的疏水基团紧密结合，阻碍磷脂在细胞内膜的转运，并抑制其分解代谢，导致磷脂在细胞内聚集，呈现"泡沫样"外观，称为磷脂沉积症。使用胺碘酮治疗的患者无论是否存在呼吸系统症状，肺泡腔内均可见泡沫状巨噬细胞聚集，大量泡沫细胞聚集的典型病理表现为内源性类脂性肺炎。当磷脂在细胞内蓄积并通过细胞毒性和免疫机制造成肺组织损伤时，病理表现为Ⅱ型上皮细胞增生和肺纤维化特征，患者可出现呼吸困难等典型症状，胸部影像学可见渗出影，并伴有肺弥散功能下降。

3. 呋喃妥因　一般发病急剧，大多发生在用药后 2h 至 2 周，主要症状有发热、畏寒、干咳、胸痛、呼吸困难、周身肌肉酸痛及哮喘等，但在停药 24~48h 后消失，再用药时又复发，称为"呋喃妥因肺"。可引起急、慢性两种肺间质病变，急性者多在用药后 2h 至 10 日出现症状，表现与过敏性间质性肺炎相似，停药 48~72h 后反应消失；慢性型较少见，仅占 3%，发生于用药后 6 个月至 6 年，结局为肺间质纤维化，预后差。

4. 醛固酮类药物　可以促进肺纤维化。螺内酯对其促肺纤维化过程有一定的保护作用，提示醛固酮可能参与肺纤维化的发病过程。醛固酮可呈时间和浓度依赖的方式促进组织胶原合成，并且肺纤维化的大鼠肺组织对醛固酮的反应性增加。

第六节　其他药源性肺病

一、肺嗜酸性粒细胞增多症

（一）临床表现

此症又称为"嗜酸性粒细胞增多性肺浸润"或"急性弥散性过敏性肺炎"，这是一种以血中嗜酸性粒细胞增多和胸部 X 线片显示不同阴影表现为特点的疾患。

一般在用药后 20h 至 6 日发病，偶有用药数月后发病者。患者起病急骤，有干咳、气短、发热及呼吸困难等症状。胸部 X 线片显示两肺云雾样片状阴影。周围血中嗜酸性粒细胞增多，可达 40%~80%。病理改变为肺实质及间质嗜酸性粒细胞浸润和水肿。发病机制与变态反应有关。及时停用致病药物，并应用肾上腺皮质激素，一般经数日至 2 周即可恢复。

（二）致病药物

常见的致病药物有呋喃唑酮、阿司匹林、对氨基水杨酸钠、青霉素、四环素、苯妥英钠、美芬妥英、丙米嗪、氯磺丙脲、硫唑嘌呤、甲氨蝶呤、磺胺类药物、胺碘酮、异烟肼、保泰松、甲基多巴、色甘酸钠等。在呋喃妥因（呋喃坦啶）使用较普遍的 20 世纪 60 年代，这种药源性疾病较为常见，称为"呋喃坦啶肺"。

二、氧的肺毒性

高浓度的氧对肺泡和肺毛细血管有毒性作用。在大气压下吸入纯氧，数小时内会引起毛细血管壁增厚性变化。正常人吸入纯氧能引起胸骨下窘迫感，48~72h 后变得不能忍受，并可发展为气管炎。随着对氧的暴露，肺活量和动脉氧饱和度会减少，但在停止吸入纯氧 48h 内能恢复正常状态。患者进行间歇正压通气易导致隐性肺萎陷和放射学阴影。尸检研究阐明了肺泡出血、肺泡壁增厚及透明膜形成与死亡前及吸入氧气浓度间的关系。一部分消耗的氧被转化为超氧化物，发生过氧化作用使肺表面活性物质受到损害。在人类，氧和毒性之间的剂量 - 时间关系的范围很宽，如果不是长时间暴露，吸入的氧分数低于 0.45 时，一般不会造成肺损害。

三、肺出血与咯血

案例 8-6

一例 70 岁男性患者冠状动脉支架植入术后接受替格瑞洛（90mg 口服，2 次 / 日）和阿司匹林肠溶片（100mg 口服，1 次 / 日）双联抗血小板治疗。用药第 2 日患者发现痰中带少许血丝，此后数次出现唾液中带血丝；第 42 日突发大咯血，咯血量约 100mL。自行停用替格瑞洛。入院后给予吸氧祛痰、止血等治疗，抗凝治疗调整为硫酸氢氯吡格雷（75mg 口服，1 次 / 日）与阿司匹林肠溶片（剂量如前）联用。停用替格瑞洛第 4 日患者咯血量明显减少；第 7 日咯血停止。考虑咯血为替格瑞洛所致。

问题： 查阅文献分析替格瑞洛与咯血的相关性。

（一）抗凝药物的使用

应用抗凝剂治疗（其中半数以上是发生在肝素与口服抗凝药合用时），可引起较严重的肺出血与咯血。这种肺内出血特别容易发生于有肺梗死或肺囊肿的部位。抗凝药物如肝素、双香豆素等过量，可因血液凝固时间延长而导致肺出血，表现为咯血或血胸，同时伴有其他部位出血，如皮肤黏膜出血、消化道或泌尿道出血等。

案例 8-6 解析

替格瑞洛是一种口服抗血小板药物，常见的不良反应包括 SCr 水平升高、药疹、心动过缓和呼吸困难等，也有诱发胃肠道和颅内出血的报道。药物可逆性抑制血小板，使聚集的血小板无法自行分离导致其在肺循环中耗尽，丧失对血管内皮的保护功能，引发咯血。据报道，联用替格瑞洛和阿司匹林的患者较应用安慰剂和阿司匹林的患者大出血风险增加 2.6%，颅内或致命性出血风险增加 0.63%（均 $P < 0.001$）。这是由于替格瑞洛和阿司匹林在抑制血小板膜糖蛋白 $IIb/IIIa$ 的同时，还拮抗 $P2Y_2$ 受体，加重出血倾向。

（二）抑制前列腺素合成酶的药物

如 NSAID 均能引发肺出血，特别是在老年人因血管脆弱硬化，吸烟者因气管刺激和慢性炎症，以及原有支气管及肺出血的患者，更容易诱发出血。

（三）其他

青霉胺可诱发肺出血 - 肾炎综合征。奎尼丁可通过变态反应机制引起血小板减少，偶尔可引起血痰。亦有由吡喹酮、青霉素等药物引起肺出血的报道。

四、肺　　癌

据文献报道，巴比妥类药物有致癌作用。研究发现长期应用苯巴比妥、戊巴比妥及司可巴比妥后，肺癌发生率明显增高。机制可能与药物诱导线粒体酶之一的芳香碳氢化合物羟化酶有关。

五、支气管阻塞

氨茶碱和乙酰半胱氨酸可引起支气管阻塞。普萘洛尔、美托洛尔等 β 受体阻滞剂的生理、药理作用和毒性反应均能引起支气管阻塞。阿司匹林过敏者应用吲哚美辛也可致支气管阻塞。

外来异物、药片和胶囊被吸入气道可引起支气管阻塞。婴幼儿若吸入阿司匹林会引起呼吸危象，可导致死亡和精神发育迟缓。某些缓释制剂可能含有蜡质，据报道，在吸入沙丁胺醇、沙丁胺醇的缓释剂和特布他林的缓释制剂后，气道有蜡质残留。

有些药物可因影响痰液分泌而阻塞支气管。抗菌药物消除气道的炎症渗出，可使痰液变得更黏稠。阿托品及三环类抗抑郁药由于其抗胆碱性质，可能引起支气管分泌物变黏稠，痰液排出困难。因此，现在临床上采用阿托品的季铵盐异丙托溴铵来治疗慢性支气管炎的气流阻塞，不影响黏液的黏稠度及痰排出量，但可能引起痰潴留。油性造影剂在支气管造影术后几日才能排出。淋巴管造影术后，6 周或更长的时间，痰中仍会出现碘油，并且在痰中可能含有油滴。环孢素溶液吸入气道可引起肺部阴影，抽吸液中可发现含有环孢素溶媒的脂肪滴。

六、胸　膜　病　变

（一）发病机制

胸膜渗出和胸腔积液，可由于静脉内输入过量胶体而诱发，并且可能使心力衰竭和肾病综合征复杂化。腹膜透析能使胸膜渗出复发，这可能是由于透析液通过跨隔膜交换通路所致。

（二）致病药物

1. 美西麦角　可引起胸膜增厚、纤维化和渗出，通常在用药几个月后患者出现进行性胸痛、呼吸困难、发热和身体不适。听诊有胸膜摩擦音，胸部 X 线片示均质的、遍及较低肺野的模糊阴影。胸膜结节性增厚或纤维性变，也能引起肺纵隔和后腹膜纤维变性。停药是唯一有效的治疗方法，但有的病例不能恢复。

2. 溴隐亭　可致胸膜和肺纤维变性，使用剂量范围 22~50mg/d，所有患者都是 55 岁以上、吸烟很多的男性。用药 9 个月至 4 年出现症状，主要是呼吸困难、胸膜疼痛和干咳。停药是最有效的方法，皮质激素治疗后可有改善。使用美西麦角、麦角胺、麦角二乙胺或溴隐亭引起进展性纤维化似乎与剂量有关。现在认为发病机制主要与 5- 羟色胺(5-HT)的拮抗机制有关。

3. 其他　胸膜积液除作为系统性红斑狼疮的一部分外，呋喃妥因、丹曲林、丙卡巴肼、普萘洛尔、胺碘酮等可引起单纯性胸腔积液潴留。促性腺激素也能引起急性胸腔积液和腹水。

七、血胸、气胸

肺栓塞后发生出血性肺梗死的患者，在使用抗凝药物治疗时可引起血胸。肺部肿瘤化疗时可以并发气胸。在通过颈静脉和锁骨下静脉途径给药时，可能会导致肺尖刺破和引起血胸。

第七节　药源性肺疾病的防治和预后

一、预　防

熟悉各种容易引起肺损害的药物，用药之前了解患者有关药物过敏史，用药过程中密切观察病情；用药期间定期做胸部 X 线片和肺功能检查；将药物总剂量和疗程控制在安全范围以内；细胞毒药物不宜与放疗及氧疗并用，否则更易导致肺损害；防止滥用抗菌药物和激素；对原有慢性肺部疾患及肾功能不全的老年患者，更应慎重用药。

二、诊　断

目前诊断药源性肺疾病尚无特异方法，主要靠临床诊断。国内文献将本病的诊断依据，概括为以下几项。

1. 有服用已知有肺损害作用药物的历史。

2. 具备该药所致肺损害的临床特点。

3. 能排除可引起同样或类似症状的其他疾病（如肺部感染、原有肺病复发、充血性心力衰竭、癌症肺转移等）。

4. 停用该药，辅用激素治疗后，病情明显好转或不再恶化。

5. 胸部 X 线、肺功能血气分析、活组织或支气管肺泡灌洗液检查结果与本病相符。

三、治　疗

确诊后立即停用导致肺损害的药物，并辅以激素治疗或其他对症治疗。激素具有抗炎、抗过敏、抑制胶原纤维合成的作用，对过敏性及炎症性病变疗效较小，并可抑制纤维化。阿片类药物所致呼吸中枢抑制，可用特效药纳洛酮逆转。氨基糖苷类抗生素所致呼吸肌麻痹，可用新斯的明和钙剂解救。肺出血 - 肾炎综合征，可用大剂量激素冲击疗法或与免疫抑制剂合用，也可试用血浆置换疗法。

四、预　后

因过敏引起药源性肺疾病者，激素疗效明显，预后较好；如过敏性肺泡炎、药物性红斑狼疮等，可很快吸收。由细胞毒药物引起的慢性肺间质纤维化，病变多不可逆，预后差；博来霉素引起本症的病死率可达 47.4%，白消安引起的肺疾病死亡率高达 8.2%。肺出血 - 肾炎综合征、梗阻性毛细支气管炎预后极差、病死率极高。决定预后的因素，除与病变性质有关外，早期诊断，及早停药，早期治疗也极为重要。

课后习题

一、多选题

1. 肺对药物的代谢特点为（　　　）

   A. 是通过呼吸进入体内的主要门户，它既可与空气中的环境化学异物接触，又可与体循环中的化学物质相接触

   B. 肺中也含有许多药物代谢酶，许多肝脏中的药物代谢酶在肺脏中也有表达，如 CYP450 酶等

   C. CYP450 酶分布于无纤毛细支气管细胞（Clara 细胞）和 II 型肺细胞中，但是这种细胞在肺中数量很少，肺中 CYP450 酶的功能相对较弱

   D. 肺中所含的药物代谢酶的含量和活性较低，因此药物在肺中的代谢是有限的

   E. 肺中丰富的血管床具有巨大的血管表面，来自全身各器官的静脉血均可进入肺循环，参与肺脏药物的代谢

2. 致药源性支气管哮喘的常见药物有（　　　）

   A. 青霉素　　　　　　　　B. 阿司匹林　　　　　　　　C. 普萘洛尔

   D. 异丙肾上腺素　　　　　E. 卡巴胆碱

3. 中毒性肺水肿的治疗原则为（　　　）

   A. 早期大量给予糖皮质激素　　　　　　B. 静脉输入 10%~20% 血清蛋白溶液

   C. 内源性中毒者可行血液透析治疗　　　D. 氧疗法或辅助呼吸

   E. 皮下注射小剂量肝素（10~20U/d），改善血液循环，必要时应用抗菌药物，防止感染

4. 阿片类药物引起呼吸抑制的特点为（　　　）

   A. 吗啡主要通过降低呼吸速率来抑制呼吸

   B. 芬太尼导致的呼吸抑制，表现为呼吸速率的降低和潮气量的减少

   C. 呼吸抑制的临床表现为针尖样瞳孔，呼吸次数减少（＜10 次 / 分）或者其他呼吸衰竭的临床症状

   D. 饮酒、镇静剂和阿片类药物的共用，会增加呼吸抑制与死亡风险

   E. 患慢性支气管炎、长期持续气道阻塞和慢性代偿的 II 型呼吸衰竭患者，给予标准剂量药物后也可能引起呼吸抑制

5. 药源性系统性红斑狼疮肺炎的特点为（　　　）

   A. 免疫学病理基础主要为免疫复合物沉积在肺泡壁导致肺实质纤维化，肺间质小血管非特异性炎症及出血，肺透明膜形成及肺毛细血管栓塞性坏死，胸膜渗出等

   B. 临床表现主要有发热、咳嗽、气急、胸痛、胸腔积液、胸膜肥厚和肺间质纤维化，X 线检查可见肺实质炎症并伴胸膜损害

   C. 主要是由于药物的特殊药理特性，或是易患红斑狼疮的患者所产生的过敏反应所致

   D. 与长期或大剂量用药有密切关系，发病时间长短不一，短者 2~3 周，长者 10~20 年

   E. 其突出表现为胸膜受累，常有急性胸膜炎症状，可见胸膜积液或纤维化

6. 引发药源性系统性红斑狼疮肺炎的常见药物有（　　　）

   A. 普鲁卡因胺　　　　　B. 肼屈嗪　　　　　　　C. 异烟肼

   D. 氯丙嗪　　　　　　　E. 苯妥英钠

7. 药物性肺嗜酸性粒细胞增多症的特点为（　　）

　　A. 以血中嗜酸性粒细胞增多和胸部 X 线片显示不同阴影表现为特点

　　B. 一般在用药后 20h 至 6 日发病，偶有用药数月后发病者

　　C. 起病急骤，有干咳、气短、发热及呼吸困难等症状

　　D. 发病机制与变态反应有关，应及时停用致病药物

　　E. 常见的致病药物有呋喃唑酮、阿司匹林等

8. 关于药源性肺疾病的治疗方法，描述正确的是（　　）

　　A. 确诊后立即停用导致肺损害的药物

　　B. 对症治疗，如应用激素抗炎、抗过敏

　　C. 阿片类所致呼吸中枢抑制，可用特效药纳洛酮逆转

　　D. 氨基糖苷类抗生素所致呼吸肌麻痹，可用新斯的明和钙剂解救

　　E. 肺出血 - 肾炎综合征，禁忌使用大剂量激素冲击疗法

二、简答题

1. 简述药物肺间质疾病的特点。

2. 气雾剂吸入药物吸收特性是什么？

本 章 小 结

　　本章首先介绍了呼吸系统的结构、肺对药物的处置与代谢功能及药源性呼吸系统疾病的概念。介绍了各类药源性呼吸系统损伤的临床表现及分型：①药源性支气管哮喘：一般在用药后 5~45min 表现为咽部瘙痒、咳嗽、胸闷、气促、口唇发绀和喘息。②药源性肺水肿：一般分为心源性和非心源性，某些情况下可以相互转化。主要表现为突然气急、咳嗽、口唇青紫、低血压、心动过速等症状，肺部透视有云絮状或大片状浸润阴影。③药源性呼吸抑制：主要因致神经肌肉功能紊乱及中枢抑制的药物引发。④药源性肺炎：主要分为药物相关的系统性红斑狼疮肺炎、脂质性肺炎或局限性肉芽肿、间质性肺炎和肺纤维化。⑤其他：如肺嗜酸性粒细胞增多症、氧的肺毒性、肺出血与咯血等。介绍了药源性支气管哮喘、药源性肺水肿、药源性呼吸抑制和药源性肺炎常见的致病药物、判断方法、评估损伤的程度、预防及治疗措施。

（赵　雪）

第九章　药源性胃肠道疾病

···· **学习导引** ····

知识要求

1. 掌握：药源性胃肠道疾病的相关概念及实例分析要点。

2. 熟悉：药源性胃肠道疾病的药物及可能机制。

3. 了解：药源性胃肠道疾病的病因及发生机制。

能力要求

培养学生识别与治疗药源性胃肠道疾病的临床辩证思维。

第一节　药源性消化道出血及溃疡

案例 9-1

患者，女，49 岁，因腹痛、恶心、呕吐 3 日，呕血 3 次入院。患者于入院前 3 日无明显诱因突然出现上腹部剧烈疼痛，后出现恶心、呕吐，呕吐物始为胃内容物，后为咖啡样物质，吐后腹痛无明显缓解，伴有反酸、嗳气，每遇进食时恶心、呕吐加重。患者 3 日来共呕吐咖啡样物质 3 次，每次 200~400mL 不等，自感头晕、乏力、精神不振、唇黏膜苍白。追问病史，患者因"精神分裂症"长期单一服用氯丙嗪（25mg，晚睡前服用）治疗，每遇增加剂量（每日 50mg 以上）时，就出现腹痛、恶心、呕血，有时有黑便，停药后自行缓解，来院就诊。此次服用氯丙嗪 25mg，每日 2 次，3 日后出现上述症状。入院体格检查：血压 140/90mmHg。心、肺无异常，上腹部轻压痛，无反跳痛。粪隐血（＋）。上消化道钡餐透视：胃窦炎、十二指肠球部溃疡。入院后立即停用氯丙嗪，并予止血、抗炎制酸及对症治疗数日，患者腹痛、呕血、黑便症状消失，各项辅助检查正常，出院。

问题：请分析此案患者产生上述症状的原因及可能机制。

一、发病机制

导致药源性消化道出血及溃疡的机制多样，如胃肠道直接刺激、胃黏膜层细胞的相互作用及前列腺素合成的抑制。表 9-1 列出了药源性消化道溃疡的致病药物及可能机制。

表 9-1　药源性消化道溃疡的致病药物及可能机制

致病药物	可能机制
NSAID	COX 抑制；胃肠道直接刺激；抗血小板聚集作用
SSRI	抗血小板聚集作用
克林霉素	胃肠道直接刺激
多西环素	胃肠道直接刺激
红霉素	胃肠道直接刺激
氯吡格雷	血小板抑制作用
硫酸亚铁	胃肠道直接刺激

致病药物	可能机制
氯化钾	胃肠道直接刺激
糖皮质激素	损伤黏膜愈合

（1）胃肠道黏膜中的前列腺素有很强的细胞保护作用，它们帮助维持黏膜血液流动，增加黏液和碳酸氢钠的分泌，而且能够增强上皮防御细胞对抗毒性损伤的能力。药物影响前列腺素合成即可导致胃肠道黏膜损伤。

（2）幽门螺杆菌感染与否与溃疡发病率之间存在明显的相关性。幽门螺杆菌阴性患者使用 NSAID 时，其溃疡及溃疡相关的并发症更少。

（3）其他引起药源性消化道溃疡的机制，如双膦酸盐局部刺激作用可诱发溃疡。氯吡格雷的抗血小板作用，会引起有出血病史的患者再出血。5-羟色胺选择性重摄取抑制剂（Serotonin-Selective reuptake inhibitor，SSRI）可通过减少血小板 5-羟色胺和干扰血小板聚集而增加消化道出血的风险。

二、致病药物及临床表现

表 9-2 列出了导致消化道溃疡的主要药物及发病率，最常见的有 NSAID，其他药物包括双膦酸盐类、氯化钾、硫酸亚铁、克林霉素、多西环素、丙戊酸、SSRI 和糖皮质激素。

表 9-2　药源性消化道溃疡相关药物及发病率

药物	发病率	药物	发病率
阿司匹林	10%~15%	柳氮磺吡啶	未知
丙戊酸	未知	氯吡格雷	未知
双膦酸盐类（口服）	0.2%~0.4%	硫酸亚铁	5%
糖皮质激素	0.4%	氯化钾	8%~19%
四环素类	未知	选择性 NSAID	5%~8%
克林霉素	未知	SSRI	未知
红霉素	未知		

（一）NSAID

致病药物包括阿司匹林、吲哚美辛、双氯芬酸、萘普生、布洛芬等，以及这些药物组成的复方制剂，患者表现出吞咽疼痛、困难，腹痛，呕血等。可能机制：NSAID 抑制与胃肠道防御系统相关的环氧化酶，进而抑制胃黏膜的前列腺素合成，使得胃黏膜失去前列腺素的保护，影响受损胃黏膜的修复，NSAID 还可通过对胃黏膜的局部刺激而引起溃疡。有些 NSAID 还具有抗血小板聚集作用，从而干扰血液凝固，诱发消化道出血。

（二）抗微生物药物

1. 口服抗生素直接刺激胃黏膜上皮细胞，使其完整性受到破坏。

2. 多黏菌素类抗生素通过损害胃黏膜上皮细胞而干扰细胞膜的功能，导致胃黏膜局部缺血，使其通透性改变，引起消化道溃疡形成。

3. 四环素类抗生素刺激胃肠道，引起消化道炎症和溃疡，严重时可致消化道出血。

（三）糖皮质激素

大剂量及长期服用糖皮质激素，溃疡的发病率明显增加。临床表现主要有消化道症状、消化性溃疡及其并发症、出血及穿孔。糖皮质激素是肾上腺皮质束状带细胞所合成和分泌的激素，主要影响糖和蛋白质的代谢，其导致消化道溃疡的可能机制为：①改变血管的反应性，增强血管张力，收缩血管，导致胃黏膜供血减少，影响胃黏膜上皮细胞的更新与修复，削弱胃及十二指肠黏膜的防御功能；②抑制内源性前列腺素的合成；③刺激胃酸和胃蛋白酶的分泌；④抑制蛋白质合成，使黏膜上皮细胞更新率降低，影响胃及十二指肠黏膜的修复过程，诱发和加剧溃疡的形成。

（四）其他药物

1. 有患者在服用氯化钾控释片时出现食管溃疡症状。氯化钾导致的食管损伤患者，表现出进行性吞咽困难。

2. 阿仑膦酸钠等药物诱发的食管炎，会伴随突发的、伴疼痛的吞咽困难。这种损伤的后遗症包括溃疡和狭窄形成，随着药物的停用，症状通常会在 7~10 日消退。

3. 硫酸亚铁呈酸性，若停滞于食管黏膜，可引起黏膜糜烂、充血、水肿，甚至形成溃疡及狭窄。

三、诊断与鉴别诊断

（一）药源性食管损伤

1. 依靠服药史、临床表现及食管镜检查，其诊断依据为：①服用易损伤食管药物史，且服药方法和体位不正确，服药时不饮水或少量饮水；②服药后部分患者伴有咽部异物感或紧缩感、吞咽不利和疼痛等症状；③食管镜检查可见病变处黏膜充血、血管模糊、糜烂等炎症表现，严重时可见多发性溃疡。

2. 药源性食管损伤以吞咽困难、镜下溃疡形成为主要特点，临床上需与其他食管溃疡性疾病相鉴别。①疱疹性食管炎：由带状疱疹病毒、巨细胞病毒等引起食管感染，这些溃疡呈点状、线状或星状，常被透亮的黏膜水肿包围，内镜下可见食管远端有灶性浅表性溃疡，溃疡处活检组织可见病毒包涵体；②反流性食管炎：夜间伴有阵发性咳嗽、喘息，食管镜下可见糜烂或溃疡，这种溃疡发生在食管末端，伴有食管反流或一定程度的狭窄；③食管肿瘤：主要表现为进行性吞咽困难或疼痛，X 线下可见食管局部黏膜中断，食管镜下对病灶取活检进行病理检查可确诊。

（二）药源性胃及十二指肠溃疡

药源性胃及十二指肠溃疡的诊断依据。①用药史：患者有 NSAID、糖皮质激素、抗生素、抗血小板药物等用药史；②胃镜检查：发现消化道黏膜损伤或溃疡及其并发症。

药源性消化道溃疡表现出的许多症状与其他疾病颇为相似，包括反流性食管炎、感染性食管炎、胃出口梗阻、胃穿孔、克罗恩病、继发性胸痛引起的冠心病、恶性肿瘤等。具有这些症状的患者需要详细询问患者用药史，判断是否由药物因素引起。患者表现出体重减轻、反复性呕吐、消化不良的症状，提示可能患有胃幽门梗阻。呈现出胸痛或疼痛向肩部扩散，应该评估者是否患有冠心病。吞咽困难、吞咽痛和体重减轻可能表示患有癌症。

四、防　治

（一）预防

表 9-3 是预防药源性消化道溃疡的方法。首要的也是最重要的一步是在伴有已知危险因素的患者中避免应用增加疾病风险的药物，尽可能使用不会引起消化道溃疡的药物。

表 9-3　预防药源性消化道溃疡的方法

药物	预防
阿司匹林	使用最低剂量 避免使用其他致溃疡药物
SSRI	使用其他抗抑郁药替代 尽可能避免与 NSAID 同时使用
双膦酸盐类	用水服用 服药后 30min 内不得卧床
糖皮质激素	避免与 NSAID 如阿司匹林同时服用
NSAID	使用最低剂量 考虑添加质子泵抑制剂或米索前列醇 避免与其他致溃疡药物合用
氯化钾	优选微胶囊化制剂，避免缓释制剂
四环素类	使用片剂而不是胶囊制剂

适当的用药教育对于使用易诱发食管炎药物的患者也很重要。这类患者在服药时应该取坐位或站立，并且要用足量液体送服，而且服药后至少 15min 内不能卧床。仔细选择药物的剂型也能够帮助预防黏膜损伤，液体或片剂制剂比胶囊出现的问题更少。除了上述列出的步骤外，应该教育具有消化道溃疡风险的患者改变生活方式，包括避免饮用碳酸饮料或食用刺激性食物。

（二）治疗

药源性消化道溃疡治疗的关键是评估患者用药的必要性，理想的做法是更换一种替代药物，尽可能使用药物的最低剂量，应该考虑治疗幽门螺杆菌感染。质子泵抑制剂是治疗 NSAID 所致溃疡的首选药物，其能高效抑制胃酸分泌，显著改善患者的胃肠道症状，预防消化道出血，并能促进溃疡愈合。

案例 9-1 解析

氯丙嗪为吩噻嗪类抗精神病药，对中枢神经系统、自主神经系统和内分泌系统有多方面的作用。其不良反应有迟发性运动障碍、自主神经症状、直立性低血压，偶可引起阻塞性黄疸、肝大，偶致光过敏性皮炎。氯丙嗪致上消化道出血罕见，值得注意。

课后习题

一、单选题

1. 药源性消化道溃疡治疗的关键是（　　）

A. 评估患者用药的必要性，同时考虑幽门螺杆菌感染的治疗

B. 评估患者的治疗风险，同时给予外科手术治疗

C. 评估患者出血风险，同时降低致溃疡药物使用剂量

D. 评估患者出血风险，同时改变致溃疡药物

2. 下列哪一项不是氯丙嗪的不良反应（　　）

　　A. 迟发性运动障碍　　B. 自主神经症状　　　C. 直立性低血压　　　D. 阻塞性黄疸

二、多选题

1. 下列哪些药物可导致消化道溃疡（　　）

　　A. 非甾体抗炎药　　　B. 抗微生物药物　　　C. 糖皮质激素

　　D. 氯化钾　　　　　　E. 硫酸亚铁

2. 通过胃肠道直接刺激引起消化道溃疡的药物是（　　）

　　A. 克林霉素　　　　　B. 多西环素　　　　　C. 氯吡格雷

　　D. 硫酸亚铁　　　　　E. 糖皮质激素

三、填空题

1. 药源性胃及十二指肠溃疡的诊断依据是_____和_____。

2. 预防药源性消化道溃疡的方法中首要的也是最重要的一步是在伴有已知危险因素的患者中避免应用_____的药物，尽可能使用不会引起消化道溃疡的药物。

四、简答题

请列举至少三种药源性消化道出血及溃疡的致病物质及机制。

第二节　药源性肠梗阻

案例 9-2

患者，男，58 岁，诊为左上肺腺癌并胸膜、左锁骨上淋巴结转移，行 VCM 方案化疗：长春新碱 2mg，环磷酰胺 800mg，甲氨蝶呤 20mg，长春新碱 2mg。出现呃逆，呕吐，腹胀，肛门停止排气、排便。腹部平片示左侧小肠扩张，有气液平，诊为肠梗阻，给予胃肠减压，灌肠，西沙必利 5mg 口服，每日 3 次，渐恢复肠道功能。

问题：请分析患者出现上述症状的原因及可能的对策。

一、发病机制

1. 药物在肠腔内形成团块样结构或结石，如硫酸钡、氢氧化铝凝胶、药用炭等。

2. 影响肠蠕动，延长通过时间，如利尿剂、某些氨基糖苷类抗生素可导致低血钾，形成麻痹性肠梗阻。阿片制剂可抑制肠蠕动，肠内容物运送障碍，导致便秘，重者可发生麻痹性或假性肠梗阻。

3. 肠壁内自主神经传导障碍，抗精神病药及抗抑郁药具有强大的抗胆碱作用，常致便秘，引起肠梗阻。

4. 腹、盆腔放化疗，造成广泛纤维粘连，引起肠梗阻。

二、致病药物与临床表现

（一）NSAID

此类药物通过解耦联氧化磷酸化作用对肠细胞线粒体产生特异性损害，使小肠黏膜通透性增加，随后的非特异性炎症可形成黏膜溃疡、憩室、出血或穿孔，形成小肠狭窄和不完

全性肠梗阻。常见药物有阿司匹林、对乙酰氨基酚、吲哚美辛、双氯芬酸等。

（二）抗精神病药物

大剂量或长期应用抗精神病药物，通过抑制肠蠕动及肠液分泌和降低血钾，导致麻痹性肠梗阻，常见药物有氯丙嗪、奋乃静、阿米替林、卡马西平、丙米嗪、苯巴比妥等。早期表现为口干、腹部隐痛、腹泻、肠鸣音活跃或便秘乃至大便干结不下，继而腹痛、腹胀加剧，排便、排气停止。

（三）抗肿瘤药

常见药物有长春新碱、阿糖胞苷等。此类药物有较突出的神经毒性，单次给药也可引发致命性肠梗阻。

（四）抗凝剂

华法林、双香豆素等抗凝剂可使凝血机制异常，引起肠壁内多发性血肿，严重者导致肠梗阻。患者表现为痉挛性腹痛、恶心、呕吐、腹胀、腹膜刺激征、肠鸣音减弱。

（五）抗胆碱药

阿托品、山莨菪碱、东莨菪碱、颠茄等药物，偶致肠梗阻。应尽量避免此类药物大剂量或合并使用。

三、诊断与鉴别诊断

根据如下几点，常可做出诊断：①发病与用药有关；②具有不同程度、类型的肠梗阻的临床表现；③停药后予以对症治疗多可缓解，再用药可重新诱发；④排除非药源性因素。药源性肠梗阻需与非药源性肠梗阻相鉴别，药物因素以致麻痹性肠梗阻居多。

四、防　　治

（一）预防

充分了解所用药物的不良反应、合理用药。及时排除药物诱发肠梗阻的因素。

（二）治疗

怀疑药源性肠梗阻，应立即停药或改换品种，妥善处理肠梗阻。麻痹性肠梗阻先行保守治疗，治疗原则及方法同非药源性肠梗阻。

机械性肠梗阻要根据情况，区别对待，如药物已经造成肠管粘连、"隔膜样"结构形成、长期慢性梗阻或合并穿孔时，应进行手术治疗。

案例 9-2 解析

长春新碱有较强的神经毒性，可使内脏神经系统功能紊乱，导致肠麻痹引起肠梗阻。患者在应用长春新碱2mg后出现肠梗阻症状，说明此药即便小剂量、短疗程应用也可出现胃肠损害。临床应用时，一旦出现肠梗阻征象，应立即停药，并给予胃肠减压，灌肠，纠正水、电解质失衡，抗休克等治疗，多可治愈。

课 后 习 题

一、单选题

1. 抗精神病药物导致麻痹性肠梗阻的机制是（　　　）

   A. 抑制肠蠕动及肠液分泌和降低血钾　　　B. 抑制胃酸分泌及肠腔黏液分泌

   C. 延长胃排空时间，减慢肠蠕动　　　D. 减弱胃肠蠕动动力，降低血钾

2. 下列哪个药物不是抗胆碱药（　　　）

   A. 阿托品　　　B. 卡马西平　　　C. 东莨菪碱　　　D. 颠茄

二、多选题

下列哪些药物可以导致药源性肠梗阻（　　　）

A. 苯巴比妥　　　B. 顺铂　　　C. 环磷酰胺

D. 华法林　　　E. 双香豆素

三、填空题

药物在肠腔内形成_____或_____如_____。

四、简答题

简述药源性肠梗阻的一般处理原则。

第三节　药源性腹泻

案例 9-3

　　患者，女，58岁，临床诊断为胃癌早期。行胃癌根治术后，应用氟尿嘧啶静脉滴注化疗，在化疗第3个疗程停药的第2日出现腹泻，持续10日。每日大便次数在6~8次。在腹泻的第2日开始高热，体温在38.4~39.8℃。检查血钾为1.8mmol/L，大便厌氧菌培养，艰难梭菌（＋），涂片表现为革兰氏阴性杆菌减少，革兰氏阳性杆菌少量，革兰氏阳性球菌散在。给予静脉滴注甲硝唑，口服万古霉素治疗。经10日的积极治疗和精心护理，发病第11日体温恢复正常，大便2次，为成形软便。

问题：请分析患者出现上述症状的原因及可能的对策。

一、发 病 机 制

药源性腹泻分为急性和慢性两类。急性腹泻起病急，通常在用药初期出现，病程短；慢性腹泻在用药后较长时间出现，病程可持续数周或数月，影响患者的生活质量。

（一）改变胃肠道防御系统

1. 胃酸分泌异常　胃酸可抑制病原菌在胃肠道内的增殖，当 pH 增加时，病毒、细菌及致病菌得以滋生，引起腹泻。

2. 肠动力紊乱　正常的肠动力可以运送消化的食物，并防止肠道病原菌、毒素与小肠黏膜长时间接触。那些缩短食糜暴露于肠上皮的时间，引起反常吸收和分泌的药物可以导致腹泻。

3. 肠道菌群失调　肠道正常菌是保护宿主免受致病菌侵害的重要屏障。菌群失调可导致病原微生物的异常增殖。此类药源性腹泻主要由抗生素引起，故称为抗生素相关性腹泻。

（二）体液和电解质的吸收与分泌紊乱

1. 药物与细胞表面特定的受体结合，激活腺苷酸环化酶，升高环腺苷酸水平，导致阴离子（Cl^- 和 HCO_3^-）的分泌增加，Na^+、K^+ 从肠道被动外流，并抑制 Na^+ 和 Cl^- 进入细胞内，引起体液流失。有些药物可抑制 Na^+-K^+-ATP 酶，此酶可调节水和电解质的转运。因此，此类药物会降低体液的吸收而致腹泻。

2. 渗透性腹泻 胃肠道中的渗透活性物质会降低体液的吸收，引起渗透性腹泻。

（三）损伤肠黏膜

抗肿瘤药的细胞毒性会破坏小肠和大肠黏膜，导致腹泻。NSAID 可降低环氧化酶的活性，减少前列腺素的合成，增加肠黏膜白三烯的合成，导致肠黏膜的血流量减少，肠渗透性增加，使细菌和毒素易于穿过肠黏膜而致腹泻。丙米嗪、地西泮等药物长期服用时会出现出血性和溃疡性结肠炎，也与损伤肠道黏膜有关。

（四）吸收不良性腹泻

长期口服氨基糖苷类、多黏菌素和杆菌肽，这些抗菌药物与胆汁酸结合，妨碍小肠中脂肪酸的吸收，当不被吸收的脂肪酸到达大肠时，就会抑制液体吸收，继而产生吸收不良性腹泻。双胍类药物可能导致脂肪和碳水化合物吸收不良，产生腹泻。

二、致病药物及临床表现

腹泻被定义为排便频率增加（≥ 3 次 /24h）、大便稠度降低和（或）大便重量增加（> 200g/24h）。药源性腹泻应该按照患者的年龄、体重和基础病的情况来评估。药源性腹泻的相关体征和症状有腹痛、酸碱失调、厌食、发冷、痉挛、脱水、眩晕、电解质失衡、发热、头痛、肠鸣音亢进、蠕动亢进、低血压、头晕目眩、局部压痛、萎靡不振、恶心呕吐、心动过速、口干、虚弱和体重减轻等。

（一）抗生素

抗生素是引起药源性腹泻发生率较高的一类药物，其导致的腹泻被称为抗生素相关性腹泻。除万古霉素和肠道外给药的氨基糖苷类外，几乎所有的抗菌药物均可诱发抗生素相关性腹泻，特别是林可霉素、克林霉素、青霉素类等。由艰难梭菌引起的抗生素相关性腹泻是一种常见并发症。抗生素引起的腹泻频率，与药物抗菌谱和在肠腔内的浓度密切相关。抗菌谱越广的抗生素，尤其是抗大肠杆菌和厌氧菌的药物，如阿莫西林、头孢菌素和克林霉素，发生腹泻的可能性越高。

1. 青霉素类 青霉素、阿莫西林、氨苄西林等常发生假膜性小肠结肠炎，其中阿莫西林引起的假膜性小肠结肠炎发生率高达 35%。

2. 头孢菌素类 引起假膜性小肠结肠炎的发生率可达 30%。

3. 大环内酯类 口服或胃肠道外给予大环内酯类药物，尤其是红霉素，常会出现肠动力紊乱性腹泻。红霉素是胃动素受体激动剂，可激发胃肠道动力，药物剂量越高，治疗时间越长，腹泻症状就越严重，故宜于饭后给药。

4. 林可霉素类 克林霉素、林可霉素的抗生素相关性腹泻发生率较高，腹泻物呈绿色水样或黄色蛋花样稀便，少数病例可排出脱落的假膜，伴有腹痛腹胀、恶心呕吐等症状。

5. 喹诺酮类 引起腹泻与抗菌谱及其在肠腔内的浓度密切相关。常为水性腹泻，严重时伴有出血、发热、腹部疼痛。

（二）抗肿瘤药

抗肿瘤药也是引起药源性腹泻发生率较高的一类药物，与其相关的腹泻被称为癌症治疗引起的腹泻。使用抗肿瘤化疗药物的患者 10% 以上会出现药源性腹泻，腹泻通常发生在化疗第 1~7 日，典型的临床表现为无痛性腹泻或伴轻度腹痛，喷射性水样便，一日数次或数十次，持续 1 周，严重者长达 3 个月。抗肿瘤药如伊达比星、氟尿嘧啶、羟喜树碱、卡培他滨、羟基脲等，这些药物的细胞毒作用会破坏肠黏膜，导致腹泻。顺铂、环磷酰胺、卡莫司汀常表现为恶心、呕吐、腹痛及出血性腹泻。抗代谢药氟尿嘧啶、阿糖胞苷、伊立替康、甲氨蝶呤等常引起腹泻，严重者可出现血性腹泻，引起脱水和电解质紊乱。每种抗肿瘤药引起腹泻的实际发生率很难确定，这与大多数化疗方案采用联合给药的疗法有关。

（三）解热镇痛抗炎药

NSAID 可降低环氧化酶的活性，减少前列腺素的合成，增加肠黏膜白三烯的合成，致使肠黏膜的血流量减少，肠渗透性增加，细菌和毒素易于穿过肠黏膜，可引起急性腹泻甚至严重的结肠炎。

（四）抗高血压药

肾上腺素能神经阻滞剂，如普萘洛尔，可使胃肠运动增加，排便次数增多，由此引起的腹泻是常见的并发症。长期服用利血平、甲基多巴等也会导致腹泻。应用胍乙啶治疗的患者，约 2/3 可能发生不同程度的腹泻。

（五）利尿剂

呋塞米、依他尼酸、螺内酯等的胃肠道不良反应尤以腹泻常见。大量应用利尿剂可引起内脏血流量下降而致缺血性结肠炎，导致腹泻。

（六）质子泵抑制剂

质子泵抑制剂的腹泻发生率约为 4%。奥美拉唑可强烈抑制胃酸，造成胃内持续低酸状态，引起胃肠内细菌增殖而发生腹泻。

（七）H_2 受体拮抗剂

西咪替丁和雷尼替丁为抗消化性溃疡药，腹泻发生率 < 2%，常在用药后数周或数个月内出现，停药后 48h 内恢复正常。

（八）调血脂药

考来烯胺虽可治疗胆汁酸性腹泻，但大剂量时可与胆酸螯合，干扰维生素 A、维生素 D、维生素 K 及脂肪吸收，引起脂肪泻。

（九）肠内营养制剂

接受肠内营养制剂治疗的患者，其原有肠道功能未恢复，而营养液渗透压高，加之菌群失调、营养不良、细菌感染等原因，腹泻发生率高达 30.6%。

三、诊断与鉴别诊断

（一）诊断

在应用药物过程中出现腹泻，必须考虑药物与腹泻之间的关系。了解患者的用药史，有助于判断是否为药源性腹泻，也可避免不必要的诊断检查。在应用有致泻作用的药物后出现排便次数增加，大便性状呈糊状便、水样便、脂肪泻等症状时，可首先考虑药源性腹泻的可能。实验室检查：①血常规：无合并感染时多无异常，在应用抗肿瘤药物时，可能有周围血象降低；②便常规：肉眼观察粪便可见片状、管状假膜存在，显微镜下检查在无血水便或黏液脓血便时多无异常变化；③便培养：合并菌群失调引起的假膜性小肠结肠炎，厌氧菌培养有艰难梭菌生长，真菌性肠炎时可见真菌生长。

1. 脂肪吸收不良性腹泻的诊断　脂肪吸收不良会导致患者面色苍白、全身无力及大量排便，每日的粪便中脂肪含量超过 6g，而每日粪便重量超过 200g。完整的粪便样本对于检测粪便脂肪含量和重量是十分必要的。

2. 碳水化合物吸收不良性腹泻的诊断　碳水化合物吸收不良易导致水性腹泻和胃肠胀气。

（二）鉴别诊断

应该设法辨别药物治疗中近期出现的任何变化，以及患者接触到的任何新的药物，同时考虑到可能存在的药物相互作用中的相加作用和协同效应；为了帮助排除非药物因素腹泻的可能性，也必须考虑患者的饮食习惯、乙醇和咖啡因摄入、违禁药品的使用及社会心理因素等，询问患者家里或工作环境的任何变化，询问患者是否有过暴露在可能的细菌或病毒性病原体中的近期旅行。鉴别诊断药源性腹泻还需考虑的其他疾病有乳糜泻、克罗恩病、憩室炎、胃肠炎、感染性腹泻、旅行者腹泻、弯曲杆菌病、隐孢子虫病、环孢子虫感染、大肠埃希菌感染、等孢球虫病、微孢子虫病、轮状病毒感染、沙门氏菌病、志贺菌病、肠易激综合征、缺血性肠病、吸收不良综合征、微生物食源性疾病、溃疡性结肠炎等。

四、防　　治

（一）药源性腹泻的预防

腹泻的一般风险因素包括患者年龄、饮食、营养。医师可实施以下具体的预防措施以帮助患者降低药源性腹泻的风险：①根据患者年龄、体重、肝肾功能调整药物剂量；②合理使用抗菌药物，将药源性腹泻的发生率降至最低；③鉴别患者的药物耐受不良史或药物过敏史；④实施微生态制剂疗法：微生态制剂已经被研究用来预防药源性腹泻；⑤建议患者食用低残留饮食，如香蕉、大米、苹果酱、烤面包等；⑥建议患者少量多餐，适宜于化疗性腹泻的患者。

（二）药源性腹泻的治疗

药源性腹泻通常在停药后的几日内自然终止，在某些情况下，甚至在继续使用药物时也会终止。

1. 停用或更换致病药物　当腹泻继续存在时，鉴别致病药物有助于指导合理治疗。医护人员应当具体详尽地询问患者新使用的药物，包括在前 4 周内服用的抗生素、非处方药、中草药、违禁药物、乙醇和咖啡因等。

2. 合理应用止泻药　止泻药一般不被考虑用于药源性腹泻的一线治疗，但是如果此药不能被更换或停用时，且预防措施不能有效中止腹泻，可以考虑使用止泻药。临床常用的止泻药有地芬诺酯、洛哌丁胺，可提高胃肠张力，抑制肠蠕动，延长肠内容物的通过时间，促进水、电解质和葡萄糖的吸收。

3. 微生态制剂　可直接或间接补充生理菌，降低肠道管腔内的 pH，分泌抗微生物多肽来抑制病原体的生长，预防和纠正菌群失调，也可调节和提高机体的免疫应答，从而达到缓解腹泻症状的效果。微生态制剂分为益生菌、益生元和合生元，益生菌所采用的菌种主要来源于宿主正常菌群中的生理性优势菌群、共生菌和生理性真菌，通过卫生健康委员会批准应用于人体的益生菌有：①乳酸杆菌属：德氏乳杆菌、短乳杆菌、纤维素乳杆菌、嗜酸乳杆菌、保加利亚乳杆菌、干酪乳杆菌、发酵乳杆菌、植物乳杆菌、罗特乳杆菌、约氏乳杆菌、格氏乳杆菌、类干酪乳杆菌、鼠李糖乳杆菌等；②双歧杆菌属：青春型双歧杆菌、两歧双歧杆菌、婴儿双歧杆菌、动物双歧杆菌、长双歧杆菌、短双歧杆菌、嗜热双歧杆菌、乳双歧杆菌等；③肠球菌属：粪肠球菌和屎肠球菌；④链球菌属：嗜热链球菌、乳酸链球菌等；⑤芽孢杆菌属：枯草芽孢杆菌、蜡样芽孢杆菌属、地衣芽孢杆菌、凝结芽孢杆菌等；⑥梭菌属主要为丁酸梭菌；⑦酵母菌属主要是布拉酵母菌。益生元是一种不被消化道消化的营养物质，直达结肠，能选择性刺激一种或数种生理性细菌生长繁殖，包括低聚果糖、低聚异麦芽糖、大豆低聚糖等数百种低聚糖类，以及淀粉。合生元为益生菌和益生元并存起协同作用的制剂。

4. 静脉注射免疫球蛋白　增强对艰难梭菌毒素的免疫反应。静脉注射免疫球蛋白主要用于危重难治或复发艰难梭菌感染患者的辅助治疗。

5. 抗生素治疗　口服抗生素用于化疗性腹泻是为了预防二重感染，尤其是免疫抑制或中性粒细胞减少的患者。二重感染可通过肠黏膜的直接分泌效应和破坏肠上皮细胞加重腹泻。抗生素治疗应该针对二重感染的条件致病菌，包括艰难梭菌、产气荚膜梭状芽孢杆菌、蜡样芽孢杆菌、小球隐孢子虫、沙门菌、志贺菌和弯曲杆菌，并遵循药物敏感性和耐药性。

6. 应用肠黏膜保护剂　蒙脱石散等肠黏膜保护剂可吸附致病菌及其毒素和病毒，对肠黏膜有很强的覆盖保护能力，恢复并保护黏膜屏障的生理功能，减少粪便含水量和排便次数，从而缓解腹泻症状。

7. 口服或静脉补液　严重腹泻的最常见并发症是脱水。轻度或中度脱水患者可以用口服补液溶液来补液。口服补液溶液通常包含钠、钾、氯化物、枸橼酸盐和葡萄糖，以解决电解质和 HCO_3^- 的流失问题。严重脱水的患者推荐用静脉补液。

案例 9-3 解析

肠炎是 5-Fu 化疗后常见的消化道不良反应之一。原因如下：①由于 5-Fu 使肠道上皮细胞发生水肿、坏死、脱落等炎症反应所致。患者先出现腹痛，然后大便次数增多，每日 3~4 次，但大便性质不改变，一般不严重，停药后几日即可恢复。② 5-Fu 大量抑制了肠内大肠杆菌，造成菌群失调，继发厌氧艰难梭菌或金黄色葡萄球菌等感染。

课后习题

一、单选题

1. 以下不可改变胃肠道防御系统的因素是（　　　　）

　　A. 胃酸分泌异常　　B.肠动力紊乱　　　C.肠道菌群失调　　　D.肠道中存在细菌

2. 以下不可引起抗生素相关性腹泻的是（　　）

   A. 阿莫西林　　　　B. 红霉素　　　　　C. 克林霉素　　　　D. 阿糖胞苷

3. 药源性腹泻的实验室检查不包括（　　）

   A. 血常规　　　　　B. 便常规　　　　　C. 血培养　　　　　D. 便培养

二、多选题

药源性腹泻的致病机制有（　　）

   A. 改变胃肠道防御系统　　　　　　　　B. 体液和电解质的吸收与分泌紊乱

   C. 损伤肠黏膜　　　　　　　　　　　　D. 吸收不良性腹泻

三、填空题

1. 质子泵抑制剂的腹泻发生率约为_____。

2. 口服大环内酯类药物中的_____常会出现肠动力紊乱性腹泻。

四、简答题

简述药源性腹泻的治疗方法。

本 章 小 结

本章主要介绍了药源性消化道出血及溃疡、药源性肠梗阻、药源性腹泻的致病机制、致病药物及临床表现、诊断与鉴别诊断、防治。通过案例分析，认识到上述药源性心血管疾病的危害，了解致病机制与临床表现，重点掌握上述各类药源性消化系统疾病的防治过程与处理措施。通过学习药源性消化道出血及溃疡、药源性肠梗阻、药源性腹泻的常见致病药物，掌握临床使用药物时如何避免药源性消化系统疾病的发生，促进临床消化内科合理用药。

（肖志彬）

第十章 药源性内分泌系统疾病

···●学习导引●···

知识要求

1. 掌握：药源性内分泌系统疾病的概念及分类。

2. 熟悉：药源性内分泌系统疾病的产生机制及预防与治疗原则。

3. 了解：药源性内分泌系统疾病的临床表现及危害。

能力要求

1. 具备判断药物引起内分泌系统疾病相关性的能力。

2. 熟练掌握临床常见药源性内分泌系统疾病的药学监护技能。

第一节 概　　述

一、内分泌系统的组成及功能

内分泌系统（endocrine system）是机体的重要调节系统，它与神经系统相辅相成，共同调节机体的生长发育和各种代谢，维持内环境的稳定，并影响行为和控制生殖等。

内分泌系统由内分泌腺和分布于其他器官的内分泌细胞组成。内分泌腺是人体内一些无输出导管的腺体。内分泌腺的腺细胞排列成索状、团状或围成泡状，不具有排送分泌物的导管，毛细血管丰富。内分泌细胞的分泌物称为激素，大多数内分泌细胞分泌的激素通过血液循环作用于远处的特定细胞，少部分内分泌细胞的分泌物可直接作用于邻近的细胞，被称为旁分泌。

人体主要的内分泌腺有胰岛、甲状腺、肾上腺、垂体、松果体、胸腺和性腺等。

内分泌细胞分泌的激素，按其化学性质分为含氮激素（包括氨基酸衍生物、胺类、肽类和蛋白质类激素）和类固醇激素两大类。每种激素作用于一定器官或器官内的某类细胞，称为激素的靶器官或靶细胞。靶细胞具有与相应激素相结合的受体，受体与相应激素结合后产生效应。含氮激素受体位于靶细胞的质膜上，而类固醇激素受体一般位于靶细胞的胞质中。

1. 胰岛

（1）胰岛是散于胰腺腺泡之间的细胞团，仅占胰腺总体积的 1%~2%。胰岛细胞主要分为五种，其中 A 细胞（α 细胞）约占胰岛细胞总数的 25%，分泌胰高血糖素；B 细胞（β 细胞）约占胰岛细胞总数的 60%，分泌胰岛素；D 细胞（δ 细胞）数量较少，分泌生长抑素。另外还有 PP 细胞及 ε 细胞，数量都很少，分别分泌胰多肽和生长激素释放激素。

（2）胰岛素的生理作用

1）胰岛素的主要作用是调节糖、脂肪及蛋白质的代谢。它能促进全身各组织，尤其能加速肝细胞和肌细胞摄取葡萄糖，并且促进它们对葡萄糖的储存和利用。

2）胰岛素的另一个作用是促进肝细胞合成脂肪酸，进入脂肪细胞的葡萄糖不仅用于合成脂肪酸，而且主要使其转化成 α- 磷酸甘油，并与脂肪酸形成三酰甘油储存于脂肪细胞内。

3）胰岛素还能抑制脂肪分解。胰岛素缺乏时糖不能被储存利用，不仅引起糖尿病，还可引起脂肪代谢紊乱，出现血脂升高、动脉硬化，引起心血管系统发生严重病变。

4）胰岛素对于蛋白质代谢也起着重要作用。它能促进氨基酸进入细胞，然后直接作用于核糖体，促进蛋白质的合成。它还能抑制蛋白质分解。对机体生长过程十分重要。

2. 甲状腺

（1）甲状腺位于气管上端的两侧，呈蝴蝶形。分左右两叶，中间以峡部相连，峡部横跨第二、三气管软骨的前方，正常人在吞咽时甲状腺随喉上下移动。甲状腺的前面仅有少数肌肉和筋膜覆盖，故稍肿大时可在体表摸到。甲状腺主要分泌甲状腺激素。

（2）甲状腺激素的生理作用

1）产热效应：甲状腺激素可提高大多数组织的耗氧率，增加产热效应。

2）对三大营养物质代谢的作用：在正常情况下甲状腺激素主要是促进蛋白合成，特别是使骨、骨骼肌、肝等合成蛋白质明显增加。然而甲状腺激素分泌过多，反而使蛋白质，特别是骨骼肌的蛋白质大量分解，因而消瘦无力。在糖代谢方面，甲状腺激素有促进糖吸收，肝糖原分解的作用。同时它还能促进外周组织对糖的利用。总之，它加速了糖和脂肪代谢，特别是促进许多组织的糖、脂及蛋白质的分解氧化过程，从而增加机体的耗氧量和产热量。

3）促进生长发育，特别是对骨骼和神经系统的发育有明显的促进作用。

4）提高神经系统的兴奋性，特别是对交感神经系统的兴奋作用最为明显，甲状腺激素可直接作用于心肌，使心肌收缩力增强，心率加快。

3. 肾上腺

（1）肾上腺位于肾脏上方，左右各一。肾上腺分为两部分：外周部分为皮质，占大部分；中心部分为髓质，占小部分。皮质是腺垂体的一个靶腺，而髓质则受交感神经节前纤维直接支配。肾上腺皮质的组织结构可以分为球状带、束状带和网状带三层，球状带腺细胞主要分泌盐皮质激素；束状带与网状带分泌糖皮质激素；网状带还分泌少量性激素。肾上腺髓质位于肾上腺中心，分泌两种激素：肾上腺素和去甲肾上腺素。

（2）肾上腺分泌的激素的生理作用

1）肾上腺糖皮质激素一方面促进蛋白质分解，使氨基酸在肝中转变为糖原；另一方面对抗胰岛素，抑制外周组织对葡萄糖的利用，使血糖升高。

2）肾上腺糖皮质激素对水盐代谢也有一定作用，它主要对排除水有影响，缺乏时会出现排水困难。

3）肾上腺盐皮质激素主要作用为调节水、盐代谢。这些激素一方面作用于肾脏，促进肾小管对钠和水的重吸收并促进钾的排泄，另一方面影响组织细胞的通透性，促使细胞内的钠和水向细胞外转移，并促进细胞外液中的钾向细胞内移动。

4）肾上腺皮质分泌的性激素以雄激素为主，可促进性成熟。

5）肾上腺髓质分泌肾上腺素和去甲肾上腺素，其生物学作用与交感神经系统紧密联系，作用很广泛。当机体遭遇紧急情况时，如恐惧、惊吓、焦虑、创伤或失血等情况，交感神经活动加强，髓质分泌肾上腺素和去甲肾上腺素急剧增加，使心跳加强加快，心排血量增加，血压升高，血流加快；支气管舒张，以改善氧的供应；肝糖原分解，血糖升高，增加营养的供给。

二、内分泌疾病

内分泌疾病是指内分泌腺或内分泌组织本身的分泌功能和（或）结构异常时发生的综合征，还包括激素来源异常、激素受体异常和由于激素或物质代谢失常引起的生理紊乱所发生的综合征。

药源性内分泌代谢系统疾病系由药物不良反应、相互作用和药物应用不当引起的内分泌系统疾患。在药源性内分泌系统疾病中，以药源性高血糖症、药源性低血糖症、药源性甲亢、药源性甲状腺功能减退症、药源性肾上腺皮质功能不全、药源性肾上腺皮质功能亢进等较为常见。

致病因素包括患者因素和药物因素。

1. 患者因素

（1）年龄：婴幼儿和老年人易患药源性内分泌系统疾病，与婴幼儿血液中药物蛋白结合力较成人低、肝脏药物代谢酶系统发育不完善、肾血液量仅为成人的 20%~40%、排泄药物及代谢产物能力低下等相关；与老年人肝肾功能退行性病变、易伴有器质性心脏病变、服用药物种类较多等相关。

（2）性别：女性药源性内分泌系统疾病的总发生率高于男性。

（3）基础疾病状态：有糖尿病、甲亢等内分泌系统疾病的患者易出现药源性内分泌系统疾病。此外一些心脏病患者，或是有感染性疾病的患者也易出现药源性内分泌系统疾病。

2. 药物因素　多种易致病药物可致内分泌系统不良反应，产生机制复杂且各不相同。

第二节　药源性肾上腺疾病
一、药源性皮质醇增多症

案例 10-1

患儿，女，5个月，使用某款婴儿面霜后，出现"大头娃娃"症状，临床表现为发育迟缓、脸部肿大等。患者家属发现异常后，立即到当地医院就诊，医生建议立即停用此款面霜，之后患儿的症状逐渐好转。同时，经过专业机构检测，此患儿应用的面霜中含有 > 30mg/kg 的激素成分丙酸氯倍他索。

问题：试分析患儿出现"大头娃娃"症状的原因。

药源性皮质醇增多症，又称药源性库欣综合征，是因治疗患有的全身或局部病变而长期、大量服用或外用合成的糖皮质激素、促肾上腺皮质激素（ACTH）类似物、甘草、甜素等药物，引起高皮质醇血症的一系列临床表现如满月脸、四肢肥胖、皮质紫纹、痤疮、血压升高、多血质、继发性糖尿病和骨质疏松等一系列症状。

（一）发病机制

1. 大量肾上腺皮质激素可引起脂质代谢紊乱，促进糖原异生，增高血糖，促进胰岛素分泌，使患者脂肪的动员和合成均受到促进，脂肪重新分布，形成向心性肥胖。

2. 可抑制蛋白质的合成，出现蛋白质过度消耗的现象，如皮肤菲薄、毛细血管脆性增加、瘀斑、紫纹、肌肉萎缩、骨质疏松等。

3. 大量肾上腺皮质激素抑制糖的利用，促进糖异生，而出现血糖增高，尿糖增加。

4. 大量肾上腺皮质激素有潴钠排钾作用，使电解质发生紊乱。

5. 体内肾上腺皮质激素浓度增高，可催化产生较多血管紧张素Ⅱ，使血压增高。

6. 长期应用肾上腺皮质激素，可抑制患者免疫系统，诱发各种感染的产生。

7. 肾上腺皮质激素增高可刺激骨髓，使红细胞、血红蛋白含量增高，表现为多血质面容。

（二）致病药物与临床表现

促肾上腺皮质激素和肾上腺皮质激素分天然和人工合成两种。肾上腺皮质激素的种类繁多，包括氢化可的松、泼尼松、泼尼松龙、甲泼尼龙、地塞米松、倍他米松、氟氢可的松等。应用这些药物均可引起药源性皮质醇增多症。通常于服药 7~10 日后，逐渐出现皮质醇增多的各种临床表现。约 90% 的患者有血压升高，伴头晕、头痛、心悸，偶可引起左心室肥大及心力衰竭。常可出现糖尿和血糖、血脂升高。女性患者可有闭经、多毛、乳房萎缩等。男性患者可有阳痿。

（三）诊断与鉴别诊断

长期应用肾上腺皮质激素或促肾上腺皮质激素的患者如出现上述典型症状和体征，即可做出诊断。但应注意与下列疾病相鉴别。

1. 单纯性肥胖 多有家族史。轻者可无症状，重者可出现肥胖低通气综合征、心血管紊乱综合征、内分泌功能紊乱、消化功能紊乱等。

2. 皮质醇增多症

（1）有典型皮质醇增多症面容及体征。

（2）血皮质醇（或 17- 羟皮质类固醇）增高。

（3）尿中 17- 羟皮质类固醇，或 17- 酮类固醇增高，可用小剂量地塞米松抑制试验进行鉴别。

（4）CT 扫描、磁共振显像示双侧肾上腺增生。

（四）防治

1. 在应用肾上腺皮质激素及促肾上腺皮质激素时，应严格掌握适应证及用药剂量。

2. 主要治疗是缓解并逐渐减量至停用激素类药物。因长期应用此类药物，使患者本身垂体 - 肾上腺皮质受到抑制，功能减退，突然停药或遭受应激，可发生肾上腺皮质功能低下表现。

案例 10-1 解析

由于患儿应用了含有丙酸氯倍他索的面霜，而丙酸氯倍他索属于肾上腺皮质激素类药物，可引起患儿肾上腺皮质醇增多症的发生，进而导致"大头娃娃"的症状。

二、药源性肾上腺皮质激素撤药综合征

肾上腺皮质激素是参与人体反馈机制的药物，若长期或大剂量应用一段时间后，由于机体肾上腺皮质激素产生依赖或耐受性，若突然停药或减量过快易使机体的调节机能失调而产生功能紊乱，出现病情及临床症状上的一系列反跳、回升现象，导致一直被抑制的疾病病情可能加剧，甚至发生肾上腺危象，此称为药源性肾上腺皮质激素撤药综合征。常见于大剂量糖皮质激素治疗后突然停药或者撤药速度过快，发生率达 50%~90%。

例如，地塞米松、泼尼松、氢化可的松等应用超过半个月，若突然停药或减量过快，就可引起疾病反跳或产生急性肾上腺皮质功能不全的双重危险。撤药反应可发生于停药后 1 年内的任何时间，也可立即发生。

具体临床表现有以下几种。

（1）急性肾上腺危象：停药过程中或停药一段时间内，特别是并发感染、创伤、手术、分娩或饮食失调而发生低钠血症、脱水，或大量出汗、劳累均可诱发危象的产生。发病急骤，可先有倦怠、食欲缺乏、恶心、呕吐等，继而循环衰竭、血压下降，以至休克。亦可表现为脉搏细速、精神失常、低血糖昏迷等。若不立即抢救，常可危及生命。

（2）撤药症状：由于突然停药或减量过快，机体不能适应，产生乏力、情绪消沉、发热、恶心、呕吐等症状。肌肉痛多发生于腓肠肌和股部肌肉，伴肌肉僵硬、关节疼痛（主要为肘、踝等关节）。

（3）原有疾病反跳或复发。

因此，尽量避免长期大剂量使用激素。对于必须用大剂量激素治疗的患者，通常应在4周内开始逐渐减量，直至减至生理需要量加以维持治疗。有些需要长期甚至终身替代治疗的疾病，如肾上腺皮质功能减退症，应该从一开始即给予生理剂量进行治疗。

三、药源性肾上腺功能减退症

药源性肾上腺功能减退症是指由于长期应用肾上腺皮质激素，停药后出现恶心、呕吐、食欲不振、乏力、低血糖、易昏厥或在某种应激情况下易发生休克等临床综合征。此外，如酮康唑、氟康唑、酪胺素激酶抑制剂、曲洛司坦、苯巴比妥、苯妥英、利福平、某些抗肿瘤药烷化剂和氟尿嘧啶等也可引起肾上腺皮质萎缩、功能低下等。

长期应用肾上腺皮质激素治疗所致的药源性肾上腺功能减退症的致病机制主要为外源性反馈抑制垂体释放促肾上腺皮质激素，使肾上腺皮质合成与释放激素的功能减退。其发病危险因素与以下两方面有关：①应用肾上腺皮质激素治疗疗程过长，这比剂量过大更易导致发病。②某些激素的抑制作用较强，如地塞米松>20倍泼尼松>80倍可的松。具体防治方法如下。

1. 改变给药方法。采用隔日早晨给药法，病情好转后用量应递减。根据激素分泌量昼夜周期性波动，早高晚低，减量时应减夜间量，不减早晨量。

2. 联合应用其他药物以减少激素用量，如治疗风湿病时联合应用水杨酸钠、同化激素及维生素 K 等，能增强激素的疗效。

3. 肾上腺皮质刺激疗法。长期治疗者，每月中连续用促肾上腺皮质激素 7 日，每日25U，或疗程结束后使用促肾上腺皮质激素 7 日。

4. 中医中药"补肾"方法（如用附子、肉桂、淫羊藿、巴戟天等）。

5. 若长期用药，停药 3 年内如遇应激情况，应及时用糖皮质激素治疗。

6. 出现症状应及时诊断，并积极抢救。

◆ 知识拓展 ◆

针对药源性肾上腺皮质功能减退症患者需要应用糖皮质激素进行治疗。目前，具有双重释放功效的氢化可的松片剂一日使用一次，睡前口服一片，能够使激素持久稳定释放入血，清晨血中氢化可的松水平达到生理性高峰，可使白天血清皮质醇浓度处于一种更为稳定的状态，但目前仍在临床试验阶段。

研发这种新剂型，目的是使血清中皮质醇水平达到其昼夜生理节律。和传统剂型相比较，这种治疗方案可以改善心血管疾病发生风险，改善血糖控制，提高生活质量，更为重要的是改善了肾上腺皮质功能减退症患者的预后。

第三节　药源性高血糖症

案例 10-2

> 患者，男，70 岁，因"口干、多饮、多尿 1 个月"就诊，空腹血糖 12mmol/L，有高血压病史，目前使用吲达帕胺，前列腺癌术后 1 年，使用比卡鲁胺治疗。自诉因前列腺癌住院手术时血糖正常。
>
> **问题：**试分析此案患者血糖异常的原因。

药源性高血糖症是指临床应用某些药物时，无高血糖病史的患者多次空腹血糖 ≥ 7.8mmol/L，伴有或不伴有糖尿病的临床症状；或糖尿病患者因应用某些药物诱发血糖升高，病情恶化，不止一次空腹血糖 ≥ 7.8mmol/L。药源性高血糖症属于 A 型药物不良反应。大多数临床症状轻微，偶可致酮症酸中毒。临床上以明确的用药史、血糖升高、停药并治疗后缓解，以及再次用药时再发为特征。

一、发病机制

药物引起血糖升高的机制不完全相同，主要包括以下几个方面。

1. 减少外周组织对葡萄糖的摄取和利用，增加糖异生、糖原分解和肝糖输出。
2. 抑制胰岛素分泌、降低机体对胰岛素的敏感性。
3. 对胰岛 β 细胞有直接毒性作用。
4. 刺激胰岛 α 细胞，增加胰高血糖素的分泌。
5. 增加肾小管对葡萄糖的重吸收。
6. 其他如胰岛素受体合成减少，通过拮抗下丘脑多巴胺受体抑制下丘脑对血糖的调节等。

案例 10-2 解析

> 此案患者使用的利尿剂和比卡鲁胺都是导致血糖升高的诱因。利尿剂可抑制胰岛素释放，使糖耐量降低，导致血糖升高或尿糖阳性。比卡鲁胺属于非甾体抗雄激素药物，导致胰岛素抵抗，可以升高血糖。

二、致病药物与临床表现

（一）激素类药物

1. 肾上腺皮质激素　是参与血糖反向调节的重要激素，通过促进脂肪生成和异生、减少糖原合成等而降低胰岛素的敏感性，导致血糖升高。包括氢化可的松、泼尼松、泼尼松龙、地塞米松、倍他米松等。此类药物引起的药源性高血糖发病迅速，有的患者用药 24h 便可引起血糖升高。原有糖尿病的患者会使病情迅速加重，但加重程度轻重不一。具体临床表现为：①空腹血糖增高不显著，但糖耐量曲线明显异常；②血糖和尿糖增高可不成比例，均因皮质激素使肾糖阈降低所致；③对胰岛素治疗反应不一，多数患者仅用少量胰岛素即可，但部分患者不敏感；④严重病例，特别是伴酮症酸中毒患者少见；⑤常伴有负氮平衡；⑥停用肾上腺皮质激素后血糖可恢复正常。

促肾上腺皮质激素和二十四肽促皮质激素的致高血糖作用与肾上腺皮质激素作用类似，主要是通过增加内源性皮质激素分泌产生作用，具体致高血糖作用机制与肾上腺皮质激素相同。

2. 性激素　研究表明，服用口服避孕药者糖耐量损害的发生概率高于不用药者。前者的空腹血浆胰岛素、三酰甘油和餐后 2h 血糖水平都高于后者。这种不良反应主要是由于避孕药片中含有炔诺酮和炔诺孕酮，其中前者的升血糖作用较弱，后者则有强烈的升血糖作用。

3. 生长激素　对于生长激素水平降低的老年人，采用生长激素治疗可使体内的脂质构成发生有益的变化，但是这种疗法的不良反应是引起关节痛、腕管综合征和血糖升高。

（二）拟交感神经药物

1. β 受体激动剂　拟交感神经药经常被用来预防早产，但它们可能引起高血糖症，尤其在与倍他米松合用时，高血糖症更容易发生。研究表明，与其他患者相比，糖尿病患者在静脉滴注沙丁胺醇时，会出现更高的血糖、游离脂肪酸、酮体和三酰甘油水平。这些不良反应可以通过拟交感神经药物剂量的减少而改善，终止治疗则可消失。

2. 氨茶碱　其过量可引起心律不齐、高血糖症、低钾血症和代谢性酸中毒。

（三）抗高血压药物

1. β 受体阻滞剂　研究表明，β 受体阻滞剂发生糖耐量损害的风险比安慰剂高 6 倍，可以引发糖尿病或恶化糖尿病患者的血糖控制。其升高血糖的机制可能与以下几方面因素有关。

（1）直接抑制胰岛 β 细胞分泌胰岛素，其可能的原因是 β 受体阻滞剂影响微循环血流，从而干扰了 β 细胞的去微粒过程；也可能是由于 β 受体阻滞剂改变了机体细胞膜的稳定性，使其对胰岛素的敏感性减低，从而使血糖升高。

（2）影响胰岛素的释放而导致高血糖。

（3）选择性 β 受体阻滞剂可降低胰岛素的敏感性及其代谢清除率，以致空腹血糖及血浆胰岛素水平升高。

（4）β 受体阻滞剂可能由于抑制胰岛素分泌或 α 细胞作用相对增强，而致血糖升高。

2. 钙通道阻滞剂　硝苯地平可引起药源性高血糖，甚至导致糖尿病的发生。例如，非胰岛素依赖型糖尿病患者每日口服硝苯地平 30mg，3 日后空腹血糖升高，胰岛素水平下降。钙通道阻滞剂升高血糖的可能机制如下。

（1）阻滞 Ca^{2+} 进入 β 细胞，抑制 β 细胞分泌胰岛素，使糖耐量受损，血浆高血糖素升高。

（2）增强胰岛素依赖型糖尿病患者对胰岛素的抵抗。

3. 利尿剂　研究表明利尿剂发生糖耐量损害的风险比安慰剂高 5 倍，可以引发糖尿病或恶化糖尿病患者的血糖控制。

（1）噻嗪类利尿剂如氢氯噻嗪、环戊噻嗪等均可引起药源性高血糖。Wolff 等发现，长期用噻嗪类利尿剂治疗的患者约 1/3 的空腹血糖不正常，而对照组仅 1/10 不正常。噻嗪类利尿剂所致药源性高血糖与用药剂量、用药时间、患者年龄有关。依他尼酸和氨苯蝶啶也可引起糖耐量异常，但比噻嗪类利尿剂所致者少见。

（2）长效利尿剂氯噻酮可使非糖尿病患者发生糖尿病，并加重糖尿病患者的病情。其机制为直接作用于 β 细胞，减少胰岛素分泌，增加儿茶酚胺释放，并作用于肝脏加速葡萄糖输出。

（3）强效利尿剂呋塞米也可引起血糖、尿糖和糖化血红蛋白增高，导致糖尿病。但其致糖尿病作用较轻，可能与其在体内作用时间较短有关。布美他尼对糖耐量的影响与呋塞米类似。

4. 二氮䓬　常用于高血压危象的急救。其首先在抗高血压治疗中发现有致糖尿病的作用，以后便用来治疗低血糖。它能降低胰岛细胞的 cAMP 水平，抑制胰岛素的分泌，所致糖尿病比噻嗪类利尿剂常见且严重。与氯丙嗪联用时，可导致其致糖尿病作用增强。目前仍用于治疗某些儿童低血糖综合征、不能手术或手术失败的胰岛细胞瘤，也用来控制胰岛细胞瘤患者术前发生的低血糖。由于二氮唑易于通过胎盘，应用该药治疗严重的妊娠高血压时，长期服药可致非常严重的新生儿高血糖，以致需用降糖药进行治疗。此外，甲基多巴、胍乙啶、可乐定均可引起药源性高血糖，甚至药源性糖尿病。

（四）抗精神病药和抗抑郁药

氯氮䓬、洛沙平、阿莫沙平、吩噻嗪、氯氮平、米安色林等抗精神病药和抗抑郁药在临床上被普遍应用，但它们整体的升血糖作用通常并不严重。这类药物对糖代谢的影响与患者年龄、性别、糖尿病等易感因素有关，其使血糖升高的机制可能如下：①抑制组织细胞对葡萄糖的摄取；②作用于胰岛 β 细胞中的 5-HTIA 受体，诱发糖代谢异常；③通过增加瘦素抑制胰岛素的分泌；④引起胰岛素抵抗；⑤作用于葡萄糖载体。此外，还与调节中枢多巴胺系统，过度镇静减少运动量，降低组织氧化代谢率，增加胰高血糖素分泌，促进自由脂肪酸从脂肪组织释放等因素有关。

（五）喹诺酮类抗菌药物

喹诺酮类抗菌药物引起血糖升高，其机制可能是通过致胰岛 β 细胞空泡化抑制胰岛素的生物合成和分泌，使胰岛素合成和分泌减少，最终导致胰岛素水平降低，从而诱发高血糖。

（六）干扰素

干扰素引起血糖升高的机制推测为干扰素调节免疫，可能导致自身免疫性疾病，从而引起胰岛细胞产生自身免疫反应，导致血糖升高。或者可能是干扰素激活细胞毒性 T 淋巴细胞产生细胞毒性作用，引起胰岛细胞损伤。

（七）HIV 蛋白酶抑制剂

研究表明，在开始或长期使用蛋白酶抑制剂抗 HIV 病毒治疗后，高血糖的发生率在 3%~17%。然而目前，临床上许多专家并不赞成中断抗病毒药物的治疗以减轻高血糖症状，尤其是在病毒控制稳定的患者。因此，目前推荐的方法是在开始蛋白酶抑制剂治疗之前和第一年治疗中，每 3~4 个月检测一次基础血糖水平。如果血糖水平保持稳定，则可减少血糖监测次数。

（八）其他药物

除上述列举的药物外，其他能引起高血糖的药物还有许多，如硫喷妥钠、苯妥英、他克莫司、烟酸、甘油、异烟肼、萘啶酸、利福平等。

总之，药物对于糖代谢的影响，是与胰岛素的合成和分泌作用，以及反向调节激素的作用相互联系的。深入了解药物对糖代谢的不良反应和它们的机制，有助于更好地控制血糖。

三、诊断与鉴别诊断

在临床用药过程中，非糖尿病或已控制的糖尿病患者出现空腹血糖 ≥ 7.8mmol/L、尿糖阳性或伴有糖尿病的症状，即应考虑药源性高血糖症；如果停用可疑药物后血糖和尿糖恢复正常，再用又出现糖尿病表现，则可做出药源性高血糖症诊断。同时，应注意与非药源性糖尿病相鉴别。尤其注意与隐性糖尿病和假性糖尿病相鉴别。如大剂量静脉注射维生素 C 时，体内维生素 C 以还原型和脱氢两种形式存在，从尿中排出后可使班氏试剂中的高价铜还原成低价铜，从而出现砖红色沉淀，即尿糖呈阳性，此为假性糖尿病。此外，还应注意与肝脏疾病、肾脏疾病、急性应激、慢性疾病、营养不良、胰岛 α 细胞瘤、胰岛 δ 细胞瘤、肥胖症、内分泌疾病、痛风性糖尿病和真性红细胞增多症性糖尿病等鉴别。

四、防　　治

1. 应用上述药物时要定期测空腹血糖、糖化血红蛋白和尿糖，以便及时发现药源性高血糖症。

2. 必须应用某些易致高血糖药物时，可同时加用降糖药物，如应用二氮唑时可同时加用磺酰脲类药物预防高血糖。

3. 一旦诊断为药源性高血糖症，甚至药源性糖尿病患者，应立即停用致病药物，并采用饮食疗法或饮食疗法加口服降糖药，常可奏效，肥胖患者可用双胍类，一般患者可用磺酰脲类。

4. 药源性糖尿病患者需用胰岛素者，宜采用小剂量。

5. 糖尿病患者应用上述药物要警惕糖尿病恶化，纠正低钾可改善糖耐量，因此糖尿病患者最好选用保钾利尿剂如螺内酯或阿米洛利。

6. 糖尿病患者应用上述药物后病情加重者，应增加口服降糖药或胰岛素的用量。

7. 对症治疗。

第四节　药源性低血糖症

案例 10-3

> 患者，男，60 岁，"突发神志不清 2h"，收住外院内分泌科。此患者血糖很低，最低 1.2mmol/L，补充葡萄糖后神志转清，血糖仍有波动，反复低血糖，转来我院。否认糖尿病病史，否认服用降糖药物病史，有甲亢病史 1 个月，使用甲巯咪唑（赛治）治疗近 1 个月。诊断为可能患有胰岛素自身免疫综合征（insulin autoimmune syndrome，IAS）。
>
> **问题**：试分析导致此患者出现低血糖现象的可能原因，并提出可行的治疗方案。

低血糖是指血中葡萄糖浓度低于正常值。成年人血糖波动在 3.3~6.7mmol/L，低于 2.78mmol/L 时可出现低血糖症状。由于药物的使用导致空腹血糖 ≤ 2.78mmol/L，并出现不安、疲倦、面色苍白、心动过速、心悸、头晕、头痛、无力、嗜睡、饥饿感、抽搐、注意力不集中、言语迟钝、步态不稳、视网膜病变加重、出血、失明、意识障碍，甚至昏迷、惊厥、休克等一系列交感神经过度兴奋和（或）脑功能障碍等临床综合征，称为药源性低血糖。当血糖过低时，亦可发生低血糖危象。

亚急性及缓慢血糖下降者呈脑病症状，形式多种多样，但同一患者每次发作往往呈同一类型的症状。多数患者表现为大脑皮质和（或）小脑的症状，如头痛、头晕、焦虑、激怒、嗜睡、注意力涣散、定向障碍、震颤、癫痫大发作或小发作、人格改变（哭、吵、闹、骂）、奇异行为、共济失调等，最后木僵昏迷。长期严重低血糖可致永久性脑损害。

药源性低血糖症常发生于糖尿病患者使用降糖药物治疗时，当过量使用降糖药物，或由于药物间相互作用，或由于药物引起的肝肾毒性时，均可发生。在合并有肝肾疾病时，出现原发性的或药源性的低血糖症的风险急剧升高。而与糖尿病治疗无关的药源性低血糖不良事件较少见，部分原因是机体多种拮抗调节机制来代偿血糖的降低。

一、发 病 机 制

血糖是组织细胞能量的主要来源。在生理状态下，血糖浓度保持恒定，这是由于血糖的来源和去路两方面保持着动态平衡的结果。

由于某些药物可促进组织对葡萄糖的摄取和利用；增加肝脏及肌肉的糖原合成，从而使血糖降低；或选择性刺激 β 细胞释放胰岛素，从而抑制肝糖原的分解，增强肌肉细胞对葡萄糖的氧化和利用，致使血糖降低。

二、致病药物与临床表现

（一）降糖药

1. 胰岛素　是引起低血糖的常见药物，其主要原因是应用过量。另外可因碳水化合物摄入过少、与某些药物相互作用、同时伴有肝肾功能低下，或有垂体、肾上腺、甲状腺功能低下或有胰高血糖素减少者；亦有因胰岛素分泌节律或代谢变化；或与胰岛素制剂及注射部位等因素有关的低血糖反应。

胰岛素所致低血糖发生较快，其临床表现个体差异较大。常见症状有焦虑不安、心悸、心动过速、出汗、自觉发热、饥饿感、无力、头痛，继而陷入意识恍惚、抑郁、嗜睡、视物障碍及昏迷。

2. 磺酰脲类　包括甲苯磺丁脲、氯磺丙脲、格列齐特、妥拉磺脲、格列吡嗪、格列本脲等。这些药物均由肝脏处理，肾脏排泄，其中格列本脲则完全以未代谢形式由肾脏排出体外，所以应用此类药物时，若患者同时伴有肾功能不全，则肾血流量减少，肾小球滤过率降低，药物易在体内蓄积，进而促进低血糖发生。

磺酰脲类药物所致低血糖症状的发生较慢，一般用药后 1 周之内，常在用药后头几日，患者出现低血糖症状，重者可出现脑功能障碍。

3. 双胍类　包括苯乙双胍、二甲双胍、丁双胍。双胍类药物所致低血糖反应一般发生在用药后 3~7 日，重者可出现神志改变。双胍类很少发生严重低血糖，但可加强胰岛素的作用，故使用时应注意。

上述药物中单独应用可引起低血糖的降糖药物包括胰岛素（人胰岛素、胰岛素类似物）、胰岛素促泌剂——磺酰脲类降糖药（格列美脲、格列吡嗪）、胰岛素促泌剂——列奈类（瑞格列奈、那格列奈）。

而单独应用不引起低血糖，但与其他降糖药联用可以引起低血糖的降糖药包括二甲双胍、α- 葡萄糖苷酶抑制剂（阿卡波糖）、噻唑烷二酮类（吡格列酮）、二肽基肽酶 -4 抑制剂（维格列汀）、胰高血糖素样肽 -1 受体激动药（艾塞那肽）、钠 - 葡萄糖共转运蛋白 -2（达格列净）、胰淀素受体激动剂（普兰林肽）等。

（二）非降糖类药物

某些非降糖类药物，自身具有一定的降糖作用，或增强降糖药的作用，而引起低血糖。

1. β 受体阻滞剂　如美托洛尔、比索洛尔等。可抑制胰高血糖素的释放，并延长胰岛素的作用时间，特别是与降血糖药物合用时可增加低血糖的发生率及其严重程度。研究表明，β 受体阻滞剂与磺酰脲类降糖药联用时，不论是糖尿病患者或非糖尿病患者都可发生低血糖反应。

2. ACEI 如培哚普利、福辛普利。此类药物通过提高缓激肽的水平，从而降低肝内葡萄糖的产生。卡托普利能增强胰岛素的敏感性，加强胰岛素介导的葡萄糖的利用和清除而诱发低血糖。因此卡托普利用药过程中常伴有低血糖反应。

3. 解热镇痛药 临床常用的是阿司匹林。一般成人单独使用时低血糖发生较少，与磺酰脲类降糖药合用时易发生低血糖。在肾功能障碍时，代谢产物的活性、水杨酸的排泄发生障碍而引起蓄积，小剂量即可发生低血糖反应。这是由于这类解热镇痛药蛋白结合率高，与口服降血糖药合用时，可从蛋白结合部位将后者置换出来，使游离的口服降血糖药浓度升高而导致低血糖。

4. 抗感染药 如喹诺酮类、多西环素、异烟肼、氯霉素、土霉素、新霉素、链霉素、四环素、头孢曲松、干扰素 -α、阿莫西林、复方磺胺甲噁唑等均可引起低血糖症状。尤其复方磺胺甲噁唑，由于它的结构与磺酰脲类降糖药相似，在一些敏感的个体中可以促进胰岛素释放而导致低血糖症状。

5. 乙醇 可使肝糖原耗竭而导致低血糖。

◆ 知识拓展 ◆

材料1：

1997~2003 年 FDA 和有关文献公布的不良反应报告结果显示，加替沙星引起血糖紊乱的概率远大于环丙沙星、左氧氟沙星和莫西沙星。

材料2：

以色列对 14 670 例冠心病患者的 8 年死亡率进行随访研究，因低血糖所致全国死亡率增加 80%，冠心病发生率增加 30%，恶性肿瘤发生率增加 2.6 倍；统计结果显示：磺脲类降糖药所致药源性低血糖反应发生率达 16%，而瑞格列奈所致药源性低血糖发生率达 18%；此外，低血糖事件发生率与药物剂量成正比，例如，那格列奈用药剂量分别为 30mg、60mg、120mg 时，相应的药源性低血糖发生率分别为 2.4%、4.0%、5.3%。

三、诊断与鉴别诊断

（一）诊断

1. 有应用降糖药物或可引起低血糖反应的药物史。

2. 血糖常低于 2.78mmol/L。

3. 有交感神经兴奋症状及脑功能障碍，如焦虑不安、心动过速、出汗、面色苍白、饥饿、头晕、头痛、无力、嗜睡、手足徐动或抽搐、注意力不集中、言语迟钝、视物不清、步态不稳、意识障碍甚至昏迷。

（二）鉴别诊断

本病须与下列疾病相鉴别。

1. 胰岛 β 细胞瘤所致低血糖

（1）本病常由空腹或运动促使低血糖发作，发作时血糖低于 2.78mmol/L，给糖后症状迅速缓解。

（2）B 超或 CT 检查可发现胰腺肿瘤。

（3）胰岛素释放修正指数 > 85μU/mL。

2. 胰外肿瘤所致低血糖 如胸腔、腹膜后、盆腔巨大纤维瘤，或肝细胞癌、肾上腺癌、肺癌、胃肠道癌等均可导致低血糖症状，但此类肿瘤均同时伴有原发病的表现。

3. 严重肝病所致低血糖 有明显肝损害证据，同时伴有严重肝病的症状和体征。

4. 内分泌疾病所致低血糖 常见于希恩综合征。肾上腺皮质功能减退亦可致低血糖症，且伴有原发病特有的症状和体征。

5. 特发性功能性低血糖 多见于情绪不稳定和神经质者，中年女性多见，常在精神刺激、情绪激动时发生，多伴有无力、血管舒缩不稳定、结肠激惹综合征等。

案例 10-3 解析

IAS 的发病往往是在伴发的自身免疫性疾病（Graves 病、系统性红斑狼疮等）基础上，同时与应用诱发药物特别是含巯基类药物有关。含巯基药物中的巯基可与胰岛素发生相互作用，导致胰岛素自身抗体生成。涉及的药物有甲巯咪唑、α-硫辛酸、谷胱甘肽、亚胺培南、肼苯哒嗪等。

此案患者可行治疗方案为停用甲巯咪唑，使用泼尼松治疗 IAS，核素内照射治疗甲亢。

四、防 治

（一）预防

临床应用降血糖药物和可致低血糖的药物时，应严格掌握适应证及用药剂量，并定期监测血糖，做到及时发现、合理治疗。

（二）治疗

1. 一旦发生药源性低血糖，应立即停药。

2. 轻症者口服糖水和含糖量高的食物即可。

3. 重症者静脉注射或静脉滴注高渗葡萄糖，用量根据病情而定。经上述处理，神志正常后改为口服，直至症状消失。

4. 磺酰脲类药物所致低血糖，静脉给葡萄糖应在 48h 以上，神志清醒后改为口服维持。也可用二氮嗪抑制胰岛素分泌。

5. 对症治疗。

◆ 知识拓展 ◆

对于老年患者而言，低血糖的临床表现可能不典型或表现为行为异常，尤其是在夜间发生低血糖者，如不被及时发现可能会危及性命，这也是对老年患者血糖标准放宽的原因之一。

第五节 药源性甲状腺疾病

药源性甲状腺疾病是指因应用某些药物而引起的甲状腺疾病，包括甲亢、甲减、甲状腺肿及亚临床甲状腺疾病等。药源性甲状腺疾病可以发生于药物治疗前原本甲状腺完全正常的个体，也可发生于具有潜在甲状腺异常的患者。引起药源性甲状腺疾病的药物种类繁多，不同药物所致药源性甲状腺疾病的发病机制不同，临床表现不一。药源性甲状腺疾病临床虽然并不常见，但对该现象的了解有助于临床在某些药物的应用过程中定期进行甲状腺功能监测，以便及时正确诊断与合理治疗药物相关的疾病。

药源性甲状腺疾病的致病因素主要分为以下几类：①影响甲状腺细胞对碘的摄取：碘剂、含碘造影剂可通过抑制碘摄取和甲状腺激素的分泌，致甲状腺素水平降低，甚至出现原发性甲状腺功能减退表现。②增加甲状腺素结合球蛋白（thyroxine binding globulin，TBG）浓度：雌二醇、炔雌醇、环丙孕酮等，能增加肝脏 TBG 的合成，且雌激素所致的 TBG 糖基化可使其代谢清除率减慢、半衰期延长，进而升高甲状腺素（T_4）的浓度，且与雌激素剂量呈正相关。③减少 TBG 浓度：雄激素、糖皮质激素可抑制 TBG 合成，降低 T_4 浓度，但游离 T_4（FT_4）及促甲状腺激素（TSH）浓度变化不大，可在正常范围内。抗肿瘤药如氟尿嘧啶、L-天冬酰胺酶可影响血中 TBG 浓度而致甲状腺功能减退。④影响 TBG 功能：肝素、NSAID、大剂量呋塞米能抑制 T_4、三碘甲状腺原氨酸（T_3）和 TBG 的结合，减少总体激素的水平，但 FT_4 可正常。⑤影响甲状腺激素的代谢：甲状腺激素的活化即 T_4 向 T_3 的转化需 1 型或 2 型 5′-脱碘酶的激活；肾上腺皮质激素、胺碘酮、β 受体阻滞剂等可抑制脱碘酶，使外周或垂体组织中 T_4 向 T_3 的转化减少，胺碘酮也抑制 T_4 进入肝脏的过程，引起 T_4 代谢性清除下降，致甲状腺激素活性下降；生长激素、苯妥英、苯巴比妥可激活脱碘酶，增加 T_3 水平；利福平可影响甲状腺激素的代谢，增加甲状腺激素的代谢率和清除率，致原发性甲状腺功能减退症。

一、药源性甲状腺毒症

药源性甲状腺毒症是指应用药物后引起血液循环中甲状腺激素过多，引起甲亢表现（包括滤泡被炎症破坏、滤泡内储存的甲状腺激素过量进入循环引起的甲亢，如亚急性甲状腺炎、安静型甲状腺炎、产后甲状腺炎），包括机体产热增多，患者怕热不怕冷，手平举可见细微震颤，体重减轻，肌肉退化，甲状腺肿，原有的心律失常加重。但由于药物的作用，一些典型症状如甲亢、怕热和多汗可能被药物（如胺碘酮）的药理作用所掩盖。

药源性甲状腺毒症的常见致病药物如下。

1. 胺碘酮 不仅可致甲亢，也可导致甲减。其用于抗心律失常的治疗已有 30 余年，它在心律失常治疗中的地位褒贬不一。但自 20 世纪 90 年代后，此药的地位逐渐被多项临床试验所确立。据统计，在美国和欧洲国家胺碘酮占抗心律失常药物处方的 1/3，在拉美国家高达 70% 左右。胺碘酮含碘丰富，有机碘占分子量的 37%，其中的 10% 经脱碘可产生游离碘化物，服用 200~600mg 的胺碘酮相当于服碘 75~225mg，再加上由饮食中摄入的碘，极易导致体内碘浓度的迅速升高，血浆和尿液中的碘浓度可升高 40 倍左右。

2. 锂剂 罕见引起甲状腺毒症。大多数病例在药物治疗几年后发生，偶尔在药物停止应用后，出现甲亢症状。其可能的机制是：①自身免疫性；②锂剂对于碘药动学扰乱后的超量补偿，当立即停止使用后，解除了锂对甲状腺素合成的抑制，而出现反弹性甲亢。

3. 干扰素 -α 引起甲状腺毒症的发生率约为 4.4%。慢性丙型肝炎患者的发生率最高，而有甲状腺自身抗体的患者应用此药时发生甲状腺毒症的危险性大大增加，但目前机制不明。

总之，在临床工作中，需要对以上这些药物给予足够的重视，使用这些药物时要定期进行甲状腺功能监测，以便及时正确诊断及合理治疗由药物引发的甲状腺毒症，并了解可能影响甲状腺功能检测的药物，提高对药源性疾病的认识，掌握药源性甲状腺毒症的诊治，避免误诊误治的发生。

二、药源性甲减

案例 10-4

患者，女，60岁，因怕冷、水肿1周就诊，甲状腺功能提示甲减，追问病史诉胃间质瘤3个月，使用伊马替尼进行治疗。

问题：试分析此患者服用伊马替尼后发生甲减症状的原因。

药源性甲减，是由应用药物后引起的甲状腺激素（包括 T_3、T_4）合成、分泌不足或生物效应不足所致的一种全身代谢减低综合征。其病理特征是黏多糖等在组织和皮肤中堆积，严重者表现为"黏液性水肿"。

1. 临床表现

（1）中枢神经系统：记忆力下降、反应迟钝、萎靡嗜睡、精神抑郁、智力下降及痴呆。

（2）心血管系统：心跳过缓、心音低弱、全心扩大，常伴有心包积液，又称"甲减性心脏病"。

（3）消化系统：食欲减退、便秘、腹胀，严重者甚至会出现麻痹性肠梗阻。

（4）生殖系统：男性可出现性功能减退、阳痿不举、睾丸萎缩及不育；女性可有月经不调、经血过多、闭经及不孕。

（5）内分泌系统：肾上腺皮质功能减低、血和尿皮质醇降低。

（6）肌肉与关节系统：肌肉无力、疼痛，关节僵硬、不灵活，骨质代谢缓慢、骨形成与吸收均减少。

2. 防治原则

（1）遵循医嘱，停用可疑致病药物。

（2）甲状腺素替代疗法：甲状腺素开始剂量为 $25\sim50\mu g$，$4\sim6$ 周剂量增加到维持甲状腺素达到正常范围的上限水平，调整剂量使促甲状腺素水平恢复正常。左甲状腺素是甲状腺素的替代物，是治疗甲减的最普遍药物，开始替代治疗后，甲亢的各项症状可能会出现，如坐立不安、体重下降、出汗等。用药的同时，应进食高纤维低热量食物，辅以适当运动，可有助于减轻便秘，促进体重减低。

案例 10-4 解析

患者胃间质瘤应用了格列卫（伊马替尼），该药属于酪氨酸激酶抑制剂（TKI），其可通过抑制酪氨酸激酶的活性，抑制细胞的生长、增殖及分化，既可以对甲状腺细胞具有直接毒性的作用，又可以抑制甲状腺过氧化酶活性，使甲状腺激素合成减少。

◆ 知识拓展 ◆

1. 得了甲减需不需要食补？

我们认为，甲减患者补足了甲状腺激素就是正常人的状态，不必时刻将自己当作患者对待，只要保持健康的生活方式就好。

2. 甲减患者能不能怀孕？

患了甲减是可以生育的，但需要注意：备孕前检查甲状腺功能，配合医生将甲状腺功能调节到最适合怀孕的状态；孕期根据医生的要求及时检查甲状腺功能，调整治疗。特别提醒，有桥本甲状腺炎的女性也要在备孕前进行甲状腺功能检测，及时咨询内分泌科和产科医生。

在临床上，甲减尤其是孕期甲状腺功能不足很常见，它并不可怕，不必过度忧虑，但也不能置之不理。及时咨询专科医生，积极对症治疗，才是正确的应对之策。

三、药源性甲亢

补甲状腺激素会不会补成甲亢？

首先，补充甲状腺激素会不会有副作用？不少患者谈激素色变，担心长期吃药会长胖、引起甲亢、损害肝肾、对胎儿不好。

其实，甲状腺激素不是长胖的激素，它有助于人体新陈代谢，缺乏它才会导致体重增加。现在使用的左甲状腺素钠片是人工合成的四碘甲状腺原氨酸钠，与人体产生的甲状腺激素相同，进入体内后经过转化才能发挥作用，所以左甲状腺素钠不会引起肝肾功能损害，在医生的指导下服药也不会造成甲亢。

孕妇需要有足够的甲状腺激素才能保证胎儿的生长发育，尤其是神经系统的发育，所以甲状腺激素分泌不足的备孕女性和孕妈妈口服左甲状腺素钠是有益于怀孕和胎儿发育的。

药源性甲亢是一种由外部摄入甲状腺激素或组织的伪甲亢，患病人群多是因精神失常、误食、有意摄入甲状腺激素和甲状腺激素治疗剂量不当所引起的，除此之外也包括部分参加相关研究项目的志愿者。临床症状表现为心悸乏力、心动过速、失眠、情绪多变波动大等。

药源性甲亢在临床上最常见的是因其他疾病而长期过量服用甲状腺激素所致者。通常药源性甲亢患者有甲亢症状，无甲状腺肿大，甲状腺功能亢进，血清 TT_3、TT_4 升高，FT_4 升高，但甲状腺吸碘 -131 率降低，需要与碘甲亢、无痛性甲状腺炎、卵巢甲状腺肿伴甲亢及转移性甲状腺癌伴甲亢鉴别。如果患者用的药物是 L-T3，则虽有甲亢症状，但血清 TT_4 降低，甲状腺吸碘 -131 率降低，临床诊断更为困难。

对于药源性甲亢的防治，如果是误服或故意服用甲状腺激素的患者只要停服，或甲减患者减少甲状腺激素用量，药源性甲亢就会逐渐减轻直至消失，一般需 2 周到 1 个月。

甲亢对女性的危害

1. 首先甲亢对女性的生殖系统会有影响，导致患者的月经紊乱，甚至闭经，严重时，还有可能会导致患者出现不孕。

2. 女性甲亢患者是不宜怀孕的，因为这样会增加流产、难产、胎儿畸形的概率，对母亲、胎儿来说都是不利的，并且还很有可能会把疾病遗传给自己的后代。

3. 患者会有甲状腺肿大及突眼的症状，这个严重地影响了女性的形象，也会给女性的心理带来一定的压力，甚至会出现一些自卑心理，同时视力也会受到影响。

4. 女性甲亢患者同样会因为甲亢出现很多的并发症，常见的就是心血管疾病、肝病、运动系统受损、糖尿病等一系列的危害患者健康的疾病。

5. 对疾病处理不当，有可能会出现甲亢危象，会严重地威胁到患者的生命，大大地增加死亡率。

第六节　药源性性激素分泌紊乱

案例 10-5

患者，男，65 岁，曾于 2012 年 11 月因冠心病住院治疗，好转出院后规律服用阿司匹林肠溶片、地高辛片、螺内酯片；不规律服用苯磺酸左旋氨氯地平片。2013 年 3 月发现双侧乳房发育明显，触及疼痛，在当地医院行乳房 B 超检查提示双侧乳腺增生，未停药。2013 年 11 月因地高辛中毒停用所有药物，好转后自行用蒲公英煮水服用以改善乳腺增生症状，约 3 个月后乳房基本恢复正常。

2017 年 6 月，患者因冠心病、高血压、慢性支气管炎入院。对症治疗好转出院后规律服用华法林、阿托伐他汀钙片、比索洛尔片、奥美沙坦酯片、呋塞米片、螺内酯片。2017 年 11 月患者及其家属再次发现患者双侧乳房发育明显，触及疼痛，因心脏疾病至此次入院（2018 年 5 月）前未停药。

因患者乳腺明显增生，停用入院前服用的呋塞米片和螺内酯片；因胃肠道反应重、极度消瘦，停用入院前服用的阿托伐他汀钙片；因血压偏低，停用入院前服用的奥美沙坦酯片。出院 3 个月后电话随访，患者诉院外遵医嘱规律服药，心脏疾病控制可，乳腺增生症状好转（自诉双侧乳房隆起明显恢复正常，基本无触摸痛）。

问题：试分析患者出现男性乳腺增生的诱因？

一、药源性男性乳腺增生症

药源性男性乳腺增生症，又称为男性乳腺发育症或男子女性型乳房，是指药物治疗过程中，发生非预期性体内激素水平变化，使雌激素绝对或相对增多，引起男性乳腺组织增生的一种临床病症。有高泌乳血症者可有泌乳症。临床表现是应用某种药物后出现乳房增大、胀痛或触痛。停药后，一般不需要特殊治疗，增大的乳房可自行消退，泌乳停止。常见致病药物有异烟肼、氯丙嗪、普萘洛尔、洋地黄、螺内酯、甲氧氯普胺、地西泮和西咪替丁等。

致病机制如下。

1. 雄激素水平降低　药物性乳房增大与所用药物、用药时间和剂量具有关系。螺内酯是最典型的药物引起乳腺增生的例子。螺内酯有类似雌激素的作用，使用小剂量（50mg/d）即可抑制 17,20- 裂解酶，阻碍睾酮的合成。较大剂量时能与组织中雄激素受体结合，使血中雄激素含量减少，雄激素作用减弱，导致乳房发育，但一般不伴泌乳。

2. 雌激素含量升高

（1）药物进入体内，通过血液循环对下丘脑直接起作用，使催乳素抑制因子（PIF）产生过少或分泌停止，影响脑垂体前叶分泌功能，催乳素分泌抑制作用被解除，血清催乳素浓度增高。下丘脑分泌的促甲状腺激素释放激素（TRH），促进垂体前叶分泌 TSH，同时亦增加催乳素分泌而致泌乳。地西泮或精神运动兴奋剂可直接作用于下丘脑，通过耗竭儿茶酚胺的储存和（或）直接阻滞多巴胺受体，抑制多巴胺的作用，从而使血清泌乳素水平升高引起泌乳，如氯丙嗪、利血平、甲氧氯普胺、维拉帕米等。

（2）临床上许多药物可损害肝脏功能，致肝功能降低，其灭活和破坏雌激素的作用减弱，使血中雌激素水平升高，可引起乳房发育。此类药物如异烟肼、利福平、氯丙嗪、头孢唑啉钠等。

案例 10-5 解析

　　该患者从 2012 年至今服用的药物中，可引起男性乳房发育的药品有螺内酯片和地高辛片两种。患者首次检查出乳腺增生为 2013 年 3 月，之前同时服用螺内酯片和地高辛片约 4 个月。2013 年 11 月同时停服螺内酯片和地高辛片，约 3 个月后乳房基本恢复正常。患者第 2 次发生乳腺增生为 2017 年 11 月，之前服用螺内酯片约 5 个月，至 2018 年 5 月入院查体发现乳腺显著增生，已服用螺内酯片近 1 年。在患者停服螺内酯片（且服用地高辛片）约 3 个月后，乳腺增生好转。螺内酯片与不良反应乳腺增生的发生存在合理的时间关系。停药后反应逐渐减轻并消失，再次使用该药品出现同样的反应，反应与并用药的作用、患者病情进展、其他治疗的影响无关。因此，此患者发生男性乳腺增生为螺内酯片引起。螺内酯的结构与醛固酮相似，是醛固酮的竞争性抑制药。其引起男性乳腺增生的作用机制为螺内酯可与孕酮和雄激素受体结合，使雌激素的浓度相对升高，进而引起雄激素与雌激素的比例失调，导致乳腺组织增生发育。也可能是老年患者，机体对药物的清除减慢，长期用药导致药物在体内蓄积，诱发其抗雄激素样作用。

二、药源性高催乳素血症

　　药源性高催乳素血症是指药物治疗过程中，发生的以溢乳和性腺功能减退等为突出临床表现的综合征。女性患者可有性欲降低、性感缺失，治疗后随着外周血清催乳素（PRL）水平的降低而缓解。男性患者主要表现为性欲减退、阳痿，严重者可出现体毛脱落、睾丸萎缩、精子减少甚至无精症。许多拮抗下丘脑催乳素释放抑制因子，或增强兴奋催乳素释放因子的药物可引起高催乳素血症，少数药物可能对催乳素细胞也有直接影响。常见致病药物如下。

　　（1）抗高血压药，如利血平、甲基多巴、维拉帕米、依那普利等。

　　（2）抗精神病药，如氟哌啶醇、氯丙嗪等。

　　（3）抗抑郁药，如阿米替林、丙米嗪、氟西汀等。

　　（4）组胺和组胺受体拮抗剂，如 5- 羟色胺、西咪替丁、雷尼替丁等。

　　（5）镇痛剂，如美沙酮、吗啡、苯二氮䓬类等。

　　（6）雌激素等。

　　药源性高催乳素血症的治疗:停用可疑致病药物后，药源性高催乳素血症可在数周内消失。

课 后 习 题

一、名词解释

　　1. 药源性皮质醇增多症

　　2. 药源性肾上腺皮质激素撤药综合征

　　3. 药源性低血糖症

　　4. 药源性甲状腺毒症

　　5. 药源性高血糖症

二、单选题

　　1. 下列哪种药物既可引起甲亢，又可引起甲减（　　　）

　　　　A. 胺碘酮　　　　　　　　　　　　B. 锂剂

　　　　C. 干扰素 -α　　　　　　　　　　　D. 放射造影剂（短暂使用）

　　2. 长期大剂量使用糖皮质激素的临床表现为（　　　）

A. 骨质疏松　　　　B. 粒细胞减少症　　　　C. 血小板减少症　　　　D. 精神萎靡

3. 长期应用糖皮质激素，突然停药，会引起（　　　）

A. 胃溃疡　　　　　　　　　　　　B. 诱发严重感染

C. 皮质功能亢进　　　　　　　　　D. 药源性肾上腺皮质功能不全

4. 用于治疗黏液性水肿的是（　　　）

A. 甲状腺素　　　B. 小剂量碘制剂　　　C. 大剂量碘制剂　　　D. 甲硫氧嘧啶

5. 大剂量应用甲状腺素可导致（　　　）

A. 甲减　　　　　B. 高血压　　　　　　C. 血管神经性水肿　　　D. 甲亢

三、多选题

1. 以下哪些药物单独应用不引起低血糖反应（　　　）

A. 二甲双胍　　　B. 阿卡波糖　　　C. 吡格列酮

D. 艾塞那肽　　　E. 达格列净

2. 下列哪些非降糖药物具有一定降糖作用或可增强降糖药作用（　　　）

A. 美托洛尔　　　B. 培哚普利　　　C. 阿司匹林　　　D. 复方磺胺甲噁唑

E. 西咪替丁

3. 药源性甲状腺毒症的临床表现为（　　　）

A. 畏冷　　　　　B. 手平举可见细微震颤　　　　　C. 体重增加

D. 肌肉退化　　　E. 甲状腺肿

4. 影响血催乳素（PRL）水平的药物有（　　　）

A. 多巴胺受体拮抗剂　　　　　　　B. 血管紧张素转化酶抑制剂（ACEI）

C. 组胺受体拮抗剂　　　　　　　　D. 单胺氧化酶抑制剂

E. 苯二氮䓬类衍生物

5. 可引起男性乳腺增生的药物有（　　　）

A. 洋地黄　　　　B. 维生素D　　　C. 甲基多巴

D. 螺内酯　　　　E. 西咪替丁

四、配伍选择题

A. 糖皮质激素　　　B. 胰岛素　　　C. 大剂量碘化钾

D. 炔雌醇　　　　　E. 丙硫氧嘧啶

1. 长期使用可引起骨质疏松的是（　　　）

2. 用于治疗骨质疏松的是（　　　）

3. 用量过大可引起低血糖反应的是（　　　）

4. 能诱发甲亢的是（　　　）

5. 甲状腺危象、重症甲亢的首选药是（　　　）

五、简答题

1. 导致药源性高血糖的药物有哪些？

2. 试列举因药物相互作用，易引起药源性低血糖的药物。

3. 试述药源性低血糖的防治原则。

4. 试列举可诱发药源性低血糖反应，自身具有一定的降糖作用或者可增强降糖药作用的非降糖类药物。

5. 试列举可能引起药源性甲状腺毒症的药物。

本 章 小 结

　　本章主要通过介绍药源性内分泌系统疾病的概念、分类、产生机制及预防与治疗原则，加深了解药源性内分泌系统疾病的临床表现及危害等内容。通过上述内容的学习，有助于判断临床患者的某些不良反应是否由药物引起，同时能够应用所学知识提出相应合理的解决方案。

　　内分泌疾病大多为自身免疫性或继发于内分泌腺体肿瘤，但许多药物能对内分泌腺体合成和释放激素产生干扰，从而对其功能产生影响。此外，药物还可能干扰内分泌疾病诊断试验的结果，影响内分泌疾病的诊断，而诊断错误可能导致不恰当的治疗。

　　原则上若怀疑出现的病症是由药物所引起，而又不能确定为某种药物时，可能的话，首先是停止应用所有药物，这样做不但可及时停止药物继续损害机体，而且有助于做出诊断。停药后，临床症状减轻或缓解常可提示疾病为药源性。此后根据病情采取治疗对策。由于药源性疾病多有自限性特点，停药后无须特殊处理，待药物自体内消除后，可以缓解。症状严重时须进行对症治疗，如致病药物很明确，可选用特异性拮抗剂。若是药物变态反应，应将致病药物告知患者防止日后再度发生。

（李　丹）

第十一章　药源性神经系统疾病

······ 学习导引 ······

知识要求

1. 掌握：引起药源性癫痫、药源性锥体外系综合征、药源性头痛、药源性昏迷、药源性颅内高压、药源性精神障碍的药物。

2. 熟悉：药源性癫痫、药源性锥体外系综合征、药源性头痛、药源性昏迷、药源性颅内高压、药源性精神障碍的防治措施。

3. 了解：药源性癫痫、药源性锥体外系综合征、药源性头痛、药源性昏迷、药源性颅内高压、药源性精神障碍的作用机制。

能力要求

1. 具备判断/诊断药源性癫痫、药源性锥体外系综合征、药源性头痛、药源性昏迷、药源性颅内高压、药源性精神障碍的能力。

2. 具有药源性癫痫、药源性锥体外系综合征、药源性头痛、药源性昏迷、药源性颅内高压、药源性精神障碍的防治措施的知识储备并能应用于临床实践。

3. 对药源性癫痫、药源性锥体外系综合征、药源性头痛、药源性昏迷、药源性颅内高压、药源性精神障碍的作用机制有所了解，当出现以上疾病时能予以解释的能力。

第一节　药源性癫痫

案例 11-1

患者，男，46岁，因"5个月期间间断性发作肢体抽搐、意识不清"入院。患者5个月前无明显诱因突然出现意识丧失、呼之不应，头后仰，双眼上翻，双上肢屈曲，双下肢伸直抽搐，伴口吐白沫、舌咬伤、小便失禁等症状，持续约20min缓解。至当地医院就诊，脑电图提示广泛轻度异常，诊断为"癫痫"，给予丙戊酸钠0.5g晨服，0.75g睡前服用；喹硫平，1片，中午、晚上服用，控制精神症状。痛风病史8年，口服别嘌醇、秋水仙碱、苯溴马隆；阵发性心房颤动病史8个月，口服利伐沙班预防血栓。

入院查体：体温、脉搏、呼吸均正常，血压147/96mmHg，患者入院后神志清晰，自主体位，面容无异常，查体无阳性指标。

问题： 药源性癫痫发作需要注意哪些？可以有哪些药学监护呢？

癫痫是一组临床综合征，指脑部神经反复放电导致暂时性脑功能失调，临床表现为患者或观察者能察觉的、大脑神经元阵发性放电所致的各类癫痫发作。癫痫按照发作程度分为全面性发作和部分性发作，按照发作类型分为原发性、症状性和其他类型的癫痫。

一、发病机制

药源性癫痫是继发性癫痫，又称症状性癫痫，由药物直接或间接引起，其作用机制尚未完全阐明，目前研究表明能使脑内兴奋性递质过多或抑制性递质过少导致兴奋与抑制失衡的药物均可引起癫痫发作。主要包括以下几个方面：①药物通过直接或间接增加谷氨酸等中枢神经系统（CNS）兴奋性递质，或减少 GABA 等抑制性递质，使大脑皮质兴奋与抑制失衡而引起癫痫；②某些药物在大脑皮质部浓度过高，对 CNS 直接产生毒性，引起大脑皮质部神经元功能紊乱、过度放电而引起癫痫；③药物引起缺氧、低血糖、电解质紊乱等情况，导致脑神经元代谢障碍而引起阵发性癫痫；④一些药物突然停药后的撤药综合征可引发癫痫，如乙醇、抗痛风药、巴氯芬等。

二、致 病 药 物

药源性癫痫常涉及两个方面：癫痫患者服药后诱发的癫痫发作和非癫痫患者服药后诱发的癫痫发作。

（一）抗精神病药

致病药物以氯丙嗪、氯氮平最为多见，氟哌啶醇次之，奋乃静、三氟拉嗪较少。其中氯氮平致癫痫发作与剂量有关，随着剂量增加，癫痫发生的风险也增加。快速增加氯氮平的剂量也是导致癫痫发作的另一个危险因素。发作的形式有强直阵挛发作、复杂部分性发作、肌阵挛性发作等，表现为癫痫性幻视、交感癫痫发作、精神运动性发作及癫痫持续状态。因此，在应用抗精神病药治疗之前，应对癫痫发作的危险因素进行评估。

（二）抗抑郁药物

单环类的丁胺苯丙酮、二环类的氟西汀、三环类的马普替林、四环类的米安色林等均可诱发癫痫，其危险因素与抗精神分裂症药诱发癫痫类似。目前常用的 5- 羟色胺再摄取抑制剂如氟西汀、帕罗西汀、西酞普兰等可降低癫痫发作的阈值，尤其在与抗精神分裂症药物联用时，有癫痫史的患者易于复发。

三环类抗抑郁药如氯米帕明、阿米替林等剂量偏高且与 5- 羟色胺再摄取抑制剂合用者占抗抑郁药诱发癫痫的 44.4%。氟西汀、帕罗西汀是高效的 CYP2D6 酶抑制剂，能抑制三环类抗抑郁药在体内的羟化代谢过程，提高三环类抗抑郁药的血药浓度，引起心血管和中枢神经系统毒性。三环类抗抑郁药与 5- 羟色胺再摄取抑制剂二者合用诱发癫痫可能与此机制有关。二者合用时应适当减少三环类抗抑郁药用量或者进行血药浓度检测。

（三）抗菌药物

1. 氟喹诺酮类 左氧氟沙星、环丙沙星、莫西沙星等大多数喹诺酮类药物均可引起药源性癫痫。其机制可能是氟喹诺酮类药物具有脂溶性，可通过血脑屏障至脑组织，可抑制 GABA 与受体结合，使中枢神经系统兴奋性增加，导致癫痫发作。

2. 青霉素类 青霉素、氨苄西林、羧苄西林等诱发癫痫发作已临床熟知，其发生机制与 β 内酰胺环对 GABA 受体的阻滞作用有关。青霉素类诱发癫痫多数与超大剂量使用有关，大剂量静脉滴注或鞘内注射很易引起癫痫发作，剂量过大使大脑皮质兴奋性增加，导致癫痫发作，甚至死亡，其严重程度随剂量增大和疗程延长而增加。青霉素脑病症状伴癫痫持续状态可能出现在用药后 24~72h。癫痫病史、肾功能不全、老年、婴幼儿、青霉素剂量过大是诱发癫痫的主要危险因素。

3. 头孢菌素类 头孢唑林、头孢哌酮、头孢吡肟、头孢曲松、头孢噻肟等可使肾功能不全患者体内血药浓度升高而引起癫痫发作。因此，对于肾功能不全的患者合并中枢神经系统疾病在应用上述药物时应慎用或从小剂量开始，以防止因肾功能不全导致药物排泄减慢、蓄积，通过血脑屏障导致癫痫发作。

4. 碳青霉烯类　亚胺培南可引起癫痫发作，发生率为 0.2%~3%，平均发作时间在用药后 10min 至 14 日。亚胺培南诱发癫痫的机制，可能与兴奋中枢、兴奋性神经元、抑制性氨基丁酸介导的抑制性神经传导通路及化学结构中包含能诱发惊厥的碱性 C2 侧链有关。亚胺培南/西司他汀诱发癫痫主要与亚胺培南有关，而与肾肽酶抑制剂西司他汀无关。由于亚胺培南/西司他汀主要经肾脏排泄，肾功能不全的患者血药浓度增加及脑膜渗透性增加，加之从脑中清除减慢，更易发生不良反应，对于肾功能障碍的患者或老年人，临床应高度重视。此外，美罗培南可通过血脑屏障，与丙戊酸钠合用可致丙戊酸钠血药浓度迅速降低，增加癫痫再次发作的风险。

5. 抗结核药　异烟肼诱发癫痫报道的例数较多，发生率为 1%~3%，常发生在有癫痫史、脑外伤史、酒精中毒、大剂量应用而未加维生素 B_6 或同时给予单胺氧化酶抑制剂的患者。其作用机制可能是患者服用异烟肼后，导致维生素 B_6 缺乏，谷氨酸脱羧酶活性降低，导致 GABA 生成受阻引起的。此外，利福平大剂量给药时也可引起癫痫。

6. 其他抗菌药物　甲硝唑中的硝基成分在无氧环境可还原成氨基或自由基，影响大脑皮质的一部分神经元，导致膜电位活动异常，放电频率增加而诱发癫痫。此外，庆大霉素、两性霉素 B、奥硝唑、万古霉素等也有个案报道产生药源性癫痫的发作。

（四）麻醉药品

中枢发育不完善的儿童使用麻醉药后易诱发癫痫。报道较多的是常用剂量的氯胺酮，其中不少是无癫痫史的儿童。国内有报道氯胺酮用于患儿多在麻醉后 3min 至 13h 出现无诱因的癫痫发作，持续 3~5min，大多数患儿肌内注射地西泮或苯巴比妥可使抽搐缓解。

（五）糖皮质激素类

糖皮质激素诱发癫痫可能与提高中枢神经系统的兴奋性有关。癫痫发作常在应用大剂量泼尼松、甲泼尼龙和地塞米松连续静脉滴注时发生。

（六）抗肿瘤药

紫杉醇、表柔比星、长春新碱、他克莫司、多柔比星等均有导致局限性或全身性癫痫发作的报道，但作用机制尚不明确。

（七）抗心律失常药

维拉帕米等抗心律失常药应用于脑缺血早期，由于一氧化氮合酶活性增加，产生一氧化氮过多，导致脑损伤而引起癫痫发作。

三、防　治

药源性癫痫的处理：①减小抗精神病药物的剂量或换用其他种类药物治疗，选用不易致抽搐的药物如阿立哌唑、利培酮、舒必利等，抗胆碱不良反应很明显的氯氮平、氯丙嗪等抗精神病药物容易降低患者惊厥阈，导致癫痫发作，最好不选用；②建议抗精神病药物使用应从小剂量开始，缓慢加大剂量至最低有效剂量，用药剂量不宜加得过快；③可尝试适当增加既往有癫痫病史患者的抗癫痫药剂量；④注意监测患者脑电图，当出现高幅棘慢复合波或棘波时，减少抗精神病药物的剂量，或联合使用抗癫痫药物进行预防治疗；⑤对偶尔癫痫发作的患者，一般不停用抗精神病药物，可联合抗癫痫药如丙戊酸钠、奥卡西平、拉莫三嗪等进行治疗；若癫痫发作较严重、发作较频繁，则应及时停药或更换药物，急性发作时及时按癫痫治疗原则处理。

　　临床药师在预防药源性癫痫临床工作中药学监护包括以下几点：①询问患者既往用药史，分析用药过程中可能存在的药源性癫痫风险的药物；②发现药源性癫痫风险药物，指导患者逐步停用风险药物；③参与临床用药方案的制订，确保患者诊疗方案中药源性癫痫风险降到最低；④发现诊疗环节中的用药风险，及时协助医师调整诊疗方案，共同避免药源性癫痫的风险；⑤监护患者服药后症状的改变，保障患者服药期间的用药安全；⑥对患者进行"癫痫患者特殊用药告知"，真正做到个体化的药学服务，保障患者的预后。

案例 11-1 解析

　　监护过程：经过检查，排除了原发性癫痫的可能，结合患者 8 个月前的脑梗死病史，梗死部位近皮层，可能导致大脑皮质的异常放电，诱发癫痫反复发作，初步诊断为"症状性癫痫"。患者在既往 5 个月中出现的胡言乱语、精神亢进等症状也可能与此有关，建议患者逐步停用抗精神病药物。

　　患者入院第 1 日临床药师详细询问了患者的用药史，经过查阅相关资料，发现有癫痫病史的患者服用喹硫平有再次诱发癫痫的可能性，考虑患者在口服丙戊酸钠缓释片后癫痫仍有反复发作的情况可能和喹硫平有关。药师将服药风险告知患者，并指导患者用逐步减量的停药方法停用喹硫平。

　　患者入院第 6 日临床药师查房询问患者停药情况，患者已完全停用喹硫平片，未出现任何不良反应，住院期间整体状况改善良好，丙戊酸钠血药浓度稳定，癫痫控制状况良好，未再出现癫痫发作的情况。

　　患者入院第 9 日临床药师将总结的可能诱发药源性癫痫的药物制成临床反馈材料，与临床医师共同沟通学习，共同制作简易版用药教育材料，为癫痫患者提供具有实用价值的临床安全用药材料。

　　患者入院第 10 日病情控制良好，患者自觉症状明显好转，准备择日出院。出院前临床药师对其进行癫痫患者特殊用药教育。

第二节　药源性锥体外系综合征

案例 11-2

　　患者，女，48 岁，2018 年 12 月 15 日在当地卫生院诊断为梅尼埃病和慢性胃炎，予以盐酸氟桂利嗪胶囊 10mg，口服，每晚 1 次和盐酸甲氧氯普胺片 10mg，口服，每日 3 次治疗。2018 年 12 月 16 日 19:00 左右患者出现口角歪斜，错牙、磨牙等不自主的下颌运动障碍表现，间断持续 1h 后，症状自行消失，未予以重视，继续遵医嘱服药。2018 年 12 月 17 日 9:00 许，患者再次出现上述症状并持续近 5h 后又自行消失，遂入我院治疗。此患者既往体健，入院后主要表现为眩晕、视物旋转、耳鸣，右耳稍耳堵感和间断上腹部胀痛不适，而下颌和面部肌肉运动均已恢复，张口和咀嚼正常。查体：T 36.7℃，P 79 次 / 分，R 20 次 / 分，BP 131/71mmHg，高级神经功能检查正常，脑神经（−），运动和感觉反射未见异常，共济失调（−）。实验室及影像学检查未见明显异常，耳镜示双耳鼓膜略浑，右耳可见钙化斑，电测听示双耳感应神经性听力损失，胃镜示慢性非萎缩性胃炎。临床诊断：梅尼埃病、慢性非萎缩性胃炎。

问题：对于药源性锥体外系反应，作为临床药师该如何处理呢？

锥体外系的调节功能依赖于中枢神经递质多巴胺和乙酰胆碱的动态平衡，锥体外系反应（extrapyramidal reaction）主要表现为帕金森综合征、急性肌张力障碍、静坐不能、迟发性运动障碍等。

一、致病药物及机制

1. 抗精神病药 锥体外系反应属于抗精神病药不良反应中的一种，几乎全部的抗精神病药都能导致锥体外系反应。相比其他药物，阿立哌唑对锥体外系的影响较轻，但若药物加量过快或长期应用大剂量，患者的锥体外系仍会受到明显影响，导致锥体外系反应的发生。因此，阿立哌唑治疗中药物剂量应小幅度缓慢增加。氟哌啶醇为丁酰苯类抗精神病药，是一种选择性中枢多巴胺受体拮抗剂，主要作用于突触后多巴胺受体，对运动性抽动和发声性抽动效果尤佳。小剂量氟哌啶醇治疗儿童抽动障碍起效快、疗效好、有较好的安全性；服用过量可产生各种神经系统损害，极易引起锥体外系反应，尤其是急性肌张力障碍在儿童和青少年中更易发生，可出现明显的扭转痉挛、吞咽困难、静坐不能及类帕金森病症状。

2. 氟桂利嗪 因其化学结构与抗精神病药物相似，故可诱导产生锥体外系反应，一方面对黑质纹状体多巴胺 D_2 受体产生直接的竞争性拮抗作用，另一方面致使单胺、5-羟色胺能神经元的酪氨酸羟化酶丢失，导致多巴胺耗竭，从而导致两大递质系统的平衡失调，造成机体运动不协调。氟桂利嗪致锥体外系反应的潜伏期不等，从服药到发病数小时至数周不等，在正常剂量下的短程应用也会发生锥体外系反应，这可能与特异性体质或个体敏感性相关。

3. 甲氧氯普胺 是一种多巴胺受体拮抗剂，同时还具有 5-HT$_3$ 受体拮抗剂特性，是常用的胃动力调节药，可引起头晕、头痛、乏力和烦躁等副作用，在大剂量用药、静脉给药速度过快、长期用药等情况下易诱发锥体外系反应。

二、临床表现

锥体外系反应具有多样化的症状，其中主要包括类帕金森综合征、静坐不能、肌张力障碍和迟发性运动障碍（tardive dyskinesia，TD）。

三、防治

（一）类帕金森综合征和肌张力障碍

类帕金森综合征表现出来的症状主要有肌肉痉挛、静止性震颤、僵硬脸、运动缓慢及强直等。肌张力障碍常发生于抗精神病药加量或是换药的过程中，临床症状表现多样化。主要表现为颈部歪斜、颈部后倾、舌头凸起及下颌微张等。常见的药物治疗为抗胆碱药，其中包括盐酸苯海索和东莨菪碱。这类药物特别是对于急性肌张力障碍、类帕金森综合征治疗效果十分显著，但是对静坐不能的治疗效果却不佳，极易导致迟发性运动障碍。

（二）静坐不能

静坐不能的临床症状主要表现为主观性和客观性两种症状，主观性症状有无法安静地坐着、情绪激越、焦虑不安、烦躁易怒、自杀倾向及暴力倾向等；客观性症状主要有在站立时做踏步运动或在静坐时改变身体的位置。常用的药物有 β 受体阻滞剂，其中有普萘洛尔及苯二氮䓬类药物（地西泮），但是这两种药物出现的不良反应都十分显著。β 受体阻滞剂很容易产生心血管不良反应，如出现心动过速及直立性低血压等，苯二氮䓬类药物会让患者产生药物依赖性。

（三）迟发性运动障碍

迟发性运动障碍不是很常见，但是症状十分严重，并且具有不可逆转的药物不良反应。这种症状表现十分严重并且复杂多样，主要表现为口 - 舌 - 颊产生无法自我控制的异常肌肉运动，其中包括手舞足蹈症、肌肉张力障碍、迟发性静坐不能、类帕金森综合征及上述症状的综合症状。TD 在单胺类囊泡转运体Ⅱ受体拮抗剂上市之前没有相应的药物进行治疗，只能采用临床处理的方法，其中包括逐步换用非典型抗精神病药，合并金刚烷胺、氯硝西泮和维生素 B_6 等，但是这些处理方式都没有大样本优质研究进行证实，不能进行大力推广使用。

案例 11-2 解析

针对患者入院前出现的两次下颌运动障碍表现，临床药师高度怀疑此为锥体外系药物不良反应，建议立即停止使用氟桂利嗪和甲氧氯普胺，调整治疗方案为倍他司汀 12mg 口服，每日 3 次和兰索拉唑肠溶片 30mg 口服，每日 1 次，同时给予精神安慰，医师接受意见。患者后未再出现类似不良反应。

第三节　药源性头痛

案例 11-3

患者，女，45 岁，主因"发热 2 周余"就诊，诊断为"肺炎"，给予盐酸莫西沙星氯化钠注射液（规格：250mL，莫西沙星 0.4g 与氯化钠 2.0g）0.4g 静脉滴注，每日 1 次，体温可降至 37℃，间断发热，体温最高 38.4℃，无明显畏寒、寒战，无恶心、呕吐。次日无明显诱因出现剧烈头痛，伴意识欠清约 2h。患者既往无神经、精神疾病史，无其他非药物诱发精神症状的因素，脑脊液检查阴性，脑 CT 未见异常。

问题：引起此患者头痛的原因是什么？如何分析药源性头痛？出现药源性头痛应如何处理？

药源性头痛是药物直接或间接作用引起的头痛，占全部头痛的 5%～10%，几乎遍布临床各科。药源性头痛可由多种药物引起，其中原发性头痛患者过多使用急性止痛药物引起的头痛，称为药物过量性头痛，是慢性头痛的第二大原因，可能是继偏头痛和紧张性头痛后第三种最常见的头痛类型。

一、致病药物及机制

常见的可引起药源性头痛的药物包括抗菌药物，如头孢菌素类（头孢哌酮最常见）、喹诺酮类（如依诺沙星）、呋喃唑酮、红霉素和吉他霉素等；NSAID，如布洛芬、舒林酸、萘普生、托美丁、双氯芬酸、酮洛芬、吡罗昔康、水杨酸盐和吲哚美辛等；作用于中枢神经系统的药物，如脑蛋白水解物、氟桂利嗪等；作用于循环系统的药物，如硝酸甘油、硝苯地平和卡托普利；作用于消化系统的药物，如法莫替丁、西沙必利和东莨菪碱；影响机体免疫功能的药物，如干扰素、环孢素和免疫球蛋白等。

发病机制：①血管扩张性头痛：血管扩张药如钙通道阻滞剂、硝酸甘油和硝酸异山梨酯等可通过舒张血管使脑血管壁上的痛觉感受器过度牵张而引起头痛，或加剧头痛，也可能由药物对脑脊膜的化学刺激引起。②双硫仑样反应：使用某些药物（如头孢菌素类和咪唑类）前后，接受乙醇或含乙醇制品时，可引起颜面潮红、恶心、头痛和血压下降等一系列血管和神经症状。③药源性脑病：喹诺酮类抗菌药物、肾上腺皮质激素、氯胺酮、地芬诺酯、口服避孕药、阿苯达唑、苯妥英钠等可引起良性颅内压增高综合征，出现头痛和视盘水肿，并可有恶心、呕吐、耳鸣和视觉障碍；布洛芬、免疫球蛋白、青霉素、硫唑嘌呤和异烟肼等也可引起无菌性脑膜炎，出现头痛和视盘水肿。

二、诊断与防治

选用降压药、扩血管药时，应注意用药疗程和药物剂量，严密观察病情与血压变化，尽量减少联合用药。由于头孢菌素类药物和甲硝唑可引起双硫仑样反应，故用药期间与用药前后15日内避免饮酒。在服用喹诺酮类药物时，要严格控制药量和持续时间，不可随意增加用量和服药次数。如服药期间出现头痛，要及时减少剂量，必要时可停药或在医生的指导下调整用药。

案例 11-3 解析

患者既往无神经、精神疾病史，无其他非药物诱发精神症状的因素，未使用其他药物，考虑为盐酸莫西沙星氯化钠注射液所致中枢神经不良反应的可能。

临床处理：立即停用盐酸莫西沙星氯化钠注射液，给予哌拉西林钠他唑巴坦钠继续抗感染治疗，停用该药次日，患者头痛、头晕等症状逐渐减轻，3日后症状完全消失。

◆ 知识拓展 ◆

莫西沙星注射液药品说明书中神经、精神系统的不良反应有头痛头晕（1%~10%），焦虑、嗜睡、眩晕等少见（0.1%~1%），言语障碍、情绪不稳定等罕见（0.01%~0.1%）。

莫西沙星化学结构中含有C6位F原子和C7位哌嗪基衍生物，这是引发神经、精神系统不良反应的结构基础。其中，C6位F原子增加了莫西沙星的脂溶性，脂溶性大小影响药品进入中枢神经系统的程度，是神经系统不良反应的危险因素之一。莫西沙星透过血脑屏障进入脑组织影响抑制性氯离子通道的开放，使中枢神经系统兴奋性增加，从而表现出中枢神经症状。

注意事项及不良反应处理：①莫西沙星注射液在应用过程中应避光，控制滴速。②关注重点人群，特别是有基础疾病的老年患者。③准确把握患者用药指征，询问既往疾病史、用药史、食物药物过敏史，对有中枢神经系统疾病（如严重的脑动脉硬化、癫痫）、周围神经病变病史者，应酌情权衡利弊后使用。④出现中枢神经系统不良反应，应立即停药，换用另一种合适的抗菌药物。

第四节　药源性颅内高压

颅内压增高是指颅腔内三种主要物质（脑脊液、脑组织、血液）中任何一种、两种物质容积增加或颅腔内有占位性病变（如肿瘤、血肿、脓肿、囊肿等）。其增加的容积超过代偿限度时即可导致颅内压增高。

一、临床表现

婴幼儿常表现为前囟饱满、喷射状或非喷射状呕吐或吮乳即吐、烦躁不安；成人表现为烦躁不安、头痛剧烈、不能行走、呕吐；严重者还出现精神障碍、反应迟钝、计算力差、抽搐频繁、呈癫痫大发作、不能进食、有的最终形成脑疝致死亡。典型表现是持续性头痛、短暂视觉模糊及颅内噪声（耳边蜂鸣声或心跳声等）。体检可见视乳头水肿，有时出现展神经麻痹和复视，腰穿显示脑脊液压力增高而成分正常。

二、致病药物

1. 四环素 其所致颅内高压多见于 6 个月以下婴儿，偶见于儿童和成人。常在用药后 12h 至 4 日出现烦躁不安、吸吮无力、恶心呕吐、前囟膨隆和视盘水肿，无神经系统定位症状。脑脊液除压力增高外，实验室检查正常。大多数脑电图正常。成人可表现为头痛、呕吐、视力减退等。停药数小时至数日症状消失，亦有数周方消退者。反复用药颅内高压可反复出现。自从 8 岁以下小儿禁用四环素后，此药所致颅内高压罕见。

2. 维生素 A 大剂量或长期服用维生素 A，可引起维生素 A 中毒致颅内压增高，但常规用量亦可发生。

3. 肾上腺皮质激素 长期用肾上腺皮质激素治疗某些疾病（如肾病综合征、血液病、哮喘等），突然减量或停药时发生药源性头痛；另外，长期应用大量皮质激素治疗儿童哮喘的过程中也可发生。

4. 地芬诺酯 有文章报道小儿肠炎用地芬诺酯 2~3 日后出现药源性头痛，呕吐，前囟饱满，停药后症状消失。

此外，雌二醇受体激动剂和拮抗剂、NSAID、生长激素，以及西咪替丁、萘啶酸、甲氧苄啶、磺胺甲噁唑、胺碘酮和锂盐等均与药源性颅内高压的发生有关。

三、发病机制

①药物影响脑脊液的分泌和（或）吸收，导致循环障碍引起颅内压升高，如维生素 A 可导致脑脊液分泌过多或吸收障碍。②改变脑血管的舒缩功能，使脑血液循环动态失去平衡，造成颅内高压，如阿司匹林、硝普钠。③阻碍脑细胞膜的正常运转功能，脑细胞肿胀、水肿，逐渐形成颅内高压，如吡喹酮。④也可能存在个体差异，如阿苯达唑、左旋咪唑等药物分子中均有咪唑环，推测可能由此引起颅内变态反应，导致颅内压增高。

四、防　治

药源性颅内高压一般预后良好。治疗一般以 20% 甘露醇注射液静脉滴注降低颅内压，有时可加地塞米松静脉滴注，用药剂量可随年龄而定。硝普钠不仅能扩张脑血管，还可直接影响脑自动调节功能的完整性，对颅内占位性病变伴颅内压增高的患者，使用硝普钠应慎重。

第五节　药源性昏迷

案例 11-4

　　患者，女，81 岁。因"腰背部疼痛不适 20 余日"于骨科就诊，既往有"高血压、脑梗死"病史，无药物、食物过敏史。入院后查胸椎 MRI 提示：T_6 压缩性改变，T_8、T_9 椎体压缩性骨折，胸椎退行性改变。诊断为骨质疏松并发病理性骨折，予镇痛、活血等治疗。因"双下肢乏力进行性加重伴感觉减弱"转入神经内科继续治疗。脑脊液检查示：脑脊液蛋白-细胞分离，其余检查无特殊异常。考虑为格林-巴利综合征。给予丙种球蛋白增强免疫力、甲泼尼龙冲击、曲马多缓释片止痛等治疗，强化治疗 5 日后，肢体症状较入院好转，改口服醋酸泼尼松片 40mg，每日 1 次调节免疫，联合盐酸曲马多缓释片 100mg，每日 2 次止痛。7 日后患者突发意识丧失，呼之不应。查体：血压 158/92mmHg，呈浅昏迷状，颈软无抵抗，四肢肌力、肌张力减弱，生理性反射存在，病理性反射未引出。

问题： 引起药源性昏迷的药物有可能是哪种药物？如何判断？

一般情况下，药源性昏迷可以逆转，但一旦产生脑组织严重损伤如白质脑病，昏迷就将是永久性的。昏迷提示患者药物中毒已经达到严重程度，可能带来不良预后和增加死亡风险。

一、致 病 药 物

（一）抗微生物药物

1. β- 内酰胺类药物 β- 内酰胺类药物导致昏迷最常见的原因是过敏性休克。此外，头孢菌素类药物使用期间如果同时饮酒可能发生双硫仑样反应（无力、头痛、视物模糊、头晕、恶心、呕吐、意识不清、皮肤湿热、出汗、心动过速、低血压），特别多见于含甲硫四氮唑侧链的头孢菌素。甲硫四氮唑侧链和双硫仑的结构类似，干扰肝脏中的醛脱氢酶结合。应用此类药物时，应嘱患者在用药期间及停药 2 周内避免饮用含乙醇的药物、饮料等。另外还有头孢噻肟影响呼吸功能、头孢曲松引起低血糖反应的报道。

2. 硝基咪唑类药物 甲硝唑类药物可引发心律失常并引起昏迷，其原因可能是甲硝唑和细胞蛋白结合，干扰心肌细胞的蛋白合成；此外，甲硝唑代谢产物与神经元 RNA 结合引起轴索变性，表现出神经毒性，进而引起癫痫样发作、共济失调甚至昏迷。

3. 氟喹诺酮类药物 可引起低血糖昏迷，可能发生的机制是影响 GABA 和单胺生物活性物质，导致迷走神经兴奋，使胰岛 β 细胞释放更多胰岛素。此外，司帕沙星等能够引起特发性 Q-T 间期延长，并诱发尖端扭转型室性心动过速、心室颤动而导致昏迷。

4. 抗结核药物 异烟肼、链霉素、乙胺丁醇、吡嗪酰胺等均有神经毒性，大量使用时可引起中毒性脑病及癫痫发作，以异烟肼引起的昏迷最多见，由于异烟肼进入人体后妨碍维生素 B_6 的利用，使 GABA 降低。此外，抗结核药物的肝肾毒性也可发生肝昏迷的情况。

（二）中枢神经系统药物

1. 镇静催眠药 巴比妥类镇静催眠作用可抑制大脑皮质，导致意识混乱和智力损害。氯美扎酮等均有中枢抑制作用，大剂量使用过度抑制中枢会导致昏迷。

2. 抗精神病药 氯氮平是一种非典型的抗精神病药物，能阻断中脑边缘系统的多巴胺受体，具有中枢抗胆碱能作用和 5- 羟色胺受体拮抗作用，抑制中脑网状上行激活系统，在临床应用时可引起药源性昏迷。吩噻嗪类抗精神病药物，如氯丙嗪、丙氯拉嗪等，引起的昏迷主要是由于药物过量导致中枢神经系统过度抑制，常规剂量发生昏迷的现象少见。

3. 抗抑郁药 三环类抗抑郁药，如阿米替林、丙米嗪、多塞平等，易导致嗜睡，中等及大剂量使用可过度抑制中枢神经系统，脑电图出现慢波，引起昏迷。

4. 抗癫痫药 其治疗窗窄，易发生中毒事件，大量服用可导致昏迷，如丙戊酸钠等。

5. 镇痛药 吗啡、哌替啶、二氢埃托啡、布桂嗪、曲马多等均有引起昏迷的报道。主要表现为呼吸抑制、瞳孔缩小、昏迷三联征，主要由于抑制大脑皮质及呼吸中枢所致。

（三）循环系统药物

1. 钙通道阻滞剂 硝苯地平常用于高血压的治疗。大量服用硝苯地平会引起血压下降，导致抽搐、昏迷。

2. 抗心律失常药　"奎尼丁晕厥"是奎尼丁的标志性不良反应之一，指常规剂量奎尼丁引发的阵发性室性快速性心律失常，患者反复晕厥甚至猝死。胺碘酮的不良反应为严重的窦性心动过缓，表现为血压下降、心律失常、阿-斯综合征，严重者可引起昏迷。普罗帕酮可引起严重的窦性心动过缓，对于老年人、器质性心脏病者、心功能不全者应用普罗帕酮应特别谨慎。此外，美西律、普萘洛尔均可降低窦性心率，导致昏迷。

（四）消化系统药物

1. 地芬诺酯　为哌替啶衍生物，用于急、慢性功能性腹泻和慢性肠炎。过量服用可导致急性中毒，表现为阿片类药物中毒症状，如呼吸抑制、心动过缓、昏迷和瞳孔缩小。

2. 甲氧氯普胺　为多巴胺受体拮抗剂，有锥体外系反应的不良反应，可引起呼吸停止、抽搐和昏迷。

（五）抗糖尿病药物

其引起的昏迷最为常见，多为低血糖导致的昏迷，多与用量过大、未及时进食有关。高龄和肾功能不全是低血糖发生的重要高危因素。降糖药中以磺脲类引起的低血糖昏迷较多，以格列本脲为代表。胰岛素引起低血糖昏迷多呈急性发作。双胍类发生低血糖昏迷的事件较少，但可引起严重的乳酸酸中毒，进而导致昏迷。

二、发 病 机 制

药源性昏迷的机制主要有以下几点。

1. 大脑皮质过度兴奋或抑制　许多药物可以直接或间接地使大脑电活动发生抑制或过度兴奋，从而影响皮质正常功能，这种情况一般发生在与受体作用相关的药物使用过程中。

2. 脑灌注压过低或血流动力学紊乱　当脑灌注压过低或血流动力学紊乱时，脑部供血不足引起脑缺氧而导致昏迷，主要见于过敏性休克、低血容量性休克及心律失常等情况。另外，当降压药物使用不当时引起血压过低、脑部血液灌注不足，也会引起昏迷。

3. 代谢障碍或内环境紊乱　在脑缺血缺氧、低血糖等情况下，脑皮质神经元不能够正常代谢，从而出现不同程度的意识障碍；高血糖、高血钠时，脑组织脱水而出现高渗昏迷；低血钠时脑组织水肿而昏迷；糖尿病酮症酸中毒、乳酸性酸中毒等也会导致脑细胞功能失常，从而出现意识障碍。

4. 脑组织广泛损害　脑组织广泛损害或脑干网状上行激活系统受损，也会引起药源性昏迷。

三、危 险 因 素

本病好发于低胆固醇血症、低镁血症、系统性高血压和使用大剂量皮质类固醇的患者，以及对药物的代谢和消除功能不全的患者。

老年患者昏迷后易出现吸入性肺炎、多器官功能不全等严重并发症，治疗时间长，治疗费用高；且老年人的机体组织器官结构退化、功能减退，药物代谢能力下降，药物易蓄积中毒。即使服用常规治疗剂量，但当存在某些因素如感染等诱因时，易出现多系统、多器官功能障碍，导致药物代谢障碍等，从而出现病情加重、意识减弱至昏迷。因此，医师、药师应特别针对老年患者及其家属，进行用药教育和用药方案设计。

案例 11-4 解析

脑脊液检查示:蛋白 - 细胞分离,白蛋白 22.9g/L,除外感染性病变、脑卒中。血常规、凝血常规、肾功能、电解质、血糖等指标均未见异常,遂考虑为盐酸曲马多缓释片及醋酸泼尼松片所致的药品不良反应,停服盐酸曲马多缓释片及醋酸泼尼松片,静脉滴注醒脑静注射液 40mL + 氯化钠注射液 500mL。患者于第 2 日,神志转清,应答切题。根据格林 - 巴利综合征治疗指南,再次加用醋酸泼尼松片 40mg,每日 1 次,未再出现神志不清。

曲马多常见中枢系统不良反应包括眩晕、头痛、精神不振等,昏迷的案例较为罕见。患者清醒后再次服用醋酸泼尼松片未出现昏迷,考虑不良反应与之不相关。其原因分析:①可能与老年患者药物的清除延迟相关。药品说明书中明确指出曲马多不管何种给药方式,清除半衰期为 $t_{1/2}$,且 75 岁以上患者的清除半衰期延长,延长因子约为 1.4,更易于产生曲马多药物的蓄积。②不良反应的发生与剂量、疗程、给药方式和过敏体质等因素相关,一次用药 > 100mg 或多次用药时,出现昏迷等严重不良反应的概率更高。

第六节　药源性精神障碍

案例 11-5

患者,男,34 岁,体重 86kg,因"怕热、多汗、心悸 1 年余,加重 1 周"入院,入院诊断为弥漫性甲亢、上呼吸道感染。患者入院当日体温 38.8℃,肝功能:ALT 24U/L,AST 75U/L,γ-GGT 73U/L。血常规:白细胞总数 $12.56×10^9$/L,中性粒细胞计数 $9.00×10^9$/L,中性粒细胞百分比 71.9%,C- 反应蛋白 71.5mg/L,降钙素原 7.53ng/mL。细菌手工检查:乙型流感病毒阳性。入院后甲亢继续院外治疗方案:甲巯咪唑片 10mg 每日 3 次、盐酸普萘洛尔片 10mg 每日 3 次。当日 18:40 开始予注射用哌拉西林钠他唑巴坦钠 4.5g+0.9% 氯化钠注射液 100mL,静脉滴注,每 8h 一次,抗感染治疗。当输注哌拉西林钠他唑巴坦钠 90mL 左右时(19:30),患者出现寒战,呼吸急促。立即停止输液,予吸氧、心电、血压、氧饱和度监测。查体温 38.8℃,心率 140~150 次 / 分,血压 145/80mmHg,氧饱和度 99%。约 20min 后患者寒战停止,出汗多,自觉疲惫,休息。5min 后(19:55 左右),患者突然起床,情绪激动,不能自制,强行离开,遂除去监测设备和输液针具。搀扶患者至厕所解小便,随后患者坐下休息片刻,情绪逐渐稳定,20:05 左右患者上床休息。患者清醒后诉不记得所发生的事情,后未再出现此情况。考虑患者出现"一过性精神障碍"症状为使用注射用哌拉西林钠他唑巴坦钠导致的药物不良反应。

问题: 引起药源性精神障碍的药物有哪些?出现了药源性精神障碍该如何处理?

药源性精神障碍又称药物性精神障碍或药物诱发精神障碍,是非成瘾物质所致精神障碍的类型之一,是一类由于药物在治疗疾病的同时作为致病因素引起的中枢神经系统功能异常和组织结构损害,并导致相应临床经过的精神障碍。精神障碍多发生在用药 24h 以后,给药方式以口服最多,可能与临床上口服剂型品种较多有关,但精神障碍的出现与给药途径无关。

一、致病药物及机制

1. 抗微生物药物　氟喹诺酮类药物有一定的脂溶性,其引起精神异常发作的原因为能通过血脑屏障进入脑组织,可抑制中枢神经系统中的抑制传导介质 GABA,而使中枢神经系统兴奋性增高,从而导致精神异常。β- 内酰胺类抗生素(如青霉素)虽不易透过血脑屏障，却可能使中枢神经系统抑制过程受到损害或对大脑皮质产生异常刺激，从而使皮质兴奋性增高，出现一系列精神症状。甲硝唑可引起中毒性精神病，机制可能与其容易通过血脑屏障，使脑内 5- 羟色胺和去甲肾上腺素的活性极度增高有关。庆大霉素可致幻觉、兴奋、恐惧、失眠及语无伦次。氯霉素可致幻觉及定向力障碍。磺胺类药物可致错觉、谵妄等精神症状；利福平、异烟肼可致躁狂、尖叫等。

2. 消化系统药物　甲氧氯普胺易透过血脑屏障，阻断中枢基底核多巴胺受体，使胆碱能受体相对亢进。西咪替丁可致烦躁、幻觉、妄想和记忆障碍；雷尼替丁可引起焦虑、健忘。

3. 循环系统药物　降压药引起的抑郁症状可能与中枢作用和胆碱能或肾上腺能受体拮抗效应有关。洋地黄可引起患者坐立不安、幻视、认知障碍，甚至谵妄；胺碘酮可引起幻听、冲动行为及妄想等；利血平可引起抑郁；哌唑嗪可引起谵妄和幻听；硝苯地平有引起躁狂、偏执、幻觉及严重抑郁的报道。

4. 中枢神经系统药物　抗帕金森病药左旋多巴可能由于引起中枢 5- 羟色胺和多巴胺的耗竭而导致抑郁症；金刚烷胺可引起幻视、躁狂、谵妄、做噩梦、夜惊和攻击行为等精神障碍；司来吉兰易引起失眠、做噩梦，与三环类抗抑郁药或 5- 羟色胺再摄取抑制药合用易导致精神症状，禁止两药联用。丙米嗪可引起失眠、精神错乱；阿米替林可致轻躁狂等。

5. 激素类药物　肾上腺皮质激素可致失眠、情绪高涨、欣快感及坐立不安；高剂量可致严重精神障碍，如躁狂行为等。

6. 抗肿瘤药物　丙卡巴肼可致躁狂发作；氟尿嘧啶及长春新碱可引起谵妄等精神障碍。

二、防　治

用药和停药过程中都可出现药源性神经精神障碍；肌病患者用药要十分谨慎，尤其是降脂药物；降脂药物联用、抗抑郁药物联用、单胺氧化酶抑制剂与抗抑郁药或儿茶酚胺类激动剂联用时尤须谨慎；严重的水、电解质紊乱不宜纠正太快；服用降血糖药、抗微生物药物时不得饮酒；对有精神病病史或家族性精神病病史的患者用药需谨慎。

对于出现药源性精神障碍的患者，首先逐渐减药、停药，精神症状可采用抗精神病药、抗抑郁药或抗焦虑药对症治疗。治疗用药量不宜过大，防止滥用和误食。急性中毒按内科急救原则处理，洗胃、输液、补充维生素。昏迷者可用毒扁豆碱、毛果芸香碱、新斯的明等拮抗剂治疗。

案例 11-5 解析

本例患者在静脉滴注哌拉西林他唑巴坦钠约 50min 后出现寒战、呼吸急促，约 75min 时突然起床、情绪激动、不能自制、强行离开，未予特殊处理，10min 后恢复正常。精神障碍的发生与哌拉西林他唑巴坦钠的使用有时间先后关系，在哌拉西林他唑巴坦钠使用时未联用其他药物，在停药后未再发生类似症状，该药源性精神障碍表现为行为异常。

原因分析：①哌拉西林他唑巴坦在体内经肝肾双通道清除，肝功能损害或者肾功能损害时会影响哌拉西林他唑巴坦在体内的吸收、分布、代谢和排泄能力。②患者肝功能检查提示 ALT、AST 轻度增高，肾功能正常。考虑患者肝功能轻度损害，药物在体内药动学会有所改变，机体对药物的敏感性会大大增加。③病理因素方面，患者有甲亢、感染性疾病，这些基础疾病可能会增加行为异常潜在发生的可能性。

课 后 习 题

一、名词解释

1. 药源性癫痫
2. 药源性精神障碍

二、单选题

1. 青霉素类引起药源性癫痫的机制是（ ）

   A. 抑制 GABA 与受体结合，使中枢神经系统兴奋性增加

   B. 与 β 内酰胺环对 GABA 受体的阻滞作用有关

   C. 抑制氨基丁酸介导的抑制性神经传导通路，以及化学结构中包含能诱发惊厥的碱性 C2 侧链有关

   D. 在无氧环境可还原成氨基或自由基，影响大脑皮质一部分神经元

2. （ ）与三环类抗抑郁药或 5- 羟色胺再摄取抑制药合用易导致精神症状，禁止两药联用

   A. 左旋多巴　　　　B. 金刚烷胺　　　　C. 司来吉兰　　　　D. 丙米嗪

三、多选题

1. 下列哪些机制可引起药源性癫痫（ ）

   A. 药物通过直接或间接增加谷氨酸等中枢神经系统兴奋性递质或减少 GABA 等抑制性递质，使大脑皮质兴奋与抑制失衡而引起癫痫

   B. 某些药物在大脑皮质部药物浓度过高，引起大脑皮质部神经元功能紊乱、过度放电而引起癫痫

   C. 药物引起缺氧、低血糖、电解质紊乱等情况，导致脑神经元代谢障碍而引起阵发性癫痫

   D. 一些药物突然停药后的撤药综合征可引发癫痫

2. 药源性昏迷的发生机制包括（ ）

   A. 大脑皮质过度兴奋或抑制

   B. 脑灌注压过低或血流动力学紊乱

   C. 代谢障碍或内环境紊乱

   D. 脑组织广泛损害或脑干网状上行激活系统受损

四、简答题

1. 临床药师在预防药源性癫痫工作中有哪些药学监护？
2. 锥体外系反应有哪些临床表现？

本 章 小 结

本章主要讲授了药源性神经精神疾病（药源性癫痫、药源性锥体外系综合征、药源性头痛、药源性昏迷、药源性精神障碍等）的概念、分类、发病机制、与不良反应的区别与联系。本章对药源性神经精神疾病的防治进行了解释，在临床药物治疗中警惕和重点监护能够引起药源性神经精神疾病的药物，分析产生药源性神经精神疾病的原因。通过案例分析进一步讲解临床药师发现药源性神经精神疾病的临床思维，如何预防药源性神经精神疾病，以及出现了药源性神经精神疾病如何进行药学监护。

（孙建军　崔宏伟）

第十二章 药源性肌病、骨关节病

知识要求

1. 掌握：药源性肌病、药源性骨关节病的致病机制及临床表现。

2. 熟悉：引起药源性肌病、药源性骨关节病的常见药物。

3. 了解：药源性肌病、药源性骨关节病的诊断、鉴别诊断及防治。

能力要求

1. 具备识别药源性肌病、药源性骨关节病的能力。

2. 学会药源性肌病、药源性骨关节病的诊断及防治方法。

药源性肌病（drug-induced myopathy）即药物引起的肌肉疾病，在临床中越来越受到关注，越来越多的药物被怀疑或鉴定为肌肉毒性药物。药源性肌病临床表现各异，从无症状的血清肌酸激酶水平升高到危及生命的肌病。根据患者的肌肉症状、肌酸激酶（creatine kinase，CK）是否升高及其他器官系统受累的情况，可将药源性肌病分为肌痛、肌无力、肌炎及横纹肌溶解。药物相关肌肉毒性在早期阶段是可逆的，一般在停药后，肌肉受损伤的临床和生物学体征通常会改善。

药源性骨关节病（drug-induced osteoarthrosis）即药物引起的骨关节病，包括药源性骨质疏松症、药源性骨坏死、药源性佝偻病和骨软化症。其发生机制主要是药物影响成骨细胞的生成、促进破骨细胞的生成、影响钙磷代谢等。

第一节 药源性肌痛和肌肉痉挛

案例 12-1

患者，女，69 岁，诊断为高三酰甘油血症，给予非诺贝特片 200mg/ 次，1 次 / 日口服降脂治疗，用药 3 日后，患者自觉乏力，未予重视，继续用药至第 7 日，出现四肢无力、酸痛，至医院就诊。

问题： 1. 患者出现肌肉无力酸痛的原因可能是什么？

2. 如何诊断及治疗？

一、发病机制及临床表现

（一）发病机制

药物引起骨骼肌毒性的机制如下（图 12-1）。

（1）与肌肉细胞器（如线粒体、溶酶体、肌原纤维蛋白）相互作用引起肌肉毒性。

（2）改变肌肉抗原，导致免疫或炎症反应。

（3）造成系统效应，如电解质不稳定、限制底物或氧气供应的能量生产。

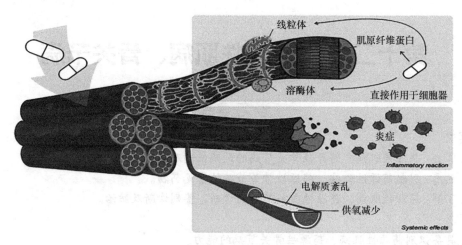

图 12-1　药物引起骨骼肌毒性的机制

（二）临床表现

肌痛、肌无力和肌肉痉挛是伴随药源性肌病最常见的临床症状。肌痛的特点是弥漫性肌肉疼痛、压痛和肌肉痉挛（抽筋），并可伴随肌肉无力，表现为腿部近端肌群常受影响，症状常在夜间出现，肌痛与 CK 水平的增加无关。

二、致病药物

目前有研究的可导致药源性肌痛的药物中，研究最多的是羟甲戊二酰辅酶 A 还原酶抑制剂，其他药物列举见表 12-1。

表 12-1　可导致药源性肌痛的药物

分类	药物
抗生素	环丙沙星、氧氟沙星、依诺沙星、复方磺胺甲恶唑、异烟肼、哌拉西林他唑巴坦、利福喷丁等
抗肿瘤药	阿糖胞苷、甲氨蝶呤、多西他赛、紫杉醇、长春新碱、来曲唑、亮丙瑞林等
H₂ 受体拮抗剂	西咪替丁、雷尼替丁等
质子泵抑制剂	泮托拉唑等
抗病毒药	拉米夫定、利托那韦、齐多夫定等
细胞因子	IFN-α2b、IFN-βa、IL-2 等
双膦酸盐	阿仑膦酸盐、帕米膦酸盐等
降脂药	苯扎贝特、非诺贝特、吉非罗齐、辛伐他汀、阿托伐他汀等
抗真菌药	两性霉素 B、特比萘芬等
抗甲状腺药	丙硫氧嘧啶等
免疫抑制剂	他克莫司、霉酚酸酯等
心血管药物	布美他尼、卡托普利、多沙唑嗪等
其他	巴氯芬、异维 A 酸、甲氧氯普胺、孟鲁司特、沙美特罗、西地那非、生长激素、三唑仑等

三、诊断与鉴别诊断

（一）诊断

1. 病史、用药史和体格检查，排除既往无肌肉疾病或肌病家族史。

2. 若出现肌痛、肌无力或肌红蛋白尿，且肌病症状通常在用药后的最初几周或几个月内出现，停药后的几周内通常会改善或缓解，则应考虑药源性肌病。

3. 药源性肌无力常呈对称性无力，主要影响腿部和手臂近端肌肉。

4. 实验室检查

（1）生化检查 ALT、AST、CK、LDH。

（2）肌电图：提供有关潜在疾病过程的位置、类型和严重程度的信息，并排除可能类似于中毒性肌病的其他神经肌肉状况。

（3）肌肉成像：主要用于补充临床评估，以揭示肌肉受累的模式和严重程度，并可提供肌肉活检的实时指导。

（4）肌肉活检：获得的肌肉组织样本可通过组织学、组织化学、免疫细胞化学、生化、电镜或遗传学等方法进行研究，以评估肌纤维形态和检测病理征象。

（5）遗传筛查：单核苷酸多态性和易感基因的鉴定。

（二）鉴别诊断

需排除患者是否有既往肌肉疾病或疾病家族史。

四、防 治

（一）预防

（1）避免引起肌病高风险药物的联合使用。

（2）高危患者的监护：老年人、肝肾功能减退者、女性和低体重者。

（3）加强患者的用药教育：用药期间注意观察有无肌痛、肌无力等症状，并留心尿液颜色。

（4）适量运动，适当补充维生素 C、维生素 E、辅酶 Q10。

（二）治疗

1. 停药。

2. 对症治疗。

案例 12-1 解析

1. 患者肌肉酸痛的原因可能是非诺贝特引起的药物不良反应。

2. 诊断：首先要排除有无肌肉疾病史和家族史，症状出现是否与服用非诺贝特有时间相关性，还要进行实验室相关检查，如化验氨基转移酶、肌酸激酶，肌电图检查等。治疗上要及时停用可疑药物，并进行对症治疗。

第二节 药源性横纹肌溶解

案例 12-2

患者，老年女性，体型瘦弱，诊断：高脂血症，慢性肾功能不全。服用阿托伐他汀钙片

20mg/d，因咳嗽使用复方甘草片 3 片／日，2 月余后出现肌肉酸痛、乏力、棕红色尿液。实验室检查示血清肌红蛋白＞3000μg/L，CK＞16 000U/L，BUN 16.0mmol/L，SCr 347μmol/L，肌酐清除率为 15mL/min，诊断为横纹肌溶解、急性肾损伤，考虑与阿托伐他汀钙有关，停用阿托伐他汀钙并接受补液、碱化尿液、利尿等综合治疗 13 日后，患者肌肉酸痛、乏力等症状好转，实验室检查示血清肌红蛋白 2340μg/L，CK 61U/L，BUN 7.1mmol/L，SCr 189μmol/L，肌酐清除率 30mL/min，尿检无异常。

问题：1. 导致患者横纹肌溶解的原因是什么？

2. 哪些因素是引起此案患者横纹肌溶解的易患因素？

一、发病机制及临床表现

（一）发病机制

横纹肌溶解是一种急性且可能致命的骨骼肌疾病，由毒性物质损伤肌细胞壁，导致细胞内酶和肌红蛋白释放到循环中引起。肌红蛋白也随尿液排出，称为肌红蛋白尿。高浓度的肌红蛋白和细胞内成分可引起肾脏阻塞，导致急性肾小管坏死和肾衰竭。

（二）临床表现

横纹肌溶解的临床表现包括肌肉肿胀、压痛和严重无力，并伴有黑褐色（茶色或可乐色）尿，但并不是每个患者都有肌肉疼痛，研究表明，横纹肌溶解伴随肌肉疼痛的概率约为 50%。血清 CK 明显升高（＞10×ULN，常常＞50×ULN），若达到 16 000U/L 则预示着存在肾衰竭的高风险。其他主要并发症包括电解质紊乱，如高钾（可能导致心律失常）、代谢性酸中毒、高磷血症和低钙血症。如果肋间肌受到影响，可能发生呼吸衰竭。另外还可能出现弥散性血管内凝血。如果不及时治疗，横纹肌溶解可以致命，据报道本病死亡率可达 10%。

二、致 病 药 物

药源性横纹肌溶解的机制为直接损害和间接损害作用。乙醇可直接损害肌细胞膜，使细胞内钙蓄积而引起细胞损伤。羟甲基戊二酰辅酶 A 还原酶抑制剂（他汀类药物）、环孢素、伊曲康唑、秋水仙碱等药物对横纹肌有直接损害作用。中枢神经系统抑制剂、可卡因、抗精神病药物等对横纹肌有间接损害作用。他汀类药物与大环内酯类抗生素等影响细胞色素 P450 酶系的药物合用时，发生横纹肌溶解的危险性明显增大。

◆ 知识链接 ◆

与他汀类可能产生相互作用的药物包括 HIV 蛋白酶抑制剂（如洛匹那韦、达芦那韦、利托那韦）、唑类抗真菌药（如伊曲康唑、酮康唑）、大环内酯类抗感染药（如红霉素、克拉霉素、泰利霉素）、贝特类调脂药（如吉非罗齐、苯扎贝特）、烟酸、奈法唑酮、环孢素、胺碘酮、地尔硫草、夫西地酸等。其中，克拉霉素、HIV 蛋白酶抑制剂、伊曲康唑为细胞色素 P450 CYP3A4 强抑制剂。

三、诊断与鉴别诊断

本病的诊断与鉴别诊断同药源性肌痛，但本病常伴有血清 CK 的明显升高。

四、防　治

（一）预防

（1）避免引起肌病高风险药物的联合使用。

（2）高危患者的监护：老年人、肝肾功能减退者、女性和低体重者。

（3）加强患者的用药教育：用药期间注意观察有无肌痛、肌无力等症状，并留心尿液颜色。

（4）适量运动，适当补充维生素 C、维生素 E、辅酶 Q10。

（二）治疗

1. 停药。

2. 对症治疗。

案例 12-2 解析

1. 甘草次酸抑制 CYP 3A4 活性，进而阻止他汀代谢，使其血药浓度升高。他汀类药物蓄积造成横纹肌损害，肌酸激酶升高。

2. 患者为老年女性，有体型瘦弱、慢性肾功能不全等他汀类药物引起横纹肌溶解的易患因素，近期加用阿托伐他汀、复方甘草片。

第三节　药源性骨质疏松症

案例 12-3

患者，老年女性，诊断为硬皮病 20 余年，长期口服醋酸泼尼松 10mg，每日 1 次。8 年前因骨盆骨折行手术治疗。本次入院患者自觉胸部疼痛。实验室检查：骨钙素 3.81ng/mL、25-羟基维生素 D19.9ng/mL、β-胶原降解产物测定 0.450ng/mL。骨密度检查示 T 值评分 −2.8，为骨质疏松，骨折危险性高。

问题：1. 导致患者骨质疏松的药物可能是什么？

2. 如何治疗？

骨质疏松症是一种以骨量减低、骨组织微结构损坏，导致骨脆性增加，甚至发生骨折为特征的全身性骨病。这种疾病会增加骨折的风险，从而使患者丧失行动和自主能力，导致生活质量的大幅降低。许多药物会导致骨质疏松的发生，研究最多的是糖皮质激素，但近年来发现，芳香化酶抑制剂、卵巢抑制剂、雄激素受体拮抗剂、高剂量甲状腺激素、噻唑烷二酮类、钙调神经磷酸酶抑制剂、抗逆转录病毒药物、SSRI、抗精神病、抗惊厥药、袢利尿剂、肝素、口服抗凝药和质子泵抑制剂等药物也会增加骨质疏松的风险。

一、发病机制及临床表现

（一）发病机制

药物引起骨质疏松的致病机制包括对骨重构的影响（骨生成、骨吸收）和对钙代谢的影响（维生素 D 水平、甲状旁腺激素分泌），如表 12-2 所示。

（二）临床表现

（1）骨痛和肌无力：较重患者常诉腰背疼痛、乏力或全身骨痛。骨痛通常为弥漫性，无固定部位。乏力常于劳累或活动后加重，负重能力下降。

（2）骨折：常因轻微活动、创伤、弯腰、负重、挤压或摔倒后发生骨折。多发部位为脊柱、腕部和前臂，其他部位亦可发生，如肋骨、盆骨、肱骨甚至锁骨和胸骨等。

（3）并发症：驼背和胸廓畸形者常伴胸闷、气短、呼吸困难，甚至发绀等表现。髋部骨折者常因感染、心血管病或慢性衰竭而死亡。骨折后会使患者自理能力下降或丧失，长期卧床加重骨丢失，使骨折极难愈合。

表 12-2 药源性骨质疏松的体内机制

	对骨重构的影响		对钙代谢的影响	
	骨吸收	骨生成	维生素 D 水平	甲状旁腺激素分泌
糖皮质激素	↑	↓	↓	←→
甲状腺激素	↑	↑	←→	←→
芳香化酶抑制剂	↑	↑	——	↓
卵巢抑制剂	↑	↑	↓	——
雄激素受体阻滞剂	↑	↑	←→	——
噻唑烷二酮类	←→	↓	←→	←→
SSRI	——	↓	——	——
抗惊厥药	↑	↑	↓	↑
肝素	↑	↓	——	——
口服抗凝药	——	↓	——	——
袢利尿剂	↑	↑	↓	↑
钙调神经磷酸酶抑制剂	↑	↑	↓	↑
抗逆转录病毒药	↑	↑	↓	↑
质子泵抑制剂	↑	↑	↓	↑

注：↑＝增加；↓＝减少；←→＝无变化；——＝不确定。

二、致 病 药 物

引起骨质疏松的药物有很多类，具体如下。

（一）糖皮质激素

长期使用糖皮质激素可能导致骨质疏松，发生率为 30%~50%。糖皮质激素通过中枢作用机制使成骨细胞分化和功能受损，导致骨形成减少，增加骨折的风险。

（二）甲状腺激素

甲状腺癌患者接受高剂量甲状腺素治疗，以抑制内源性 TSH。大剂量甲状腺激素通过诱导骨吸收细胞的产生直接或间接地增加骨吸收，而 TSH 可以直接抑制骨吸收，这表明抑制 TSH 本身可能导致骨丢失。大剂量甲状腺素可导致亚临床甲亢，从而增加骨转换，降低骨密度，增加骨折的风险。

（三）芳香化酶抑制剂

芳香化酶抑制剂抑制外周组织中雄激素的芳香化及其向雌激素的转化。雄激素芳香化抑制导致的雌激素浓度显著降低从而使骨丢失。阿那曲唑和来曲唑是非甾体芳香化酶抑制剂，与他莫昔芬相比，来曲唑可增加骨转换，降低骨密度，椎体和非椎体骨折的相对风险增加 40%。

（四）卵巢抑制剂

卵巢抑制剂包括促性腺激素释放激素激动剂和醋酸甲羟孕酮。

促性腺激素释放激素激动剂通过增加受体亲和力或延长半衰期，导致促性腺激素释放激素受体的持续激活，促性腺激素释放引起垂体促性腺激素释放激素受体下调和促性腺激素分泌抑制，从而抑制雌激素水平，导致骨质流失。使用促性腺激素释放激素激动剂的患者骨密度每年下降约 6%，停药后骨量恢复。但促性腺激素释放激素激动剂可能不会增加骨密度正常的女性发生脆性骨折的风险。

醋酸甲羟孕酮抑制促性腺激素的分泌，抑制卵巢排卵和雌激素的产生。醋酸甲羟孕酮可降低骨密度，增加骨折风险。

（五）雄激素受体阻滞剂

雄激素受体阻滞剂用于转移性和局部晚期前列腺癌的治疗，可有效降低肿瘤生长，提高男性肿瘤患者的生存率。这类药物通过促性腺激素释放激素类似物来降低血清睾丸激素睾酮和雌二醇水平，增加骨转换和骨流失。

（六）噻唑烷二酮类

噻唑烷二酮类属于胰岛素增敏剂，用于 2 型糖尿病的治疗。此药通过三个途径导致骨质疏松：①噻唑烷二酮类药物是过氧化物酶体增殖物激活受体 -γ 的选择性激动剂，过氧化物酶体增殖物激活受体 -γ 可导致骨形成减少；②噻唑烷二酮类也降低了胰岛素样生长因子 - Ⅰ 的表达，这可能不利于促进骨形成；③噻唑烷二酮类促进破骨细胞分化，长期使用噻唑烷二酮类可使骨折风险增加 4 倍。

（七）抗精神病药

某些具有中枢神经系统作用的药物可能会改变骨骼代谢。

（八）SSRI

SSRI 用于治疗抑郁症，通过影响功能性血清素受体和转运体导致骨质疏松。血清素受体和转运体存在于成骨细胞、骨细胞中，血清素可以影响骨代谢。研究发现，绝经后妇女服用 SSRI 会出现骨丢失，非椎体骨折的风险增加 2 倍。

（九）抗惊厥药

抗惊厥药用于癫痫、精神疾病和慢性疼痛。目前研究认为抗惊厥药可能导致骨丢失的机制为：①使维生素 D 代谢加速；②可能对成骨细胞分化有直接抑制作用。

（十）肝素

肝素对静脉血栓栓塞的预防和治疗是有效的。在体外肝素可抑制成骨细胞的分化和功能，在体内可减少骨形成并增加骨吸收，从而增加骨质疏松的风险。

（十一）口服抗凝药

口服抗凝药中的维生素 K 拮抗剂，可干扰 γ- 羧基谷氨酸形成，从而抑制骨钙素在细胞外基质中的积累。

（十二）祥利尿剂

祥利尿剂抑制钠和氯的再吸收，从而抑制钙的再吸收，使骨密度降低和骨折风险增加。大多数骨折是非椎体骨折。

（十三）钙调神经磷酸酶抑制剂

钙调神经磷酸酶抑制剂是在器官移植患者中与糖皮质激素联合使用的免疫抑制剂。在体外环孢霉素和他克莫司抑制破骨形成、骨吸收。在体内这些药物由于显著增加骨吸收而导致骨丢失。

（十四）抗逆转录病毒药

采用抗逆转录病毒疗法显著降低了 AIDS 的发病率和死亡率。抗逆转录病毒药物通过增加破骨细胞形成和骨吸收，以及引起线粒体损伤，损害成骨细胞功能和骨形成，导致骨丢失及骨密度下降，椎体和非椎体骨折的相对风险增加。

（十五）质子泵抑制剂

质子泵抑制剂是治疗上消化道疾病的常用药物。在体外，质子泵对破骨细胞皱褶边缘的抑制可能会减少骨吸收。质子泵抑制剂可降低腰椎和髋部的骨密度，增加椎体和非椎体脆性骨折的风险。

三、诊断与鉴别诊断

应根据病史、用药史、临床表现、X 线骨骼检查及骨代谢转换率评价进行诊断。本病需与其他原因引起的骨质疏松症相鉴别，包括老年性骨质疏松、内分泌性骨质疏松、血液系统疾病等。

四、防　　治

（一）补钙及维生素 D

患者在接受糖皮质激素治疗时，建议服用维生素 D 和钙。必要时使用双膦酸盐来预防和逆转糖皮质激素引起的骨质疏松症的骨密度损失，研究发现其效果比维生素 D 和钙更显著。

（二）预防跌倒

对于长期服用易产生骨质疏松症药物的患者，尤其是老年人、低体重者、绝经期妇女等特殊人群，应告知避免跌倒导致骨折。

（三）骨密度检查

骨密度全称"骨骼矿物质密度"，是骨骼强度的主要指标。通过扫描的方式，对患者骨矿物含量进行测定，对诊断药源性骨质疏松症有很重要的作用。

案例 12-3 解析

1. 患者为老年女性（已绝经），长期服用糖皮质激素，既往有骨折病史，骨钙素低，骨密度检查示 T 值评分 –2.8，为骨质疏松，属于骨折高风险人群。其引起骨质疏松的药物最可能为糖皮质激素。

2. 治疗以双膦酸盐类、钙剂和维生素 D 为主。

第四节　药源性骨坏死

　　患者，年轻男性，因发现肺癌腰椎骨转移，静脉滴注唑来膦酸4mg，每4周1次进行治疗，持续5年。患者曾于两年前因牙齿松动、疼痛在当地医院拔牙，后其伤口一直未愈，常有流脓、疼痛症状。患者近几日出现左侧面颊部红肿、疼痛，逐渐加重，并伴有牙齿松动及黄色脓性分泌物流出。CT示左下颌骨磨牙区见局限性低密度骨破坏，上颌骨至对侧前牙和第一前磨牙区见大面积虫噬样骨破坏，死骨形成。结合患者病史及用药史，诊断为药物性颌骨坏死。

问题： 1. 导致患者药物性颌骨坏死的药物可能是什么？

　　　　 2. 哪些因素是导致本案患者发病的风险因素？

　　药源性骨坏死（medication-related osteonecrosis）是一种与药物治疗相关的严重临床症状，对患者的生活质量和医疗资源都有重大影响，药源性骨坏死临床发生最多的是颌骨坏死。药物相关性颌骨坏死（medication-related osteonecrosis of the jaw，MRONJ）是一种因治疗恶性肿瘤骨转移、骨质疏松症等疾病，大量使用抗骨吸收类药物或抗血管生成药物后发生的严重并发症。

一、发病机制

　　MRONJ的发病机制是由多因素共同作用的，其中与破骨细胞功能抑制、微循环功能障碍、口腔细菌感染等均有关系。

二、临床表现

　　MRONJ临床上常表现为颌骨，尤其是牙槽骨暴露、流脓、长期伤口不愈合及死骨形成，并伴有疼痛、牙松动、面部红肿等症状。

三、致病药物

　　MRONJ主要是由骨改良药物双膦酸盐类（如唑来膦酸、帕米膦酸二钠等）和地诺单抗、抗血管生成药物（如贝伐珠单抗、舒尼替尼等）等引起，其中报道最多的是双膦酸盐类药物引起的颌骨坏死。双膦酸盐是一类主要作用于破骨细胞，抑制骨吸收的药物，使用双膦酸盐的时间越长，发生颌骨坏死的风险越高。MRONJ发生的风险因素包括药物的种类、给药方式、原发疾病、宿主情况、口腔情况、发病部位、局部因素（拔牙）等。常用骨改良药的临床应用及MRONJ的发生率见表12-3。

表 12-3　常用骨改良药的临床应用及 MRONJ 的发生率

药物	适应证	用法	用量（mg）	疗程	MRONJ 发生率（%）
帕米膦酸二钠	实体肿瘤骨转移 多发性骨髓瘤	静脉注射	90	3~4 周 / 次	3.2~5.0
唑来膦酸	实体肿瘤骨转移 多发性骨髓瘤	静脉注射	4	3~4 周 / 次	1.0~8.0
地诺单抗	实体肿瘤骨转移	皮下注射	120	4 周 / 次	0.7~6.9

四、诊断与鉴别诊断

（一）诊断

1. 近期有使用抗骨吸收药物或抗血管生成药物史。
2. 存在颌骨外露或有口内口外瘘。
3. 无上颌放疗史或上颌转移性疾病史。

（二）鉴别诊断

本病需要与以下疾病相鉴别：牙槽骨炎、鼻窦炎、牙龈炎、牙周炎、龋齿、根尖周炎、牙痛、非典型神经痛、纤维骨性病变、肉瘤、慢性硬化性骨髓炎和颞下颌关节紊乱。

五、防　治

根据美国口腔颌面外科医师协会年会（AAOMS）的指南，将本病分为：Ⅰ期（无骨暴露症状，无感染迹象）；Ⅱ期（骨暴露伴疼痛、感染和肿胀）；Ⅲ期（骨暴露、疼痛、炎症、继发感染、皮肤瘘和病理性骨折）。MRONJ治疗的主要目的是控制感染，消除疼痛，减少骨坏死的进展。具体包括抗菌药物局部冲洗、清创和手术切除。一些新的辅助治疗包括高压氧、低强度激光和富血小板血浆也有一定的临床效果。MRONJ分期治疗策略见表12-4。

表 12-4　MRONJ 分期治疗策略

分期	治疗策略
使用骨改良药后未出现明显骨坏死	对患者进行教育，减少危险因素
无骨坏死的临床证据，但有非特异性的临床表现、影像学改变和症状	对症处理，包括使用止痛药、密切检查和随访；咨询牙科专家，每8周与肿瘤科医生沟通病灶情况；对患者进行教育，减少可改变的危险因素
无症状和无感染迹象的患者暴露和坏死的骨头或骨瘘	抗菌漱口水；牙科专家每8周进行一次临床随访，并与肿瘤医生沟通病变情况；对患者进行教育，减少可改变的危险因素
暴露和坏死的骨头或骨瘘，与感染相关，表现为疼痛和红斑，在暴露的骨头区域伴或不伴脓性引流	口服抗生素和局部抗菌冲洗；疼痛控制；清创术减轻软组织刺激和控制感染；牙科专家每8周进行一次临床随访，并与肿瘤医生沟通病变情况；对患者进行教育，减少可改变的危险因素
有疼痛、感染和以下一种或多种情况：暴露和坏死的骨头或穿透骨头的瘘管；超出牙槽骨区域（即下颌骨窦的下缘和支、上颌颧）的显露和坏死骨；导致病理性骨折、口外瘘、口窦或口鼻沟通，或延伸至下颌骨或窦底下缘的骨溶解	对症治疗口服抗生素和局部抗菌冲洗；疼痛控制；外科清创术或切除以长期缓解感染和疼痛；牙科专家每8周进行一次临床随访，并与肿瘤医生沟通病变情况；对患者进行教育，减少可改变的危险因素

案例 12-4 解析

1. 患者长期使用双膦酸盐，该药说明书明确指出有发生颌骨坏死的不良反应，且越来越多的临床证据表明了该药有引起颌骨坏死的风险。

2. 患者有拔牙史，拔牙后创口不愈，病情发展迅速，处于局部感染状态，加速了颌骨的坏死。故导致患者颌骨坏死的风险因素为使用双膦酸盐时间长，另外拔牙也是一个危险因素。

第五节 药源性骨软化症和佝偻病

案例 12-5

患儿，男，8岁，诊断为癫痫，口服苯妥英钠＋丙戊酸钠抗癫痫治疗3年，近1年自觉关节痛，呈酸痛感，久站加重，腕部干骨后端肥大，双腿逐渐呈X状，X线显示左手腕关节骨质明显疏松，钙化带消失，血生化提示：血钙1.60mmol/L，血磷0.61mmol/L。

问题： 1. 根据患者症状及实验室检查，判断患者发生了哪类药品不良反应？

2. 该药品不良反应是由哪种药物引起的？

3. 如何解决以上问题？

骨软化症和佝偻病是新形成的骨基质不能进行正常矿化的代谢性骨病。通常将发生在成人骨骺生长板已经闭合者称为骨软化症；而骨骺生长板尚未闭合的婴幼儿和儿童发病时，骨骺软骨及骨矿化均有障碍，造成干骺端增宽，影响生长的称为佝偻病。两者的病因和发病机制基本相同，所不同的只是年龄差异。在药物治疗中，有些药物也会引起骨软化症和佝偻病，称为药源性骨软化症和佝偻病（drug-induced osteomalacia and rickets）。

一、发病机制

药源性骨软化症和佝偻病最常见的机制是药物干扰1，25-$(OH)_2D_3$的生物活化和降解之间的平衡，从而发生维生素D及钙磷代谢障碍，引发维生素D缺乏、类骨组织钙化不良。

二、临床表现

1. 骨骼表现 包括颅骨软化、骨痛、头颅畸形、儿童出牙晚、胸廓畸形、腕踝部膨大、下肢畸形、脊柱弯曲等。

2. 神经精神症状 包括多汗、夜惊、好哭等。

三、致病药物

目前可导致药源性骨软化症和佝偻病的药物包括激素、抗肿瘤药物、抗癫痫药、抗病毒药物、芳香化酶抑制剂、避孕药、促性腺激素释放激素激动剂、袢利尿剂、SSRI、降糖药物、肝素和低分子量肝素、维生素A、金属盐类、双膦酸盐、免疫抑制剂、质子泵抑制剂，其作用机制见表12-5。

表12-5 可导致药源性骨软化症和佝偻病的药物及作用机制

药物类型	名称	机制
激素	全身性使用糖皮质激素	减少成骨细胞的增殖和分化，增强成骨细胞的凋亡；降低骨保护素表达，增加破骨细胞形成；减少垂体中黄体生成素的产生，降低雌激素和睾酮浓度，减少钙吸收和增加尿钙排泄，导致负钙平衡
抗肿瘤药物	比卡鲁胺、环磷酰胺等	可使维生素D在肝内转化为无活性代谢物随胆汁及尿排出，引发骨软化症或佝偻病
抗癫痫药	苯妥英钠、丙戊酸、扑米酮等	诱导肝脏代谢酶，加快维生素D及其生物活性产物在体内代谢，造成内源性维生素D不足
抗病毒药物	奈非那韦、阿德福韦酯等	增加破骨细胞生成；钙磷代谢障碍
芳香化酶抑制剂	来曲唑、阿那曲唑等	阻断雄激素芳构化，使雌激素浓度减少，引起骨软化症

药物类型	名称	机制
避孕药	醋酸甲羟孕酮	抑制下丘脑 - 垂体 - 卵巢轴，造成低雌激素状态
促性腺激素释放激素激动剂	亮丙瑞林、戈舍瑞林等	减少性激素的合成
袢利尿剂	呋塞米等	抑制钠 - 钾转运体，增加肾脏钙排泄，影响钙稳态和骨代谢
SSRI	如氟西汀、舍曲林等	抑制成骨细胞中的 5- 羟色胺转运蛋白系统，导致骨形成减少
降糖药物	吡格列酮、罗格列酮等	增加脂肪形成和降低成骨细胞生成，使成骨细胞的骨形成减少
肝素和低分子量肝素	肝素、低分子量肝素	形成骨保护素 - 肝素复合物，使得其不能结合受体活化因子配体，骨吸收被完全阻断
维生素 A	维生素 A	增加破骨细胞活性、降低成骨细胞活性
金属盐类	含铝抗酸剂	影响骨矿化，损害成骨细胞功能
双膦酸盐	帕米膦酸二钠等	抑制骨矿化作用
免疫抑制剂	环孢素、甲氨蝶呤	增加骨转化和骨吸收
质子泵抑制剂	奥美拉唑等	抑制钙吸收

四、诊断与鉴别诊断

应根据病史、临床表现、血液生化检查及 X 线骨骼检查做出诊断。本病应与其他原因引起的骨软化症和佝偻病相鉴别，包括肾脏疾病引起的骨软化症和佝偻病，以及维生素 D 缺乏性骨软化症和佝偻病。

五、防 治

1. 及时停药 对于药源性骨软化症和佝偻病患者，及时停用致病药物，不少轻症病例可获缓解。同时给予维生素 D 和钙剂能够有效缓解临床症状。

2. 药物治疗 常用的治疗药物为维生素 D、钙剂和其他营养素（蛋白质及多种维生素）。

3. 手术治疗 对有骨折、骨畸形影响生理功能者可进行外科手术治疗。

案例 12-5 解析

1. 根据患者的临床症状（关节痛、骨骼变形）、实验室化验结果（低钙、低磷）及 X 线检查结果（骨质疏松），判断患者出现了佝偻病的症状。

2. 患者因癫痫长期服用苯妥英钠和丙戊酸钠治疗，这两种药物可诱导肝脏代谢酶，加快维生素 D 及其生物活性产物在体内代谢，造成内源性维生素 D 不足，从而导致药物性佝偻病的发生。

3. 可考虑换用其他抗癫痫药物，同时进行维生素 D 和钙剂的补充。

课后习题

一、名词解释

1. 药源性肌病

2. 药源性骨关节病

二、单选题

1. 患者，女，59 岁，诊断为高脂血症，给予阿托伐他汀钙片 20mg，每日 1 次长期口服，近 3 日因扁桃体炎自行口服克拉霉素分散片 0.25g 每 12h 一次，同时因高血压口服苯磺酸氨氯地平片 5mg 每日 1 次、酒石酸美托洛尔片 25mg 每日 2 次降压治疗。今日患者感觉浑身乏力，肌肉酸痛，胳膊不能抬起，门诊就诊，查 ALT 121U/L，CK 998U/L，考虑为阿托伐他汀引起的药品不良反应，在患者合并用药中，哪个药物会增加阿托伐他汀的肌肉毒性（　　）

  A. 克拉霉素分散片   B. 苯磺酸氨氯地平片
  C. 酒石酸美托洛尔片   D. 以上均不是

  2. 药物引起的横纹肌溶解，由于毒性物质损伤肌细胞壁，导致细胞内酶和肌红蛋白释放到循环中，肌红蛋白也随尿液排出，导致（　　）

  A. 急性心力衰竭   B. 急性肾衰竭   C. 急性肝衰竭   D. 肺栓塞

  3. 药源性骨坏死临床发生最多的是（　　）

  A. 踝骨   B. 肱骨   C. 颌骨   D. 颅骨

三、多选题

  1. 可引起肌肉毒性的药物包括（　　）

  A. 辛伐他汀   B. 甲氨蝶呤   C. 吉非罗齐   D. 阿糖胞苷

  2. 可引起药源性骨质疏松的药物包括（　　）

  A. 地塞米松   B. 左甲状腺素钠   C. 来曲唑   D. 奥美拉唑

  3. 治疗骨质疏松的药物包括（　　）

  A. 双膦酸盐类   B. 钙剂   C. 维生素 D   D. 维生素 C

  4. 以下可导致药源性骨坏死的药物有（　　）

  A. 唑来膦酸   B. 帕米膦酸二钠   C. 舒尼替尼   D. 贝伐珠单抗

  5. 可导致佝偻病和骨软化症的药物有哪些（　　）

  A. 苯妥英钠   B. 泼尼松龙   C. 氟西汀   D. 肝素

四、简答题

  1. 药物引起骨骼肌毒性的机制包括哪些？
  2. 药源性骨坏死的治疗措施有哪些？

本章小结

  本章主要讲授了药源性肌病、药源性骨关节病的发病机制、致病药物、临床表现、诊断与治疗等内容。药源性肌病病种包括肌痛、肌肉痉挛、横纹肌溶解。其致病机制为毒性物质损伤肌细胞。主要致病药物为他汀类降脂药，其他药物包括抗肿瘤药、免疫抑制剂、抗菌药物、抗病毒药物等。临床表现主要为肌痛、肌无力、褐色尿甚至循环呼吸衰竭等。诊断包括病史及用药时间相关性的判断、实验室检查（氨基转移酶、肌酸激酶等）、肌电图等。治疗措施为停用导致药源性肌病的药物，同时进行保肝、护肾、纠正体液循环等对症处理。药源性骨关节病包括骨质疏松、骨坏死、佝偻病和骨软化症。其发病机制为药物对骨重构和钙代谢的影响。主要致病药物为糖皮质激素、双膦酸盐、抗癫痫药、抗肿瘤药等。临床表现主要为骨折、颌骨坏死、骨痛、骨畸形等。诊断包括病史、用药史及用药时间相关性的判断、实验室检查（血钙、血磷等）、骨密度检查、X 线检查等。治疗措施为停用可疑药物，同时进行补钙、补充维生素 D 治疗，骨坏死及佝偻病可能需要外科治疗。

（张亚男）

第十三章 药物变态反应

知识要求

1. 掌握：药物变态反应的概念和分类。
2. 熟悉：药物变态反应的临床表现、诊断、治疗原则及产生机制。
3. 了解：药物变态反应的诱发因素。

能力要求

1. 具备识别药物变态反应类型的能力。
2. 学会药物变态反应的诊断和治疗方法。

第一节 药物变态反应概述

案例 13-1

患者，女，诊断为右肺癌伴骨、淋巴结转移。予紫杉醇 90mg+0.9% 氯化钠 500mL 静脉滴注，滴速 56 滴/分，患者输注紫杉醇后半小时即出现满脸涨红，胸闷、气喘、心悸，伴出汗，测得血压 77/48mmHg，心率 96 次/分，考虑为紫杉醇致过敏性休克。立即停止输注紫杉醇，给予补液扩容、吸氧、心电监护，予地塞米松 10mg 静脉注射抗过敏治疗，氨茶碱 0.25g 静脉滴注平喘。1h 后胸闷气喘缓解，复测血压 100/64mmHg，心率 75 次/分。

问题：上述表现是否属于药物变态反应？如果是，属于哪一类型？

一、药物变态反应定义

药物变态反应又称"药物过敏反应"，是由药物制剂（包括有效药和赋形剂）引起的类似过敏症状的不良反应。是由药物特异性抗原或 T 细胞介导的药物超敏反应（drug hypersensitivity reaction，DHR）。药物作为变应原，在体内引发特异抗体或致敏淋巴细胞形成，使机体致敏后，当药物变应原再次进入体内与特异抗体相结合，从而引发变态反应。这种反应仅见于少数有易感性的人。药物变态反应属于 B 型药品不良反应，WHO 把它定义为药物正常剂量应用于人体出现不可预测的、与用药剂量无关的毒性反应。

二、药物变态反应类型

案例 13-2

患者，女，77 岁，诊断为尿路感染。予左氧氟沙星氯化钠 0.5g 每日 1 次静脉滴注，用药第 5 日，患者出现周身斑疹、瘙痒、脱屑、糜烂及渗液。立即停止输注左氧氟沙星氯化钠，予注射用甲泼尼龙琥珀酸、维生素 C、葡萄糖酸钙、氯雷他定静脉输注，后患者上述症状逐渐好转。

问题：上述药物变态反应属于哪一类型？出现药物不良反应后的处理措施是否合理？

根据免疫反应类型、发病机制及临床症状，目前国际上对药物变态反应通用的分类方法如表 13-1 所示。

表 13-1　药物变态反应分类

分型	免疫反应类型	发病机制	临床症状	发病时间
Ⅰ	IgE	肥大细胞和嗜碱性粒细胞脱颗粒	过敏性休克，血管性水肿，荨麻疹，支气管痉挛	1~6h
Ⅱ	IgG 和补体	IgG 介导，激活补体	血细胞减少	5~15 日
Ⅲ	IgM 或 IgG 和补体或 Fc 受体	免疫复合物形成	血清病，荨麻疹，血管炎	血清病或荨麻疹 7~8 日，血管炎 7~21 日
Ⅳa	Th1（IFN-γ）	单核细胞炎症	湿疹	1~21 日
Ⅳb	Th2（IL-4 和 IL-5）	嗜酸性粒细胞炎症	斑丘疹，伴嗜酸性粒细胞增多和系统症状的药疹（DRESS）	斑丘疹 1 日至数日，DRESS 2~6 周
Ⅳc	细胞毒性 T 淋巴细胞（穿孔素、粒酶 B，FasL）	CD4 或 CD8 介导角质细胞凋亡	斑丘疹，史 - 约综合征 / TEN，脓疱疹	固定性药疹 1~2 日，SJS/TEN 4~28 日
Ⅳd	T 细胞（IL-8、CXCL8）	中性粒细胞炎症	急性泛发性发疹性脓疱病（AGEP）	1~2 日

以上几类药物变态反应，根据发病时间分为速发型药物过敏反应和非速发型药物过敏反应。速发型药物过敏反应包括荨麻疹、血管性水肿、鼻炎、结膜炎、支气管痉挛、胃肠道的症状（恶心、呕吐、腹泻、腹痛）、过敏反应、过敏性休克等，一般在用药后 1~6h 出现过敏症状，其发病机制是 IgE 介导的免疫反应机制；非速发型药物过敏反应包括延迟性荨麻疹、斑丘疹、固定性药疹、脉管炎、表皮坏死、重症多形性红斑、伴嗜酸性粒细胞增多、肝肾功能损伤、肺炎、贫血、中性粒细胞减少症、血小板减少症等，通常是在用药后几日发生过敏反应，这种反应与迟发性 T 淋巴细胞依赖性的变态反应机制密切相关（图 13-1）。

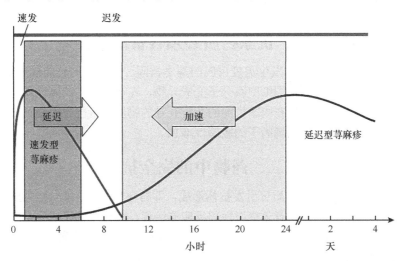

图 13-1　速发型和非速发型药物过敏反应发生的时间关系

◆ 知识拓展 ◆

　　史 - 约综合征（SJS）和中毒性表皮坏死松解症（TEN）是一组较为严重的药疹，可引起特征性的皮损、严重的黏膜和系统受累。目前认为主要是由 CD8[+] T 细胞介导的Ⅳ型超敏反应造成的角质形成细胞（KC）凋亡坏死引起，其中涉及大量的相关细胞和细胞因子。临床表现为红斑、松弛性水疱及表皮松解、Nikolsky 征阳性，黏膜也有坏死剥脱。

患者输注紫杉醇（用法用量符合说明书要求）后半小时即出现胸闷、气喘、心悸、出汗、低血压的症状，考虑系紫杉醇致过敏性休克，即药物变态反应。根据发病时间较短，临床症状表现为过敏性休克，可将其归结为 IgE 介导的 I 型变态反应。

案例 13-2 解析

左氧氟沙星说明书中明确提到该药可导致荨麻疹、瘙痒及其他严重皮肤反应（如 TEN、多形性红斑）等超敏反应，根据患者用药后发生的临床症状及用药时间间隔（5 日），结合药品说明书有关药品不良反应的描述，判断患者此次发生了左氧氟沙星引起的药品不良反应史 - 约综合征，属于 IVc 型变态反应。不良反应发生后，立即停药，并进行了合理的抗过敏对症处理，患者症状好转。

第二节 药物变态反应的发生机制

案例 13-3

患者，男，40 岁，诊断为梅毒，拟给予 240 万 U 苄星青霉素肌内注射（左右臀部各半），每周 1 次，共 3 周的方案驱梅。第 1 次治疗皮试阴性后给予苄星青霉素肌内注射，2min 后，患者突然出现头晕、呼吸困难、胸闷。查体：血压 70/40mmHg，心率 50 次 / 分，血氧饱和度 75%。面色苍白，四肢发冷，全身皮肤未见皮疹。立即给予地塞米松、肾上腺素、右旋糖酐、吸氧等抢救治疗，症状稍缓解，约半小时后患者呼吸困难等症状完全消失，生命体征恢复正常。诊断为过敏性休克。

问题：上述由苄星青霉素引起的过敏性休克的机制是什么？

一、抗原物质必须具备的条件

异质性物质和分子是机体发生免疫反应的基本诱因。一是它们可能成为抗原或半抗原，二是它们可能造成机体正常组织细胞膜分子变成异物，在达到一定的刺激阈值后，产生免疫应答，引起变态反应。如出现在眼睛表面的免疫介导的物质，可能导致眼结膜对药物、半抗原、化妆品、污染物或其他环境因子的敏感性增加。

二、药物中的完全抗原

依据免疫学原理，一种物质可引发抗体形成，即有免疫原性；可与相应抗体发生特异性结合，即有反应原性。同时具有免疫原性和反应原性者，称作全抗原或完全抗原。有些药物本身可作为完全抗原引起变态反应，包括破伤风抗毒素、狂犬病疫苗、促肾上腺皮质激素、垂体后叶素、胰岛素等。

三、半抗原或抗原决定基

临床应用的药物多属于小分子化合物，它们极少或无抗原性，但当与蛋白质等大分子物质牢固结合后，形成大分子的结合抗原，就有了抗原性。这种小分子化学物质，称作半抗原。例如，2,4- 二硝基氯苯，其分子量为 203Da，它不能引起抗体形成，即无抗原性或免疫原性。

但当它与大分子物质如蛋白质分子结合，形成二硝基氯苯蛋白质结合物时，便能引起抗体产生，即有了免疫原性。这个结合物称为"结合抗原"或"复合抗原"。小分子简单化学物质2, 4- 二硝基氯苯能与这样的抗体发生特异性反应，说明它有反应原性。这种有反应原性而无免疫原性的简单化学物质，就称作半抗原或抗原决定基。半抗原假说机制是 DHR 的经典解释，它起源于 20 世纪早期的研究。

四、抗　　体

药物抗原或结合抗原，在体内可引发抗体形成。在药物变态反应中常被涉及的抗体有 IgE、IgG 与 IgM。抗体的每一个基本结构单位有两个抗体结合价（也称抗原结合点），以此与抗原结合。抗原结合点由抗体分子的重链和轻链的可变部分组成，此可变部分的不同氨基酸分子的排列顺序不同，决定抗原结合点的特异性。每一抗体皆有其特异性，它只能与相应的抗原特异结合。例如，由青霉素引发的抗体只能与青霉素分子相结合，但不能与磺胺或其他药物的分子相结合。

五、药物变态反应的引发

药物的变态反应发生的过程，可归纳为三步：第一，药物或其代谢产物与体内的载体分子如蛋白质分子等，形成不可逆的共价结合，成为结合抗原；第二，结合抗原在体内引发抗体或致敏淋巴细胞形成；第三，当再次用药（抗原再暴露）时，药物半抗原与相应抗体或致敏淋巴细胞发生特异性结合，导致变态反应发生。

根据变态反应发生的时间和药物作用的方式，可将药物变态反应的发生分为以下两类。

（一）根据发病时间分类

1. 速发型药物变态反应　　是致敏后抗原特异性 B 淋巴细胞产生 IgE 的结果。IgE 抗体与肥大细胞和嗜碱性粒细胞表面的高亲和力 FcεRI 受体结合，为药物抗原创造一个多价结合位点。随后药物作为一种半抗原蛋白复合物与 IgE 交联，刺激已形成的介质（如组胺、胰蛋白酶、细胞因子如 TNF-α）的释放和新的介质（白三烯、前列腺素、分裂素、其他细胞因子）的产生。

2. 非速发型药物变态反应　　是通过 T 淋巴细胞的作用介导的，皮肤是最常见的药物应答 T 细胞的目标器官。首先由树突细胞处理药物抗原，然后抗原被吸收并运送到区域淋巴结，并被提交给幼稚 T 细胞。另外，一些药物抗原可能直接刺激特异性 T 细胞，从而避免了 T 细胞对树突细胞的需要。抗原特异性 T 细胞迁移到目标器官，一旦再次暴露于抗原，它们被激活，分泌调节反应的细胞因子和产生组织损伤的细胞毒素（如穿孔素、颗粒酶和颗粒溶素等）。

（二）根据药物作用的方式分类

1. 半抗原机制　　一些小分子药物，本身不足以引发特定的免疫反应，只有当它们与蛋白质共价结合时，才会产生新的抗原即半抗原蛋白复合物。此复合物可以刺激先天免疫细胞受体（如树突细胞），从而为启动 T 细胞免疫提供必要的第二信号。药物通过与这些受体直接的化学作用或通过诱导内源性激活物激活模式识别受体。

2. p-i 机制　　一些药物通过非共价键（范德华力、氢键和静电相互作用）直接结合到免疫受体蛋白，这种相互作用导致 T 细胞介导的反应，具有超敏性和（或）同种免疫和（或）

自身免疫反应的特征。

3. 假性过敏机制 有些药物进入体内，不经过潜伏期，不经过致敏过程，无抗原与抗体的结合过程，迅速发生与即发型变态反应相同的临床表现。由于这种反应只发生于极少数接受治疗剂量药物的个体，虽无免疫机制参与，但表现为典型的即发型变态反应症状，故称为假性变态反应，也称为类过敏性反应。假性药物变态反应的发生机制多与组胺释放有关。能引发假性药物变态反应的物质，在人体肥大细胞内引发非细胞毒性反应，使组胺释放入细胞外液内，导致毛细血管后小静脉扩张、血管通透性增加、平滑肌收缩及黏液腺分泌增加。正常人在注射这种药物后，迅速发生包括荨麻疹、血管性水肿、过敏性鼻炎、哮喘及过敏性休克等症状，与注射组胺后发生的反应无区别。药物中的组胺释放剂有吗啡、可待因、多黏菌素 B、筒箭毒碱、阿托品、奎宁、毛果芸香碱等。此外，免疫球蛋白、输血、放射造影剂、NSAID 等都有此种作用（表 13-2）。

表 13-2　通过半抗原、p-i 和假性过敏机制引起药物过敏的药物类型

半抗原机制	p-i 机制	假性过敏机制
β- 内酰胺类抗生素、头孢菌素类、碳青霉烯类抗生素	β- 内酰胺类抗生素、头孢菌素类、碳青霉烯类抗生素	NSAID
磺胺类抗生素	磺胺类抗生素	
氨基比林	氨基比林	氨基比林
喹诺酮类	喹诺酮类	喹诺酮类
碘造影剂	碘造影剂	碘造影剂
肌松药	万古霉素	万古霉素
	抗癫痫药	
	局麻药	
	别嘌醇	

案例 13-3 解析

患者注射苄星青霉素后，发生了速发型药物变态反应。是抗原特异性 B 淋巴细胞产生 IgE 的结果。首先，IgE 抗体与肥大细胞和嗜碱性粒细胞表面的受体结合，随后药物作为一种半抗原蛋白复合物与 IgE 交联，刺激已形成的介质（如组胺、胰蛋白酶、细胞因子如 TNF-α）的释放，发生了呼吸困难、血压下降等过敏性休克的症状。

第三节　药物变态反应的诱发因素

案例 13-4

患儿，女，诊断为癫痫性脑病。服用丙戊酸钠联合拉莫三嗪治疗 2 年，症状控制良好，但近期出现负性肌阵挛发作，换用吡仑帕奈 2mg 每日睡前口服，4 周后增加剂量为 4mg 每日睡前口服。药物加量后 1 周，患儿出现体温升高到 39℃，伴咳嗽及下肢肢端红色斑疹，逐渐昏睡，1 周后出现全身红色斑疹及瘀斑，面部肿胀，血压偏低，急性肾衰竭及肝药酶升高，实验室检查无嗜酸性粒细胞增多。因疑似感染性休克，开始抗生素治疗，其间血、尿、脑脊液培养均为阴性。患儿逐渐出现少尿、严重代谢性酸中毒，C- 反应蛋白升高，鼻周和唇周出现皮肤干燥、脱屑，全身出现伴表面脱落的红斑，皮肤点状活检发现表皮血管周围和血管间隙淋巴细胞或嗜酸性粒细胞浸润，提示伴嗜酸性粒细胞增多和系统症状的药疹

（DRESS）诊断。故停用抗生素及吡仑帕奈，给予甲泼尼龙及免疫球蛋白治疗，3 周后生命体征逐渐平稳，皮肤红斑及肝肾功能恢复正常。

问题：1. 上述严重药物变态反应最可能由哪个药物引起？

2. 患儿合并用药中，哪种药物会增加上述药物变态反应的发生率？

引起药物变态反应的因素包括药物、患者和疾病三方面因素。

一、药物方面的因素

临床中很多药物会引起变态反应，尤其是一些本身具有免疫原性和反应原性的药物，如血清制剂、疫苗、器官提取物、中药注射剂、抗生素等。因此在使用这些药物时要仔细询问患者药物过敏史，做好用药前的皮试和用药后的抢救措施。

二、患者方面的因素

药物变态反应涉及免疫和非免疫介导的机制，在一些严重的非速发型药物变态反应中存在强烈的遗传相互作用。研究发现，卡马西平诱导的史 - 约综合征 / 中毒性表皮坏死松解（SJS/TEN）在中国汉族、印度和泰国人群中发生率较高，因 *HLA-B*1502* 基因在这类人群中高表达，但在欧洲国家和日本患者中没有发现。另有研究发现，白种人因 *HLA-B*5701* 高表达，导致在服用药物阿巴卡韦时，容易发生严重的 DHR。

三、疾病方面的因素

患者自身的某些疾病会诱导药物变态反应的发生。比如病毒在 DHR 发病机制中具有一定的作用。患者若有 EB 病毒感染，则使用氨苄西林导致皮疹的发生率会增加。另有研究发现，在伴嗜酸性粒细胞增多和系统症状的药疹（drug rash with eosinophilia and systemic symptoms，DRESS）患者身上发现的第一个重新激活的病毒是人类疱疹病毒（HHV）-6。

案例 13-4 解析

1. 将吡仑帕奈增加剂量为 4mg，药物加量后 1 周后，出现变态反应，故上述严重药物变态反应最可能由吡仑帕奈引起。

2. 合并使用抗生素后临床症状加重，停用两种药物后逐渐好转。故患儿合并用药中，抗生素会增加上述药物变态反应的发生率。

第四节　药物变态反应的临床表现

案例 13-5

患者，男，60 岁，因尿频、尿痛自行口服诺氟沙星胶囊 3 日，病情未见好转，急诊入院后，给予环丙沙星静脉滴注，同时患者仍继续自行口服诺氟沙星胶囊，第一次静脉滴注环丙沙星时感觉手痒，第二次滴注时立即出现双侧手臂、双腿及双足对称性出血性紫癜，24h 尿量 <500mL，血小板 $36×10^9$/L，SCr 270μmol/L，大便潜血试验阳性。

问题：上述由喹诺酮类抗菌药物引起的变态反应属于哪一类？有哪些典型的临床表现？

一、速发型药物过敏反应的临床表现

速发型药物过敏反应的临床表现是荨麻疹、血管性水肿、鼻炎、结膜炎、支气管痉挛、胃肠道的症状（恶心、呕吐、腹泻、腹痛）、过敏反应、过敏性休克。一般在最后一次服药后1~6h内出现上述典型症状。典型临床表现是首次给予新药治疗过程中第一时间出现过敏症状。发病机制是IgE介导的免疫反应机制。

二、非速发型药物过敏反应的临床表现

非速发型药物过敏反应的临床表现是延迟性荨麻疹、斑丘疹、固定性药疹、脉管炎、表皮坏死、重症多形性红斑、伴嗜酸性粒细胞增多和系统症状的药疹（DRESS）、急性泛发性发疹性脓疱病（AGEP）、对称性药物相关性间擦部及屈侧疹（SDRIFE）；内脏器官可单独受损或者伴随着皮肤的症状，包括肝肾功能损伤、肺炎、贫血、中性粒细胞减少症、血小板减少症。可能在用药1h后任何时间出现。通常是在用药后几日发生过敏反应，这种反应与迟发性T淋巴细胞依赖性的变态反应机制密切相关。

案 例 13-5 解 析

以上由喹诺酮类抗菌药物引起的过敏性紫癜属于Ⅱ型变态反应，又称溶细胞性变态反应。此类药物变态反应主要与血管壁损伤和血小板减少有关，临床表现以皮肤紫癜最为常见，另有肾脏损伤如肌酐升高、蛋白尿、血尿等，还会出现腹痛、腹泻等消化道症状，以及关节肿痛、神经系统症状等。

第五节　药物变态反应的诊断和治疗

一、诊　　断

DHR的诊断包括病史、标准皮肤试验、药物激发试验（临床诊疗路径详见图13-2）。

（一）临床病史的评估

临床病史的评估包括：①是否符合DHR的症状；②症状发生的时间：首次用药时间，最后一次用药后与临床症状出现所间隔的时间，停药后的效果；③其他药物的应用：发生反应的同时是否应用同类的其他药物；④是否有药物过敏史。

（二）皮肤试验

1. 速发型DHR　分为皮肤点刺试验（skin prick test，SPT）和皮内试验。皮肤点刺试验因为操作简单、快速、廉价和高度的特异性，临床上常作为初期筛选方法，SPT通常在单侧或双侧前臂进行，可分2日或多日实施，也可在背部进行。皮内试验则用于当皮肤点刺试验结果为阴性时。相对点刺试验，皮内试验增强了药物特异性IgE的敏感性。皮内试验使人体对药物的敏感性及其预测值改变，从而使β-内酰胺类抗生素、神经肌肉拮抗剂、肝素等属于速发型DHR的试验阳性结果比较显著，其他的大多数药物结果不显著。

2. 非速发型DHR　应用斑贴试验或者延迟读取皮内试验。

（三）药物激发试验

药物激发试验（drug provocation test，DPT）是诊断药物自身诱发DHR的金标准，能够确诊 DHR 或排除 DHR 或证明不可能诱发 DHR 的药物的耐受性。用于 NSAID、局麻药、抗生素皮肤试验阴性的情况。病史中提供了某些药物的阳性预测值，这样可以直接更换药物进行激发试验。无论何时首先应用口服药物进行激发试验。需要注意的是，DPT 可能导致不可控制的或者严重危害生命的问题出现，如史 - 约综合征、TEN、脉管炎等严重的皮肤反应，因此权衡利弊后才可以进行试验。DPT 要在安全的、配备紧急抢救设备的医疗环境中进行，需要有经过训练的医疗人员。

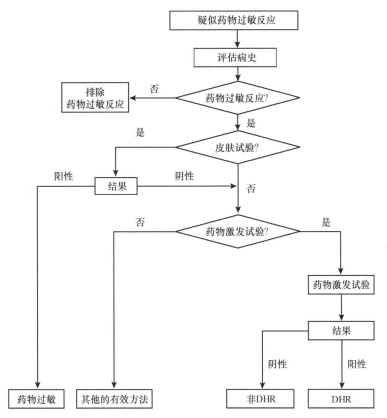

图 13-2　DHR 临床诊疗路径

二、治　　疗

（一）一般治疗

立即停用致敏药物或可疑致敏的药物，同时给予迅速有效的治疗来缓解症状。

（二）个体化的预防治疗

对于有 DHR 史的患者，在使用与致敏药物同类药物时，应做好医学监护，可提前预防用药，如糖皮质激素、H_1 受体拮抗剂等。

（三）药物脱敏治疗

药物脱敏治疗即诱导机体对引起 DHR 的药物产生耐受性。临床上一些疾病特别需要某些药物治疗而又无其他药物可以替代时，可以考虑采用药物脱敏疗法，例如，磺胺类药物用于 HIV 感染的患者；喹诺酮类药物用于某些囊性纤维化患者；β- 内酰胺类药物、抗结核药用于重度感染患者；去铁草酰胺用于血色素沉着病；紫杉醇和铂盐用于肿瘤化疗；单克隆抗体用于血液和非血液性肿瘤；心脏病、风湿性疾病需要阿司匹林或 NSAID 治疗。

课 后 习 题

一、名词解释

1. 药物变态反应
2. 免疫原性
3. 反应原性
4. 完全抗原
5. 半抗原

二、单选题

1. 患者，男，20 岁，诊断为急性扁桃体炎，给予青霉素一次 400 万 U，3 次 / 日静脉注射，注射前青霉素皮试阴性，用药 10min 后，患者突感胸闷、呼吸困难、烦躁、出冷汗，测血压 60/32mmHg，考虑可能为青霉素过敏，根据患者的临床症状及过敏反应发生的时间，该药物变态反应属于哪一类免疫反应类型（   ）

  A. Ⅰ型   B. Ⅱ型   C. Ⅲ型   D. Ⅳ型

2. 患者，女，78 岁，诊断为冠心病，给予活血化瘀的中药注射液治疗，用药第 3 日，出现胸部及四肢散在红色皮疹，伴瘙痒不适，立即停用该中药注射液，并予以马来酸氯苯那敏片、维生素注射液、葡萄糖酸钙注射液、甲泼尼龙注射液对症治疗，5 日后皮疹逐渐消退。根据患者的临床症状及过敏反应发生的时间，该药物变态反应属于哪一类免疫反应类型（   ）

  A. Ⅰ型   B. Ⅱ型   C. Ⅲ型   D. Ⅳ型

3. 患者，女，69 岁，诊断为类风湿关节炎，给予甲氨蝶呤片 15mg/ 次，1 次 / 日口服，服药 1 周后，复查血常规提示：白细胞计数 0.91×10^9/L，中性粒细胞计数 0.89×10^9/L，血红蛋白 50g/L，血小板计数 34×10^9/L。根据患者的血常规化验结果判断，该药物变态反应属于哪一类免疫反应类型（   ）

  A. Ⅰ型   B. Ⅱ型   C. Ⅲ型   D. Ⅳ型

三、多选题

1. 药物变态反应的诱发因素包括（   ）

  A. 药物因素   B. 患者因素   C. 疾病因素   D. 环境因素

2. 药物变态反应的诊断中，临床病史的评估包括（   ）

  A. 是否符合 DHR 的症状   B. 症状发生的时间

  C. 是否使用其他药物   D. 是否有药物过敏史

3. 药物变态反应的治疗方法包括（   ）

  A. 停用致敏药物   B. 对症缓解症状

  C. 提前使用抗过敏药   D. 药物脱敏治疗

四、简答题

1. 简述速发型药物过敏反应和非速发型药物过敏反应的反应机制、发生时间及临床症状。
2. 药物变态反应发生的过程分为哪三步？

本 章 小 结

本章主要讲授了药物变态反应（DHR）的概念、分类、发生机制、诱发因素、临床表现、诊断和治疗等内容。DHR 是由药物特异性抗原或 T 细胞介导的药物超敏反应。根据免疫反应类型将其分为Ⅰ、Ⅱ、Ⅲ、Ⅳ类。其中Ⅰ类药物变态反应为 IgE 介导的速发型免疫反应，一般在用药后 1~6h 出现过敏症状，临床症状表现为过敏性休克、血管性水肿、荨麻疹、支气管痉挛等，症状发生迅速，危及生命，需要及时抢救。Ⅱ、Ⅲ、Ⅳ类药物变态反应为非速发型药物过敏反应，包括延迟性荨麻疹、固定性药疹、脉管炎、表皮坏死、重症多形性红斑、伴嗜酸性粒细胞增多、肝肾功能损伤、贫血、血小板减少症等，通常是在用药后几日发生过敏反应，与迟发性 T 淋巴细胞依赖性的变态反应相关。DHR 发生的过程，是药物与体内的载体分子形成结合抗原，结合抗原在体内引发抗体或致敏淋巴细胞形成，当再次用药时，药物半抗原与相应抗体或致敏淋巴细胞发生特异性结合，导致变态反应发生。引起 DHR 的因素包括药物、患者和疾病三方面因素。DHR 的诊断包括病史、标准皮肤试验、药物激发试验及生物学检测。DHR 的治疗是立即停用可疑致敏的药物，同时给予迅速有效的治疗来缓解症状，另有个体化的预防治疗及药物脱敏治疗等。

（张亚男）

第十四章　药源性精神障碍性疾病

知识要求

1. 掌握：各类药源性精神障碍性疾病的致病药物和机制。

2. 熟悉：各类药源性精神障碍性疾病的症状与体征、预防与治疗。

3. 了解：药源性精神障碍性疾病的危害。

能力要求

1. 熟练掌握各类药源性精神障碍性疾病的诊断与致病药物，具备分辨药源性疾病的能力。

2. 学会应用各类药源性精神障碍性疾病的治疗方法。

第一节　药源性抑郁

案例 14-1

患者，男，30岁，因"情绪低落、言语异常2个月，加重伴自伤1次"入院。患者2个月前渐出现闷闷不乐、兴趣减退等表现，1个月前患者突然持刀砍自己头部，家人发现后就诊于当地医院，其间患者对自己的行为无法解释，家人觉其精神异常转入我院治疗。患者6个月前因发现乙肝，接受重组人干扰素 α-2b 注射液皮下注射对症治疗，剂量为第一个月500万U，每日1次，第二个月后500万U，隔日1次。入院后停用该药，给予氢溴酸西酞普兰片20mg，每日1次，奥氮平片20mg，每日1次，治疗40日后症状明显好转。

问题： 请考虑患者上述症状产生的原因。

一、症状和体征

抑郁症的主要表现为持续性的情绪低落。药物引发的抑郁症称为药源性抑郁症，其体征主要包括无法静坐，出现烦躁、焦虑等状态，部分患者在一个人的情况下，容易出现悲伤感，严重者有自杀倾向。

药源性抑郁症一般有以下特点。

1. 既往有情感性疾病史者容易患病。

2. 出现抑郁症前患者大多有静坐不安、心神不宁等锥体外系反应。

3. 患者常有一种难以描述的身体不适感，有一种"讲不清楚的难过"，常表现为情绪不稳、波动性焦虑、烦躁，对事物缺乏兴趣爱好和自信心，精力下降，睡眠障碍，严重者可导致自杀。

4. 抑郁症状出现的时间可在用药后不久，多数在用药数日到两年之内发生，且用药量越大越易发生抑郁，减量使用或停药后，抑郁症状可逐渐缓解，再次使用该药又可诱发抑郁。

二、致病药物及机制

多种药物会产生药源性抑郁，包括抗精神病药物、心血管系统药物、消化系统药物、抗菌药物、抗病毒药、避孕药等。

（一）心血管系统药物

20世纪50年代，利血平导致的抑郁报道最多。利血平治疗期间抑郁的发生率高达20%，并且有既往抑郁史的患者发病更重。5-HT功能活动降低可能与抑郁发作有关，5-HT功能活动增高可能与躁狂发作有关；利血平致抑郁症的机制可能为利血平可以使脑脊液中5-HT的代谢产物5-羟吲哚乙酸含量降低，浓度和抑郁程度呈负相关。多项研究显示，洋地黄、地高辛与抑郁显著相关，会产生包括抑郁症在内的一系列精神障碍不良反应。由于β受体阻滞剂的不良反应疲乏常被误当作抑郁的表现，所以此类药物是否与抑郁相关仍存在争议。早年研究显示，普萘洛尔具有亲脂性，透过血脑屏障的能力较强，可能与抑郁存在相关性，但总体而言并无定论。

（二）抗病毒药物

干扰素（IFN）是广谱的抗病毒药物，临床使用广泛，其致抑郁的不良反应常见于大剂量、长疗程的使用过程中，该药可以显著下调机体大脑海马和扣带回等区域蛋白的表达，导致5-羟色胺受体水平降低，使机体出现抑郁症状。有文献显示，丙肝患者及既往有抑郁症病史的患者患病风险更高。

IFN-α种类不同，所导致的抑郁的风险和严重程度不同。IFN-α-n1导致抑郁的风险最高，IFN-α-n3的风险最低，而使用IFN-α-2b的患者抑郁最重，出现自杀观念的风险最高。

（三）避孕药

口服甾体避孕药导致患者抑郁主要表现为精神抑郁、情绪低落、郁郁寡言、唉声叹气、悲观、对生活失去信心和兴趣，伴头昏无力，机制为甾体避孕药的雌激素样作用可降低体内磷酸吡哆醛浓度，从而影响脑胺代谢导致抑郁症。大剂量补充维生素B_6，可使体内磷酸吡哆醛浓度上升，脑胺代谢恢复正常，改善抑郁症状。

（四）消化系统药物

消化系统药物导致抑郁症主要为H_2受体拮抗剂。雷尼替丁引起抑郁症，症状均在停药1周到半个月后消失。雷尼替丁可微量通过血脑屏障，阻断中枢神经系统H_2受体。

（五）抗菌药物

关于抗菌药物导致抑郁的不良反应时有报道，有研究报道了1例患者静脉注射阿莫西林后出现抑郁症状，停用该药后症状消失，重新使用后症状再次出现；1例患者使用氧氟沙星后出现严重抑郁，因未及时明确诊断而使抑郁症状持续存在，后经抗抑郁药治疗抑郁症状消失。

（六）抗精神病药物

文献报道抗精神病药物氯丙嗪、奋乃静和三氟拉嗪可导致药源性抑郁；文献报道4例由于服用癸酸氟哌啶醇导致抑郁自杀。近期的文献分析发现在传统抗精神病药物中，临床使用任何一种抗精神病药物时都有可能出现抑郁，许多研究提示抗精神病药物所致抑郁反应存在遗传学上的个体易感性差异。

三、防　治

在使用药物之前应仔细询问患者有无抑郁病史及药源性抑郁家族史，尽量避免使用可引起抑郁症的药物。药源性抑郁症治疗以药物治疗为主，在使用药物治疗之时应结合患者的躯体状况、年龄特点及既往药物治疗的成败经验因病施治。在药物治疗的同时应加强心理疏导。

案例 14-1 解析

患者症状出现前 6 个月开始皮下注射重组人干扰素 α-2b 注射液，据说明书示，本品中枢神经系统的不良反应包括头昏、眩晕、视力障碍、智力降低、记忆力下降、抑郁、嗜睡、精神错乱、行为障碍，且据文献报道，本品导致抑郁的不良反应一般出现在用药几个月到 1 年不等，此案患者发生抑郁症状的原因很可能是长期使用重组人干扰素 α-2b 注射液所致，属于药源性抑郁症。

第二节　药源性精神病

案例 14-2

患者，男，75 岁，诊断为帕金森病。给予多巴丝肼 1/4 片，每 6h 一次，每周递增，最大至 1/2 片，每 6h 一次，盐酸苯海索片 1mg，每日 2 次，盐酸金刚烷胺片 0.1g，每日 2 次。二诊：患者下午行动能力差，加用吡贝地尔缓释片 50mg，每日 2 次。三诊：家属诉按上述方案服药后，患者运动可。3 日前无明显诱因突然无法行走，频繁跌倒，并伴有幻觉、谵妄、失眠。患者突发病情变化，不排除药源性并发症。患者儿子结合剩余药片数量，发现患者老伴错发给患者药物，推算发病前金刚烷胺日剂量达 4 片，考虑幻觉、谵妄、失眠等精神症状由金刚烷胺过量导致。处理：停金刚烷胺，4 日后患者运动障碍减轻，幻觉、谵妄症状减轻，但未消失，失眠严重，予氯氮平片 6.25mg，每日睡前服用，以减轻幻觉及镇静安眠，3 日后运动障碍及精神症状完全消失。电话随访目前患者服用多巴丝肼 1/2 片每日 4 次，行动能力可。患者仍夜间翻身困难，将多巴丝肼更换为卡左双多巴 1/2 片睡前服，服用后腰痛减轻。持续随访中。

问题：请考虑患者上述表现产生的原因。

一、症状和体征

药源性精神病是患者应用某种药物后出现的不良反应，症状主要包括人格扭曲、妄想和幻想。妄想是稳固不变的、错误的人格信仰。偏执狂样的妄想以迫害为特征。妄想可能与或不与幻觉共同存在。药源性幻视比幻听更普遍。此外，还有欣快感、激动、行为异常、自杀倾向和精神错乱等。

二、致病药物及机制

（一）抗微生物药物

β- 内酰胺类抗菌药物可损害中枢神经抑制过程或对大脑皮质产生异常刺激进而使中枢神经兴奋性增高。甲硝唑容易通过血脑屏障，升高脑内 5- 羟色胺和去甲肾上腺素导致精神障碍。

（二）消化系统药物

甲氧氯普胺可阻断多巴胺受体使胆碱能受体相对亢进导致精神障碍。西咪替丁含有甲硫二胍侧链的咪唑环易通过血脑屏障，对中枢神经系统产生毒性反应。

三、防　　治

易引起精神障碍不良反应的药物尽量避免联合使用；服用抗微生物药物时应避免饮酒以防混淆病因；应仔细询问患者精神病病史及家族遗传史，既往患有精神病者在用药时应注意监测精神异常症状；对肝、肾功能不佳的患者，尤其是老年人，应调整给药剂量和用药时间，用药后要密切观察，注意各项生理指标的变化，一旦出现相关症状应逐量减药或停药，症状严重时还应给予适当的对症治疗，如奋乃近、氯丙嗪等控制精神症状。

案例 14-2 解析

患者上述表现产生的原因很可能为所服药物所致。患者在治疗帕金森病期间所服用的所有药物均有导致药源性精神病的不良反应。具体导致出现精神病的药物包括：①金刚烷胺。根据说明书显示，金刚烷胺治疗帕金森病的剂量为一次 100mg，一日 1~2 次，最大剂量不超过 4 片，该药品 90% 以上以原形经肾脏排出，老年人肾脏清除率下降，不应给予大剂量使用。患者为 75 岁老年男性，因老伴发错药而使金刚烷胺的剂量增大导致上述症状的出现。②多巴丝肼。根据说明书显示，多巴丝肼的剂量为 1/2 片，每 8h 一次，患者起始剂量为 1/4 片，每 6h 一次，总剂量偏高。同时，在停用金刚烷胺的情况下，患者仍有夜间翻身困难，将多巴丝肼更换为卡左双多巴后患者腰痛减轻，说明患者所患精神障碍很可能与多巴丝肼的使用相关。

第三节　药源性躁狂症

案例 14-3

患者，女，54 岁，罹患终末期肾病，正在接受透析治疗，同时罹患视网膜色素变性及 2 型糖尿病，入院时使用的药物包括对乙酰氨基酚、环丙沙星、丙氯拉嗪、喹硫平、阿司匹林、司维拉姆、西那卡塞、呋塞米、左甲状腺素、泮托拉唑。1 周前泌尿道感染后出现精神状态改变，于外院治疗，诊断为继发于泌尿道感染的谵妄，使用环丙沙星治疗后谵妄改善，但数日后出现精力增加、易激惹、言语急促、妄想及失眠等躁狂样表现，患者要求出院。此后，上述症状仍持续存在。患者既往无精神病诊断或被收入精神科治疗，患者本人及其家人否认心境事件发作史。入院检查：实验室及影像学检查均未发现器质性病变。系统回顾病史后发现，患者在 3 年前曾出现过类似的精神状态改变，检查无异常，且亦发生于使用环丙沙星治疗泌尿道感染后，患者当时治愈出院，医师嘱随访观察，患者在停药 7 日后症状逐渐消失。

问题：患者所表现出的躁狂样症状是哪个药物引起的？机制是什么？

一、症状和体征

躁狂症主要临床特征为情感高涨或易激惹，主要症状包括：①言语比平时显著增多。②联想加快，或观念飘忽，或自感言语跟不上思维活动的速度。③注意力不集中，或者随境转移。④自我评价过高，可达妄想程度。⑤自我感觉良好，如感觉头脑特别灵活，或身体特别健康，或精力特别充沛。⑥睡眠的需要减少，且不感觉疲乏。⑦活动增多，或精神运动性兴奋。⑧行为轻率或追求享乐，不顾后果，或具有冒险性。

二、致病药物及机制

引起躁狂的药物以抗抑郁药最多见，其中振奋作用较强的抗抑郁药较易发生，如三环类抗抑郁药丙米嗪、选择性 5- 羟色胺再摄取抑制药（SSRI）西酞普兰、5- 羟色胺和去甲肾上腺素再摄取抑制剂文拉法辛。其他可引起躁狂的药物包括抗帕金森类药物溴隐亭、抗胆碱能类药物等。有研究显示，患双相情感障碍接受抗抑郁药物治疗时发生躁狂不良反应的患者要显著高于患单相情感障碍的患者。目前对抗抑郁药导致转躁狂的机制尚未明了，国外研究认为转躁狂与儿茶酚胺有关，而非 5- 羟色胺所致，且三环类抗抑郁药转躁狂的危险性大于 SSRI 类。

三、防　治

用药前应仔细询问患者用药史，避免患者使用已发生过躁狂的药物，如果不能替换其他药品，则需密切监测患者病情，尽早发现异常。使用说明书明确有致精神障碍的药物期间应注意监测患者的症状，一旦发现药源性躁狂症的表现应尽快停药。联合用药时应注意药物之间的相互作用。

案例 14-3 解析

患者既往曾在接受环丙沙星治疗泌尿道感染时出现躁狂样反应，且本次入院 1 周前开始同样因泌尿道感染接受了环丙沙星治疗，故结合患者既往史及本次使用环丙沙星和出现躁狂症状的时间关系判断患者躁狂样表现属于环丙沙星导致的不良反应。环丙沙星引起躁狂的机制与其化学结构和药理作用相关，因为其分子结构中含氟，所以环丙沙星具有一定脂溶性，能够透过血脑屏障进入脑组织，阻断抑制性神经递质 γ- 氨基丁酸与受体结合，产生中枢神经系统兴奋。

第四节　药源性精神错乱和谵妄

案例 14-4

患儿，女，6 岁，因哮喘发作由急诊收入儿科重症监护室。患儿收入院时血流动力学稳定，神志清楚，呼吸急促，双侧呼气性喘鸣音。哮喘严重程度评分 4 分，属低危。每 3h 吸入硫酸沙丁胺醇吸入气雾剂 200μg，口服甲泼尼龙片 20mg，每日 2 次。医院按照该儿童重症监护病房规范，静脉滴注盐酸雷尼替丁注射液 20mg，每 8h 一次，用于预防上消化道出血和应激性溃疡。随着呼吸症状的改善，支气管痉挛减轻，停止吸氧治疗。然而，在入院后约 30h，在雷尼替丁给药期间出现谵妄、精神激动，好斗、注意力不集中，并表现出幻觉和明显的思维混乱，大声喊叫。当时患儿血氧饱和度正常。诊断为谵妄。停用雷尼替丁，用奥美拉唑代替。未服用抗精神病药物。几个小时后，患儿精神状态恢复，没有再次发作。第 2 日，转普通病房，2 日后出院。

问题：1. 该患者用雷尼替丁治疗是否合理？

2. 雷尼替丁导致谵妄的危险因素是什么？

一、临床表现

精神错乱和谵妄，主要是一种以觉醒水平和认知功能紊乱为主要特点的认知功能障碍，常见症状包括意识障碍、激动、幻觉、思维紊乱、定向障碍和记忆障碍等，其特点是症状常迅速波动，甚至在数分钟之内，且在日落后有加重的趋势，呈急性发病和波动性病程。最显著的临床表现是意识混浊伴有对时间、地点、人物的定向紊乱。

二、致病药物

（一）抗胆碱药

抗胆碱药治疗量对中枢神经系统作用不明显，但随着剂量增大，会产生中枢抑制，是引起谵妄最为常见的药物，如阿托品、东莨菪碱、山莨菪碱、索利那新等。

（二）治疗中枢性神经退行性病变药物

1. 抗帕金森病药　用于帕金森病治疗的拟多巴胺药金刚烷胺、左旋多巴，多巴胺受体激动剂溴隐亭、卡麦角林、普拉克索，抗胆碱药比哌立登，以及选择性单胺氧化酶抑制剂司来吉兰等，均有可能诱发谵妄、幻觉、偏执等神经症状，尤其是选择性单胺氧化酶抑制剂用药剂量过大可能引发中毒性谵妄。

2. 抗阿尔茨海默病药　目前临床应用较多的治疗药物为乙酰胆碱酯酶抑制剂。已有此类药物中的多奈哌齐导致谵妄的报道。

（三）抗组胺药

已有第一代抗组胺药苯海拉明、异丙嗪和赛庚啶中毒导致谵妄的报道。第二代 H1 受体拮抗剂不易透过血脑屏障，对 H1 受体选择性高，中枢镇静作用弱，导致谵妄的不良反应较第一代少，但大剂量使用可引起钙通道阻断而诱发谵妄。

（四）消化系统药物

1. H_2 受体拮抗剂　西咪替丁、雷尼替丁和法莫替丁可透过血脑屏障，有一定的神经毒性，用于治疗酗酒者的胃肠道并发症时，可出现震颤性谵妄，症状与戒酒综合征相似。

2. 止吐药　甲氧氯普胺致谵妄与其阻断多巴胺受体有关。

3. 胃黏膜保护剂　铋剂长疗程或过量使用可引发脑病，严重中毒时出现谵妄。

（五）精神类药品

1. 镇静催眠药　苯二氮䓬类药物劳拉西泮、三唑仑、唑吡坦等的严重不良反应为谵妄，尤其与抗抑郁药联用时,谵妄发生率明显增加。苯二氮䓬类药物阿普唑仑等存在药物依赖性，突然停药会出现谵妄。重症患者应用咪达唑仑、丙泊酚和右美托咪定镇静、镇痛应逐渐减量，其中右美托咪定通过与 α_2 受体结合发挥镇静作用，谵妄的发生率明显低于前两药，但其致心动过缓的发生率明显高于前两药。

2. 抗精神病药　氯氮平可以阻断 D1、D2、D3、D4、5-HT 受体及组胺 H_1 等多种受体，诱发谵妄概率较高，低剂量治疗下即可出现，且停药后不易恢复。

3. 抗抑郁药　阿米替林、去甲替林等具有弱抗胆碱作用的三环类抗抑郁药可诱发老年患者谵妄，尤其是突然加大剂量的情况下。氯米帕明、地昔帕明、米安色林均有引发谵妄的报道。阿米替林及其代谢产物去氧替林的血药浓度超过 450ng/mL 时谵妄的发生风险较高，临床可通过监测血药浓度避免不良反应发生。米氮平的说明书中提示其致谵妄的发生率为 0.1%~1%。

4. 抗躁狂药 碳酸锂治疗躁狂宜控制血锂浓度，治疗剂量下血锂浓度为 0.8~1.5mmol/L。锂在体内蓄积中毒可引发谵妄等脑病综合征，一旦出现应立即停药并采取措施促进锂排泄。此外，碳酸锂与硫利达嗪、氯氮平、利培酮等抗精神病药联用时会引发谵妄并加重锥体外系反应，这可能与锂改变脑细胞膜通透性，使联用的中枢抑制药更易透过血脑屏障，进而增加神经毒性有关。锂盐应避免用于有神经病变的患者。接受电休克治疗（ECT）同时使用锂盐的患者可出现器质性脑综合征，故 ECT 合并应用锂盐前应权衡利弊。血管紧张素 Ⅱ 受体阻滞剂（如缬沙坦）会大幅度增加锂的稳态血药浓度，可能导致谵妄等毒性反应，可能与其抑制醛固酮分泌从而降低锂清除率有关。对锂盐与血管紧张素 Ⅱ 受体阻滞剂联用的患者应严密监测血药浓度，谨防锂中毒，或可用钙通道阻滞剂代替血管紧张素 Ⅱ 受体阻滞剂。

5. 抗癫痫药 苯妥英钠通过抑制钠内流使细胞静息电位负值增大，提高脑细胞兴奋阈，稳定膜电位，还能使脑中 γ-氨基丁酸的含量升高，如药物血浓度持续超过安全范围会导致中毒，可能引发谵妄，故治疗过程中应加强血药浓度监测。卡马西平轻度中毒也可引发谵妄。

（六）镇痛药

1. 阿片类药物 吗啡、纳布啡、羟考酮、丙氧芬、可待因、芬太尼、哌替啶、喷他佐辛等的不良反应包括幻觉、混淆和谵妄等。

2. 非阿片类镇痛药 齐考诺肽也会引起谵妄。一项开放式长期调查结果显示，644 例门诊患者采用齐考诺肽鞘内注射（最大剂量 240μg/d）治疗慢性疼痛，严重谵妄的发生率为 0.8%。曲马多与选择性 5-HT3 受体拮抗剂昂丹司琼联用可增加术后谵妄的发生风险。

（七）解热镇痛抗炎药

解热镇痛抗炎药最主要的不良反应为消化道反应，多数还引起中枢神经系统反应，严重时会导致谵妄。阿司匹林过量会引发水杨酸中毒，进而发展为谵妄、激惹等。水杨酸慢性中毒常发生于长期较大剂量应用水杨酸类药物的患者，尤其是老年患者，出现中毒症状后，应立即停药，口服或静脉滴注碳酸氢钠碱化尿液，减少水杨酸盐重吸收并加速其排泄，同时采取相应对症治疗。血浆水杨酸浓度降低后，患者的精神状态可得到改善。也有塞来昔布及布洛芬引起谵妄的报道。

（八）抗微生物药物

1. 抗菌药物 已报道可引起谵妄的抗生素有头孢呋辛、头孢吡肟、厄他培南、美罗培南、阿奇霉素、庆大霉素、氯霉素、左氧氟沙星、莫西沙星、环丙沙星和复方磺胺甲噁唑等。肾病患者使用抗生素易出现神经系统反应，其中谵妄较为常见，多与剂量相关。患者在已有易感因素的情况下应用抗生素可能更易诱发谵妄。

2. 抗病毒药 FDA 发布的药品说明书指出，阿昔洛韦、伐昔洛韦和泛昔洛韦可致谵妄、癫痫等中枢神经系统不良反应，老年患者或肾损伤患者风险更高，同时服用肾毒性药物可增大可逆性中枢神经系统症状的发生风险。奥司他韦可诱发行为异常和谵妄，儿童患者神经症状多表现为突发突止，用药期间应严格监控患者的行为举止，若发现异常，须对继续使用该药的利弊进行评估。扎那米韦的严重不良反应也包括谵妄。

3. 抗真菌药　有研究报道 1 例脑膜炎患者鞘内注射两性霉素 B 引发严重的中毒性谵妄和脑电波异常，停药后恢复。笔者认为该不良反应与剂量相关。也有氟康唑、伊曲康唑相关的谵妄不良事件报道。

（九）心血管系统药物

谵妄不良事件中所涉及的药物包括抗心律失常药奎尼丁；抗心绞痛药硝酸甘油、硝酸异山梨酯；强心药地高辛；降压药硝普钠、可乐定、甲基多巴等。研究显示，低蛋白血症的老年患者在心脏手术前使用硝苯地平，术后谵妄的发生率是 13.5%，多变量 Logistic 回归分析显示谵妄与硝苯地平的相关系数是 2.4。

（十）肾上腺皮质激素

肾上腺皮质激素引起的精神症状多与剂量相关，不同时期可表现为精神分裂症、躁狂和谵妄，谵妄多发于接受治疗的前 2 周，减量或停药后约半数患者可在 2 周内完全恢复，超过 90% 的患者可在 6 周内恢复。

（十一）其他

长期摄入碱性钙盐会引起乳碱综合征，包括高钙血症和代谢性碱中毒，高钙血症危象会引起谵妄、腹痛和肾结石。其他被报道过会引发谵妄的药物还有免疫抑制剂环孢素，麻醉剂氯胺酮、布比卡因、丙泊酚、地氟烷，呼吸中枢兴奋剂哌甲酯、尼可刹米，平喘药特布他林，镇咳药右美沙芬，皮肤消毒剂六氯酚，促凝血药氨基己酸，以及抗疟药羟氯喹等。

三、危　险　因　素

危险因素包括高龄、神经系统疾病、外科手术、危重症、严重的慢性疾病和不良的家庭环境。

四、发　病　机　制

中枢神经系统中的神经递质如乙酰胆碱、多巴胺、去甲肾上腺素、5- 羟色胺（5-HT）、γ-氨基丁酸、组胺、内啡肽等能控制人类的认知功能、行为和情绪，其合成、释放和代谢失调可能导致神经功能紊乱。药物的药理作用如果影响上述神经递质的平衡，则可诱发谵妄。例如，抗胆碱药可通过竞争性拮抗 M_1、M_2 胆碱受体，阻止乙酰胆碱与受体结合；胆碱酯酶抑制剂可通过对乙酰胆碱酯酶的可逆性抑制，使乙酰胆碱在突触的积累时间延长，作用增加；抗帕金森病药可通过拟多巴胺作用或抗胆碱作用增强多巴胺功能；单胺氧化酶 B 抑制剂可减少纹状体内多巴胺降解，抑制突触的多巴胺再摄取；组胺 H_1 受体拮抗剂可产生阿托品样的抗胆碱能效果；苯二氮草类药物可促进中枢抑制性递质 γ- 氨基丁酸的突触传递。上述药物均有引起谵妄的风险，其中以抗胆碱药和拟多巴胺药多见。

关于药源性谵妄的报道中，联合用药的情况十分普遍，尤其是合并多种基础疾病的重症患者及老年患者。联用多种影响神经递质功能的药物，由于药理作用叠加，更易诱发谵妄。例如，应用胆碱酯酶抑制剂加兰他敏治疗的阿尔茨海默病患者若合并尿失禁而同时联用抗胆碱药托特罗定，则易导致谵妄发生。多种抗精神病药联用或服用高效价抗精神病药易致锥体外系反应，可发展为谵妄。SSRI、5-HT 受体激动剂与单胺氧化酶抑制剂等抗抑郁药联用可增加 5-HT 综合征（即中毒性 5-HT 能亢进状态）的风险，主要表现为精神状态改变、激越、肌阵挛、反射亢进、发热、寒战、震颤、腹泻及运动失调等，加重抑郁，也可能发展为谵妄。此外，不可忽视具有单胺氧化酶抑制作用的抗菌药物利奈唑胺、呋喃唑酮和解毒药亚甲蓝，它们与 5-HT 抗精神病药物合用时可致严重的中枢神经系统毒性，也有发生 5-HT 综合征的风险。因此，上述药物禁止联合使用。如需更换抗精神病药物治疗方案，应停用目前使用的抗精神病药物至少 2 周。苯二氮䓬类药物突然撤药或更换药物也可诱发谵妄。

五、防　　治

对于高危患者使用上述易感药物，应当尽可能使用最低剂量或减少联合用药；高度注意使用可能引起精神错乱和谵妄的药物后的反应，及时做出判断；发现症状立即停用引起症状的药物；对症处理激动不安、破坏行为、幻觉和失眠行为等；对怀疑有酗酒或戒断的谵妄患者应给予每日肌内注射维生素 B_1 100mg，至少连用 5 日，以保障吸收。对治疗谵妄的药物的选用目前能作指导的科学性资料很少。小剂量的氟哌啶醇（0.25mg 口服、肌内注射或静脉注射）或硫利达嗪（5mg 口服）在处理谵妄病例中都能起到帮助作用。有时须用较大的剂量（氟哌啶醇 2~5mg，或硫利达嗪 10~20mg）。较新的药物，如利培酮，可取代氟哌啶醇的口服治疗，但目前尚无肌内注射或静脉注射用的剂型。短效或中效苯二氮䓬类药物（如阿普唑仑、三唑仑）可短时期控制激动症状。苯二氮䓬类药物可能使精神错乱症状加重，因此在需要使用时，应从最低有效剂量开始使用。

案例 14-4 解析

雷尼替丁说明书显示 8 岁以下小儿禁用，故选择雷尼替丁进行治疗不合理。

危险因素包括两点：①患儿被收入儿童重症监护病房，在病房中有各种医疗器械，可能周围的患儿在接受各种侵入性的检查或治疗，这种环境对儿童是一种精神刺激。②患儿接受多种药物治疗。其中沙丁胺醇与糖皮质激素都有一些精神活性作用。但种种分析表明，这两种药物不是诱发该患儿谵妄的直接因素。但是这两种药物或许对于谵妄的发生起到诱导或促进的作用。

第五节　药源性 5- 羟色胺综合征

案例 14-5

患者，男，49 岁，3 年前出现头痛，接受多种药物治疗未取得良好疗效，既往治疗药物包括：阿米替林（25mg，每日 3 次），复方曲马多 / 对乙酰氨基酚（37.5/325mg，每日 2 次）和氟桂利嗪（10mg，每日 1 次）。本次就诊，结合患者情况诊断为丛集性头痛，医生嘱患者停用既往所用药品，并开始锂剂治疗。起始剂量为 150mg 每日 2 次，5 日后增加到 300mg 每日 2 次。治疗 5 日后，患者症状改善，但双手出现震颤。治疗第 6 日，患者起床时发现全身出现震颤，四肢为著，难以持物，全身大汗，于急诊就诊。体格检查发现，患者无法自主站立，并有心动过速、血压升高和广泛性出汗，特别是前额和躯干。患者双手出现震颤，下肢也有震颤，四肢均存在动作不协调，有显著的反射亢进和膝盖及踝阵挛。诊断为 5- 羟色胺综合征，给予赛庚啶进行治疗后痊愈。

问题： 导致 5- 羟色胺综合征的药物包括什么？

一、临床表现

5- 羟色胺综合征（serotonin syndrome，SS）为药物的严重不良反应，是由 5- 羟色胺受体过度刺激引起的药物性综合征。过量的 5- 羟色胺会造成过度的神经细胞活动，引发一系列精神状态改变及行为异常。该综合征是典型的临床三联征，包括精神状态改变、自主神经过度活跃和神经肌肉异常。自主神经兴奋症状常表现为异常兴奋，可出现心跳加速、大汗淋漓及高血压等，部分患者会呕吐，并伴有体温升高，体温常超过 37.5℃。一旦出现高热现象，需及时给予干预治疗，若超过 40℃，则需迅速降温，并及时处理心动过速及血压过高等并发症。神经肌肉接头表现为肌肉震颤，可伴随肌阵挛及反射亢进。四肢肌肉出现持续性不能自行控制的颤动，病理性反射呈阳性。

二、致病药物

SS 通常是 5- 羟色胺能药物及药物间相互作用的结果，可能是由于药物滥用、过量服用、开始使用 5- 羟色胺能药物或增加目前处方的 5- 羟色胺能药物的剂量所致。

容易引起 SS 的药物包括：①抗抑郁药：SSRI，5- 羟色胺 - 去甲肾上腺素再摄取抑制剂，三环类抗抑郁药单胺氧化酶抑制剂；②曲坦类药物：阿莫曲坦、依来曲坦、夫罗曲坦、那拉曲坦、利扎曲坦、舒马曲坦、佐米曲坦；③抗焦虑药：丁螺环酮；④止吐药：昂丹司琼、格拉司琼、甲氧氯普胺；⑤草药制品：圣约翰草；⑥阿片类药物：丁丙诺啡、美沙酮、哌替啶、他喷他多、曲马多；⑦抗癫痫药：卡马西平、丙戊酸钠；⑧非法药物：3,4- 亚甲基二氧甲基苯丙胺、甲基苯丙胺、可卡因。

三、诊断标准

SS 的诊断标准：

（1）5 周内服用过 5- 羟色胺能药物。

（2）症状出现于用药之后，或增加剂量过程中，或加用其他可疑药物之后。

（3）排除其他可能引起 SS 的非药物因素。

（4）可出现下列症状和体征：①精神障碍（激越、谵妄等）；②自主神经功能改变（心动过速、肠鸣音亢进、腹泻、出汗、发热等）；③神经肌肉功能异常（眼球震颤、瞳孔扩大、肌张力增高、肌肉震颤、肌阵挛、腱反射亢进、共济失调等）。

在具备（1）、（2）、（3）条的前提下，当患者出现第（4）条中①或③的症状和体征时为疑似；出现②+③或②+①，不伴有发热为可疑；出现②+①或②+③，伴有发热，或①+③为高度怀疑；出现全部症状时可确诊。

四、防　　治

避免上述高敏药物联合使用，尤其是 MAOI 与 SSRI 联合使用；在上述药物进行相互交替使用时应当充分考虑前一药物半衰期。对于半衰期较长的药物应当使其代谢并排泄之后方可以使用，类似的药物如从 MAOI 转变为 SSRI 治疗时应当间隔 2 周时间；使用含有右美沙芬的 OTC 镇咳药物和感冒药物时，应当告诉患者有关 ADR 的知识。重度 SS 病死率高，一旦确诊为 SS 应立即停用可能导致 SS 的药物，轻度患者停药 24~72h 可恢复正常，中重度患者需给予特异性 5- 羟色胺受体拮抗剂，使用苯二氮䓬类药物缓解肾上腺素能亢进的表现。赛庚啶是目前常用的 5- 羟色胺受体拮抗剂，有报道首次给予 4~8mg 口服，2h 可以重复 1 次，总剂量可达 32mg/d。此外，非典型抗精神病药奥氮平也可用于 SS 的治疗。

案例 14-5 解析

可能导致患者出现 SS 的药物包括阿米替林、曲马多和锂剂。患者因为头痛而服用两种 5- 羟色胺能药物（阿米替林和曲马多），停用这两种药物当日便开始了锂剂治疗，此时出现的 SS 症状较轻。当锂剂的剂量增加时，症状也变得更为明显，因此，SS 的发展与药物的启动和增量之间存在时间关系。

锂剂可能是引发 SS 的关键因素，随着剂量的增加，症状也加重。然而，由于阿米替林的消除半衰期长达 36h，并且在体内保留时间可长达 2 周，因此对 SS 的发生也起到了协同作用；阿米替林通过抑制细胞色素 P450 酶来抑制曲马多降解，也可能会增加曲马多的 5- 羟色胺效应。

第六节　抗精神病药物恶性综合征

案例 14-6

患者，男，50 岁，3 年前出现左上、下肢不自主抖动，并行走不便，就诊于外院，考虑帕金森病，予以左旋多巴 125mg 每日 3 次及金刚烷胺 100mg 每日 1 次治疗，症状有所缓解。1 个月前患者自觉四肢不自主抖动明显加重，自行调量：左旋多巴 500mg 每日 2 次及金刚烷胺片 300mg 每日 2 次。随后患者出现间歇性胡言乱语、视幻觉，夜间为重。入院后停用金刚烷胺，并减少左旋多巴剂量为 125mg 每日 3 次。入院后第 2 日中午患者出现易激惹，肢体抖动较前加重，夜间出现烦躁不安、胡言乱语，伴视、听幻觉，头颈及四肢肌强直，予药物镇静症状不能缓解。至第 3 日上午患者症状持续并加重，出现大汗。恢复左旋多巴 500mg 每日 2 次，镇静药物作用下患者精神症状减轻，间歇性入睡，入睡期间仍可见四肢肌束震颤。第 3 日 20：00 患者出现高热，体温 39.8℃。第 4 日患者仍需药物镇静，肌酸激酶进行性升高至 26 901U/L，血肌红蛋白 > 1200.0ng/mL，加用金刚烷胺 100mg 每日 3 次，夜间患者逐渐转醒，精神症状及肢体肌束震颤消失，体温渐恢复正常。

问题：患者入院前 4 日的症状未缓解的原因是什么？

一、诊 断 标 准

通过使用德尔菲法（Delphi method），国际多学科专家小组针对抗精神病药物恶性综合征（neuroleptics induced malignant syndrome，NMS）诊断标准的提议如下：①症状出现前 72h 内，曾暴露于多巴胺受体拮抗剂或停用多巴胺受体激动剂。②至少在两个不同的场景下出现体温升高（口腔温度 ≥ 38℃）。③肌强直。④精神状态改变，包括意识水平下降或波动。⑤肌酸激酶升高（≥ 正常范围上限的 4 倍）。⑥交感神经系统功能不稳定，存在以下至少两项：血压升高，收缩压和（或）舒张压较基线升高 ≥ 25%；24h 内血压波动显著，收缩压波动 ≥ 25mmHg，和（或）舒张压波动 ≥ 20mmHg；大量出汗；尿失禁。⑦代谢水平亢进，定义为心率较基线升高 ≥ 25%，呼吸频率较基线升高 ≥ 50%。⑧无其他潜在病因，包括感染、毒素暴露。

二、发 病 机 制

NMS 可能与下列机制有关。

1. 抗精神病药物与多巴胺能受体有高度亲和力，因此能够占据受体，使其不能与多巴胺正常结合并改变受体敏感度，从而起到竞争性抑制多巴胺能递质传递的作用。

2. 部分药物有排空、耗竭多巴胺的作用，从而破坏颅内多巴 - 胆碱能平衡，使多巴胺的抑制作用降低而胆碱能作用占优势，产生锥体外系症状。

3. 药物通过阻滞外周肾上腺素能受体及胆碱能受体，作用于自主神经系统，从而产生低血压、心动过速、尿失禁等自主神经功能失调症状。

4. 药物作用于下丘脑，使体温调节中枢功能紊乱，体温持续升高。

5. 帕金森病出现黑质多巴胺能神经元变性，多巴胺含量减少。突然停用左旋多巴类药物时，多巴胺活性迅速下降，中枢及外周的多巴胺能神经元功能紊乱，使多巴胺抑制作用减弱，而胆碱能作用相对增强产生锥体外系症状。

三、致 病 药 物

几乎所有抗精神病药物都有引起 NMS 的报道，包括传统的药物氯丙嗪、氟哌啶醇和各种长效抗精神病药物，还有新型抗精神病药物氯氮平、利培酮等。在报道的病例中，2/3 的患者使用了两种以上的抗精神病药物，所以多种抗精神病药物联合用药，更容易产生恶性综合征。

大多数导致 NMS 的药物是高效价、低剂量，尤其是氟哌啶醇居多。NMS 的发生，除了与应用高效价低剂量的抗精神病药物有关外，与精神病药物剂量增加的速度过快也有关系，而与抗精神病药物的每日总量没有关系。

许多研究发现，发生 NMS 者的血药浓度并不比一般的患者高。综上所述，NMS 见于目前临床使用的任何抗精神病药物和其他降低多巴胺功能的药物，氟哌啶醇治疗时与多种抗精神药物联合用药，增加剂量是发生 NMS 的危险因素。

1. NMS 多发生于使用大剂量高效价的第一代抗精神病药治疗或者剂量增加速度很快时，如氟奋乃静、氟哌啶醇等。

2. 除典型抗精神病药物外，非典型抗精神病药物如氯氮平、利培酮、奥氮平、喹硫平亦有报道，但是非典型抗精神病药物比典型抗精神病药物所致的 NMS 危险性低。

3. 除抗精神病药物外，其他一些具有抗精神病药物特性的药物也可诱发 NMS，如甲氧氯普胺、氟哌利多、异丙嗪等。临床观察发现，苯丙胺、去甲丙米嗪、阿米替林、氟西汀等药物同样可引起 NMS；还有报道，如果突然停用拮抗剂卡马西平、抗震颤麻痹等药物可诱发 MNS，但对碳酸锂是否增加 NMS 的发生率仍有争议。

四、诊　　断

NMS 实际上是一种排除性诊断，诊断 NMS 前必须首先除外其他可能性，包括其他神经精神疾病、全身性疾病、药物所致高代谢状态等。具体而言，需要首先考虑的诊断如下：中枢神经系统疾病，如感染、急性病毒性脑炎、破伤风、细菌、真菌、寄生虫感染等；中枢神经系统占位性病变，如肿瘤、脓肿、卒中、创伤等；内分泌系统疾病，如嗜铬细胞瘤及甲状腺毒症的临床表现与 NMS 存在部分重叠；自身免疫性疾病，如系统性红斑狼疮及混合性结缔组织病。若患者存在发热、自主神经功能不稳及肌强直时，还应考虑到以下可能性：中暑；5-HT 综合征；中毒；吸入性麻醉后的恶性高热；帕金森病患者骤停多巴胺受体激动剂（如左旋多巴、金刚烷胺）后的高热综合征；神经兴奋剂（如可卡因或苯丙胺）或致幻剂（如苯环己哌啶）所致高热；抗胆碱能药物中毒；酒精或镇静药物戒断等。一种罕见的情况是，精神分裂症或情感障碍患者可能出现恶性紧张症，与 NMS 难以鉴别。

五、治疗及预后

NMS 的出现往往令精神科医生猝不及防。有研究者建议，NMS 的治疗也应个体化，基于持续时长及严重度加以选择。首先停用相关抗精神病药物；随后，支持性对症治疗。积极补液，监测及纠正电解质紊乱。碱化或碳酸氢钠有助于预防肾衰竭。对于极端高热患者，应予以物理降温。临床中须密切监测躯体并发症，如循环呼吸衰竭、肾衰竭、吸入性肺炎及凝血功能障碍等。

经验性药物治疗包括：对于症状较轻的患者，苯二氮䓬类药物能缓解症状及加速恢复；对于急性 NMS 患者而言，每 4~6h 静脉给予劳拉西泮 1~2mg 是合理的一线选择，可在 24~48h 有效减轻强直症状及降低体温，并缓解缄默、不动等紧张症样症状。很多专家建议使用溴隐亭及金刚烷胺等多巴胺能药物治疗 NMS。例如，单用或与其他治疗手段联用时，溴隐亭及金刚烷胺可逆转 NMS 的帕金森样症状，减少康复所需时间，并使死亡率降低一半。金刚烷胺的推荐剂量为 200~400mg/d，分次使用，口服或鼻饲均可。溴隐亭通常以 2.5mg 每日 2 次或每日 3 次起始，必要时可加量至 45mg/d；然而，溴隐亭可能恶化精神病性症状，并导致低血压及呕吐。另外，过早停用溴隐亭时，NMS 可能复燃；因此，即便 NMS 已缓解，溴隐亭仍应继续使用 10 日。丹曲林是一种肌松剂，对于伴有严重高热及肌强直的 NMS 患者可能有用。丹曲林可以与苯二氮䓬或多巴胺受体激动剂联用，但不宜与钙通道阻滞剂联用，因为此举可能诱发心血管功能衰竭。一般情况下，丹曲林以 1~2.5mg/kg 起始，静脉给药，若首次给药后高热及强直症状改善，则每 6h 追加 1mg/kg。丹曲林的副作用包括呼吸功能及肝功能损害。与溴隐亭类似，为预防过早停药后的症状复燃，丹曲林应在 NMS 缓解后继续使用 10 日。电休克治疗（electric shock therapy，ECT）NMS 也有效。一项纳入 55 例 NMS 患者的文献回顾显示，ECT 经常在 NMS 的治疗中发挥奇效，且在此前药物治疗失败后也有效。对于需要即刻病情改善的严重 NMS 患者，以及致死性紧张症不能排除的情况下，ECT 应作为首选。NMS 患者通常需要 6~10 次 ECT 治疗，平均 4.1 次治疗后可产生治疗应答。使用 ECT 治疗 NMS 时，需密切监测肌肉损伤及高钾血症。患者的年龄、性别、精神障碍及 NMS 的任何特征（包括紧张症症状）均不能预测 ECT 治疗 NMS 的应答。

案例 14-6 解析

患者入院前有较大剂量左旋多巴和超剂量金刚烷胺的服用史，其中精神症状考虑为金刚烷胺的不良反应，入院后因左旋多巴骤减及金刚烷胺骤停，诱发了患者出现 NMS 症状。患者在恢复左旋多巴剂量初期，症状改善不明显，但在恢复部分原剂量金刚烷胺 1 日内即得到缓解，考虑为帕金森病撤药恶性综合征。帕金森病撤药恶性综合征目前已知的可能危险因素包括躁动、脱水、疲劳、低钠血症、铁缺乏、高温环境、肌内注射制剂和高剂量精神类药物及青年男性等。

课后习题

一、单选题

1. 下列说法正确的是（　　）

A. 药源性抑郁的严重程度与药物的剂量无关

B. 对于甾体避孕药引发的抑郁，使用大剂量的维生素 B_6 无效

C. 氯氮平诱发谵妄概率较高，低剂量即可出现，停药后不易恢复

D. 肾病患者使用抗生素易出现神经系统反应，其中谵妄较为常见，多与剂量无关

2. 通过升高脑内 5-羟色胺和去甲肾上腺素导致精神障碍的药物是（　　）

    A. 甲硝唑　　　　　　B. 青霉素　　　　　　C. 西咪替丁　　　　　　D. 甲氧氯普胺

3. 大剂量突然停药会发生谵妄的药物是（　　）

    A. 阿司匹林　　　　　B. 吗啡　　　　　　C. 氯氮平　　　　　　D. 阿普唑仑

4. 服用药物引起谵妄在停用药物后不良反应不可消失的药物是（　　）

    A. 雷尼替丁　　　　　B. 氯氮平　　　　　　C. 两性霉素 B　　　　　　D. 甲泼尼龙琥珀酸钠

5. 碳酸锂治疗躁狂宜控制血锂浓度的范围为（　　）

    A. 0.5~2.0mmol/L　　B. 0.5~1.5mmol/L　　C. 0.8~2.0mmol/L　　D. 0.8~1.5mmol/L

6. 经验性治疗 NMS 的说法错误的是（　　）

    A. 对于症状较轻的患者，苯二氮䓬类药物可缓解症状及加速恢复

    B. 对于急性 NMS 患者，可每 4~6h 静脉给予劳拉西泮 1~2mg

    C. 金刚烷胺的推荐剂量为 400~600mg/d，分次使用

    D. 对于 NMS 患者，症状缓解后溴隐亭仍应继续使用 10 日

二、多选题

1. 对各类干扰素所导致的抑郁风险的描述正确的是（　　）

    A. IFN-α n1 导致抑郁发生风险最高　　　　B. IFN-α n3 导致抑郁发生风险最低

    C. IFN-α 2b 导致抑郁程度最重　　　　　D. 以上说法均不正确

2. 关于第二代抗组胺药导致谵妄的机制描述正确的是（　　）

    A. 对 H_1 受体选择性高，中枢镇静作用强

    B. 易透过血脑屏障

    C. 小剂量不易导致谵妄

    D. 大剂量使用可引起钙通道阻滞而诱发谵妄

3. 抗躁狂药碳酸锂使用时应避免与以下哪些药物联用（　　）

    A. 氯氮平　　　　　　B. 利培酮　　　　　　C. 缬沙坦　　　　　　D. 硝苯地平

4. 对于药源性抑郁症的说法正确的是（　　）

    A. 使用药物之前无需询问患者有无抑郁病史及药源性抑郁家族史

    B. 应尽量避免使用可引起抑郁症的药物

    C. 药源性抑郁症治疗以心理疏导为主

    D. 药物治疗时结合患者既往药物治疗的成败经验因病施治

5. 使用以下哪些药物会发生药源性躁狂症（　　）

    A. 异烟肼　　　　　　B. 司来吉兰　　　　　　C. 多巴胺　　　　　　D. 莫西沙星

6. 容易发生药源性谵妄的是（　　）

    A. 药物单独使用　　　　B. 合并多种基础疾病的重症患者及老年患者

    C. 多种影响神经递质功能的药物联用　　　D. 服用效价低的药物

7. 可引起 5-羟色胺综合征的药物有（　　）

    A. 阿莫曲坦　　　　　B. 圣约翰草　　　　　C. 卡马西平　　　　　D. 阿昔洛韦

8. 可用于治疗 5-羟色胺综合征的药物有（　　）

    A. 右美沙芬　　　　　B. 奥氮平　　　　　　C. 赛庚啶　　　　　　D. 三唑仑

9. 发生 NMS 可能的机制包括（　　　）

A. 药物使体温调节中枢紊乱导致体温升高

B. 抗精神病药物竞争性抑制多巴胺能递质传递

C. 部分药物可破坏颅内多巴 - 胆碱能平衡

D. 药物可激动外周肾上腺素能受体及胆碱能受体产生相关症状

10. 关于 NMS 的说法正确的是（　　　）

A. 新型抗精神类药物氯氮平不易发生 NMS

B. 报道的 NMS 患者大多数为联合使用了抗精神病药物

C. 发生 NMS 可能与精神病药物剂量增加的速度过快有关

D. NMS 与抗精神病药物的每日总量有关

三、简答题

1. 简述 5- 羟色胺综合征典型的临床三联征。

2. 药源性抑郁症的特点是什么？

本 章 小 结

药源性精神障碍性疾病即使用药物后所导致的精神障碍性疾病。本章介绍了药源性精神障碍性疾病的分类、致病药物、发病机制及预防和治疗。通过简单介绍各类药源性精神障碍性疾病的诊断标准、症状和体征，了解如何诊断相应疾病；通过重点介绍致病药物及发病机制，掌握所致精神障碍性疾病的各类药物及其致病机制；通过介绍预防和治疗，了解选择药物治疗时如何避免药物所致神经系统的不良反应，以及出现药源性精神障碍后如何进行药物和非药物干预；通过结合本章每节列举的药害事件学习每节内容，掌握诊断及治疗药源性精神障碍的总体思路。学习本章节内容后学生应该掌握相关药物的致病机制、如何预防药害事件的发生及对于已发生的药害事件应如何进行治疗。

（苏虹）

第十五章　抗菌药物相关性药源性疾病

知识要求

1. 掌握：引起毒性反应的抗菌药物的作用机制；抗菌药物二重感染的防治措施。

2. 熟悉：抗菌药物变态反应的作用机制。

3. 了解：抗菌药物引起毒性反应的类型及表现。

能力要求

1. 具备判断 / 诊断抗菌药物相关性药源性疾病的能力。

2. 具有抗菌药物引起的毒性反应、变态反应和二重感染等防治措施的知识储备并能应用于临床实践。

3. 对抗菌药物引起的毒性反应（肝脏、肾脏、神经系统等）、变态反应、二重感染的作用机制有所了解，当出现以上疾病时，能予以解释。

第一节　毒　性　反　应

案例 15-1

> 患者，男，93 岁，因"反复咳嗽、咳痰 10 余年，加重 1 周"收入医院。初步诊断：①慢性支气管炎急性发作；②腔隙性脑梗死；③高血压 3 级，极高危组；④冠心病；⑤心功能不全，心功能 Ⅱ～Ⅲ级。
>
> 诊疗经过：
>
> 入院第 1 日，给予头孢吡肟针 2g，每 12h 一次静脉滴注、莫西沙星注射液 400mg 每日 1 次静脉滴注抗感染。入院第 5 日，患者咳嗽、咯痰好转，无畏寒、无发热，无胸闷、气促，HR 87 次 / 分，BP 128 /76mmHg，SpO_2 98%。辅助检查：生化示 SCr 252μmol/L，BUN 20.4mmol/L；血常规示白细胞计数 $11.09×10^9$/L，中性粒细胞 0.85，C- 反应蛋白 128.02mg/L。夜间突然出现吵闹、行为异常伴攻击行为，后改为注射用美洛西林钠舒巴坦钠 2.5g 每 8h 一次静脉滴注继续抗感染治疗。入院第 15 日，经治疗，患者咳嗽、咯痰已基本好转，无胸闷气促，无吵闹、行为异常，感染得以控制，病情基本稳定，给予出院。
>
> **问题：**出现抗菌药物引起的药源性脑病临床药师该如何分析及处理？有哪些药学监护？

一、肝　脏　毒　性

临床上常常很难区分肝损伤是由抗感染药物引起的还是肝脏本身的感染所引起的，如一些感染或脓毒血症可引起胆汁淤积型黄疸，肺炎球菌引起的感染表现为肝细胞型损伤。

1. β- 内酰胺类　①青霉素类：青霉素较少引起药源性肝损伤，机制多为过敏反应，主要临床特征是胆汁淤积引起的黄疸和瘙痒，发热和皮疹较为少见。有学者报道人类白细胞抗原等位基因突变与阿莫西林克拉维酸所致药源性肝损伤有关，携带 Ⅰ 类等位基因 *A*3002* 和 *B*1801* 的患者更易出现肝细胞损伤型药源性肝损伤，携带 Ⅱ 类等位基因 *DRBI*1501-DQB1*0602* 的患者更易出现胆汁淤积型和混合型药源性肝损伤。②头孢菌素类：其引起严重药源性肝损伤较少见，偶见头孢呋辛和头孢氨苄所致胆汁淤积型药源性肝损伤。

2. 四环素类 有研究报道此类药物引起肝损伤表现为静脉给予高剂量时可引起微小囊状脂肪沉着，口服给予低剂量时药源性肝损伤发生率较低；其临床表现为恶心、呕吐、腹痛和黄疸，常伴氨基转移酶升高。米诺环素所致药源性肝损伤也有报道，其主要损伤的类型包括药物直接肝毒性引起的肝细胞型药源性肝损伤、过敏反应引起的肝衰竭和特异质反应引起的慢性活动性肝炎。

3. 喹诺酮类药物 其诱发肝毒性的发生率不高，但有些较为严重，如曲伐沙星因其肝毒性而撤市。环丙沙星、莫西沙星、左氧氟沙星和加替沙星均可致药源性肝损伤，平均在给药后4日即可发生，肝细胞损伤型、胆汁淤积型和混合型3种类型均有可能发生，且以超敏反应多见。

4. 大环内酯类 其所致药源性肝损伤多出现在用药后1~4周，再次用药后潜伏期可缩至24~48h。红霉素酯化物引起药源性肝损伤的报道较为多见，以胆汁淤积型为主，也有混合型，表现为瘙痒、腹痛，伴有氨基转移酶和ALP升高。机制尚不明确，可能与过敏反应和代谢产物的肝毒性有关。有研究报道阿奇霉素所致药源性肝损伤的临床表现为黄疸、腹痛和恶心，伴或不伴瘙痒；服药时间平均为4日（2~7日）。此外，有研究报道急性药源性肝损伤的事件，结果显示红霉素、克拉霉素和泰利霉素导致急性药源性肝损伤的相对风险性分别为3.73、2.08和1.23。

5. 氨基糖苷类 其很少引起药源性肝损伤，也有少数个案报道阿米卡星和庆大霉素可引起氨基转移酶升高，卡那霉素可引起肝细胞型药源性肝损伤。

6. 抗结核药物 其所致药源性肝损伤的临床表现各异且无特异性，以无症状性氨基转移酶升高为主，也表现为乙肝炎样表现甚至肝衰竭，多发生在用药后1周至3个月，分别在1~2周和2个月左右出现高峰值，其表现形式有肝适应性反应、急性肝炎或肝细胞损伤、急性胆汁淤积表现、超敏反应性肝损伤、ALF和亚急性肝衰竭。异烟肼、利福平、吡嗪酰胺、利福布汀、利福喷丁、丙硫异烟胺和对氨基水杨酸钠等发生药源性肝损伤的频率较高。

异烟肼引起药源性肝损伤的发生率为1%~2%，有10%~20%服用异烟肼的患者在数日或数周内出现氨基转移酶轻度升高，其NAT-2和CYP2E1的基因多态性与其肝毒性有关。按乙酰化速率不同，可将人群分为快乙酰化代谢者和慢乙酰化代谢者，后者更易发生药源性肝损伤。利福平易形成胆汁淤积型肝损害，程度与剂量相关，超大剂量时可引起肝细胞性黄疸及肝脏脂肪变性；利福平为多种肝药酶的诱导剂，可加重药物的肝毒性。吡嗪酰胺引起药源性肝损伤的机制可能为本身的肝毒性和特异质反应，据报道可呈剂量依赖性。

7. 磺胺类 其所致的药源性肝损伤以磺胺甲噁唑为多见，一般出现于用药后10日内，表现为氨基转移酶明显升高和黄疸；多为胆汁淤积型，有时为肝细胞损伤型和混合型；机制与过敏反应有关。

8. 呋喃类 有研究报道了呋喃妥因所致ALT升高、IgG水平升高的案例。

9. 抗真菌药 其引起的药源性肝损伤临床表现，从轻微的无症状肝功能异常到潜在的致命性暴发性肝衰竭，以特比萘芬、氟康唑和伏立康唑报道居多。有研究发现药源性肝损伤发生率及严重急性药源性肝损伤由低到高的次序均为氟康唑、酮康唑、伊曲康唑、伏立康唑和泊沙康唑。伊曲康唑所致药源性肝损伤表现为乏力、右上腹疼痛、黄疸、胆汁淤积和发热等；氟康唑可引起多种肝损伤，通常为无症状或可逆性肝衰竭；灰黄霉素可引起肝癌，表现为上腹部不适、恶心、腹泻等；特比萘芬肝损害多较严重，易致肝衰竭，可致多种类型药源性肝损伤，以胆汁淤积型最为常见，主要特点是渐进性加重的黄疸，肝细胞性黄疸与阻塞性黄疸同时存在，且消退很缓慢。

10. 抗病毒药物

（1）常用抗病毒药物：静脉使用阿昔洛韦、更昔洛韦和阿糖腺苷能够引起氨基转移酶升高，碘苷可引起混合型肝损伤。

（2）抗艾滋病药物：此类药物多具有肝毒性，严重氨基转移酶升高的发生率不同。核苷类反转录酶抑制剂所致药源性肝损伤的症状包括腹痛、呕吐、厌食和右上腹压痛，实验室检查表现为氨基转移酶、γ-GGT 或 ALP 升高。司他夫定被认为是此类药物中最主要的致肝损伤药物，严重氨基转移酶升高的发生率为 6%~13%。利巴韦林可明显提高去羟肌苷的血药浓度水平，引起致死性的肝细胞性线粒体损伤，因而禁止利巴韦林和去羟肌苷合用。

以非核苷类反转录酶抑制剂为主的疗法比核苷类反转录酶抑制剂或者蛋白酶抑制剂更容易导致严重药源性肝损伤，γ-GGT 升高最为明显，还有其他氨基转移酶、总胆红素和 ALP 的升高。

（3）抗乙肝病毒药物：这类药物相关的肝毒性发生率较低，有报道的为阿德福韦酯，主要表现为氨基转移酶升高。

二、肾脏毒性

1. 青霉素类药物 是一类重要的 β- 内酰胺类抗生素，临床上主要用于革兰氏阳性、阴性球菌，嗜血杆菌及各种致病螺旋体等病原菌感染的治疗。此类抗生素具有抗菌作用强、不良反应少、适应证较广、临床疗效好等优点。此类药物常见的不良反应为过敏反应，对泌尿系统的影响不大，一直被认为是相对较安全的。大部分青霉素类药物在常规使用时较少发生间质性肾炎，主要见于大剂量使用时，包括青霉素钠盐、阿莫西林等。青霉素大部分以原形由肾脏排泄，主要由肾远曲小管分泌，肾髓质间质和肾小管中具有较高浓度，因此青霉素肾损害既有青霉素的直接毒性作用，又有免疫机制参与。主要临床表现为尿素氮轻度升高、血尿、蛋白尿，并可引起肾区绞痛，基于变态反应的机制，个别患者伴有发热、水肿和皮肤过敏等症状。阿莫西林引起的间质性肾炎多发生在大剂量应用的第 7~12 日，其主要机制可能与变态反应及药物的直接毒性作用有关，临床症状与青霉素类似。

2. 头孢菌素类 其抗菌活性较青霉素强，对青霉素酶稳定，较少发生过敏反应。第一代的头孢拉定、头孢唑林容易发生间质性肾炎，两者间质性肾炎的发生均与药物的直接毒性或药物免疫变态反应有关。头孢拉定在体内基本不被代谢，90% 以上以原形药由尿中排泄。肾脏组织中的浓度为血药浓度的 8 倍，肾脏聚集高浓度的头孢拉定可增加肾小球通透性或析出结晶，损害毛细血管导致血尿，并且集中于肾间质，容易直接导致间质细胞损害，引起间质性炎症。主要临床表现为血尿，儿童由于生理结构特点与成人不同，对药物的耐受性较差，并且发生血尿的时间较短，为数分钟至数小时，不超过 2 周，部分患者伴皮疹、发热、腰腹痛等。头孢拉定的肾损害与药物剂量有关，停药后可逆转。头孢唑林的肾毒性发生机制包括免疫变态反应引起急性间质性肾炎和药物中毒性急性肾小管坏死。该药物在肾小管中的浓度高，损害肾小管上皮细胞，造成重吸收障碍，肾球旁器释放肾素引起肾入球血管收缩，肾小球滤过率降低，坏死脱落的肾小管上皮细胞和炎症渗出物阻塞肾小管腔造成少尿。头孢唑林的肾毒性不良反应主要发生于用药后 1~10 日，出现少尿或无尿，伴发热、水肿、乏力，实验室检查示尿蛋白、红细胞、透明管型阳性，肌酐和尿素氮升高。

3. 氨基糖苷类 阿米卡星引起的间质性肾炎主要临床表现为尿素氮、血肌酐升高，血中及肾间质嗜酸性粒细胞增多，其发生的主要机制可能与人体肾脏的耐受性有关，老年人和儿童的发生率较高。

4. 四环素类药物　口服或静脉注射四环素类药物均有可能引起急性间质性肾炎。四环素及其代谢物作为抗原与机体发生免疫反应，引起急性间质性肾炎，主要表现为发热、皮疹、瘙痒、血尿等，严重时导致肾功能不全。米诺环素是半合成四环素，具有高效、长效等特点，抗菌活性比四环素强，对耐药菌有效。肾功能正常者应用不良反应较少，肾功能不全者可加重肾损害，部分患者出现急性间质性肾炎、血肌酐及尿素氮升高。

5. 喹诺酮类药物　其最常见的不良反应是胃肠道、皮肤和中枢神经系统反应，对肾脏毒性的报道较少见，但较严重，可致血尿及急（慢）性间质性肾炎，包括诺氟沙星、环丙沙星、左氧氟沙星及莫西沙星等。主要临床表现为血尿，可能与药物结晶引起患者尿路黏膜损伤有关，或药物结晶作用于肾小球毛细血管的直接损害或过敏性血管炎所引发，并且有急性间质性肾炎的病理特征，如嗜酸性粒细胞增多等。除此之外，还有结晶尿、蛋白尿、一过性血肌酐和尿素氮升高，少数可致急性肾衰竭而造成死亡。

6. 抗病毒药物　抗病毒药物的常见肾脏不良反应包括急性肾小管毒性、晶体肾病和急性间质性肾炎，其中涉及引起急性间质性肾炎的药物有阿昔洛韦和干扰素。阿昔洛韦是化学合成的广谱抗病毒药，主要由肾脏排泄，其原形的 62%~91% 经肾小管分泌排出，在尿中的溶解度低，在生理 pH 条件下的最大溶解度为 2.5mg/mL，因此在一次性大剂量静脉用药或因容量不足导致尿量减少的情况下，阿昔洛韦易在肾小管形成结晶并引起梗阻，进而导致肾内梗阻性肾衰竭，多见于高龄、容量不足、存在基础肾脏病等危险因素的患者，并常发生于药物治疗后的 24~48h，可有恶心、呕吐、腰痛甚至少尿症状。尿常规分析可见有少量蛋白尿，部分病例可有血尿、白细胞尿，甚至可见针状阿昔洛韦结晶。病理表现可为急性间质性肾炎或急性肾小管炎。

7. 抗结核药　利福平为利福霉素类半合成广谱抗菌药物，临床上主要与其他抗结核药联合用于各种结核病的治疗。利福平作为小分子化合物，与血浆蛋白结合后具有抗原性，间歇服药或中断服药者机体可产生抗利福平抗体，当利福平进入体内，可以形成利福平抗原 - 抗体复合物，从而引发体内变态反应，以肾小管坏死和急性间质性肾炎为主。因此利福平首次用药出现肾损害少见，大多数出现在间歇用药或停药后再次服用时。大多数患者合并流感样全身症状，常见发热、皮疹，还有恶心、呕吐、头痛、腹痛、腹泻、肌肉和关节疼痛等。实验室检查提示利福平抗体阳性，血管内溶血指标阳性。肾脏表现为少尿、无尿、腰痛。尿常规检查见蛋白尿、管型尿、轻链尿，以及尿中红细胞、白细胞或嗜酸性粒细胞。除利福平外，乙胺丁醇作为二线抗结核药，其肾毒性也可能是其引起的过敏性肾小球肾炎或过敏性间质性肾炎。服用乙胺丁醇后个别患者出现头晕、少尿、颜面和四肢水肿、血压升高、蛋白尿和管型尿等表现。

三、胃肠道毒性反应

（一）腹泻

1. 青霉素类药物　口服氨苄西林的患者，给药 1 周后腹泻的发生率可达到 11% 左右。青霉素、阿莫西林、氨苄西林等常发生假膜性小肠结肠炎，其中阿莫西林引起的假膜性小肠结肠炎发生率高达 35%。通常出现血性腹泻，水泻 2~3 日后转为肉眼血便，出现发热、白细胞计数升高、水和电解质紊乱、低蛋白血症甚至休克、结肠穿孔、中毒性巨结肠，病死率较高。

2. 头孢菌素类药物 其引起假膜性小肠结肠炎的发生率可达 30%。FDA 最近批准的具有广谱抗革兰氏阳性菌活性的头孢洛林酯,其最常见的不良反应腹泻的发生率 > 3%,通常为轻度或中度,且有自限性。头孢曲松可通过胆汁分泌消除,其腹泻的发生率为 10%~40%。

3. β- 内酰胺类抗菌药物和 β- 内酰胺酶抑制剂组成的复合制剂 β- 内酰胺酶抑制剂单独使用几乎没有抗菌作用,常与 β- 内酰胺类抗生素制成复合制剂。与其他抗生素相比,β- 内酰胺类抗生素和 β- 内酰胺酶抑制剂复合制剂的抗生素相关腹泻的发生率明显较高,且头孢哌酮舒巴坦继发抗生素相关腹泻的概率最高。此外,有文献报道克拉维酸的腹泻发生率显著高于阿莫西林。

4. 大环内酯类药物 口服或胃肠道外给予大环内酯类药物,尤其是红霉素,常会出现肠动力紊乱性腹泻。大剂量红霉素可引起腹泻、恶心、呕吐和腹部绞痛,这是由于红霉素是胃动素受体激动剂,可激发胃肠道动力,其具有剂量效应,药物剂量越高,治疗时间越长,腹泻症状就越严重,故其宜于饭后给药。大环内酯类药物偶尔可致假膜性小肠结肠炎。

5. 林可霉素类药物 克林霉素、林可霉素的抗生素相关性腹泻发生率较高,其发生率约为 15%。多发生在使用克林霉素或林可霉素后 4~10 日,或停药后 1~2 周,轻者每日排便 2~3 次,可在停药后缓解;重者大量腹泻,每日排便次数可多达 30 余次,有时持续 4~5 周,腹泻物呈绿色水样或黄色蛋花样稀便,少数病例可排出脱落的假膜,血便较少见,伴有腹痛腹胀、恶心呕吐等症状。

6. 喹诺酮类药物 通常认为喹诺酮类药物引起腹泻与艰难梭菌无关,但其偶尔也会发生。喹诺酮类药物引起腹泻的频率与其抗菌谱及其在肠腔内的浓度密切相关。此类药物引起的腹泻常为水性腹泻,严重时有出血、发热、腹部疼痛。

7. 氨基糖苷类药物 较少发生抗生素相关性腹泻。

(二)便秘

青霉素、红霉素、氯霉素等抗生素能破坏肠道菌群平衡,影响排便。

(三)上消化道溃疡

有研究报道多西环素是引发食管损伤频率最高的抗生素。药物剂量对药源性食管损伤的发生非常重要,胶囊剂比片剂更容易在食管中滞留和溶解,造成食管溃疡、出血或狭窄。

四、血液系统毒性反应

抗微生物药物引起的粒细胞减少或缺乏症发生率低,但易引起严重感染而危及生命。喹诺酮类药物引起的粒细胞减少或缺乏症发生率最高,头孢菌素类药物次之,青霉素类药物位列第 3 位。静脉注射给药引起的粒细胞减少或缺乏症发生率高于口服给药。

1. 喹诺酮类抗生素 环丙沙星在抑制细胞 DNA 回旋酶的同时,也抑制幼稚粒细胞 DNA 回旋酶,使成熟白细胞生成减少,引起粒细胞减少或缺乏症。氧氟沙星也有引起粒细胞减少的报道。

2. 青霉素类、头孢菌素类及其他 β- 内酰胺类抗生素 青霉素及其衍生物氨苄西林、羟苄西林、甲氧西林、苯唑西林等均能引起中性粒细胞减少。通常发生于接受大剂量长疗程用药者,多在用药后 13~14 日发生。此类药物与血浆蛋白结合,成为全抗原,抗原与相应的抗体结合后形成免疫复合物,在补体参与下覆盖白细胞膜,导致白细胞破坏,引起中性粒细胞减少和缺乏症。头孢美唑为第二代头孢菌素类半合成抗生素，致粒细胞减少和缺乏症的发生率约为 0.1%，可能与免疫反应引起粒细胞破坏有关。亚胺培南是碳青霉烯类 β- 内酰胺类抗生素，与脱氢肽酶抑制剂西司他丁等量配比的制剂亚胺培南西司他丁静脉滴注可引起粒细胞减少症，临床应用时需注意。

3. 抗结核药物　也可引起粒细胞减少，一般在服药较长时间后发生，与免疫损害和直接抑制骨髓造血系统有关。

4. 磺胺类药物　可能通过抑制造血原料叶酸，或免疫复合物和骨髓抑制双重机制引起粒细胞减少。

5. 抗病毒药物　更昔洛韦引起的粒细胞减少与其骨髓抑制作用有关。

6. 氯霉素　其引起粒细胞减少或缺乏远较再生障碍性贫血为少。氯霉素可引起造血功能损害，其中粒细胞缺乏者占 9%，一般发生于用药 5~7 日后，与剂量密切相关、可能与骨髓抑制有关。

7. 糖肽类抗生素　包括万古霉素、去甲万古霉素和替考拉宁。万古霉素引起粒细胞减少症多数于用药 2~3 周起病，短者数小时，甚至偶有服药后即刻起病者。停药后白细胞和中性粒细胞 2~5 日可恢复正常。发热是万古霉素引起粒细胞减少的主要症状。万古霉素所致的粒细胞减少发生率约为 2%，约 18% 的患者白细胞计数 < 4.0×10^9/L，8% 的患者出现严重的中性粒细胞减少。发生机制可能为免疫反应，也可能与对骨髓的直接抑制有关。

去甲万古霉素引起粒细胞减少的病例报道较少。一般认为，去甲万古霉素所致的粒细胞减少呈可逆性，一旦发生应及时停药，或改用其他药物。

替考拉宁又称太古霉素，在肽骨架上多了脂肪酸侧链，提高了亲脂性，更易于渗入组织和细胞，因此治疗上表现出比万古霉素更多的优势。但与万古霉素可能存在交叉过敏性，包括引起中性粒细胞减少，长期或大剂量用药时应进行血液检查。

8. 利托霉素、呋喃妥因、新生霉素、链霉素、甲砜霉素等　偶有引起粒细胞缺乏症的报道。

五、神经系统毒性反应

抗菌药物相关性脑病是指在抗菌药物的使用过程中由于抗菌药物的直接神经毒性或与联用药物之间的相互作用诱发的大脑功能障碍，从而出现一系列神经精神症状的综合征。临床上轻者通常表现为反应迟钝、兴奋、多语、头晕及幻觉，重者表现为癫痫、精神病发作、昏迷、嗜睡、躁狂、抽搐、腱反射亢进及肢体震颤等。

1. β- 内酰胺类药物　其引起神经系统不良反应的机制为干扰或抑制 γ- 氨基丁酸（GABA）与 γ- 氨基丁酸受体结合。这类药物对 GABA 受体的抑制可使神经元兴奋性降低和突触后膜去极化，降低癫痫发作阈值，导致癫痫发生风险增加。不同种类的 β- 内酰胺类药物引起神经系统毒性的风险并不相同。青霉素类药物引起的神经毒性发生率比头孢菌素类药物低，主要是因为青霉素类药物以非竞争性和电压依赖性的方式与 GABA 受体结合，而头孢菌素类药物以竞争性方式结合，因此头孢菌素类药物发生神经系统不良反应的风险更大。此外，青霉素类药物和头孢菌素类药物不同的分子结构在一定程度上也影响神经系统不良反应的发生风险。除化学结构影响 β- 内酰胺类药物神经系统不良反应严重程度外，其他因素会对神经系统毒性的发生具有促进作用。研究发现，婴幼儿、老年患者、肾功能不全患者、中枢神经系统疾病患者及同时服用具有神经毒性或肾毒性药物的患者，在使用这类药物时，神经系统不良反应风险显著增加。据报道，发生神经系统毒性的 β- 内酰胺类药物包括青霉素类药物（阿莫西林、氨苄西林、哌拉西林等），头孢菌素类药物（头孢吡肟、头孢唑林、头孢呋辛、头孢克肟等）。

2. 大环内酯类药物 也会诱发神经系统不良反应，但发生率较低，报道的药物主要为克拉霉素和红霉素。其作用机制可能为克拉霉素脂溶性代谢产物 14- 羟克拉霉素对中枢神经系统有直接毒性作用；大环内酯类药物可影响血中皮质醇和前列腺素水平的变化；对谷氨酰胺能神经传递的抑制作用等。

3. 氨基糖苷类药物 其主要神经系统不良反应是耳毒性。其机制是这类药物可引起内耳毛细胞死亡，损伤内耳前庭器官和耳蜗，导致听力受损。目前所有已上市的氨基糖苷类药物均可引起听觉和前庭器官功能受损，但药物之间存在差异。卡那霉素、阿米卡星、新霉素和双氢链霉素的耳蜗毒性较大。庆大霉素主要引起前庭器官损伤；链霉素、妥布霉素和奈替米星主要引起前庭功能损伤。发生耳毒性的危险因素包括使用剂量大、血药浓度过高和治疗时间长；高危人群包括老年患者和肾功能不全、已有听力问题、有耳毒性家族史的患者，以及合并使用袢利尿剂（呋塞米）或其他具有耳毒性或肾毒性药物的患者。此外，具有特定基因突变的人群（如线粒体 DNA 1555 A > G 位点发生突变）发生不良反应的风险显著增加。此外，氨基糖苷类药物也会导致周围神经病变和神经肌肉阻滞。同时，还会降低突触后膜受体对乙酰胆碱的敏感性。

4. 喹诺酮类药物 其引起神经系统不良反应较为常见。中枢神经系统紊乱是其第二常见的不良反应，主要表现为头痛、头晕和嗜睡，症状通常较轻，多发生在第一次用药后，停止用药后症状消失。氟喹诺酮类药物可引起严重的不良反应，如躁动、精神错乱、脑病、急性精神病、视力异常和癫痫发作等。患有神经系统疾病者在服用这类药物时更容易诱发癫痫发作。诱发癫痫发作的机制与 β- 内酰胺类药物相似，氟喹诺酮类药物导致的神经系统毒性主要是其对 GABA 受体的抑制作用。含有 7- 哌嗪（诺氟沙星、依诺沙星、环丙沙星）和含有 7- 吡咯烷啶结构（托氟沙星、克林沙星）的化合物比含有 7- 哌嗪基或 7- 吡咯啶基结构（左氧氟沙星、加替沙星、司帕沙星）的化合物更容易诱发癫痫。喹诺酮类药物除引起中枢神经系统不良反应外，还可引起周围神经系统不良反应。

5. 多黏菌素 E 最常见的神经系统不良反应是感觉异常。还包括共济失调、复视、上睑下垂和眼震，严重时出现呼吸暂停和神经肌肉阻滞。多黏菌素 E 引起的不良反应具有剂量依赖性，多出现在用药的前期。多黏菌素 E 引起神经肌肉阻滞和其他严重不良反应（如呼吸暂停）可能与抑制突触前膜释放乙酰胆碱到突触间隙有关。

6. 其他抗菌药物 替加环素可引起头疼、眩晕和失眠等症状，停药后可自行恢复。利奈唑胺可发生麻木、疼痛、虚弱、感觉异常和失明等不良反应。万古霉素可引起第 8 脑室神经损伤，出现眩晕、耳鸣、听力下降等症状。

案例 15-1 解析

导致头孢吡肟神经毒性的因素如下。

1. 肾功能不全 老年患者肾小球滤过率下降，相对肾功能正常的患者，肾功能不全患者服用头孢吡肟可增加血脑屏障通透性，增加药物在脑脊液中的浓度，限制大脑对抑制性神经递质的反应，从而引起神经毒性。头孢吡肟致神经系统损害的具体机制可能是：① β- 内酰胺环与神经递质抑制剂 γ- 氨基丁酸受体（GABA 受体）有类似的结构，两者发生竞争性拮抗，从而抑制中枢神经细胞 Na^+ -K^+ -ATP 酶活性，引起神经系统损害；②血脑屏障通透性改变，导致抗菌药物引起的脑病发作阈值降低。调查显示，在统计的 101 例头孢吡肟引起的不良反应中，最多的为神经系统毒性，占 78.22%，年龄 > 60 岁的患者不良反应发生率明显高于其他年龄段，调查还发现101例患者中肾功能不全占61.39%。可以看出，在老年患者尤其是有肾功能不全的患者人群中，头孢吡肟引起的神经毒性反应发生率较高。如本例患者，入院时 SCr 252μmol/L，体重80kg，通过计算得出患者的肌酐清除率为33.94mL/min，根据头孢吡肟针说明书中的用法用量提示，肾功能不全患者肌酐清除率应≤60mL/min，应调整头孢吡肟针用量，以弥补患者减慢的肾清除速率，使用头孢吡肟的初始剂量与肾功能正常的患者相同，该患者初始使用头孢吡肟针 2g 静脉滴注每 12h 一次，属正常用量，较合理；但根据该患者的肌酐清除率值应调整头孢吡肟针的用量，依据说明书提示的推荐维持给药方案应调整为 2g 静脉滴注每日 1 次，但直至患者出现精神异常停用头孢吡肟针时未调整药物用量，仍为初始使用量。

2. 药物的联用　头孢吡肟针与有肾毒性的药物联合使用易导致神经毒性反应，肾功能受损，头孢吡肟在体内蓄积，从而导致神经毒性反应；与同样会导致神经毒性反应的药物联用更易造成神经毒性反应，此案患者使用头孢吡肟针同时联用莫西沙星注射液，莫西沙星注射液有对中枢神经系统影响的不良反应，两者联用可能会增加神经毒性加重的风险。

第二节　变态反应

案例 15-2

患者，男，45 岁。因"前交通动脉动脉瘤破裂术后 17 日"入院。入院诊断：前交通动脉动脉瘤破裂术后、坠积性肺炎。入院后痰培养及药敏回报大肠埃希菌（ESBL+），遂换用敏感抗生素注射用亚胺培南西司他丁钠 500mg，每 8h 一次静脉滴注，抗感染治疗。入院第 4 日，患者四肢出现红色斑丘疹，伴瘙痒，逐渐蔓延至躯干、胸背部、颈部。考虑为亚胺培南西司他丁钠过敏所致，遂停用该药，并临时给予氯雷他定口腔崩解片，口服；地塞米松磷酸钠注射液立即静脉注射，盐酸异丙嗪注射液立即肌内注射抗过敏治疗，皮疹稍有好转。考虑患者仍需控制肺部感染，予乳酸左氧氟沙星氯化钠注射液 0.6g，每 12h 一次静脉滴注抗感染治疗。入院第 6 日，患者再次新发皮疹，表现为全身密集水肿性红斑，皮损症状加重，背部见散在水疱及糜烂面，Nikolsky 征阳性，口腔有酵母样菌丝生长，立即停用左氧氟沙星，并予注射用甲泼尼龙琥珀酸钠、葡萄糖酸钙注射液、氯雷他定片、糠酸莫米松乳膏、夫西地酸乳膏等抗过敏及对症支持治疗。入院第 10 日，皮疹颜色逐渐转为暗红，皮损逐渐增多，全身多处及皮肤破溃及散在小水疱，背部水疱破溃见片状糜烂面，皮损累及体表面积约 60%。最终诊断：中毒性表皮坏死松解症。

问题：抗菌药物引起的变态反应包括哪些？如何防治呢？

变态反应是指外源性抗原（变应原）在机体内引起抗体或致敏淋巴细胞形成，并与相应的抗体或致敏淋巴细胞发生特异性结合，从而引发机体组织损伤或功能紊乱等有害反应。药物作为抗原或半抗原引起的变态反应，称为药源性变态反应，是致敏患者对某种药物的特殊反应。此反应仅发生于少数患者身上，和已知药物作用的性质无关，和剂量无线性关系，反应性质各不相同，不易预知，一般不发生于首次用药时。

一、发病机制

变态反应由免疫机制参与，根据免疫机制的不同分为 Ⅰ、Ⅱ、Ⅲ、Ⅳ四型。Ⅰ型为 IgE

介导的速发型超敏反应，通常在给药后数分钟到 1h 内发生，典型临床表现为荨麻疹、血管神经性水肿、支气管痉挛、过敏性休克等。Ⅱ型为抗体介导的溶靶细胞过程，例如，药物诱发的血小板减少性紫癜。Ⅲ型为免疫复合物介导，如血清病、药物相关性血管炎等。Ⅳ型为 T 细胞介导，如药物接触性皮炎、固定性药疹、史 - 约综合征、中毒性表皮坏死松解症等。Ⅱ、Ⅲ、Ⅳ型为非 IgE 介导的迟发型超敏反应，通常在给药 1h 之后至数日发生。皮肤的药物反应（如药疹）多由于变态反应所致，但并非都是变态反应，有些被疑为变态反应但还缺乏证实。一种物质不仅具有免疫原性，可引发抗体形成，并且可与相应的抗体发生特异性结合，药物抗原或结合抗原在体内可引发抗体形成。具有抗体功能的血清蛋白质称为免疫球蛋白，简称 Ig。在药物变态反应中常涉及的抗体有 IgE、IgG 与 IgM。抗体的每一个基本结构单位有两个抗体结合价（也称抗原结合点），以此与抗原结合。抗原结合点由抗体分子重链和轻链的可变部分组成，此可变部分不同氨基酸分子的排列顺序不同，决定抗原结合点的特异性。每一抗体皆有其特异性，它只能与相应的抗原特异性结合。例如，由青霉素引发的抗体只能与青霉素分子相结合，但不能与磺胺或其他药物分子相结合。

在药物变态反应中，不同个体对某一抗原所产生的抗体，其种类和数量均可不同。如青霉素变态反应有的个体表现为过敏性休克，有的个体表现为药疹或血液学病变，就是不同个体对同一抗原产生不同抗体的例证。有时同一个体在不同时期，对同一抗原所产生的抗体在种类和数量上也可不同。另外，有的个体对某一抗原可不产生抗体，而产生致敏淋巴细胞。抗体产生的个体差异有助于解释同一药物在不同个体引发不同的变态反应表现、不同药物可引发同一类型的表现，同一个体在不同时期对同一药物可有不同表现等复杂情况。

综合上述过程，对药物变态反应发生的过程归纳如下：①药物或其代谢产物与体内的载体分子如蛋白质分子等形成不可逆性共价结合，成为结合抗原；②结合抗原在体内引发抗体或致敏淋巴细胞形成，或两者兼而有之；③当再次用药（抗原再暴露）时，药物半抗原与相应的抗体或致敏淋巴细胞发生特异性结合，导致变态反应发生。

二、防　　治

变态反应是抗菌药物常见的不良反应之一，几乎每一种抗菌药物均可引起一些变态反应，最多见者为皮疹，其他尚有过敏性休克、血清病型反应、药物热、血管神经性水肿、嗜酸性粒细胞增多症、溶血性贫血、再生障碍性贫血和接触性皮炎等。

（一）预防

抗菌药物引起的药源性变态反应可采取适当的预防措施以减少其发生。主要预防措施如下。

（1）合理用药，用药必须要有明确的适应证。预防和降低过敏反应风险应更多依靠：①详细询问和甄别过敏史；②用药期间的密切观察；③配备过敏反应抢救药品和设备；④医务人员熟悉严重过敏反应救治措施。

（2）皮试仅为预防过敏反应的措施之一，其预测作用仅限于少数药物引发的 IgE 介导的速发型超敏反应。在采集和甄别过敏史过程中，应认真询问并详细记录以下内容：①可疑药物品种；②给药途径；③给药与出现疑似过敏反应的时间间隔；④临床表现；⑤处置与转归；⑥经治医师所做诊断。应注意鉴别患者所诉的"过敏反应"是否为非过敏性的药物不良反应。如考虑为过敏反应，还应尽量区分为速发型还是迟发型。记录过敏史时，尽量具体到药物品种而非笼统表述为某类药物过敏；既往仅皮试阳性患者，应为"既往皮试阳性"，而不应表述为"过敏"。

（3）阻止抗原 - 抗体交联而抑制药物变态反应。

（二）治疗

β- 内酰胺类抗菌药物引起严重过敏反应的抢救必须争分夺秒，救治的首要目的是维持有效通气及循环。抢救的首选用药是肾上腺素。糖皮质激素及抗组胺药物并不是严重过敏反应的抢救首选用药。糖皮质激素起效慢，对于严重过敏反应急性期无效，仅适用于预防严重过敏反应迟发相反应（少数患者严重过敏反应可为双相，即速发相反应消失 4~8h 后症状再次出现，称为迟发相反应）。严重过敏反应的救治措施如下。

（1）立即停用导致过敏的药物，静脉给药者更换输液瓶及输液器，救治过程中严密监控心率、血压、呼吸及血氧饱和度，除极特殊的情况以外，药物变态反应一旦能够确诊或有高度怀疑，应停用致敏药物和可疑的致敏药物。有些病例经停用致敏药物之后，虽未进行有关治疗，在数日之内症状可完全消失。但如不及时停药，则病情有由轻症发展成重症反应的可能性，以致难以救治。例如，常用的抗菌药物，如需停用的药物中，有对原有疾病必须使用者，可用药理作用相似但免疫化学构造上不同的药物来代替。在少数情况下，例如，患者的原有疾病较严重，是否停用原有的治疗药物就不能仅从药物反应一方面去考虑，而要从患者的具体情况出发，全面衡量得失而确定：①此次药物变态反应的严重程度及其可能引起的结局；②原有疾病是否迫切需要继续治疗；③目前是否有在免疫化学上无关，但有相似药理作用的药物来替代。

（2）肾上腺素（1：1000）：能加强心肌收缩力，使心排血量增加，能使皮肤、黏膜及肾脏血管收缩，骨骼肌血管和冠状动脉舒张。还可使脾包膜收缩，将脾脏内储存的血液送入循环。上述作用可使血压上升。此外，还有较强的松弛支气管平滑肌的作用，在支气管痉挛时作用尤其明显。肾上腺素的上述药理学作用是治疗过敏性休克、喉头水肿和严重支气管哮喘发作时所必需的，是抢救时的首选药物。肾上腺素的常见不良反应有心悸、头痛、精神紧张等，剂量过大或皮下注射误入血管内可使血压骤升，有时也可引起心动过速甚至心律失常，故应严格掌握用量，禁用于高血压、甲亢及有器质性心脏病的患者。去甲肾上腺素除对冠状血管略有舒张作用外，对其他血管都有强烈的收缩作用。对心脏的兴奋作用较肾上腺素弱，不易引起心动过速，但对支气管痉挛无效。14 岁及以上患者单次 0.3~0.5mL 深部肌内注射，14 岁以下患者 0.01mL/kg 深部肌内注射（单次最大剂量 0.3mL），5~15min 后效果不理想者可重复注射，注射最佳部位为大腿中部外侧。

（3）保持气道通畅，吸氧，必要时气管插管或气管切开，如暂无条件建立人工气道，紧急情况下可先行环甲膜穿刺。

（4）建立静脉通道（两条或两条以上），静脉滴注晶体液维持血压（液体用量 20mL/kg，根据患者情况调整剂量），必要时静脉滴注多巴胺维持血压。

（5）若有支气管痉挛，可吸入 β_2 受体激动剂。

（6）抗组胺药：不能阻止抗原 - 抗体反应的发生，也不能阻止组胺的释放。它只对有组胺参与的变态反应如即发型（Ⅰ型）反应有真正的疗效，而对其他类型的变态反应效果不佳，如苯海拉明 1.25mg/kg，最大量 50mg，肌内注射。

（7）糖皮质激素：类固醇皮质激素在药疹的治疗中起着重要作用，能在关键时刻使许多垂危患者得到解救。此类药物的作用机制主要是抗炎、抑制免疫反应、抗过敏、抗休克和抗毒作用。应用原则：类固醇皮质激素对大多数药物变态反应的症状有较强的抑制作用，适用于症状较重、病程较长或用其他药物不能控制的情况。在临床应用中，氢化可的松20mg的生物等效性相当于泼尼松5mg、甲泼尼龙4mg、地塞米松0.75mg或醋酸可的松25mg。用药剂量：静脉用药甲泼尼龙40mg/100mL生理盐水，或氢化可的松琥珀酸钠100~200mg。

（8）任一环节中如出现心跳、呼吸骤停，立即就地进行规范心肺复苏术。患者经救治脱离危险后，应留院观察至少12h。

◆ **知识拓展** ◆

中毒性表皮坏死松解症（TEN）是一种严重皮肤病，表现为大片红斑水疱、表皮剥脱和黏膜损害，伴有系统功能紊乱。常由药物诱发，常见药物主要是抗惊厥药（卡马西平、拉莫三嗪、苯妥英钠等）、NSAID（布洛芬、萘普生、双氯芬酸等）、抗生素类药物（β-内酰胺类药物、氟喹诺酮类药物、红霉素等）、磺胺类药物（复方磺胺甲噁唑、磺胺嘧啶等）、抗痛风药（别嘌醇）等。疾病特点：发病急骤，进展迅速，死亡率高。

中毒性表皮坏死松解症的发病机制尚不完全明确，目前研究认为主要与以下因素有关：①免疫反应：药物与体内主要组织相容性复合体分子结合，导致$CD8^+$细胞毒性T淋巴细胞（$CD8^+CTL$）克隆性增殖，渗入皮肤，产生一系列可溶性因子，如可溶性人相关因子凋亡配体（sFasL）、穿孔素和颗粒酶，诱导表皮角质形成细胞凋亡与坏死。②遗传易感性：特定的人类白细胞抗原基因与发病具有潜在的相关性；如在亚洲人群中HLA-B*1502基因与卡马西平、苯妥英钠所导致的TEN高度相关，在汉族人群中HLA-B*5801与别嘌醇所致的TEN有关。

案例15-2 解析

抗菌药物引起的变态反应按照免疫机制不同分为Ⅰ、Ⅱ、Ⅲ、Ⅳ型。Ⅰ型为IgE介导的速发型超敏反应；Ⅱ型为抗体介导的溶靶细胞过程；Ⅲ型为免疫复合物介导；Ⅳ型为T细胞介导。防治：①合理用药，有明确适应证；②规范皮试操作；③立即停用抗过敏药物；④掌握β-内酰胺类抗菌药物过敏反应的救治流程。

第三节　二重感染

案例15-3

患者，男，63岁。因"右肺鳞癌术后2个月，反复发热伴咳脓痰2月余"收治入院。曾予以替加环素、亚胺培南、利奈唑胺、左氧氟沙星、哌拉西林钠/他唑巴坦钠、伏立康唑、万古霉素、阿米卡星等药物抗感染治疗。治疗期间出现肾功能不全和轻度腹泻。

诊断为肺部感染；脓胸；右肺鳞癌术后；支气管残端瘘；气管切开术后；泌尿系感染；肾功能不全；高血压；2型糖尿病；过敏性皮炎。

入院后予以注射用头孢哌酮钠/舒巴坦钠及氟康唑注射液抗感染治疗；蒙脱石散止泻；双歧杆菌乳杆菌三联活菌片调节肠道菌群；氨溴索注射液化痰；注射用胸腺法新增强免疫力；奥美拉唑注射液抑酸，以及输注红细胞悬液等对症支持治疗。入院第7日，此患者腹泻加重，解稀水样便5次，约950mL；血培养显示近平滑假丝酵母阳性。

入院第11日，患者解稀水样便，便中带血明显，呈暗红色血凝块。查SCr 342.0μmol/L、尿蛋白（＋）和尿潜血（＋）。血培养结果再次显示近平滑假丝酵母；腹部CT显示慢性胆囊炎征象，部分小肠肠管扩张、积气，腹和盆腔积液。

问题：出现腹泻加重的原因是什么？如何解释？该如何处理呢？

二重感染又称重复感染，是指在治疗一种感染的过程中又引发另一种微生物感染，通常被抗生素治疗所诱发。临床使用广谱抗生素治疗感染性疾病时易发生的二重感染有霉菌性肠炎、艰难梭菌肠炎、白念珠菌阴道炎、口腔霉菌感染等疾病。二重感染通常会发生在用药后的 20 日，发生率为 2%~3%。研究发现，高龄、长期住院、长期联合使用多种抗生素尤其是广谱抗生素等因素均能提高患者二重感染发生率。

一、发病机制

长期广谱抗生素的临床应用，大量杀灭敏感菌群肠黏膜上靶位暴露，为致病力较强的非常居菌留下定植空间，同时大量繁殖，发生二重感染。

二、防治

当临床遇到连续使用高效广谱抗生素超过 7 日的患者，应防范该患者二重感染的风险，并及时采取有效措施降低感染风险，可采取：①加强基础护理：及时吸痰，及时冲洗胃管、尿管，及时清理口腔；②病房注意通风，保持病房清洁干燥；③必要时隔离消毒，预防院内交叉感染、医源性感染；④对患者的护理严格无菌操作，减少检查和治疗中的不必要损伤。

采取以下的应对措施可以降低由抗菌药物引起的二重感染发生率：①合理使用抗生素，其中最关键的是恰当地选择抗生素：根据抗菌谱选择适当的抗生素，能选用窄谱抗生素则不选用广谱抗生素；不要盲目联合使用多种抗生素，要根据适应证合理、科学地应用抗生素；贯彻抗生素 3 日疗效评价的原则，不随意变换抗生素品种。②避免抗生素的长期应用。对不能停药者，可视患者病情采取降阶梯治疗，视病情可尽早停药。③对使用抗生素时间较长者，应保持体内胃肠道菌群平衡，如口服复合维生素 B、乳酸菌素或饮用酸奶等。

案 例 15-3 解 析

假膜性小肠结肠炎（pseudomembranous enterocolitis，PMC）是一种常因长期或过度使用抗菌药物导致的肠道菌群紊乱、艰难梭菌大量繁殖所产生大量毒素而致的疾病，好发于重症患者、老年人等免疫力低下的患者。

临床处置：停用头孢哌酮钠/舒巴坦钠、卡泊芬净，加用万古霉素 125mg，鼻饲，每 6h 一次抗艰难梭菌治疗，以及先予氟康唑先负荷剂量 0.4g，即刻静脉滴注，然后用氟康唑 0.2g，静脉滴注，每 24h 一次抗真菌治疗；同时，此案患者有活动性出血，予止血、输红细胞悬液及血浆等对症治疗，考虑患者有消化道出血，不能排除胃部出血，故暂不停用质子泵抑制剂治疗。

病例分析：《中国成人艰难梭菌感染诊断和治疗专家共识》中推荐口服甲硝唑和（或）万古霉素治疗，万古霉素口服不吸收，对肾脏无损害，在肠道内可达到高浓度。静脉滴注甲硝唑的疗效未得到证实，静脉滴注万古霉素无效。PMC 轻 - 中度感染患者推荐用甲硝唑 500mg，每 8h 一次治疗；重症感染患者可使用万古霉素，但其剂量为 125mg，每 6h 一次；对于重症感染伴并发症的患者，可采用万古霉素 500mg，每 6h 一次，并与甲硝唑 500mg，每 8h 一次联用治疗。

此案患者使用大量广谱抗菌药物后出现腹泻，开始为水样便，后发展为脓血便，且患者腹胀明显并伴有白细胞及血肌酐的升高，高度疑诊 PMC。因患者体温显示正常，入院前 10 日血象也显示正常，考虑铜绿假单胞菌为定植菌,故建议停用头孢哌酮钠/舒巴坦钠。根据患者症状及检验指标显示，此患者属于重症感染患者。故建议：万古霉素溶液 125mg,

鼻饲，每6h一次治疗。此患者在使用抗菌药物的同时，服用双歧杆菌乳杆菌三联活菌片以调节肠道菌群（二者合用时，应先服用抗菌药物再辅助给予双歧杆菌乳杆菌三联活菌片，而且2种药物之间至少要间隔2h），以帮助恢复菌群的平衡。

治疗效果：入院第14日，患者血便情况较前有所好转，日大便1次（约30g）。查红细胞计数 $2.62×10^{12}/L$，血红蛋白77g/L，白细胞计数 $7.45×10^9/L$，中性粒细胞百分比64.8% 和 SCr 338.5μmol/L。

入院第17日，患者未再解血便，日大便2次（约300g）。查大便隐血呈阴性，继续予抗真菌药物治疗。

入院第20日，该患者血菌培养呈阴性，尿蛋白及尿潜血呈现阴性，建议转出重症监护室（ICU）。

课 后 习 题

一、名词解释

1. 变态反应
2. 二重感染

二、单选题

1. 庆大霉素引起的典型药源性疾病是（　　　）

   A. 胃肠道疾病　　　B. 肝毒性　　　C. 听神经毒性　　　D. 血液系统疾病

2. 发生药源性疾病的重要因素有很多，如新生儿使用氯霉素出现灰婴综合征属于（　　　）

   A. 年龄因素　　　B. 性别因素　　　C. 遗传因素　　　D. 过敏反应

三、多选题

可导致药源性肝损伤的是（　　　）

   A. 洛伐他汀　　　B. 对乙酰氨基酚　　　C. 氟康唑　　　D. 青霉素

四、简答题

1. 抗菌药物引起的药源性变态反应可采取的适当的预防措施有哪些？
2. 可以降低由抗菌药物引起的二重感染发生率的措施有哪些？

本 章 小 结

本章主要讲授了抗菌药物相关性药源性疾病。抗菌药物引起的毒性反应包括肝脏毒性、肾脏毒性、胃肠道毒性、血液系统毒性、神经系统毒性等。变态反应是指外源性抗原（变应原）在机体内引起抗体或致敏淋巴细胞形成，并与相应的抗体或致敏淋巴细胞发生特异性结合，从而引发机体组织损伤或功能紊乱等有害反应。抗菌药物二重感染又称重复感染，是指在治疗一种感染的过程中又引发另一种微生物感染，通常被抗生素治疗所诱发。临床使用广谱抗生素治疗感染性疾病时易发生的二重感染有霉菌性肠炎、艰难梭菌肠炎、白念珠菌阴道炎、口腔霉菌感染等疾病。通过案例分析进一步讲解如何预防抗菌药物相关性药源性疾病，以及药源性疾病应进行的药学监护。

（孙建军）

第十六章 中药药源性疾病

···· **学习导引** ····

知识要求

1. 掌握：中药药源性疾病的概念、分型及发病机制。
2. 熟悉：中药药源性疾病的产生原因及防治原则和方法。
3. 了解：我国中药不良反应监测及预防中药药源性疾病的举措。

能力要求

1. 熟练掌握中药药源性疾病的分型及发病机制，具备判别不同药品不良反应的能力。
2. 学会应用中药药源性疾病的防治方法解决日后临床工作中的问题。

第一节 概 述

中药药源性疾病特指在疾病的诊断、治疗、预防等过程中由于应用中药所导致的人体器官功能失调或组织损害而出现的疾病。事实上，药源性疾病就是药品不良反应在一定条件下产生的后果，但不包括药物过量导致的急性中毒。

中药药源性疾病早在远古时代即为人们所注意，可以说中药药源性疾病伴随中药学的发展。我们的祖先在长期实践中就掌握了许多药物的毒副作应，懂得运用炮制加工和控制用量的方法来避免其毒副作用，并总结出药物的相须、相使、相畏、相杀、相恶、相反等配伍方法及禁忌，减轻和避免中药的毒副反应。近年来，随着中药新品种、新剂型的不断研发与临床使用，由中药引起的药源性伤害事件呈现不断上升的趋势。2006年"鱼腥草注射液事件"，2008年"刺五加注射液事件"，2009年"糖脂宁胶囊事件"等，一系列的药源性事件不仅伤害了患者的身体健康，也引起民众对中医药安全的质疑。

中药正逐步走向世界，中药要与国际医药接轨，开拓国际市场，在竞争激烈的国际医药市场上求得生存和发展，必须重视中药不良反应和中药药源性疾病的研究，对中药药源性疾病的发病原因、发病机制、治疗方法及预防措施做出系统的整理和研究，以提高中药使用的安全性、合理性，进一步提高临床疗效。这既是中药走向国际的需要，也是中药学深入发展的需要。

第二节 中药药源性疾病的基本类型和发病机制

案例 16-1

患者类风湿关节炎病史10年余，现自觉双手指间关节疼痛肿胀，伴晨僵。自行网购草乌250g，磨成粉兑500mL矿泉水稀释后自行饮约150mL后，发生急性呕吐，自诉呕出胃内容物中含血丝，当时自觉口唇发麻，口齿不清，无头晕头痛，无呼吸困难，无意识丧失，无大小便失禁，无发热。于当日13∶16入急诊，诉右手麻木，体温36.0℃，心率127次/分，呼吸22次/分，BP 113/91mmHg，SpO_2 95%。查体：神志清，双瞳等大等圆。血象检查提示生化 γ-GGT 51U/L，尿酸457μmol/L，淀粉酶125U/L，氨40μmol/L。

问题：请考虑上述表现产生的原因。属于哪种类型的药源性疾病？

一、基本类型

中药药源性疾病按其发生的原因和临床表现可分为A、B两种基本类型。

（一）A型不良反应

A型不良反应引起的药源性疾病，是临床上最常见的药源性疾病，占药源性疾病的70%~80%，一方面是由于药物的吸收、分布、生物转化及排泄等药动学的个体差异和机体靶器官的敏感性增高引起的，为固有药理作用增强或持续所致的反应；另一方面，其程度呈剂量依赖性，多能预知，易于预测，发生率高而死亡率低。临床主要包括以下几种类型。

1. 作用增强型 是药物本身固有作用的增强和放大而导致的。如三七、云南白药具有止血抗凝作用，可引起出血倾向；消渴丸作为降糖药，可引起血糖过低。

2. 副作用型 是指在治疗剂量时，随药物的治疗作用而发生的一些与防治目的无关的作用。如应用人参来补阳补气的过程中，可引起口干、心烦，即属于此类；如当归有活血养血润肠之功效，当用其养血活血功效时，润肠则成为副作用，可引起轻泻或使慢性腹泻者症状加重。

3. 毒性型 是指用药剂量过大或用药时间过长所发生的毒性反应，可引起人体的生理生化功能异常和组织的病理改变，可发生在任何系统。包括急性中毒和慢性中毒，因剂量过大而立即发生的毒性反应称为急性毒性，多损害循环、呼吸和神经系统；因长期服用或重复多次用药导致体内药物蓄积过多所出现的不良反应，称为慢性毒性，常损害肝、肾、造血器官和内分泌器官的功能，如牛黄抱龙丸反复应用可致腹泻；大活络丸连服数日致上消化道出血；黄花夹竹桃等含有强心苷类中药，长期应用可导致洋地黄样心脏中毒；云南白药连续服用可致血小板减少，皮肤瘀点、牙龈出血或鼻衄等。

4. 致癌、致畸、致突变 中药长期应用亦可产生致畸、致癌、致突变的作用，毒性反应一般比较严重，应该尽量避免。如雷公藤为免疫抑制中药，广泛用于类风湿关节炎、慢性肾炎和红斑狼疮等自身免疫性疾病的治疗，但长期接触，可使人体外周淋巴细胞染色体畸变；动物实验也证实，雷公藤的剂量超过 25mg/kg 可使小鼠染色体畸变；细辛挥发油有致突变作用；黄樟醚、半夏、板蓝根、喜树、花椒等均可引起染色体畸变。

5. 后遗作用型 指中药停药后患者血药浓度虽已降至最低有效浓度以下，但体内仍残存着生物效应，如长期服用甘草停药后可表现出低血钾、高血压、水肿等。后遗作用又分为可逆和不可逆两种情况，如服用小金丸、西黄丸等引起的皮肤红肿、瘙痒等过敏反应，停药后即可逐渐消失，这种属于可逆的情况；而长期大量服用关木通造成的肾损害是不可逆的，是无法恢复的。

6. 依赖型 由于反复用药、长期用药，患者产生精神依赖，一旦停药出现戒断症状（兴奋、失眠、出汗、呕吐、震颤，甚至虚脱、意识丧失等），若给予适量药物，症状立即消失，这种现象称为依赖性。有个别中药和中成药长期用药亦可产生依赖性（或成瘾），如有报道21 例患者因患习惯性便秘，长期服用番泻叶（5~9g 开水泡服，有的患者用药长达 11 年之久），停服则出现戒断症状，表现为焦虑不安、失眠、瞳孔散大、厌食、体温升高、呼吸加快、血压升高、体重减轻等，其戒断症状类似吗啡依赖性的前驱症状，但程度较轻，此戒断症状可用其他药物如润肠丸等缓解或消除。因此对这些能产生依赖性的中药、中成药应严加控制管理。

（二）B型不良反应

B型不良反应引起的药源性疾病，是由于药物异常性和机体的遗传、免疫异常性引起的，此类药源性疾病的特点与药物的固有作用、用药剂量、用药时间无关，是药物不可预测的不良反应，占所有药源性疾病的 20%~30%。常规的毒理学筛选不能发现，发生率低而死亡率高。中药引起的 B 型不良反应的发生率略低于 A 型不良反应。如 1915~1990 年我国有关中药不良反应的报道共有 2788 例，其中 B 型不良反应有 676 例（死亡 7 例），占 24.25%；引起 B 型不良反应的药物剂型既有中药制剂，也有中药汤剂，还有单味中药；用药途径既有全身用药，也有局部外用。在某种制剂的不良反应中，还可见到 B 型不良反应发生率高于 A 型不良反应。如穿心莲注射液和穿心莲片剂的不良反应报道共 19 篇 22 例，其中 12 例为 B 型不良反应；外用鸦胆子引起不良反应的报道有 7 篇 9 例，其中 B 型不良反应有 7 例；有关柴胡注射液不良反应的报道有 15 篇 19 例，其中 B 型不良反应有 12 例。由此可见，B 型不良反应在某些中药不良反应中的发生率仍然较高，而且也较为严重，处理不及时或不恰当甚至会引起死亡。

B 型不良反应主要包括以下几种类型。

1. 不耐受型　是因患者个体差异而表现出来的对药物耐受低下，在低于常量时就可以发生的不良反应。药物的代谢酶、药物转运蛋白和受体的遗传多态性是导致药物个体差异的重要原因。不同个体或种族对中药的反应可出现显著差异，如口服人参糖浆、静脉滴注生脉注射液等发生过敏反应者。在一般情况下，中药对患者的作用是类似的，但仍有少数患者对同一中药的反应可明显不同。故临床应用时必须根据患者情况，选择适宜的中药和剂量，对于药理作用强而安全范围较小的中药，应根据病情实行剂量个体化。

2. 特异质型　特异质反应是指因先天性遗传异常，少数患者服用某些药物后发生与药物本身药理作用无关的有害反应，多由生物化学过程异常引起。如口服一般剂量的板蓝根糖浆发生溶血，可能与红细胞膜内葡萄糖 -6- 磷酸脱氢酶缺乏有关。特异质反应与一般人群反应不同，往往与患者的先天性和遗传性因素有关。

3. 变态反应型　是患者被药物致敏后，再次用药时诱发的一种免疫反应。由于机体受到某些中药或中成药成分刺激后，体内产生了抗体，当该药再次进入机体时，发生抗原抗体的结合反应，造成组织损伤或生理功能紊乱，其表现有轻有重，轻者表现为皮疹、斑丘疹、红斑等，重者表现为剥脱性皮炎、过敏性休克甚至死亡。中草药成分复杂、品种繁多，其中不少具有抗原性，如动物药中的蛋白质、植物药中的多糖及小分子物质、黄柏等中的小檗碱、金银花中的绿原酸、茶叶中的茶碱、颠茄中的莨菪碱等，均可诱发不同类型的过敏反应。其中以注射剂所致的过敏反应发生率最高，并以过敏性休克最严重，死亡率高。

二、发 病 机 制

中药药源性疾病的发病原因主要涉及药物、机体、用药三个方面。中药药源性疾病的发生机制更为复杂，既与药物本身的作用增强有关，也与机体靶器官的敏感性增强有关；既与药物体内代谢异常有关，也与机体生理生化功能异常有关。各种因素单一或相互作用即可导致中药药源性疾病的发生。

（一）A 型不良反应的发生机制

A 型不良反应的发生机制主要表现为药效学和药动学两方面的异常。

1. 药效学异常

（1）药物治疗效应的增强和扩大：如具有止咳平喘作用的苦杏仁主要有效成分为苦杏仁苷，含量约 3%，口服给予治疗量的苦杏仁苷经消化酶和苦杏仁酶分解后逐渐产生少量的氰氢酸，对呼吸中枢呈轻度抑制作用，使呼吸运动趋于平稳安定而达到止咳平喘的效果。但若服用杏仁剂量过大（儿童 10~20 粒，成人 40~60 粒），苦杏仁苷经分解后产生大量的氰氢酸，则可抑制细胞内呼吸，使细胞氧化反应停止，引起组织窒息、细胞内缺氧，出现氰化物中毒反应，严重者可引起死亡。由于苦杏仁苷口服后易经胃肠道消化酶分解产生氰氢酸，因而苦杏仁口服毒性较静脉注射大。

（2）药物作用广泛，专一性不强：当我们将其中的某一或某些作用作为治疗作用时，另一些与用药目的无关的作用就成为药物的副作用。尤其是中药成分复杂，一味中药就含有多种有效成分，相当于一个小复方，因而其作用广泛，往往涉及多个系统，如千金子，辛温有毒，有泻下逐水作用，可治疗水肿胀满、二便不利的水肿；有破血通经作用，可治疗瘀血阻滞、经闭不通；有攻毒杀虫作用，可治疗恶疮肿毒、药食中毒。当我们以其泻下逐水，用来治疗水肿时，其破血通经作用就成为副作用，可能引起妇女月经过多或流产；当我们以其破血通经，用来治疗腹中瘀块或经闭痛经时，其泻下逐水作用就成为副作用，可能引起腹痛腹泻；当我们以其攻毒杀虫，用来治疗恶疮肿毒时，其泻下逐水作用、破血通经作用就成为副作用，可能引起腹痛腹泻、月经过多或流产等。可见随用药目的的不同，药物的治疗作用和副作用在一定条件下可以相互转化。

（3）机体靶器官敏感性增高：表现为不同个体量反应上的差异，即所谓高敏性。大多数人适合药物的常用剂量对极少数敏感人群则超过了其所能耐受的最大限度而出现不良反应。如青黛，中药学著作记载其无毒，有清热解毒、凉血消斑、定惊止痉等作用，可入散剂或入丸剂，剂量 1.5~3g。多数人无不良反应，仅部分患者用药后有轻度恶心、呕吐、腹痛、腹泻、腹胀等胃肠道刺激症状；但极少数高敏性患者用此剂量后会出现严重的不良反应，如氨基转移酶升高、头痛、水肿，甚或骨髓严重抑制、红细胞减少、血小板减少、胃肠道反应强烈等。

2. 药动学异常

（1）吸收：药物由给药部位进入血液循环的过程即药物的吸收，中药最常用的给药途径是口服给药。药物吸收速度的快慢、吸收量的多少，与药物的剂型、溶剂的性质、脂溶性的高低、分子量的大小、用药的剂量、合用药物及机体的功能状态等有关。若吸收量低于有效水平则达不到预期疗效，若吸收量高于正常水平就可能增加药物的不良反应。如将具有抑制胃肠蠕动作用的药物与含有毒性成分的中药合用，由于胃肠蠕动减慢，药物在体内停留的时间延长，导致毒性成分的吸收量增加就可能诱发或加重药物的不良反应，引起药源性疾病。

（2）分布：药物在体内的分布情况与药物血浆蛋白结合率的高低、脂溶性的高低、分子量的大小及药物与组织亲和力等因素有关，一方面影响到药物作用的快慢、强弱，同时也直接影响到药物不良反应的多少和强弱。如有些中药分子量较小、脂溶性高，药物就容易通过血脑屏障进入中枢神经系统，既具有明显的中枢神经系统治疗作用，也可能产生中枢神经系统方面的不良反应；同理，若药物的分子量大，脂溶性低，就不易出现中枢神经系统方面的不良反应。药物在体内分布的不同是药物选择性作用的基础。一般来说，药物在体内分布越广泛，其选择性就越低，副作用也就越多。

（3）代谢：药物在体内经过生物转化而失去活性的过程称作代谢，药物代谢的主要器官是肝脏，药物经过肝药酶进行转化代谢，由于遗传基因的不同，个体之间肝药酶活性高低存在一定差异，这就必然影响药物的疗效和不良反应的发生。而且，药物之间的不合理合用，还会影响酶对药物的代谢，出现药物单用所没有的不良反应。如将麻黄（或含有麻黄的中成药）与抗结核药异烟肼合用，异烟肼有抑制酪胺灭活作用，能间接增强去甲肾上腺素能神经的功能，而麻黄中所含的麻黄素具有兴奋肾上腺素受体和促进去甲肾上腺素能神经末梢释放去甲肾上腺素递质的作用，合用后就会使去甲肾上腺素能神经的功能增强，交感神经兴奋，血管收缩，引起血压升高，甚至出现高血压危象。

（4）排泄：药物的代谢产物或部分药物原形排出体内的过程即药物的排泄，由于药物的主要排泄途径是肾脏，肾功能不良的患者药物的排泄速度减慢，容易发生蓄积中毒。同时，还应该注意到，不当的联合用药可能影响药物的排泄，而发生不良反应。如将含鞣质高的药物（石榴皮、地榆、五倍子、大黄、虎杖等）与磺胺类药物合用，因为鞣质可与磺胺类物质结合，使磺胺类药物排泄减慢，导致血浆中、肝内药物的浓度增高，严重者可引起中毒性肝炎。

在临床上，中药与中药配伍应用、中药与西药联合应用的现象十分普遍。因此，我们必须认识到，凡是药物合用后在吸收、分布、代谢、排泄过程中可以相互影响、相互作用，其结果都有可能使血浆药物浓度增高，药物的治疗作用和毒性作用增强，不良反应增多和加重，从而引起药源性疾病。

（二）B 型不良反应的发生机制

导致 B 型不良反应的原因或是由于药物方面的异常，或是由于机体方面的异常，或是由于两方面的异常同时存在。正是由于 B 型不良反应的这种异常性，因此较难用一般药理学理论对其进行预测和解释。

1. 药物方面 药物方面的异常包括药物本身和药品制剂中的添加成分，以及药物的代谢产物，所有这些药物方面因素的异常，都可能引起药品不良反应。中药由于其自身的特性，确实存在较西药更多的不稳定因素，可归纳为以下三点：一是中药成分复杂，一味中药中即含有几种甚至几十种成分，而临床上应用最广泛的是复方中药和复方制剂，其成分的复杂程度是显而易见的，而且中药的有效成分中，还有相当一部分是大分子物质，具有很强的抗原性，极易引起变态反应。二是中药进入体内后，在生物转化过程中所产生的变化十分复杂，中药的代谢产物尤其是某些中间代谢产物，是否还具有活性，能否损伤机体的组织结构、干扰机体的生理生化功能而引起不良反应，有关这方面的内容研究得还不够深入，其机制目前还不十分清楚。三是中药制剂的质量问题。中药除汤剂外，还有各种中成药制剂，如丸剂、片剂、丹剂、膏剂、散剂、胶囊、露剂、酒剂、酊剂、锭剂、注射剂、口服液等。中成药制剂在生产过程中的制剂工艺是否合理，质量控制是否可靠，产品质检是否严格，这些因素都可能直接或间接地影响药品的质量，甚至成为引起不良反应的危险因素。

2. 机体方面 机体方面的异常，一是由于靶器官的异常。如果说靶器官对药物的敏感性增高而导致的 A 型不良反应属于靶器官的量变，那么因靶器官异常导致的 B 型不良反应则属于靶器官的质变。可引起靶器官的质变的原因很多，诸如年龄、性别、体重、精神状态、病理状态等因素均可引起靶器官的质变。如人参毒性很小，小鼠口服人参，连续用药 1 个月未见明显不良反应，大鼠长期服用人参浸膏亦未发生明显的不良反应。但有报道有患者口服治疗量的人参后即出现恶心呕吐、腹泻便溏、语言不清等严重的不良反应，据分析可能与靶器官的异常变化有关。二是由于机体的遗传背景异常。如先天缺乏葡萄糖 -6- 磷酸脱氢酶的患者，应用氧化性很强的药物后即可能发生急性溶血性贫血。有报道一患者口服治疗剂量的板蓝根糖浆后发生急性溶血性贫血，即可能与体内缺乏葡萄糖 -6- 磷酸脱氢酶有关。三是由于机体免疫学方面的异常，即过敏体质。过敏体质者应用具有致敏作用的药物后，可发生各种类型的变态反应。中药所致变态反应的临床表现，主要包括皮肤黏膜的过敏反应、过敏性哮喘、药物热和过敏性休克，其中以 I 型变态反应为多数，这可能与中药成分中大分子物质含量较多，易于构成完全抗原有关。

案例 16-1 解析

1. 民间惯用草乌浸酒外用或煎煮草乌服用，治疗风寒湿痹、跌打损伤。乌头类中药若经正确炮制使用，可对多种危重病证、顽病痼疾、疑难病证显示出独特疗效。但是，乌头类中药毒性极大，含有毒性强烈的二萜类双酯型生物碱，未经炮制或用量过大均可出现中毒，重者会导致死亡。

2. 本案例为草乌急性中毒导致的致死性心律失常，属于 A 类毒性药源性疾病。

第三节　中药药源性疾病产生的原因

案例 16-2

患儿，男，10 岁，低热、口干、咽喉痛 1 日，其母亲自行购买了维 C 银翘片。说明书要求：成人服用时每次 2 片，每日 3 次。其母亲自行决定按每日 3 次，每次 4 片的用量服用。2 日后，患儿全身皮肤起红斑疹，感觉瘙痒，伴有虚弱感、食欲缺乏，前来我院就诊。查体：血压 110/80mmHg，体温 36.9℃，脉搏 102 次 / 分，意识清楚，但躯干及四肢泛发红斑，轻微瘙痒，红斑的大小不等，小至米粒，大至花生米大小，部分融合在一起，红斑压之能褪色，皮肤温度不高。诊断为发疹性药疹。立即停止服用维 C 银翘片，给予泼尼松 20mg 静脉滴注，氯雷他定片（开瑞坦）10mg 口服治疗，2 日后患儿痊愈。

问题：请分析上述表现产生的原因。

导致中药药源性疾病的原因及其影响因素很多，归纳起来主要涉及药物、药物使用和机体三个方面。

一、药物方面的原因

（一）品种混淆

我国地域辽阔，药用资源丰富，经历代本草不断扩充，发展到现在已达 12 800 余种。其中品种混淆、同名异物、同物异名的现象难以避免，不同药物之间相互替代和乱用的现象屡见不鲜。例如，大青叶，《中国药典》所载正品为十字花科菘蓝的叶，而市面所售则来源复杂，常见的有廖科蓼蓝、爵床科马蓝和马鞭草科路边青等多种不同科属植物。如同一味中药"木通"，有"川木通"和"关木通"之分，前者为毛茛科植物小木通或绣球藤的干燥藤茎，主产于四川、贵州和湖南等地，不良反应很少；而后者为马兜铃科植物，主产于东北三省，其内含有马兜铃酸 A、B、D 及其衍生物，可损伤肾小管及间质，长期服用甚至可致肾衰竭而死亡。

（二）来源差异

中药因产地不同，生长环境和自然条件会影响药材的质量。同一地区所产的药物，也会因生长年限、采收季节不同而影响药材中活性物质的含量。如乌头含乌头碱、中乌头碱等有毒成分，对人体毒性很强，其含量多少是衡量乌头毒性大小的主要依据，常因产地不同而含量差别很大。四川南川产的乌头的毒性是北京西郊的 2 倍、甘肃的 3.2 倍。又如芍药在 5、7、11 月份采集时其芍药苷的含量分别为 7.2%、3.3%、9.4%。所以在用药时，因其有效成分含量不同应有所增减，以防药效不达或用量过大而造成不良反应。

（三）药物污染

药材种植中，可能会使用含有机氯、有机磷等成分的农药，含有害金属的工业废料、废水、废气等对土壤、空气等自然环境的污染严重，这些污染源必然会对药材种植造成影响。如属有机氯类除虫剂的六氯环己烷（六六六）、双对氯苯基三氯乙烷（DDT）等，在土壤中降解消失的时间较长，前者需 3~10 年，后者需 4~30 年。人一旦服用这样的药材，亦会导致蓄积性中毒，出现各种各样的不良反应。

（四）炮制不当

规范的炮制可减轻或消除药物的烈性、毒性，还可提高药物的疗效，减轻或消除药物的不良反应，尤其对于一些含毒性成分的中药，在用药前必须经过规范的炮制，才能减轻毒性，以保证药物应用的安全性。如苍耳子有小毒，生品对肝脏有损害，需炒黄去刺用，炒后可使其有毒的植物蛋白变性凝固。如川乌、草乌中的双酯类生物碱，其致死量为 3~4mg。人口服 0.2mg 即可中毒。经炮制后，双酯类生物碱水解成毒性较小的苯甲酰乌头胺，并进一步水解成乌头胺，其毒性仅为双酯类生物碱的 1/2000。因此，含乌头类的方剂需先煎、久煎，以降低其毒性。

（五）药品质量

药品质量不合格甚或药品质量低劣是导致药源性疾病不可忽视的重要因素之一。中药饮片的质量问题，以次充好、以假乱真的现象很多见，并且中药饮片的储藏、保管条件直接影响到药材的质量；若储藏、保管不善，中药发生霉烂、变质、虫蛀、走油，不仅影响到药物的药理作用和临床疗效，还会不同程度地增强药物的不良反应。

（六）制剂工艺

中药成分复杂，加上中药大多为复方制剂，因而中药制剂的质量控制、不同药厂生产的同一品种及同一药厂生产的不同批号产品的质量标准的把握确实存在一定的困难，特别是注射剂的质量问题更值得引起注意。在中药的不良反应中变态反应占有很大比例，这一方面与中药含有大分子物质有关，另一方面与中成药制剂的质量，尤其是注射剂的质量也密切相关，因注射剂肌内注射后吸收迅速、静脉注射后直接进入血液循环，若含有杂质则抗原性显著增强，易引起过敏反应。

同时，我们还必须注意到由于中成药原料多来自动物、植物，处方成分复杂，制备工艺烦琐多样，有效成分多为混合物质，而且中药制剂品种繁多，剂型不一，自身存在着许多质量不稳定因素。中成药使用周期偏长，如果包装不够严密和合理，会给药品的储藏、保管带来一定的困难，容易造成药品变质，如片剂的膨松、裂片、潮湿、粘连、透色斑点，颗粒剂的软化、潮解、结块、发霉、变色，口服液的浑浊、沉淀、变色、变味，注射液的沉淀、结晶、变色等，这些都可能导致药品疗效降低、不良反应发生率增高。

（七）毒性成分

国务院 1988 年 12 月发布的《医疗用毒性药品管理办法》对毒性药品的定义为毒性剧烈，治疗剂量与中毒剂量相近，使用不当会导致人中毒或死亡的药品。国家中医药管理局规定的毒性药品品种中药有 27 种。这 27 种毒性中药系指原药材和饮片，不含制剂和炮制品。这些毒性中药中含有毒性成分，毒性成分影响机体生理生化功能、损害组织结构是其产生毒性作用的物质基础，如生马钱子有大毒，主要是由于生马钱子含有番木鳖碱即士的宁，其安全范围小，毒性反应严重，成人一次内服5~10mg即可中毒，内服30mg可致死亡。中毒后即四肢轻微抽搐、吞咽困难、颈面部肌肉抽搐、精神不安或失常，继之则伸肌与屈肌同时极度收缩，强直性痉挛而出现惊厥，甚或呼吸肌麻痹而死亡。再如生巴豆有大毒，主要是由于巴豆油对消化道黏膜和皮肤有很强的刺激作用，可产生严重的口腔刺激症状、恶心、呕吐、腹痛、腹泻、里急后重，皮肤发红、起疱、坏死，有报道服巴豆油20滴而致死者。

有学者对全国常用的中药的性味、归经、炮制、科属、药用部位、化学成分、药理作用七项与药性有关的因素，进行中药毒性相关因素分析。数据表明其中有大毒的中药<1%。中药毒性还与科属（如毛茛科、大戟科、天南星科等）、化学成分等密切相关。可见，有毒无毒是相对的而不是绝对的，药物安全性大、用量稍大于常用量人体也可以耐受而不出现明显毒性反应，即认为无毒；反之，常用剂量小、安全范围窄，剂量稍大即发生明显毒性反应者，即认为有毒，即使无毒的药物大剂量长期应用也有可能会导致毒性反应，相反，一些含有毒性成分的有毒药物，尤其是小毒者，若经过适当的炮制、配伍，严格限制用量，则又可以完全避免其毒性反应。

◆ 知 识 链 接 ◆

国家中医药管理局规定的毒性药品品种中药有27种：砒石（红砒、白砒）、砒霜、生川乌、生马钱子、斑蝥、生甘遂、雄黄、生草乌、红娘子、生白附子、生附子、水银、生巴豆、白降丹、生千金子、生半夏、青娘子、洋金花、生天仙子、生南星、红粉、生藤黄、蟾酥、雪上一枝蒿、生狼毒、轻粉、闹羊花。

二、药物使用方面的因素

（一）给药途径

不同给药途径直接影响到药物吸收速度、吸收量和体内药物浓度，进而影响到药理作用的快慢、强弱，甚至还会产生完全不同的作用。中药传统的给药途径主要采用口服给药。口服给药具有经济、方便、安全等优点，适宜于大多数药物和大多数患者，是最常见的给药途径。有些中药虽然既能内服又可外用，但外用的方法、剂量与内服均有很大不同。如砒霜、雄黄等含砷矿石的加工品，有大毒，能麻痹毛细血管，使肝细胞坏死，因此一般只作外用，不予内服。若内服，要严格限制剂量，不得过量，更不可久服，以防止中毒。口服给药虽然有很多优点，但也存在明显的不足，如药物起效慢，不宜用于急救给药，吸收易受胃肠内容物的影响，对于昏迷、呕吐等不能口服的患者也不适用。因而有些患者只宜采用显效快、吸收迅速完全、不受消化液影响的注射给药途径，但中药注射剂要求质量精纯、稳定性高及严格灭菌，以降低过敏反应发生的概率。另外，还必须注意到用于皮肤黏膜局部消毒、灭菌、祛腐的外用药大多具有一定毒性，可因皮肤黏膜破损导致药物吸收量增加而发生中毒。还要注意某些药物特有的给药途径，防止因给药途径的变化导致不良反应的发生。如红花油为外用药，严禁内服，曾有报道18例口服红花油的中毒患者中，4例因脑水肿、中毒性休克、呼吸衰竭而死亡。

（二）误用滥用

中医药学历来强调辨证求因、审因论治、以法统方。临床中辨证失误、用药不当，或不经辨证随意滥用，是导致药源性疾病的重要原因之一。临床若辨证失误，热证阳证误用温热药物,阴证寒证乱投寒凉药物,则最易致耗损阴津、损伤阳气之类的不良反应。值得注意的是,在滥用中药导致的不良反应中有很大一部分是因为滥用补益药物所致。很多人都认为中药是纯天然药物,没有不良反应,尤其是补益类中药长期大量服用可以达到有病治病、无病健身的目的。其实不然,中药虽然大多为天然药物,但若用之不当,同样会产生不良反应。如人参,《神农本草经》列为上品,认为其不仅无毒,而且可以"延年益寿""聪耳明目",但若以此为目的长期大剂量服用,不但达不到养生的目的,还会引起不良反应,如中枢神经系统过度兴奋或抑制;心血管系统的心律失常、血压升高甚或出现高血压危象;消化系统胃肠功能紊乱、胃溃疡或消化道出血;水、电解质代谢紊乱;过敏反应、目盲、视物不清、视力减退等症,甚至导致死亡,有人将其称为"人参滥用综合征"。

(三)用量过大

用药剂量不规范的问题是中药临床应用中一个比较突出的问题。导致中药用药剂量不规范的原因较多,一是古代重量(斤、两、钱、铢)、度量(尺、寸)、容量(斗、升、合)与现代临床使用的重量(kg、g、mg)、度量(m、cm)、容量(L、mL)相差较大。加之古代还有一些粗略的计量方法,如"方寸匕""枚""撮"等,因此对于古代的度量、重量、容量现代临床只能进行近似换算。二是某些动物类药用量欠规范。临床上有些医生习惯于以条计算其用量,这就会因动物的大小而导致用量的差异。如蜈蚣,辛温有毒,药典中规定的剂量比较严格,为 2.5~4.5g,但不少单位调配处方都以条为用量的基本单位,而蜈蚣小者仅 0.5g,大者可达 2g,重量相差 4 倍。蜈蚣含有两种类蜂毒毒性成分,用量过大即会产生毒性反应。三是中药的有效量范围过大。中药学教科书及其他一些权威中药学著作中推荐的成人中药一日用量一般质地者为 3~10g,质地较重者为 10~30g,上下限量相差 3 倍之多,是造成中药用药剂量不规范的又一原因。四是中药的剂量受药品质量影响较大。由于用药的剂量与有效成分和毒性成分的含量之间并非完全等同和一致,很难单凭用药分量来控制药物有效成分、毒性成分的含量。五是用药随意性大。部分医生临床用药不甚严谨,随意性很大,习惯于凭自己的经验用药,缺乏科学的态度。如牵牛子苦寒有毒,一般入汤剂 3~9g,入丸散 1~3g。但有报道一次口服用量竟达 180g,服后患者即腹泻,排出黏液样血便,肉眼血尿。上述种种原因导致用药剂量过大,超过了药物的安全范围,因而诱发或加重了药物的不良反应,导致了药源性疾病的发生。

(四)长期用药

长期用药是中药临床应用中一个普遍存在的问题,中药起效慢,多用于治疗慢性病,并且人们对长期应用中药的危害性认识不足,未能病除药停,而存在长期用药的现象。长期应用某种药物,尤其是代谢速度缓慢的药物,容易引起药物在体内蓄积而发生中毒。特别是一些有一定毒性的药物,短期应用尚不致有害,但用药时间过长即会蓄积中毒。如有连续应用治疗疟疾朱砂 1 个月致肾衰竭而死亡的报道。可见临床应用中药不仅要考虑每次的用药剂量,还要考虑用药时间和用药总量,不可守一法一方而长期应用,应尽量避免长期用药。非长期用药不可时则应该采用逐渐减量或间歇用药,防止因用药时间过长,药物蓄积而发生药源性疾病。

(五)配伍失宜

配伍用药是指临床上病情较为复杂时必须用多味药即复方进行治疗,其目的在于利用药物之间的相互作用、扩大治疗范围、增强临床疗效、降低或消除药物的不良反应。但药物配伍应用后所产生的变化即临床反应是比较复杂的，临床效果也是多样的。因配伍不当而致不良反应的实例历代中医药文献记载不少，目前共同认可的配伍禁忌除"十八反""十九畏"之外，还有《本草纲目》中的"相反诸药三十六种"，《全国中草药汇编》记载的相反药物共计七十余种。凡属其中的禁忌内容，若没有充分根据和应用经验一般应尽量避用。临床处方用药，一定要君臣佐使合理配伍，切忌胡乱拼凑处方，更不能违反配伍禁忌。如有人以全蝎、天龙、蜈蚣、蟾蜍皮等药物组方治疗浅表性胃炎，结果因配伍组方不当导致复合中毒。因此，临床配伍用药一定要谨慎从事。另外，药物配伍合用绝对不是越多越好，组方在于精巧，配伍用药仍以精练为宜，应该力图小方轻剂解决问题，尽量避免使用大方。因为药品不良反应的发生率是随用药总数的增加而增加的。

（六）中西药合用

中西药合用对于提高临床疗效、扩大治疗范围无疑具有积极的意义。但我们也必须认识到，中药与西药毕竟属于两类不同体系的药物，随意联合使用易导致以下不良反应：一是注射剂联合使用易发生理化反应。如含有黄芩、黄连的注射剂与青霉素配伍后即出现沉淀；二是影响药物的吸收、分布、代谢和排泄等体内过程。如磺胺类药物与有机酸含量高的中药（乌梅、山楂、五味子、山萸肉及乌梅丸等）合用，大量的有机酸使尿液偏酸性，使磺胺类药物特别是其乙酰化产物在尿液中的溶解度降低，易在肾小管中析出结晶，阻塞和损伤肾小管，引起腰痛、结晶尿、少尿、血尿、无尿，甚或急性肾衰竭；三是在药效学方面产生不利影响，使药物疗效下降或发生不良反应。如石膏、龙骨、牡蛎、海蛤壳、瓦楞子、海浮石等含有 Ca^{2+} 的药物与强心苷类药物合用后，不仅能增强强心苷类药物的强心作用，而且还易诱发强心苷中毒，故临床应用强心苷类药物时要避免与含有 Ca^{2+} 的中药合用，必须合用时则要减轻洋地黄的用量并密切观察，以防强心苷中毒。

（七）煎服不当

汤剂是中药最常用的剂型，也是最能体现中医药特色的剂型，因而煎煮方法十分重要。煎煮中药在器皿的选择、火候的大小、时间的长短、下药的先后等方面都颇为讲究，文火、武火、先煎、后下、另煎、包煎、烊化等，必须根据药物的不同和病情的需要而合理选择。正确的煎煮方法，一方面能使药物得以充分发挥疗效，同时还能降低药物的不良反应。如附子先煎，既可促进附子中所含的毒性成分乌头碱类生物碱的水解，降低附子的毒性，又可促进附子分离出氯化甲基多巴胺、去甲猪毛菜碱等活性成分，从而提高疗效；如旋覆花对咽喉有刺激作用，因此必须包煎。若煎煮方法不当则不仅会使药物的疗效降低，还有可能会引起药源性疾病。

至于服药方法、服药次数的多少、服药时间的长短、饭前饭后、宜温宜凉，都要根据药物的性质、药物的剂型、药物的功用、疾病的表现、病情的缓急轻重等情况来确定。

（八）药品管理不善

药品不是普通商品，因其自身的特殊性，应该加强管理和监督，否则其所造成的危害比一般商品严重得多。而现实中由于中药管理不善、监督不严所导致的不良反应和药源性疾病比比皆是。如中药材市场混乱，以假乱真、以次充优，有将华山参作人参服用而致中毒的报道；如不少中药及其制剂缺乏行之有效的质量控制手段和方法，特别是剧毒中药饮片的炮制和注射用中药制剂的质量问题；如对某些药物虚假不实（夸大疗效，隐瞒不良反应）的广告宣传也缺乏有效的监督管理和必要的打击措施；如对民间应用中药方面的宣传教育不够，因自种、自采、自制、自用及因误用、误服、误食而发生不良反应和药源性疾病的现象时有发生。今后随着我国药品生产管理、药品经营管理和医院药事管理制度、法规的健全，药品的管理将逐步得到改善。

三、机体方面的因素

（一）年龄、性别

儿童和老人对药物的反应与成人有所不同，小儿器官组织功能尚未发育成熟，而老人器官组织功能逐渐衰退，因而对药物的耐受能力和代谢能力较成人弱，用量一般要小于成人。由于小儿尚未发育成熟，所以幼儿稚阳之体不能峻补，对某些具有中枢兴奋作用的中药也较为敏感，用量稍大即有可能出现严重的毒性反应。老人对一些作用于心血管系统，尤其是能导致血压升高或心律失常的中药较成人敏感，剂量稍大，则易出现明显的不良反应。另外，性别不同对药品的反应差异也应考虑到，女性有经、带、胎、产等生理时期，其对药物的反应具有很强的性别特点，如经期、妊娠期妇女对泻下药敏感，作用峻猛的泻下药如大黄、芒硝、番泻叶、甘遂、大戟、牵牛、巴豆等，可导致盆腔充血而引起月经过多或流产；经期和妊娠期的妇女对活血化瘀药也非常敏感，易导致月经过多和流产，应尽量避免应用。另外，哺乳期妇女应避免使用经乳汁分泌排泄的药物，禁用或慎用有回乳作用的药物，以避免影响乳汁的分泌。

（二）病理状态

在病理状态下机体对药物的反应不同从而影响或改变药物的药理作用，甚或产生药源性疾病。如有肝炎疾病的患者，药物的代谢、排泄速度减慢，容易导致药物在体内蓄积而发生中毒；如气分热盛、热炽阳明的高热患者，对大苦大寒的清热泻火药的耐受性增加，可以耐受一般人过量即会伤阴败胃而致腹泻便溏、食欲减退的苦寒之品，如黄芩、黄连、板蓝根、栀子等；另外，病理状态对药物的影响还包括患者因长期使用某些药品后产生的继续使用该药物的强迫行为和其他不良反应，如对药物的依赖性。总之，由于机体状态异常而影响药物在体内的正常代谢，尽管究其责任不在于药物本身，但却提示临床用药应多注意患者病理特点，避免不良反应的发生。

（三）个体差异

有极少数人对药物的反应与一般人不同，这种差异称为个体差异。导致的原因主要是遗传因素，也与个体的用药情况有关。主要包括高敏性、耐受性和特异质性。高敏性是指有少数人对某些药物特别敏感，仅用较小的剂量就会产生较强的药理作用。如附子的中毒剂量一般在30g以上，但有报道在复方中仅用3g即发生中毒，患者服药1h后即觉舌、唇、全身肌肤麻木，发热，烦躁，恶心欲吐，胸闷气短，心律不齐，呈二联律、三联律，分析中毒原因可能与患者的高敏性有关。耐受性，与高敏性相反，有少数人对某些药物特别不敏感，必须用较大剂量才能产生应有的药理作用。如同为附子，有报道产生耐受性的患者煎服120g而不发生毒性反应。耐受性降低了药物的疗效，也抑制了药物的不良反应。特异质性，如服用治疗量的板蓝根糖浆后发生溶血反应，分析可能也与先天缺乏葡萄糖-6-磷酸脱氢酶有关。

（四）精神因素

用药者的精神状态对药物疗效和不良反应都能产生重要的影响。安定、乐观的情绪能使机体功能稳定、协调，提高机体的免疫能力，从而可增强药物的疗效。有报道安慰剂可治疗高血压、消化性溃疡等多种疾病，有效率达 30%~40%，不但能改善主观症状，还能使胃酸分泌减少、血细胞增高，甚至出现不良反应，如恶心、呕吐、皮疹等。相反，烦躁、焦虑、恐惧等情绪能降低药物的疗效，临床可见患者消极怀疑的精神状态，可能诱发或加重药物的不良反应，甚或产生药源性疾病。因此治疗过程中应有意识地进行心理干预，以达到理想的疗效。

（五）环境因素

患者所处的环境能间接影响药物作用的发挥，如夏季或热带地区应用发汗解表药剂量过大易导致汗出过多而发生虚脱；而冬季和高寒地区应用苦寒清热泻火药则容易损伤脾胃。所以临床用药要防止因忽视环境因素用药而引起或加重药源性疾病。

案 例 16-2 解 析

本例是由患者自行超量服用维 C 银翘片引起的不良反应。维 C 银翘片中所含对乙酰氨基酚的不良反应主要有荨麻疹、皮疹，甚至严重者可致全身性红斑、剥脱性皮炎，也可累及黏膜，少数还可导致肝肾功能的损害。维 C 银翘片中含有的马来酸氯苯那敏的不良反应主要有困倦、嗜睡，特别对小儿来说，马来酸氯苯那敏每日按 0.35mg/kg 分 3 次服用，若超量服用，还将导致药物毒性和不良反应的增加。

第四节 中药药源性疾病的防治原则和方法

案例 16-3

患者，女，57 岁，因上呼吸道感染，给予 10% 葡萄糖注射液 250mL 加入注射用双黄连 3.6g 静脉滴注。约输入 150mL 时，患者出现耳后皮肤瘙痒，停止输液 5min 后，全身出现红色皮疹、呼吸困难、大汗、血压 75/50mmHg，经静脉注射地塞米松，皮下注射肾上腺素，3h 后症状逐渐消失。

问题：请分析上述表现产生的原因。

一、原 则

（一）转变观念，提高认识

很多人认为中药是纯天然药物，没有不良反应，甚至某些医药工作者也有类似不同程度的不正确观点。中药药源性疾病的防治首先是一个转变观念、提高认识的问题。作为药物，中药既有其积极有利的一面，能预防和治疗疾病，但另一方面，中药使用不当同样会导致多种不良反应和药源性疾病，引起人体组织的损害。有学者收集整理了 1915~1990 年 400 多种医药期刊中有关药品不良反应的文献资料，共获得引起不良反应的药品 1165 种、不良反应病例 22 397 例，其中引起不良反应的中药有 460 种，中药不良反应病例 2788 例，在整个药品不良反应病例中约占 12%。不良反应的类型既有 A 型不良反应，也有 B 型不良反应，药源性疾病几乎涉及全身各个系统。因此，必须充分认识到中药的不良反应，才能积极主动地防止中药药源性疾病的发生和发展。

（二）严格管理，确保质量

中药药源性疾病与药品的质量有极其密切的关系。药品质量低下，不仅达不到应有的治疗效果，而且会使药物的不良反应大大增强，中药饮片、中成药特别是中药注射剂的质量问题所引起的不良反应和药源性疾病历年都有不少文献报道，因此，必须引起我们高度的重视。我国中药品种混淆的现象很难在短期内克服，在确保药品质量方面与化学药物相比，确实存在许多困难，因此更要制定必须的法规、制度和管理措施，依法加强中药药品质量的管理，对中药的生产、加工、流通等环节进行治理、整顿，保证药品质量，只有这样才能保证疗效和降低药源性疾病的发生率。

（三）合理用药，以防为主

合理用药在预防药源性疾病中有着至关重要的意义。有关合理用药的问题主要从以下几个方面加以注意。①要注意药物的配伍。首先避免药物的配伍禁忌，不可轻易使用"十八反""十九畏"及其他"相反"药物。另外，要尽可能主动利用配伍来减轻和消除药物的偏性、不利影响，如黄连、黄芩、黄柏等苦寒之品，有伤津败胃等副作用，可于方中配伍甘寒生津和健脾益胃的药物如芦根、天花粉、山药、茯苓等。还要注意避免与西药的不合理联合用药，如不宜将有机酸含量高的药物（乌梅、山楂、五味子、山茱萸等）与磺胺类药物合用，合用后可能加重磺胺类药物对肾脏的损害；不宜将 Ca^{2+} 含量高的中药制剂与强心苷类药物合用，易引起血钙增高，可能诱发或加重强心苷中毒。②要注意用药剂量。要确实根据疾病的性质和轻重、患者的年龄和体质、药物的性质和剂型及地区、季节等因素来确定用药剂量，对一些有一定毒性和作用峻猛的药物，用药剂量应从小剂量开始。③要注意用药时间，无论是使用攻邪类药物，还是使用补益类药物，都不可随意延长用药时间。④要确实杜绝"无病用药"。社会上中药自行用药的现象很普遍，要加强宣传教育，使人们对中药的两面性有一个正确、科学的认识，自觉抵制各种不良诱惑和宣传。同时还必须加强对中药市场和中药广告宣传的管理，使其健康、有序地发展。

（四）加强观察，早期诊断

早期发现、诊断药源性疾病，对于减轻疾病损害程度、挽救患者生命具有重要意义。因此，用药期间一定要注意观察患者的病情变化，当患者出现与原有疾病和药物作用无关的症状时更要引起警惕。不仅医生、护士要主动观察患者用药后的反应，还应该动员患者和其亲属协助观察，发现问题及时报告，这是早期发现、早期诊断的重要方法之一。既要注意全面观察用药后的变化和反应，更要针对所用药物可能出现的不良反应进行重点观察。如应用含乌头碱类的药物时，要重点观察患者心血管系统、消化系统、中枢神经系统的症状表现；应用雷公藤时就要重点询问和观察患者消化系统、皮肤黏膜、尿液等方面的变化和反应。

（五）正确处理，及时治疗

发生药源性疾病必须做到正确处理、及时治疗，根据药品不良反应的类型做出不同的处理。A 型不良反应主要是由于药物量和机体个体差异所致，如能确定是某种药物引起的不良反应，就应该减轻该药的用量，或通过配伍减轻或消除该药的不良反应，也可以选用其他作用类似的药物来代替该药。而 B 型不良反应则主要是药物与机体的异常所致，一旦确定是某种药物引起的不良反应，则必须停用该药，以防止药物对机体的继续损害。当怀疑而不能确定是某种药物引起的不良反应时，也应该停用被怀疑的药物。若停药后症状减轻或消失，则可以帮助诊断，必要时可进行再试验。

二、方　法

当不良反应发生时，应本着及时治疗，迅速排毒的处理方案。但应注意，急性中毒时，对症处理要比等待诊断更为重要。

（一）清除毒物

中草药中毒一般以口服中毒较为常见，口服毒物通常在胃内吸收不多，以小肠黏膜吸收为主，但毒物进入小肠并不能立即完全吸收。因此，发现中毒后2~4h，对于一部分未被吸收的毒物应迅速采取下列方法，使其排出体外，如催吐、洗胃、导泻等。

催吐：用硬羽毛、压舌板、筷子、手指等搅触咽弓和咽后壁探吐，如因食物过稠不易吐出、洗净，可嘱患者先喝适量温开水、盐水，然后再促使呕吐。如此反复行之，直至吐出液体变清为止。若机械刺激无效，可用硫酸铜或硫酸锌0.3~0.5g，溶于150~250mL温开水中口服，一般15~30min即呕吐。

洗胃：是最有效的去除胃内残存物的方法。第一次必须用温水，洗出液供化验用，以后可用其他溶液。洗胃时，为了加快毒液的破坏，阻止毒物的吸收，常于洗液中加入氧化剂（高锰酸钾或过氧化氢溶液）、沉淀剂（0.2%~0.5%鞣酸溶液、稀碘溶液等）、中和剂（弱酸剂或弱碱剂）、吸附剂（活性炭）、保护剂（牛奶、蛋白液等）。

导泻：通常可用3%硫酸镁（50~100mL）或30%硫酸钠（50~100mL）等泻药，由胃管灌入。有意识障碍者，宜用硫酸钠，最好不用硫酸镁，因镁离子对中枢神经有抑制作用。

（二）加速排泄

对已进入体内的毒物应该设法促其排泄，直至排泄物化学分析阴性为止。泻药能清除肠内毒物，利尿剂能加速毒物由肾脏排泄，肝活化剂可加强肝细胞的解毒功能，而静脉滴注生理盐水和葡萄糖，可稀释毒素并促进毒素的排泄。如给予充足的维生素C和葡萄糖促进肝糖原储存，加强肝脏的解毒功能；如大量饮茶、输液或应用利尿剂，可稀释毒物在血浆中的浓度并促进毒物通过尿液排出。但有心力衰竭、肺水肿者，输液量要控制，利尿剂应当选作用强、起效快者如呋塞米、利尿合剂等。透析疗法可排出体内的毒物，主要适用于急性肾衰竭和某些药物严重中毒者。

（三）应用特效药物

解毒药通常包括一般性解毒药和特效解毒药。一般性解毒药是一些解毒作用面广、特异性小、解毒效力低的药物，主要是通过物理化学作用，如中和、氧化、吸附、保护、凝固、沉淀等发挥解毒作用，适用于大多数毒物中毒。如高锰酸钾属一种强氧化剂，能使多种生物碱类及有机毒物破坏；活性炭为一种强力吸附剂，可广泛用于治疗各种生物碱（乌头碱、曼陀罗、烟碱等）、苷类及各种金属盐等中毒；甘草绿豆汤也是较常用的一种通用解毒剂。特效解毒剂只对某些毒物具有特异性解毒作用，解毒效力高。

（四）对症治疗

可根据不同情况进行对症处理，可减轻患者痛苦，促进康复。①过敏反应：中药引起的皮肤黏膜的过敏反应，可选用抗组胺药物和钙剂进行治疗；②过敏性休克：药物引起的过敏性休克，应及时维持患者血压、心率稳定，纠正酸中毒，必要时合用激素进行治疗；③呕吐、腹痛：如发生呕吐、腹痛腹泻，可灌服牛奶等胃黏膜保护剂，及时补充液体和电解质，预防脱水和电解质紊乱，必要时洗胃；④呼吸衰竭：如患者呼吸表浅或呼吸困难，应予以吸氧，肌内或静脉注射呼吸兴奋剂尼可刹米、洛贝林等，如果有呼吸停顿现象，可采用人工呼吸或气管加压呼吸，喉头水肿者可行气管切开；⑤中毒性肺水肿：若中毒患者呼吸困难，呼吸急促，发绀，咳出大量白色或粉红色分泌物，此时应考虑中毒性肺水肿的可能性。应加压吸氧，并用氨茶碱 0.5g 加 2% 普鲁卡因 2mL 肌内注射，肾上腺皮质激素静脉滴注以缓解支气管痉挛，伴有心力衰竭时，可加用去乙酰毛花苷（西地兰）；⑥心功能不全：如患者应用夹竹桃、乌头等药物引起急性心功能不全、心动过缓、心律不齐，甚至心搏骤停，可静脉滴注阿托品 0.5~1mg，完全性房室传导阻滞可静脉滴注异丙肾上腺素 1mg，如心搏骤停或心室颤动，应立即做体外心脏按压、人工呼吸、心内注射肾上腺素；⑦惊厥：如患者发生惊厥，可选用巴比妥类药，如苯巴比妥钠 0.1~0.2g 肌内注射或地西泮 10mg 肌内注射或静脉注射，也可采用人工冬眠。

　　中药药源性疾病也可以采用中医辨证施治的方法应用中药进行治疗，对某些中药药源性疾病也可以用针灸进行治疗，如抢救过敏性休克，可针刺人中、合谷、百会、涌泉等穴位。

案例 16-3 解析

　　双黄连注射液不良反应主要表现为过敏性休克、高热、寒战等，呼吸系统损害主要表现为呼吸困难、喉头水肿；皮肤及其附件损害表现为药疹、血管神经性水肿；其他损害包括肝功能损害、血尿、肾功能损害等。用药前应仔细询问患者的过敏史、既往病史，有咳喘病、心肺功能疾病、血管神经性水肿的患者避免使用该药品。临床用药应权衡治疗利弊，谨慎用药，除临床必须使用静脉输液外，尽量选择相对安全的口服制剂或采用肌内注射方式给药。

第五节　我国中药不良反应监测及预防中药药源性疾病的举措

一、我国中药不良反应监测

　　药品不良反应（ADR）监测是指运用药物流行病学等方法对药品上市后所出现的不良反应进行收集、报告、评价和信息反馈，是药物警戒中最重要的组成部分。当前，在中药安全性问题日益引起关注的背景下，中药不良反应监测显得尤为重要。医疗机构工作人员在充分认识药品不良反应监测程序、中药不良反应基础上，建立机构内中药不良反应监测部门与ADR 监察报告表制度，发现 ADR 及时上报，多方协作共同做好 ADR 报告工作。

　　在 20 世纪 90 年代后期，我国建立了专门的药品监测系统，主要对中药不良反应进行有效的监测。发展至今，这一系统逐渐被应用到许多地方，形成了对中药不良反应的全面监测。

（一）自愿呈报和集中监测

　　1. 自愿呈报系统　又称为自愿呈报制度，医师在诊治患者的过程中，如发现某些症状可能是某种药物引起的，即可填写不良反应报告，并通过一定程序呈报给监测机构。自愿呈报系统的优点是监测覆盖面大、检测范围广、时间长、简单易行，缺点是存在资料偏差和漏报现象。

　　2. 集中监测系统　在一定时间、一定范围内根据研究目的不同分为病源性监测和药源性监测。病源性监测是以患者为线索，了解患者用药及药物不良反应情况。药源性监测是以药物为线索，对某一种或几种药物的不良反应进行监测。我国集中监测系统采用重点医院监测和重点药物监测系统相结合的方式。

3. 记录联结　指通过独特方式把各种信息联结起来，以发现与药物有关的事件。通过分析提示药物与疾病间和其他异常行为之间的关系，从而发现某些药物的不良反应。

4. 记录应用　指在一定范围内通过记录使用研究药物的每个患者的全部有关资料，以提供没有偏性的抽样人群，从而了解 ADR 在不同人群中的发生情况，以计算 ADR 发生率，寻找 ADR 的易发因素。

（二）监管系统

我国 ADR 监测报告系统，由国家药品不良反应监测中心及省、自治区、直辖市药品不良反应监测中心组成。

利用中药不良反应监测系统，对各个地方的中药不良反应信息进行收集，经处理后进行分析，这对我国进行中药不良反应进行监测和研究起着重要的作用。我国还在近年来加强了与世界各国医药界的合作，对中药不良反应进行了更为深入的监测和研究，并且取得了突破性的成果。我国的医院工作者对于中药不良反应具有了高度的重视，最直接的表现就是相关中药不良反应文献资料数量在逐年增加。

二、预防中药药源性疾病的举措

（一）建立健全中药管理制度

重视中药不良反应的研究，首先要建立一系列符合中医药本身特点和规律的、健全的中药不良反应监测制度，针对其复杂性和特殊性全面加以管理。

（二）加强中药基础和临床试验研究

以科学的态度对中药药源性疾病进行科学分析和研究，加强基础研究和临床实验观察，全面、客观地评价中药安全性和有效性，确保在中医理论指导下辨证施治，合理正确使用中药，为解除患者病痛做出应有的贡献。

（三）加强药品生产过程管理

把好药材质量关，加强毒性中药材的管理。实行监督投料管理制度，同时还要加强中药炮制及剂型的管理。

（四）加强药品使用过程的管理

加强临床医师基本功训练，包括处方规范、用药指征、药物疗效反馈及强化中药药源性疾病临床报告意识；注意中药配伍的合理性，审慎规范用药，发挥医护人员在不良反应监测工作中的作用。

（五）开展有中医药特色的中药不良反应监控工作

针对不同药物特点加强监测措施，尤其重视毒性中药使用中不良反应的监测，同时要加强中药不良反应监测报告制度建设和宣传工作，大力开展中药不良反应集中监测，建立相应中医护理对策，协调监测体系的多方面因素。

第六节　临床中药学的发展

　　临床中药学是在中医药理论的指导下，将临床用药作为核心，对于中药辨证用药理论和应用规律进行不断研究的一项学科。发展临床中药学有利于提高药物的临床疗效，降低ADR的发生率，避免药源性疾病出现，减少药品资源浪费，减轻患者经济负担，对于临床与科研均具有极为重要的意义。因此，临床中药学的发展需要保持自主创新，以支撑发展、引领未来作为指引，以临床安全有效应用中药治疗作为首要任务，以继承和创新传统文化作为发展目标，着重开展下述工作：深入研究中药文献资料、中药药性理论知识、中药药效、中药体内代谢及作用机制、中药防治各项重大疑难疾病中的用药规律、中药所产生的不良反应及药源性疾病、民间医药、中药标准体系，从而保证临床中药学能够稳定发展。

课 后 习 题

一、名词解释

1. 中药药源性疾病

2. A 型不良反应

3. 中药不良反应监测

二、单选题

1. 变态反应的含义是（　　　）

A. 由遗传因素机体产生的不良反应

B. 由药物的治疗作用引起的不良反应

C. 由抗原抗体的相互作用引起的不良反应

D. 由药物有效成分降解产生有害物质

2. 下列饮片炮制方法中，可引起减毒作用的是（　　　）

A. 黄柏盐炙　　　　B. 当归土炒　　　　C. 苍耳子炒黄　　　　D. 栀子炒焦

3. 患者服用大黄、番泻叶等苦寒泻火药物后，出现食欲减退等消化道症状，停药后症状逐渐消失，此现象属于哪种不良反应（　　　）

A. 后遗作用型　　　B. 耐受型　　　　C. 副作用型　　　　D. 特异质型

4. 磺胺类药物不宜与有机酸含量高的中药合用，会使尿液偏酸性，溶解度降低，易在肾小管中析出结晶，从而导致肾功能受损。以下哪种药物不属于此现象（　　　）

A. 乌梅丸　　　　　B. 五味子　　　　　C. 山楂　　　　　　D. 何首乌

5. 以下哪种中药 ADR 监测具有监测覆盖面大、检测范围广、时间长、简单易行等特点（　　　）

A. 自愿呈报　　　　B. 集中监测　　　　C. 记录联结　　　　D. 记录应用

三、多选题

1. 导致发生中药药源性疾病的药物相关因素有（　　　）

A. 药材产地　　　B. 药品质量　　　C. 炮制不当

D. 病理状态　　　E. 配伍失宜

2. 以下哪些不良反应与药物剂量有关（　　　）

A. 作用增强型　　　B. 副作用型　　　C. 毒性型

D. 依赖型　　　　　E. 后遗作用型

3. 中药中毒后的防治措施主要包括（　　　）

A. 采取催吐、洗胃、导泻等方法迅速清除毒物

  B. 给予充足的维生素 C 和葡萄糖促进肝糖原储存，加强肝脏的解毒功能

  C. 应用特效解毒药物如高锰酸钾、活性炭、甘草绿豆汤等

  D. 大量饮水、输液或应用利尿剂，促进毒物通过尿液排出

  E. 中药引起的皮肤黏膜的过敏反应，可选用抗组胺药物和钙剂进行治疗

四、简答题

  1. 简述中药药源性疾病产生的原因。

  2. 我国为防治中药药源性疾病采取了哪些措施？

本 章 小 结

  本章主要讲授了中药药源性疾病的概念、分类、发病机制、与不良反应的区别与联系，分析了中药药源性疾病产生的原因，介绍了中药药源性疾病的防治原则和方法，简要说明了我国对中药药源性疾病的监测和举措等内容。

  中药药源性疾病特指在疾病的诊断、治疗、预防等过程中由于应用中药所导致的人体器官功能失调或组织损害而出现的疾病。其发病原因主要涉及药物、机体、用药三个方面，其中药物使用不当是临床上引发中药药源性疾病的主要因素。一旦发现、诊断、确定为中药药源性疾病后，除减轻肇事药物的用量或停用外，应针对不同情况，及时采取积极、有效的方法进行救治，如清除毒物、加速排泄、进行对症治疗等。同时应建立长期有效的中药不良反应监测报告制度，加强分析、整理与交流，以保证临床用药安全。通过学习本章内容，旨在让学生对中药药源性疾病有全面的认识，以提高中药使用的安全性、合理性，进一步提高临床疗效。

（于蕾 曹俊彦）

参 考 文 献

侯连兵, 秦飞. 2015. 中药药源性疾病的现状及其防治对策. 中国药师, 18(8): 1320-1324.

李世萌. 2002. 药源性皮肤病的诊断. 药物不良反应杂志, (6): 396-399.

刘逢山. 2009. 可致药源性癫痫的药物分析. 医学综述, 15(12): 1856-1858.

刘皋林, 吕迁洲, 张健. 2019. 药源性疾病. 北京: 人民卫生出版社.

刘坚, 吴新荣, 蒋琳兰, 等. 2009. 药源性疾病监测与防治. 北京: 人民军医出版社.

刘晓东, 柳晓泉. 2015. 药物代谢动力学教程. 南京: 江苏凤凰科学技术出版社.

楼宜嘉. 2016. 药物毒理学. 北京: 人民卫生出版社.

马莉, 韩小年, 黄婧, 等. 2017. 433 例药源性肺部疾病文献分析. 中国药物警戒, 14(5): 304-308.

梅全喜, 曹俊岭. 2013. 中药临床药学. 北京: 人民卫生出版社.

莫云杰, 石广念. 2020. 抗精神病药物的药源性精神症状及防治. 内科, 15(6): 720-723.

王丹, 任经天, 吴桂芝, 等. 2021.《药物警戒质量管理规范》对我国构建药物警戒制度的意义. 中国药物警戒, 18(6): 501-503.

王霖虹, 闫振宇. 2017. 药物源性再生障碍性贫血研究进展. 中国综合临床, 33(2): 176-179.

王杞章, 刘济远, 潘剑. 2018. 药物性颌骨坏死的研究进展. 华西口腔医学杂志, 36(5): 568-572.

魏敏杰, 杜智敏. 2014. 临床药理学. 北京: 人民卫生出版社.

魏庆宇, 李全生. 2015. 药物过敏国际共识 (2014 版) 解读. 医学与哲学, 36(7): 31-34+56.

徐雁. 2009. 药源性皮肤病及其防治. 中国医刊, 44(1): 13-15.

于洪礼, 逄瑜, 邵波, 等. 2021. 我国基本药物不良反应报告与监测情况浅析. 中国药物警戒, 18(8): 766-775.

张冰. 2016. 中药不良反应与警戒实践. 北京: 人民卫生出版社.

赵国兴. 1994. 实用药源性疾病诊断治疗学. 北京: 中国医药科技出版社.

郑师明, 梅峥嵘, 黄汉辉, 等. 2010. 药源性粒细胞减少症发生及临床对策. 今日药学, 20(2): 6-8.

周聊生, 牟燕. 2008. 药源性疾病与防治. 北京: 人民卫生出版社.

Bhattacharyya S, Darby R R, Raibagkar P, et al. 2016. Antibiotic-associated encephalopathy. Neurology, 86(10): 963-971.

Birmes P, Coppin D, Schmitt L, et al. 2003. Serotonin syndrome: a brief review. CMAJ, 168(11): 1439-1442.

Demoly P, Adkinson N F, Brockow K, et al. 2014. International Consensus on drug allergy.Allergy, 69(4): 420-437.

Dunkley E J C, Isbister G K, Sibbritt D,et al. 2003. The Hunter Serotonin Toxicity Criteria: simple and accurate diagnostic decision rules for serotonin toxicity. QJM, 96 (9): 635-642.

Janssen L, Allard N A E, Saris C G J, et al. 2020. Muscle toxicity of drugs: when drugs turn physiology into pathophysiology. Physiol Rev, 100(2): 633-672.

Yarom N, Shapiro C L, Peterson D E, et al. 2019. Medication-related osteonecrosis of the jaw: MASCC/ISOO/ ASCO Clinical Practice Guideline. J Clin Oncol, 37(25): 2270-2290.

参考答案

第一章

一、名词解释（略）

二、单选题

1. B 2. C 3. C 4. B 5. D 6. B

三、配伍选择题

1. A 2. D 3. B 4. C

四、评价结果：很可能。

五、简答题

1. 及时停药，去除病因；加强排泄，延缓吸收；根据病情，采取治疗对策。

2. 滥用、错用药物，不按医嘱服用，剂量过大，疗程过长，滴注速度过快，用药途径错误，配伍不当，重复使用，忽视药物注意事项和禁忌证。

第二章

一、名词解释（略）

二、单选题

1. D 2. D 3. A 4. D 5. D

三、简答题

1. ①早期发现未知药品不良反应及其增长趋势；②发现已知的药品不良反应的风险因素和可能的机制；③分析药品不良反应相互作用；④对风险／效益评价进行定量分析，发布相关信息，促进药品监督管理和指导临床用药。

2. 共同点：①二者目的相同，都是为了保障公众用药安全；②药品不良反应监测是药物警戒工作中的一部分。

不同点：①监测对象不同；②监测的时间范围不同；③监测的工作本质不同。

第三章

一、多选题

1. ABCDE 2. ABCDE 3. ABCDE 4. ABCD 5. ABCDE 6. ABCDE 7. ABCDE

二、简答题

1. 慢性或反复肝损伤可导致纤维组织增生，引起成纤维细胞积聚，产生过量胶原蛋白，胶原蛋白沉积即形成纤维化。由于纤维化时胶原性中隔几乎遍布整个肝脏，肝细胞索被这些纤维分隔成为小结节（假小叶），引起肝脏结构紊乱，最后导致肝硬化。

异烟肼、甲基多巴等药物因引起肝细胞坏死而最终形成肝硬化，其坏死表现与亚急性重型肝炎相似或表现得像慢性坏死性炎性损伤。乙醇引起肝硬化的特点是早期出现脂肪变性和肝大，然后随着病理过程的发展，肝脏逐渐缩小。各种原因引起的肝细胞坏死和胆汁淤积型肝损伤都可发展为肝硬化，如睾酮或氯丙嗪可通过长期胆汁淤积型肝损伤造成肝硬化。曾用过的无机砷药物和甲氨蝶呤等药物也可导致肝硬化。

2.（1）停药：及时停用可疑的肝损伤药物是最为重要的治疗措施。

（2）加速药物的排泄：急性期的患者（服药 6h 以内），可通过洗胃、导泻、活性炭吸附等措施清除胃肠残留的药物，还可通过渗透性利尿、血液透析等方式促进血液中肝毒性药物的清除。

（3）解毒：根据致病药物情况，选用特殊解毒药。包括非特异性解毒药物如谷胱甘肽、N-乙酰半胱氨酸、硫代硫酸钠、甾体类激素、S-腺苷蛋氨酸、多烯磷脂酰胆碱等，以及特异性螯合剂如二巯基丙醇、青霉胺、二巯丁二酸、巯乙胺、依地酸钙钠等。

（4）药物治疗：重型患者可选用N-乙酰半胱氨酸（NAC）。NAC可清除多种自由基，临床越早应用效果越好。异甘草酸镁的治疗适应证为急性DILI，可用于治疗ALT明显升高的急性肝细胞损伤型或混合型DILI。

轻-中度肝细胞损伤型和混合型DILI，炎症较重者可选用双环醇和甘草酸制剂；炎症较轻者可选用水飞蓟素。胆汁淤积型DILI首选熊去氧胆酸。S-腺苷蛋氨酸可治疗胆汁淤积型DILI。

（5）肝移植：对出现肝性脑病和严重凝血功能障碍的ALF/SALF，以及失代偿性肝硬化个体，可考虑肝移植。

3.（1）异烟肼：肝损害的主要病理表现为肝小叶内部分肝细胞坏死和变性，轻度炎症浸润，偶有胆汁淤积。临床表现为血清氨基转移酶水平升高、黄疸。服药后出现黄疸的时间，短者3日，长者8个月。

（2）利福平：中毒性或过敏性的肝损伤。主要临床表现为暂时性AST及ALT增高，偶有黄疸，发生机制为选择性干扰胆红素向胆小管排出或由血中摄取。

（3）乙胺丁醇：淤胆型肝炎或肝实质病变，停药后可恢复正常。

（4）吡嗪酰胺：呈剂量依赖性肝脏毒性，可致肝细胞性肝炎、氨基转移酶和胆红素水平升高，高剂量长时间用药者肝毒性发病率增高，少数可引起肝衰竭。

第四章

一、名词解释（略）

二、单选题

1. C　2. D　3. C　4. C　5. A

三、多选题

1. ABCDE　2. ABCD　3. ABCD　4. ABCD　5. ABCDE

四、简答题（略）

第五章

一、填空题

1. 轻症　重症

2. 抗核抗体（ANA）阳性　红斑狼疮

3. 解热镇痛类　磺胺类　巴比妥类　四环素类

4. 光试验　光斑贴试验

5. 变态反应中的致敏时间

二、多选题

1. ABCD　2. ABCD　3. ABDE　4. ACDE　5. ABCD

三、简答题

1. 体内：皮肤划痕试验、皮内注射试验、斑贴试验；体外：血球凝聚抗体滴度测定、嗜碱性粒细胞脱颗粒试验（basophil degranulation test）及特异性淋巴细胞转化试验（specific

lymphocyte transformation test)。

2. 重症药疹多合并有高热，肝、肾损伤，应及时抢救，减少并发症，降低死亡率。

（1）及早给予足量的糖皮质激素，是降低死亡率的前提。

（2）大剂量丙种球蛋白静脉滴注。近年来临床研究发现，在糖皮质激素治疗的同时，合并大剂量的免疫球蛋白静脉滴注可以减少激素的用量，快速控制症状，同时减少并发症。

（3）防治继发感染是降低死亡率的关键，应强调消毒隔离。如有感染存在，选用抗生素时应注意避免使用过敏药物，选用变态反应发生较少的抗生素。

（4）加强支持疗法。

（5）加强护理及外用药物治疗是缩短病程、成功治疗的重要保证。

3. 药疹确诊后，首先停用引起致敏的一切可疑药物。治疗原则：①早期诊断。②停用致敏药物，加快药物排泄。③抗组胺药物治疗，皮质激素、维生素 C、钙制剂治疗。④有感染者采用抗生素治疗及其他药物治疗。⑤维持电解质平衡。

4. 可能诱发光变应性反应的局部外用药主要包括 NSAID、丙酸衍生物和防晒剂 [如对氨基苯甲酸（PABA）、二苯甲酮、肉桂酸酯、水杨酸酯、奥克立林];其他如阿昔洛韦、地布卡因、卤代水杨酰苯胺、氢化可的松等也可诱发光变应性反应。可能引起光变应性反应的口服药物包括 NSAID、含硫药物、抗疟药、抗菌药物、吩噻嗪类和其他一些药物（如金刚烷胺、氨苯砜、苯海拉明、氟他米特、毛果芸香碱、吡哆醇和雷尼替丁等）。引起光毒性反应的局部用药包括苯佐卡因、过氧化苯甲酰、煤焦油、红霉素、卤代水杨酰苯胺类、氢化可的松、酮洛芬、卟啉类化合物、补骨脂素和维 A 酸等。能引起光毒性反应的口服药物包括抗菌药物如四环素类、喹诺酮类、伏立康唑、含硫药物、NSAID 和抗疟药。

5. ①发疹前有用药史，其中以抗生素类最多。②潜伏期平均 7 日。③皮疹从下肢开始，如有大疱和血疱，则在 4~5 日发生，可伴有疼痛。④实验室检查：白细胞可升高，血小板可减少，血浆凝血酶原时间和血浆凝血酶时间可缩短。⑤组织病理检查：真皮浅层血管周围有炎性细胞浸润，真皮乳头水肿，真皮乳头血管外有红细胞外漏，有数量不等的噬含铁血黄素细胞。大疱性紫癜型药疹其炎症细胞（主要是中性粒细胞）可浸润到真皮深层及皮下脂肪组织，可有核尘，产生表皮下疱或表皮内疱，表皮内均未见坏死的角质形成细胞，血管未见纤维蛋白样坏死。⑥病程 2~3 周，类固醇皮质激素治疗有效，预后良好。

第六章（第一节）

一、单选题

1. C 2. C

二、多选题

ABCD

三、填空题

1. 药源性心血管 2. 药物激发试验

四、简答题

为了预防药源性心血管疾病的发生，应用有潜在心脏不良反应的药物之前，必须对患者做详细的心脏检查。首次用药应监测血压、心率及心电图，注意观察有无异常先兆，通过对患者治疗用药的血液或其他体液浓度的监测，拟定适用于患者的个体化最佳给药方案，以提高疗效和避免不良反应的发生。

第六章（第二节）

一、单选题

1. C 2. B

二、多选题

ABCD

三、填空题

正常 节律

四、简答题

　　三代抗组胺药中以第二代的心脏毒性最显著，阿司咪唑、特非那定可引起多种心律失常的发生。阿司咪唑可抑制窦房结及房室结的 0 期钙离子内流，减慢动作电位 0 期上升速度，减慢窦房结与房室结的传导，表现为各种缓慢型心律失常：窦性心动过缓、窦房传导阻滞、窦性停搏、房室传导阻滞等。

第六章（第三节）

一、单选题

1. D 2. B

二、多选题

ABCDE

三、填空题

变性 坏死 心肌收缩力

四、简答题

（1）减弱心肌收缩力。

（2）抑制心脏功能。

（3）突然停用血管扩张剂。

（4）间接影响心功能。

第六章（第四节）

一、单选题

1. A 2. D 3. A 4. D

二、多选题

1. ABC 2. ABCD

三、填空题

冠状动脉硬化 动脉粥样硬化 局部血小板的聚集和释放，血栓形成和冠状动脉痉挛

四、简答题

（1）发生药源性心肌梗死，应立即停药，并按急性心肌梗死进行处理。

（2）休息、吸氧、心电监测。

（3）解除疼痛，可用哌替啶。

（4）硝酸甘油含服或静脉滴注。

（5）静脉溶栓治疗，使闭塞冠脉再通，心肌再灌注，发病 6h 内可用尿激酶、链激酶等。

（6）如发生心力衰竭、心源性休克或其他并发症者，应按其病情进行处理。

第六章 (第五节)

一、单选题

1. A 2. C 3. A

二、多选题

ABCD

三、填空题

1. 心肌需氧和供氧失去平衡

2. 心肌耗氧量增加或冠状动脉供血减少 ST 段压低或抬高及 T 波改变

四、简答题

(1) 增加心肌耗氧量。

(2) 冠状动脉痉挛。

(3) 盗血现象。

(4) 灌注压不足。

(5) 反跳现象。

(6) 药物过敏反应。

第六章 (第六节)

一、单选题

1. C 2. D 3. C 4. B

二、多选题

1. ABCD 2. ABCD

三、填空题

1. 儿茶酚胺 5-HT 2. 140/90mmHg

四、简答题

(1) 血压升至正常值范围 (120~130/80~90mmHg) 以上。

(2) 有头痛、头晕、心悸、失眠、乏力甚至伴有水肿等临床表现。

(3) 血压升高和临床症状与所用药物有合理的事件关系。

(4) 从该药药理作用推测有致高血压的可能。

(5) 国内外有使用该药或该药与其他药物合用致高血压的报道。

(6) 撤药后血压恢复至用药前水平,高血压临床症状消失。

(7) 进行药物激发试验,血压再次升高。

当满足以上任意 3 项或具备 (6)、(7) 项中任意一项同时满足其他任意一项时,可以高度怀疑药源性高血压。

第六章 (第七节)

一、单选题

1. D 2. C 3. D

二、多选题

1. AB 2. ABD

三、填空题

1. 自主神经中枢病变 2. 下丘脑 缓慢而持久

四、简答题

（1）多数药物通过血管扩张作用而导致药源性低血压，扩张血管的途径略有不同。

（2）心肌收缩力的抑制：通过抑制心肌收缩力、减慢心率、减慢传导而使心排血量减少，动脉血管充盈不足引起血压下降。

（3）血容量减少：通过利尿作用或大量发汗使有效血容量减少而导致血压下降。

（4）神经节阻滞和促进介质释放：通过阻滞神经节或通过促进交感神经末梢儿茶酚胺类介质的释放（耗竭）而使交感神经张力下降，外周小动脉扩张。

（5）不良的药物相互作用：多种药物联合使用使降压药物的降压效果增强。

第七章

一、填空题

1. DA（柔红霉素、阿糖胞苷）　HA（三尖杉酯碱、阿糖胞苷）

2. 反复感染

3. 红细胞生化异常性溶血性贫血

4. 温抗体型　冷抗体型　温冷抗体混合型

5. 黄疸　贫血　血红蛋白尿

二、多选题

1. ABCD　2. ACDE　3. ABDE　4. ABCD　5. ABCD

三、简答题

1. 容易诱发自身免疫性溶血性贫血的药物主要包括左氧氟沙星、阿替利珠单抗、利福平、头孢菌素。

2. 药物诱导再生障碍性贫血的发病机制尚未完全阐明，已有许多研究从药物的生化、免疫、药动学及基因等角度对骨髓造血干细胞的影响进行探讨。

（1）造血干细胞：许多药物对骨髓造血干细胞有一定的损害作用，患者的骨髓造血干细胞都存在一定程度的受损或骨髓造血微环境的失衡。早期的体外试验研究表明，药物对骨髓造血干细胞集落的大小及数量均有抑制作用，尤其是红系集落对这种抑制作用更加敏感，而粒细胞集落刺激因子能够有效减轻药物对骨髓的这种影响。

（2）生物化学：有些药物能够干扰细胞的生化代谢过程，从而抑制骨髓增殖，并最终导致药源性再生障碍性贫血的发生。理论上来讲，这种类型再生障碍性贫血属于剂量依赖型药源性再生障碍性贫血的范畴。药物可以通过阻滞蛋白质及 DNA 的合成过程，从而可逆性抑制骨髓造血干细胞增殖过程。例如，应用氯霉素的患者，其内源性微生物可能对亚硝基 - 氯霉素的形成起到一定促进作用，而即使低浓度的亚硝基 - 氯霉素也会对 DNA 的合成过程产生不可逆的损伤。

（3）药动学：药物的代谢能力在个体之间存在明显异质性。血浆中药物（或其代谢产物）的浓度与再生障碍性贫血发生之间存在相关关系，而肝、肾疾病对血浆药物清除率有一定的影响，机体中某种药物或其毒性代谢产物的清除率降低对再生障碍性贫血的发生起到一定作用。而一项在法国进行的大型病例 - 对照研究也表明，患者在病程的前 6 个月中发生肝炎的概率明显高于对照组。这在一定程度上可以说明肝功能异常与药物源性再生障碍性贫血的发生之间存在潜在关系。另外，应用尼扎替丁的患者，肾功能不全可能会成为患者并发再生障碍性贫血的危险因素。

（4）免疫学：在药源性再生障碍性贫血患者的血清和细胞中检测出造血干细胞抑制物的存在，

提示了"特异性"发生的发病机制。对西咪替丁诱发再生障碍性贫血的患者进行研究发现，其外周血淋巴细胞呈现出增生性反应。在体外试验中，当西咪替丁为暴露因素时，抑制性 T 淋巴细胞会有所增加，而对照组淋巴细胞不会出现类似反应。药物可能作为一种半抗原参与机体免疫反应，进而诱发再生障碍性贫血。综上所述，药源性再生障碍性贫血的发病机制尚不明确，仍需要更深入的研究来阐明具体发病过程，从而能更好地治疗及预防此类并发症。能够诱发再生障碍性贫血的药物包括抗肿瘤药物、抗生素、抗风湿药物、抗甲状腺药物、抗结核药物、NSAID 及抗惊厥药等。

3.（1）抗精神病药物：氯氮平、氯丙嗪、奋乃静等抗精神病药均能引起粒细胞减少，其中以氯氮平引起粒细胞减少的发生率最高，达 2% 左右。这些药物引起白细胞减少与用药时间有关，与药物剂量无明显关系。

（2）NSAID：引起的粒细胞减少发病率最高，其中以氨基比林类药物最常见，其他引起粒细胞减少症的药物还有安乃近、阿司匹林、保泰松、吲哚美辛等。

（3）抗恶性肿瘤药：目前所使用的抗恶性肿瘤药物的选择性不高，在抑制或杀伤癌细胞的同时，对于骨髓、淋巴、皮肤等生长旺盛的正常组织也有不同程度的抑制作用。白细胞减少是抗肿瘤药物一种常见的毒性反应，主要药物有氮芥、环磷酰胺、甲氨蝶呤、氟尿嘧啶、长春瑞滨等。粒细胞减少为抗肿瘤药的剂量限制性毒性反应，其发生率同患者的年龄、体质、营养状况及药物的给药剂量有关。

（4）抗甲状腺药物：代表药物主要有甲硫氧嘧啶、丙硫氧嘧啶、甲巯咪唑等。临床病例分析发现，380 例甲亢患者服用抗甲状腺药物期间，发生粒细胞缺乏 26 例，占 6.84%。抗甲状腺药物使用后白细胞减少多发生在用药后的头几个月内，如果发现后及时停药，多在 1~2 周恢复，极少发生死亡。

（5）抗生素和抗病毒药：引起粒细胞减少症的抗生素以氯霉素最多见，磺胺类药物、β- 内酰胺类抗生素、链霉素、阿奇霉素、多黏菌素等亦可引起粒细胞减少，有时小剂量药物就可诱发，可能与变态反应有关。在 114 例用万古霉素治疗的患者中，万古霉素诱导的粒细胞减少发病率为 12%，药物监测发现万古霉素诱导的粒细胞缺乏与用药剂量及其在血清中的浓度无关。抗病毒药也可诱导粒细胞减少，利巴韦林引起白细胞减少是由于骨髓抑制所致，主要临床表现为全身乏力、疲倦。

（6）胃酸分泌抑制药：西咪替丁、雷尼替丁、奥美拉唑等可引起粒细胞减少。

（7）其他类药物：如干扰素、青霉胺、左旋咪唑、依地酸钙钠等。

4.（1）预防：在使用可能引起再生障碍性贫血的药物时应定期进行血液监测。这类患者常首先出现血小板减少及中性粒细胞数量下降，故血液监测有助于防止再生障碍性贫血的发展。

（2）治疗：治疗原则是尽一切办法提高患者生存指标，恢复患者造血功能，提高患者生存率。具体方法为：①血液和浓缩血小板的输入。②使用抗生素预防和控制感染。③如果骨髓尚存部分功能可使用同化类固醇激素，但作用不确定且缺乏提高患者生存率的证据。④用抗淋巴细胞球蛋白治疗无效的病例可用环孢素治疗，其中 50% 的再生障碍性贫血病例病情改善。⑤大剂量可的松类药物也有作用。⑥粒细胞集落刺激因子和粒巨细胞集落刺激因子的使用可使中性粒细胞数量增加，在其初期加用促红细胞生成素可使某些患者的中性粒细胞和红细胞的数量增加。⑦异体骨髓移植或外周干细胞移植均有治愈的报道，尤其是年轻人。

5. 首先是骨髓抑制性血小板减少症。一些药物具有抑制巨核细胞生成的作用，或者对于巨核细胞存在直接的毒性作用，比如噻嗪类衍生物和氯霉素等，对患者大剂量使用会导致患者的造血干细胞数量减少。骨髓移植和药物的剂量存在明显的关联，这种情况一般是可逆的，可对患者服用的抗肿瘤药物、苯妥英钠、雌激素和吩噻嗪等进行干预。有些药物的骨髓抑制作用和剂量没有明显的关联，它会导致患者的骨髓抑制很难恢复，使患者存在持续性的血小板减少。

其次是免疫性血小板减少症。一些药物本身具有一定的抗原性，所以在进入人体之后，人体就会产生药物的依赖性抗体，药物的依赖性抗体破坏血小板，其主要的作用方式有几种表现。首先是半抗原型，因为一些药物是半抗原，在药物进入体内会和血浆中的大分子蛋白质进行结合，它能有效形成全抗原，全抗原会在体内激发进而产生抗体。这种抗体主要是具有特异性的抗体，能够在补体的作用下对与药物结合的血小板产生破坏作用，其对于正常的血小板不会产生破坏，但是会导致血小板产生减少。

而孕妇服用奎宁药物或者磺胺类药物会直接导致新生儿的血小板减少，其主要的作用机制是半抗原结合血小板膜产生抗体，药物和抗体二者经过胎盘进入胎儿的体内，对于胎儿的血小板会产生一定的破坏作用。从免疫复合性角度来看，肝素会导致免疫性血小板减少症出现，在药物进入人体之后，会和抗体进行结合形成牢固的复合物，它会附着在血小板的黏膜上，形成药物 - 血小板 - 抗药抗体三重复合物。

最后是非免疫性血小板减少症。一些药物会对血小板产生直接的破坏作用，用于中和肝素抗凝作用的硫酸鱼精蛋白，能够和肝素形成复合物，它对循环血小板会直接起到破坏作用，导致轻度血小板减少症状出现。

第八章

一、多选题

1. ABCDE   2. ABCDE   3. ABCDE   4. ABCDE   5. ABCDE   6. ABCDE   7. ABCDE   8. ABCD

二、简答题

1. 肺间质疾病是一组不同类型的非特异性、侵犯肺泡壁及肺泡周围组织的疾病。间质性肺炎发病机制有变态反应和细胞损伤作用两种情况。药物过敏性变态反应有Ⅰ～Ⅳ型，但导致肺炎者主要是Ⅲ型或Ⅳ型。即所用药物或其代谢产物与作为载体的蛋白相结合，成为半抗原 - 载体复合物并获得抗原性，引起致敏作用。在Ⅲ型变态反应中，此种复合物与免疫 B 细胞产生的抗体结合成免疫复合物，并在组织中沉着，通过激活补体引起肺组织损害；在Ⅳ型变态反应中，抗原与致敏淋巴细胞反应，导致淋巴因子释放和效应细胞分化，产生组织损害作用。

2. 吸入的药物根据临床用途不同而发挥局部或全身作用。肺的结构特点有巨大的肺泡表面积（50~100mm^2）、极薄的肺泡膜（0.2μm）和极丰富的肺循环血流量（全部心排血量流经一个器官），非常有利于药物的吸收。

雾化吸入剂的药物分子是一些悬浮于气体媒介中的微小固体或液体颗粒。这些雾颗粒可以沿着气管支气管树沉积或更深分布于肺泡，固体微粒雾化进入气道后可被吸收入血，或进入淋巴系统。当气雾颗粒直径小于1μm时，药物到达肺泡的量增多，全身吸收量也会随之增多。

第九章（第一节）

一、单选题

1. A   2. C

二、多选题

1. ABCDE   2. ABD

三、填空题

1. 用药史   胃镜检查   2. 增加消化道溃疡风险

四、简答题

（1）酚妥拉明、妥拉唑啉阻滞 α1 和 α2 肾上腺素受体，属短效类 α 受体阻滞药。能兴奋胃肠平滑肌，增加胃酸分泌；阻滞 5-HT 受体，引起肥大细胞释放组胺，可诱发或加重消化性溃疡。

（2）肾上腺素能神经阻滞药利血平、胍乙啶和降压灵等，可耗竭交感神经递质，使副交感神经活动处于优势，从而促进胃酸分泌，并可加重溃疡和诱发胃肠道出血。

（3）甘露醇大剂量静脉应用可引起机体渗透性脱水，继而反射性引起血管加压素释放，血管收缩，导致胃黏膜缺血坏死。

第九章（第二节）

一、单选题

1. A   2. B

二、多选题

ADE

三、填空题

团块样结构   结石   硫酸钡

四、简答题

怀疑药源性肠梗阻，应立即停药或更换品种，妥善处理肠梗阻。麻痹性肠梗阻先行保守治疗，治疗原则及方法同非药源性。机械性肠梗阻要根据情况，区别对待，如药物已经造成肠管粘连、"隔膜样"结构形成、长期慢性梗阻或合并穿孔时，应进行手术治疗。

第九章（第三节）

一、单选题

1. D   2. D   3. C

二、多选题

ABCD

三、填空题

1. 4%   2. 红霉素

四、简答题

（1）停用或更换致病药物。

（2）合理应用止泻药。

（3）微生态制剂。

（4）静脉注射免疫球蛋白。

（5）抗生素治疗。

（6）应用肠黏膜保护剂。

（7）口服或静脉补液。

第十章

一、名词解释（略）

二、单选题

1. A   2. A   3. D   4. A   5. D

三、多选题

1. ABCDE   2. ABCD   3. BDE   4. ABCDE   5. ABCDE

四、配伍选择题

1. A　2. D　3. B　4. C　5. E

五、简答题　（略）

第十一章

一、名词解释

1. 药源性癫痫是继发性癫痫，又称症状性癫痫，由药物直接或间接引起，其作用机制尚未完全阐明，目前研究表明能使脑内兴奋性递质过多或抑制性递质过少导致兴奋与抑制失衡的药物均可引起癫痫发作。

2. 药源性精神障碍又称药物性精神障碍或药物诱发精神障碍，是非成瘾物质所致精神障碍的类型之一，是一类由于药物在治疗疾病的同时作为致病因素引起的中枢神经系统功能异常和组织结构损害，并导致相应临床经过的精神障碍。

二、单选题

1. B　2. C

三、多选题

1. ABCD　2. ABCD

四、简答题

1.（1）询问患者既往用药史，分析用药过程中可能存在的药源性癫痫风险的药物。

（2）发现药源性癫痫风险药物，指导患者逐步停用风险药物。

（3）参与临床用药方案的制订，确保患者诊疗方案中药源性癫痫风险降到最低。

（4）发现诊疗环节的用药风险，及时协助医师调整诊疗方案，共同避免药源性癫痫的风险。

（5）监护患者服药后症状的改变，保障患者服药期间的用药安全。

（6）对患者进行"癫痫患者特殊用药告知"，真正做到个体化的药学服务，保障患者的预后。

2. 锥体外系的调节功能依赖于中枢神经递质多巴胺和乙酰胆碱的动态平衡，锥体外系反应主要表现为帕金森综合征、急性肌张力障碍、静坐不能、迟发性运动障碍等。

第十二章

一、名词解释

1. 药源性肌病是药物引起的肌肉疾病，包括肌痛、肌肉痉挛、横纹肌溶解。

2. 药源性骨关节病是药物引起的骨关节病，包括药源性骨质疏松症、药源性骨坏死、药源性佝偻病和骨软化症。

二、单选题

1. A　2. B　3. C

三、多选题

1. ABCD　2. ABCD　3. ABC　4. ABCD　5. ABCD

四、简答题

1.（1）与肌肉细胞器（如线粒体、溶酶体、肌原纤维蛋白）相互作用引起肌肉毒性。

（2）改变肌肉抗原，导致免疫或炎症反应。

（3）造成系统效应，如电解质不稳定，或限制底物或氧气供应的能量生产。

2. 药源性骨坏死治疗的主要目的是控制感染，消除疼痛，减少骨坏死的进展。具体包括抗菌药物局部冲洗、清创和手术切除。一些新的辅助治疗包括高压氧、低强度激光和富血小板血浆也有一定的临床效果。

第十三章

一、名词解释

1. 药物变态反应又称"药物过敏反应"，是由药物制剂（包括有效药和赋形剂）引起的类似过敏症状的不良反应。是由药物特异性抗原或 T 细胞介导的药物超敏反应。

2. 一种物质可引发抗体形成，即有免疫原性。

3. 可与相应抗体发生特异性结合，即有反应原性。

4. 同时具有免疫原性和反应原性的物质，称作完全抗原。

5. 无抗原性的小分子化合物与蛋白质等大分子物质结合后，形成有抗原性的结合抗原，这种有反应原性而无免疫原性的小分子化合物，称作半抗原。

二、单选题

1. A 2. D 3. B

三、多选题

1. ABC 2. ABCD 3. ABCD

四、简答题

1. 速发型药物过敏反应的机制是 IgE 介导的免疫反应，一般在用药后 1～6h 出现，症状包括荨麻疹、血管性水肿、鼻炎、结膜炎、支气管痉挛、胃肠道的症状（恶心、呕吐、腹泻、腹痛）、过敏反应、过敏性休克等。

非速发型药物过敏反应与迟发性 T 淋巴细胞依赖性的变态反应机制相关。通常是在用药后几日发生过敏反应，症状包括延迟性荨麻疹、斑丘疹、固定性药疹、脉管炎、表皮坏死、重症多形性红斑、伴嗜酸性粒细胞增多、肝肾功能损伤、肺炎、贫血、中性粒细胞减少症、血小板减少症等。

2. 药物变态反应发生的过程可归纳为三步：第一，药物或其代谢产物与体内的载体分子如蛋白质分子等，形成不可逆的共价结合，成为结合抗原；第二，结合抗原在体内引发抗体或致敏淋巴细胞形成；第三，当再次用药（抗原再暴露）时，药物半抗原与相应抗体或致敏淋巴细胞发生特异性结合，导致变态反应发生。

第十四章

一、单选题

1. C 2. A 3. D 4. B 5. D 6. C

二、多选题

1. ABC 2. CD 3. ABC 4. BD 5. ABCD 6. BC 7. ABC 8. BCD 9. ABC 10. BC

三、简答题（略）

第十五章

一、名词解释

1. 变态反应是指外源性抗原（变应原）在机体内引起抗体或致敏淋巴细胞形成，并与相应的抗体或致敏淋巴细胞发生特异性结合，从而引发机体组织损伤或功能紊乱等有害反应。

2. 二重感染又称重复感染，是指在治疗一种感染的过程中又引发另一种微生物感染，通常被抗生素治疗所诱发。临床使用广谱抗生素治疗感染性疾病时易发生的二重感染有霉菌性肠炎、艰难梭菌肠炎、白念珠菌阴道炎、口腔霉菌感染等疾病。

二、单选题

1. C 2. A

三、多选题

ABC

四、简答题

1.（1）合理用药，用药必须要有明确的适应证。预防和降低过敏反应风险应更多依靠：①详细询问和甄别过敏史；②用药期间的密切观察；③配备过敏反应抢救药品和设备；④医务人员熟悉严重过敏反应救治措施。

（2）皮试仅为预防过敏反应的措施之一，其预测作用仅限于少数药物引发的 IgE 介导的速发型超敏反应。

2. ①合理使用抗生素，其中最关键的是恰当选择抗生素：根据抗菌谱选择适当的抗生素，能选用窄谱抗生素则不选用广谱抗生素；不要盲目联合使用多种抗生素，要根据适应证合理、科学地应用抗生素；贯彻抗生素 3 日疗效评价的原则，不随意变换抗生素品种。②避免抗生素的长期应用。对不能停药者，可视患者病情采取降阶梯治疗，视病情可尽早停药。③对使用抗生素时间较长者，应保持体内胃肠道菌群平衡，如口服复合维生素 B、乳酸菌素或饮用酸奶等。

第十六章

一、名词解释（略）

二、单选题

1. C　2. C　3. A　4. D　5. A

三、多选题

1. ABCE　2. ABCDE　3. ABCDE

四、简答题

1. 中药药源性疾病产生的原因包括药物、药物使用和机体三个方面。

2. 建立健全中药管理制度、加强中药基础和临床试验研究、加强药品生产过程管理、加强药品使用过程的管理及开展有中医药特色的中药不良反应监控工作。